# 富碘中药与甲状腺疾病

高天舒　主编

辽宁科学技术出版社
·沈阳·

# 编 委 会

**主　编**　高天舒

**顾　问**　于世家　李敬林　石　岩

**编　委**（按姓氏笔画排序）

　　　　王　丽　王英娜　王智民　王璐宇　文　艺　甘　地
　　　　刘庆阳　刘　畅　刘晓炜　刘晓琳　李明哲　李　品
　　　　张凤暖　张丽丽　陈思维　周婵媛　郑曙琴　禹姗姗
　　　　高城翰　赖倚文　蔡永鑫　臧春雪

**秘　书**　刘晓炜　甘　地

## 图书在版编目（CIP）数据

富碘中药与甲状腺疾病／高天舒主编. ——沈阳：
辽宁科学技术出版社，2022.8
　　ISBN 978-7-5591-2518-7

Ⅰ．①富… Ⅱ．①高… Ⅲ．甲状腺疾病—中医疗法
Ⅳ．①R259.81

中国版本图书馆 CIP 数据核字（2022）第 076094 号

---

出版发行：辽宁科学技术出版社
　　　　　（地址：沈阳市和平区十一纬路25号　邮编：110003）
印 刷 者：辽宁鼎籍数码科技有限公司
经 销 者：各地新华书店
幅面尺寸：185mm×260mm
印　　张：16.5
插　　页：1
字　　数：350千字
出版时间：2022年8月第1版
印刷时间：2022年8月第1次印刷
责任编辑：丁　一
封面设计：刘冰宇
版式设计：袁　舒
责任校对：刘　庶　赵淑新

---

书　　号：ISBN 978-7-5591-2518-7
定　　价：100.00元

编辑电话：024-23284363　15998252182

# 主编简介

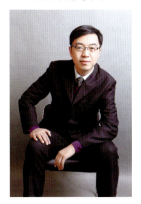

**高天舒**

辽宁中医药大学附属医院内分泌科主任
沈阳市内分泌代谢疾病临床研究中心主任
教授，医学博士，博士研究生、博士后导师
国家中医药管理局二批优才优秀学员，陈氏瘿病学术流派主要传承人
世界中医药学会联合会糖尿病专业委员会常务理事兼副秘书长
中华中医药学会内科分会委员
中华中医药学会糖尿病分会常务委员
中国中西医结合学会内分泌专业委员会甲状腺疾病专家委员会主任委员
中国中西医结合学会内分泌专业委员会常务委员
中国医师协会中西医结合医师分会内分泌与代谢病学专业委员会副主任委员
中国中医药信息学会内分泌分会副会长
中国中医药研究促进会内分泌学分会副会长
中国民族医药学会内分泌分会副会长
辽宁省中医内分泌专科联盟主席
辽宁省中西医结合学会内分泌专业委员会主任委员
辽宁省中医药学会内分泌代谢专业委员会副主任委员
辽宁省医学会内分泌学分会常务委员
辽宁省医学会糖尿病学分会副主任委员
辽宁省医学会老年医学分会内分泌与代谢病学组副组长
辽宁省生命科学学会老年内分泌与代谢疾病专业委员会副主任委员
辽宁省免疫学内分泌免疫分会副主任委员
《Diabetes Care》中文版青委
主持国家自然科学基金等省部课题20余项，发表论文100余篇，其中SCI 6篇
获辽宁省科技进步一等奖1项、三等奖2项
中国中西医结合学会科技奖励三等奖1项
中华中医药学会科学技术二等奖1项

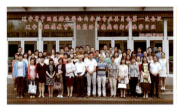
辽宁省中西医结合学会内分泌专业委员会成立 高天舒教授当选主任委员（2014年）

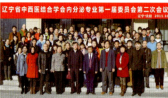
辽宁省中西医结合学会内分泌专业第一届委员会第二次会议（2015年）

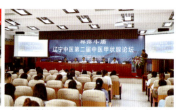
高天舒教授主办辽宁中医第二届中医甲状腺论坛（2016年）

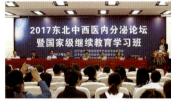
高天舒教授主办东北中医内分泌论坛暨国家级继续教育学习班（2017年）

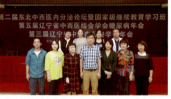
高天舒教授主办第五届辽宁省中西医结合学会糖尿病年会暨第三届辽宁省中医内分泌学术年会（2018年）

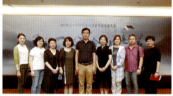
召开第二届辽宁省中西医结合学会内分泌专业委员会高天舒教授当选主任委员（2019年）

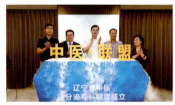
辽宁省中医内分泌联盟成立大会（2019年）

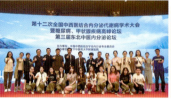
高天舒教授承办第十二次全国中西医结合内分泌与代谢病学术大会（2019年）

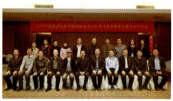
高天舒教授承办中国医师协会中西医结合内分泌与代谢病学术委员会常委会（2019年）

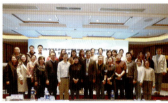
高天舒教授承办中国医师协会中西医结合内分泌与代谢病学术委员会学术会议（2019年）

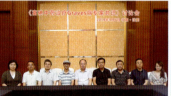
高天舒教授承办《富碘中药治疗Graves病专家共识》讨论会（2019年）

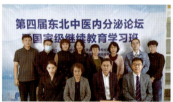
高天舒教授主办第四届东北中医内分泌论坛（2020年）

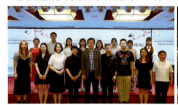
高天舒教授主办第五届辽宁中医甲状腺疾病及糖尿病高峰论坛（2021年）

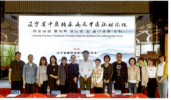
高天舒教授主办辽宁省中医糖尿病及骨质疏松论坛（2021年）

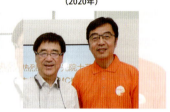
高天舒教授与宁光院士合影

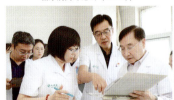
高天舒教授同中国医学科学院阜外医院李光伟进行病例探讨

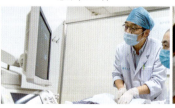
高天舒教授进行甲状腺细针穿刺操作

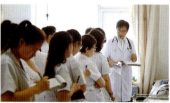
高天舒教授进行教学查房

# 前 言

甲状腺疾病同糖尿病、高尿酸血症等代谢性疾病一样，是最常见的内分泌疾病，对人体的危害较大。甲状腺疾病主要包括甲状腺结节、甲状腺癌、甲状腺功能亢进、甲状腺功能减退、自身免疫甲状腺炎和亚急性甲状腺炎等，目前治疗手段不断丰富，患者的选择也越来越多，但仍然存在转化较慢，疗效不满意或对疗法不耐受，停药复发等问题。

近年来，研究发现碘对甲状腺疾病的影响有了新的认识。高剂量的碘是治疗Graves病的有效方法，中国医科大学滕卫平教授的研究结果表明，碘过量可能是甲状腺癌和甲状腺结节的保护性因素。中医用富碘中药治疗甲状腺疾病已经有1600年历史，积累了丰富的经验。笔者所在团队对富碘中药进行了近20年研究，发现富碘中药尽管碘含量丰富，但对甲状腺疾病的治疗作用与碘不同。临床和实验研究表明，含富碘中药复方在治疗Graves病、甲状腺结节等方面有独特的优势。富碘中药复方在治疗其他疾病如糖尿病肾病、动脉粥样硬化、血脂异常、增生性疾病如乳腺增生、恶性肿瘤、炎症性疾病等方面也有很好的疗效。为了更好、更科学规范地了解和使用富碘中药，发挥富碘中药治疗甲状腺疾病的优势，本书全面介绍了富碘中药应用历史，富碘中药治疗甲状腺疾病及甲状腺外疾病的研究进展，希望此书的出版对推动含富碘中药治疗甲状腺疾病有所裨益。

高天舒
2021年1月

# 目 录

**第一章 富碘中药的定义和碘含量的测定** ……………………………… 001
　一、碘含量的测定方法 ……………………………………………… 001
　二、常见中药材中的碘含量 ………………………………………… 002
　三、富碘中药的定义 ………………………………………………… 004

**第二章 古医书籍中对富碘中药的论述** ………………………………… 006
　一、夏商西周时期 …………………………………………………… 006
　二、春秋战国时期 …………………………………………………… 008
　三、秦汉时期 ………………………………………………………… 010
　四、明代 ……………………………………………………………… 040
　五、清代 ……………………………………………………………… 051

**第三章 碘治疗甲状腺疾病近代史** ……………………………………… 057
　一、碘元素的发现 …………………………………………………… 057
　二、碘治疗甲状腺疾病 ……………………………………………… 067

**第四章 碘在自然界的分布和循环利用** ………………………………… 074
　一、大气-海洋碘的生物化学转化和迁移 …………………………… 075
　二、岩石-土壤-植物-大气碘的迁移和循环 ………………………… 075
　三、海洋中的碘 ……………………………………………………… 075
　四、海藻中的碘 ……………………………………………………… 076
　五、大气中的碘 ……………………………………………………… 078
　六、土壤中的碘 ……………………………………………………… 079

**第五章 碘在人体的分布和循环利用** …………………………………… 084
　一、碘和甲状腺激素的合成与分泌 ………………………………… 085
　二、甲状腺细胞的碘代谢 …………………………………………… 086

**第六章 含碘药物对甲状腺及甲状腺外影响** …………………………… 092
　一、含碘药物对甲状腺的影响 ……………………………………… 092
　二、含碘药物对甲状腺外的影响 …………………………………… 104

**第七章 碘过敏** …………………………………………………………… 111
　一、碘消毒剂过敏 …………………………………………………… 111
　二、碘对比剂过敏 …………………………………………………… 112

## 第八章 富碘中药的配伍规律研究 ………………………………………… 114
一、海藻与甘草配伍 ………………………………………………… 114
二、富碘中药与其他中药配伍规律研究 …………………………… 128

## 第九章 富碘中药的药效成分研究 ………………………………………… 133
一、海藻 ……………………………………………………………… 133
二、昆布 ……………………………………………………………… 136

## 第十章 富碘中药治疗亚急性甲状腺炎 …………………………………… 146
一、概述 ……………………………………………………………… 146
二、西医常规处理及特殊治疗 ……………………………………… 146
三、亚急性甲状腺炎的病名溯源 …………………………………… 146
四、病因病机 ………………………………………………………… 147
五、应用富碘中药治疗亚甲炎依据 ………………………………… 148
六、富碘中药治疗亚甲炎 …………………………………………… 149
七、非富碘中药治疗亚甲炎 ………………………………………… 157
八、本课题组运用"火郁发之"理论治疗急性期亚甲炎的研究进展 … 164
九、典型病案 ………………………………………………………… 179

## 第十一章 富碘中药治疗甲状腺功能亢进症 ……………………………… 184
一、概述 ……………………………………………………………… 184
二、西医常用治疗方法及不足 ……………………………………… 184
三、甲亢中医病名 …………………………………………………… 185
四、富碘中药治疗甲亢古代文献及历史沉浮 ……………………… 186
五、富碘中药治疗甲亢循证研究 …………………………………… 188
六、富碘中药治疗甲亢机制研究 …………………………………… 192
七、富碘中药治疗甲亢并发症及合并症 …………………………… 193
八、富碘中药治疗特殊类型甲亢 …………………………………… 198
九、典型病案 ………………………………………………………… 201
十、不足与展望 ……………………………………………………… 202

## 第十二章 富碘中药治疗自身免疫甲状腺炎 ……………………………… 207
一、自身免疫甲状腺炎的危害 ……………………………………… 207
二、碘过量与自身免疫甲状腺炎的关系存在争议 ………………… 208
三、富碘中药治疗自身免疫甲状腺炎 ……………………………… 212
四、富碘中药治疗自身免疫性甲状腺炎的实验研究和临床研究 … 221
五、典型病案 ………………………………………………………… 226

## 第十三章 富碘中药治疗甲状腺结节 ……………………………………… 232
一、概述 ……………………………………………………………… 232

二、西医治疗方法及不足 ……………………………………………… 232
三、甲状腺结节的中医病名 …………………………………………… 233
四、甲状腺结节的中医病因病机 ……………………………………… 234
五、中医药治疗甲状腺结节的专家观点 ……………………………… 237
六、富碘中药治疗甲状腺结节临床研究 ……………………………… 240
七、中药外敷治疗甲状腺结节 ………………………………………… 244
八、富碘中药治疗甲状腺结节实验研究 ……………………………… 245
九、典型病案 …………………………………………………………… 248
十、展望 ………………………………………………………………… 249

## 第十四章　富碘中药治疗甲状腺癌 ……………………………………… 252
一、传统治疗方法及局限性 …………………………………………… 252
二、新型治疗方法 ……………………………………………………… 252
三、中医药治疗甲状腺癌 ……………………………………………… 253
四、碘营养状态与甲癌组织类型的关系 ……………………………… 257

# 第一章 富碘中药的定义和碘含量的测定

## 一、碘含量的测定方法

目前，用于碘测定的方法繁多，包括砷铈催化分光光度法、滴定法（氧化还原滴定法和直接滴定法）、电感耦合等离子质谱法（ICP-MS）、中子活化法（NAA）、原子吸收光谱法、色谱法、电化学法、电感耦合等离子发射光谱法（ICP-OES）、X线荧光光谱法、快速检测试剂盒等（常用碘测定方法比较见表1-1）。

测定中药材或食物中碘的方法应以精确度好、干扰少、检出限低、用时短、成本低、安全性高为标准。滴定法简便快捷，作为我国制盐工业通用的碘测定方法，为许多国家认可，并广泛地应用于加碘食盐的测定。然而，该法操作中存在主观性，容易出现误差，影响结果的准确性[1]。砷铈催化分光光度法使用历史久远，技术较为成熟、可靠，是我国卫生行业用于测定食物、尿液中碘含量的行业标准，也是目前对食物、加碘盐、尿液等样本进行碘含量测定最为重要的方法之一，被各国、各研究机构所应用。ICP-MS法作为新兴的碘测定方法，技术先进，准确性高，以其独特的优势，被越来越多的研究机构所采纳，欧洲国家标准即采用该法进行食品中的碘含量测定，但该法更适用于研究室检测，昂贵的花费以及颇为专业的检测方法，限制了其推广应用。其他方法均存在着仪器昂贵，技术要求高或氧化消解过程复杂、准确性低等问题而未能得到广泛应用。

总之，以上每种检测方法都各有其特点，也存在一定的局限性。进行碘测定时，除了筛选检测方法，也应当考虑到药材或食物的来源、当地土壤及水源等情况[2]。

表1-1 常用碘测定方法比较

| 方法 | 适用范围 | 原理 | 优点 | 局限性 |
| --- | --- | --- | --- | --- |
| 砷铈分光光度法 | 食物、尿液、中药材 | 砷还原剂存在下，通过碘催化黄色铈离子，还原为无色的三价铈的反应，在分光光度仪（405nm波长）下出现吸收峰值的变化，定量测定样本中的碘含量[3] | 敏感性高、准确性好，经济，检出限相对低 | 操作步骤烦琐，容易出现误差 |
| 滴定法 | 食品、加碘盐、中药材 | 碘化物在酸性条件下，氧化为碘酸根，除去过量氧化剂后，加入碘化钾溶液，碘化钾被碘酸根氧化进而析出碘单质，随后以淀粉为指示剂，硫代硫酸钠滴定[1] | 操作简便、快速、方法成熟 | 灵敏度不高，误差大 |

续表

| 方法 | 适用范围 | 原理 | 优点 | 局限性 |
| --- | --- | --- | --- | --- |
| 电感耦合等离子质谱法（ICP-MS） | 蔬菜、水果、牛奶、婴儿食品、肉类、鱼类、淡水、尿液、中药材 | 被分析样品以水溶液的气溶胶形式引入氩气流，进入由射频能量激发的处于大气压下的氩等离子体中心，等离子体的高温使样品去溶剂化、汽化解离和电离。部分等离子体经过不同压力区进入真空系统，在真空系统内，正离子被拉出并按照其质荷比分离。检测器将离子转换成电子脉冲，然后由积分测量线路计数。通过与已知的标准或参考物质比较，实现未知样品的痕量元素定量分析[4] | 灵敏度高、精确性好、检出限低、干扰少、线性范围宽 | 仪器昂贵 |
| 中子活化法（NAA） | 碘酸盐、牛奶、海水以及尿液 | 以一定能量和流强的中子轰击样品内的元素的同位素发生核反应，测定产生的瞬发伽马或放射性核素衰变产生的射线能量和强度。进行物质中元素的定量分析 | 灵敏度、准确度高 | 具有放射性 |
| 原子吸收光谱法 | 水、食盐 | 利用气态原子对紫外光和可见光范围的相对应原子共振辐射线的吸收强度来定量被测元素含量的分析方法 | 灵敏度、精确度高 | 标准曲线线性范围窄 |
| 高效液相色谱法 | 牛奶、面粉、牛肉、加碘盐 | 以液体为流动相，在高压输液系统，将有不同极性的单一溶剂或混合溶剂、缓冲液等流动相泵入装有固定相的色谱柱，在柱内各成分被分离后，入检测器测定 | 分离效率高、快速简便、灵敏度高 | 仪器昂贵、需经常更换色谱柱 |

## 二、常见中药材中的碘含量

目前，尽管碘含量的测定方法众多，但对于中药材碘含量的测定方法，以滴定法（氧化还原滴定法和直接滴定法）、砷铈催化分光光度法和ICP-MS法的文献报道较多。

### 1. 滴定法

王旭等[5]采用氧化还原滴定法测定临床常用消瘿中药海藻、昆布、牡蛎、香附、夏枯草、玄参等，测定其中碘含量。结果显示，昆布、海藻含碘量较高；牡蛎、香附含碘量次之；夏枯草、玄参含碘量较低。岳颖等[6]同样采用滴定法测定常用的化痰散结消瘿中药，结果发现海生化痰散结中药如昆布、海藻、紫菜、生牡蛎等含碘量较高，而非海生的理气化痰散结中药如香附、夏枯草、浙贝母、土贝母、玄参等含碘量较低。尽管两项研究均显示海藻、昆布等海生类中药含碘量高，但相同中药的具体测定结果却不尽相同，可能与滴定法本身操作存在误差，以及碘元素性质活泼，易升华或蒸发相关（碘含量见表1-2）。

**2. 砷铈催化分光光度法**

崔鹏等[7]从大量治瘿中药内筛选使用频次较高的中药：海藻、昆布、夏枯草、牡蛎、当归、浙贝母、生地黄、黄药子，采用砷铈分光光度法测定各中药的碘含量，同时也测定海藻玉壶汤，去海藻、昆布、海带的海藻玉壶汤以及院内制剂消瘿瘤汤（主要由海藻、昆布、夏枯草等组成）的含碘量。结果表明，海藻、昆布含碘量最高，其他消瘿中药内夏枯草含碘量相对较高，其余中药如当归、浙贝母等则含碘量较低。海藻玉壶汤复方碘含量非常高，而去海藻、昆布、海带等中药的复方碘含量显著下降，由此证明中药煎煮并未使中药内的碘丢失。随后，郑曲等[8]也采用砷铈分光光度法对海藻、昆布、海带的碘含量进行测定（碘含量见表1-3）。

**3. 电感耦合等离子质谱法（ICP-MS）**

王海波等[9]采用ICP-MS对中药海藻饮片中的无机元素含量进行测定，其中碘元素的平均含量为6.47mg/L。李凤霞等[10]采用ICP-MS对466份中药材进行微量元素测定，结果测得黄芪中碘元素的平均含量为$(0.4+0.04)\times10^{-3}$mg/g。所测定中药内，碘含量排名靠前的中药为附子42.01μg/g、干姜11.02μg/g、玫瑰花8.36μg/g、地龙4.29μg/g，尽管提示排名靠前，但该几味中药内碘含量仍然很低。相萍萍等[11]采用ICP-MS法对临床常用消瘿汤剂（海藻玉壶汤、四海舒郁丸、龙胆泻肝汤、丹栀逍遥散）、经验方泻火消瘿方（由龙胆草、夏枯草、黄芩、生地黄、百合、知母等组成）以及42味中药的碘含量进行测定，结果表明，消瘿复方中海藻玉壶汤、四海舒郁丸含碘量高，中药海藻、昆布碘含量远高于其他中药，验方泻火消瘿方含碘量低，临床常用其他消瘿复方及单味中药碘含量较低（碘含量见表1-4、表1-5）。

表1-2 氧化还原滴定法（硫代硫酸钠滴定）测定中药饮片及食物中碘含量（mg/g）

| 中药/食物 | 昆布 | 海藻 | 牡蛎 | 香附 | 夏枯草 | 玄参 | 土贝母 |
| --- | --- | --- | --- | --- | --- | --- | --- |
| 碘含量[5] | 0.004993 | 0.0002875 | 0.000023 | 0.0000186 | 0.0000126 | 0.0000038 | / |
| 碘含量[6] | 0.55892 | 0.55892 | 0.02777 | 0.01491 | 0.00886 | 0.00185 | 0.00477 |
| 中药/食物 | 土贝母 | 紫菜 | 芹菜 | 菠菜 | 木耳 | 油菜 | 碘盐 |
| 碘含量[5] | — | — | — | — | — | — | — |
| 碘含量[6] | 0.00202 | 0.03576 | 0.00188 | 0.00075 | 0.00016 | 0.00000 | 0.01995 |

注：根据国际标准及临床实际，将文献中的计量单位统一为mg/g

表 1-3 砷铈分光光度法测定中药饮片及水煎剂中碘含量

| 中药 | 海藻 | 昆布 | 海带 | 牡蛎 | 夏枯草 | 浙贝母 |
|---|---|---|---|---|---|---|
| 饮片[7] (mg/g) | 0.68250 | 0.79470 | — | 0.00828 | 0.03843 | 0.00209 |
| 饮片[8] (mg/g) | 0.8290 | 0.3430 | 0.8640 | — | — | — |
| 水煎剂[7] (μg/L) | 1951.75 | 1760.85 | — | 89.79 | 55.99 | 159.97 |
| 中药 | 黄药子 | 当归 | 生地 | 海藻玉壶汤 | 海藻玉壶汤* | 消瘿瘤汤 |
| 饮片[7] (mg/g) | 0.00469 | 0.00158 | 0.00010 | — | — | — |
| 饮片[8] (mg/g) | — | — | — | — | — | — |
| 水煎剂[7] (μg/L) | 54.24 | 31.67 | 62.96 | 1951.75 | 51.39 | 3829.50 |

注：*为去掉海藻、昆布、海带的煎剂

表 1-4 ICP-MS 法测定中药饮片中碘含量[11] (mg/g)

| | 海藻 | 昆布 | 夏枯草 | 浙贝母 | 法半夏 | 广郁金 | 穿山龙 |
|---|---|---|---|---|---|---|---|
| 碘含量 | 0.81459 | 1.18206 | 0.00347 | 0.00136 | 0.00127 | 0.00080 | 0.00075 |
| | 熟地黄 | 白芍 | 川芎 | 人参 | 白术 | 青皮 | 陈皮 |
| 碘含量 | 0.00294 | 0.00296 | 0.00194 | 0.00143 | 0.00158 | 0.00095 | 0.00175 |
| | 车前子 | 淮山药 | 牡丹皮 | 龙胆草 | 炙甘草 | 黄连 | 黄芪 |
| 碘含量 | 0.00216 | 0.00096 | 0.00163 | 0.00205 | 0.00173 | 0.00175 | 0.00277 |
| | 春柴胡 | 制香附 | 栀子 | 玄参 | 山茱萸 | 甘草 | 当归 |
| 碘含量 | 0.00070 | 0.00050 | 0.00080 | 0.00060 | 0.00048 | 0.00039 | 0.00095 |
| | 连翘 | 青木香 | 海蛤粉 | 海螵蛸 | 黄芩 | 泽泻 | 木通 |
| 碘含量 | 0.00141 | 0.00172 | 0.00674 | 0.00478 | 0.00113 | 0.00100 | 0.00349 |
| | 黄柏 | 百合 | 知母 | 地骨皮 | 猫爪草 | 莪术 | 仙鹤草 |
| 碘含量 | 0.00106 | 0.00106 | 0.00111 | 0.00208 | 0.00093 | 0.00173 | 0.00295 |

注：根据国际标准及临床实际，将文献中的计量单位统一为 mg/g

表 1-5 ICP-MS 法测定常用消瘿汤剂中碘含量[11] (μg/L)

| 水煎剂 | 海藻玉壶汤 | 四海舒郁丸 | 龙胆泻肝汤 | 丹栀逍遥散 | 泻火消瘿汤 |
|---|---|---|---|---|---|
| 碘含量 | 64641.60 | 139973.47 | 199.30 | 79.52 | 48.42 |

## 三、富碘中药的定义

目前，我国已有部分学者对常见治瘿中药的碘含量进行测定，且大体趋势一致，均指明海生类中药如海藻、昆布的碘含量相对较高，其他中药含碘量较低。但纵观上述测定结果，数值相差甚远，甚至同一研究单位不同时间的测定结果也不完全一致。出现上述矛盾结果的原因可能与测定方法、药材选择、样本数量以及部分误差等相关，故今后对中药碘含量的测定需增加中药材种类、扩大样本、避免操作误差。

因滴定法灵敏度不高，测定误差相对较大，本书未引用其结果。综合目前采用砷铈催化分光光度法以及ICP-MS法测定中药饮片中碘含量的测定结果[7-8,11]，常用中药饮片中位数碘含量为0.0016mg/g；海藻、昆布、海带饮片的中位数碘含量为0.8146mg/g，其饮片碘含量远高于其他常用中药，故称为富碘中药（应用砷铈催化分光光度法、ICP-MS法测得常见富碘中药碘含量见表1-6）。

表1-6 常见富碘中药的碘含量

| 药物名称 | 碘含量 饮片（mg/g） | 水煎剂（μg/L） | 测定方法 | 作者 | 发表单位 |
| --- | --- | --- | --- | --- | --- |
| 海藻 | 0.6825 | 1951.75 | 砷铈催化分光光度法 | 崔鹏，高天舒 | 辽宁中医药大学 |
|  | 0.8290 |  | 砷铈催化分光光度法 | 郑曲，高天舒 | 辽宁中医药大学 |
|  | 0.8146 |  | 电感耦合等离子质谱法（ICP-MS） | 相萍萍，刘超 | 江苏省中医药研究院 |
| 昆布 | 0.7947 | 1760.85 | 砷铈催化分光光度法 | 崔鹏，高天舒 | 辽宁中医药大学 |
|  | 0.3430 |  | 砷铈催化分光光度法 | 郑曲，高天舒 | 辽宁中医药大学 |
|  | 1.1821 |  | 电感耦合等离子质谱法（ICP-MS） | 相萍萍，刘超 | 江苏省中医药研究院 |
| 海带 | 0.8640 |  | 砷铈催化分光光度法 | 郑曲，高天舒 | 辽宁中医药大学 |

注：根据国际标准及临床实际，将文献中的计量单位统一为mg/g

**参考文献**

[1] 中华人民共和国国家标准. 制盐工业通用试验方法碘的测定［M］. 北京：中国标准出版社，2012.
[2] 相萍萍，徐书杭，刘超. 食物中碘的测定方法［J］. 中国食物与营养，2017，23（10）：34-37+41.
[3] Barker SB, Humphrey MJ, Soley MH. The clinical determination of protein-bound iodine［J］. Journal of Clinical Investigation, 1951, 30（01）：55-62.
[4] 李冰，杨红霞. 电感耦合等离子体质谱原理和应用［M］. 北京：地质出版社，2005.
[5] 王旭，尤爱琴，李伟，等. 临床常用消瘦中药含碘量测定研究［J］. 南京中医药大学学报，2007，23（6）：387-388.
[6] 岳颖，朱晓云，高亚芹，等. 化痰散结中药及应季蔬菜碘含量的测定［J］. 中华中医杂志，2012，27（9）：2430-2432.
[7] 崔鹏，高天舒. 常用软坚散结中药及复方碘含量的测定［J］. 中华中医药学刊，2007，25（7）：1396-1398.
[8] 郑曲，高天舒. 富碘中药碘含量的测定及影响因素分析［J］. 中国生化药物杂志，2014，34（7）：171-173，176.
[9] 王海波，包永睿，邸学，等. ICP-MS测定海藻饮片中无机元素分析［J］. 辽宁中医杂志，2012，39（6）：1135-1136.
[10] 李凤霞，欧阳荔，刘亚琼，等. 466份中药材无机元素测定及结果分析［J］. 中国中药杂志，2011，36（21）：2994-3000.
[11] 相萍萍，赵一璟，陈国芳，等. 临床常见消瘦复方及中药内的碘含量测定［J］. 中医药导报，2019，25（13）：94-96+120.

# 第二章 古医书籍中对富碘中药的论述

海生类中药如海藻、昆布的含碘量远高于其他中药，其水煎剂的碘含量通常大于1000μg/L，被称为富碘中药[1]。经测定海藻、海带、昆布、海蛤、海螵蛸为富碘中药。

## 一、夏商西周时期

大约从公元前21世纪开始，至公元前770年，在中国历史上相继出现了夏、商、西周3个王朝，这是中国奴隶制社会由兴起到繁荣，最后衰落的时期。夏、商、西周三代王朝的国家形式奴隶主贵族政体，在属于夏纪年范围的考古发掘中已有卜骨存在。商朝崇尚神鬼祖先，凡攻伐胜负、农业丰歉、疾病寿夭等都要卜问吉凶，殷墟甲骨文中有关疾病寿夭的卜辞很多，医药卫生活动也多在巫卜统治之下。此时期医药卫生特别在对人体的认识，疾病诊疗水平提高，以及专业医的出现等方面都发生了重要的启蒙与变革。如殷商时期已有盥、沐、浴、洗等字之甲骨文；《周礼》之"共（供）王之沐[2]"。《疏》云："宫人，掌洁清之事，沐用潘、浴用汤。"表明此时的人已经开始注意个人卫生；《周易》："无攸遂，在中馈，贞吉[3]"。"食医，掌和王之六食、六膳、百羞、百酱、八珍之齐……""浆人，掌共王之六饮，水、浆、醴、凉。"《周易》："观颐，自求口实。"等表明可人们已经重视饮食卫生；《夏小正》记载："三月参则伏……颁冰者。分冰以授大夫也[4]。"《夏小正》被认为是夏朝历书。可见我国远在三四千年前就开始有冷藏的活动了。其次，人们已注意用锻炼身体的方法来防治疾病。如舞蹈的历史悠久，在甲骨卜辞里就有记载。到西周时更发展为驱疫逐鬼的"傩舞"，剥去神秘的外衣，也有健身防疫的意义。田猎、角抵等体育活动在西周前后都有开展。可见我国人民在和疾病做斗争的过程中，很早就把医疗与体育结合了起来，为后世导引、气功、按摩等保健体操运动的形成和发展，起了先导作用。

殷商时代，人们开始注意对疾病的诊断，从对甲骨卜辞的研究，可以看出，这一时期人们主要是应用迷信手段，祈求神灵来判断所患之疾病。西周时人们积累了更丰富的经验，逐渐摆脱巫的束缚，如《周礼》记载："以五气、五声、五色胗（视）其死生；两之以九窍之变，参之以九藏之功。"这说明西周前后，在诊断疾病方面，已开始涉及望诊、闻诊、问诊、切诊的内容；殷商甲骨卜辞及《尚书·盘庚》篇，已有诸多脏器之名；西周时的"九窍""九藏"之说，是在殷商时期对人体解剖认识基础上的总结，并反映了西周的脏腑不分，统称"藏"（即脏）的特点。

《周礼》"聚毒药以共医事"《尚书》"若药弗瞑眩，厥疾弗瘳[5]"。说明当时的医生已学会应用毒性较大或重剂药物治疗疾病了。殷商时期，还有两个重要的创造，一为酒应用于医药，二为汤液，即汤剂的发明。殷周时期，食疗已具有了一定的雏形，传说伊尹和商汤谈话时，就讲了许多烹调问题。《周礼》记载："疾医，掌养万民之疾病，四时皆有疠疾。春时有首疾，夏时有痒疥疾，秋时有疟寒疾，冬时有咳上气疾，以五味、五谷、五药养其病。"（《周礼·天官冢宰下》）五药即为草、木、虫、石、谷。食治、食养思想在西周时期的发展反映了对古代人民实践经验的总结和提高。据卜辞统计涉及针灸治病的有2条，按摩治病的有6条，拔牙止痛的有4条，接骨复位的有1条。足见外用法，在殷商时代已普遍应用。按摩早在原始社会就有了，人们自我保护地使用摩擦或抚摩手法，以缓解或解除疼痛的经验积累。

殷商至西周针刺治疗，用的是砭石，隋代医家全元起认为："砭石者，是古外治之法……古来未能铸铁，故用石为针，故命之针石。""灸焫"疗法，在殷商时已普遍应用，甲骨文的"焫"字，手所持的草束火炬虽不能肯定其为艾草，但无疑是用以治病的草炷。实际上，古人发明"灸焫"治病，起初只取其温热以驱寒，并不限于什么特定的草。《说文》："焫，烧也。"《一切经义》："焫，古文热。"《通俗文》："燃火曰焫，焫亦烧也。"至西周，灸焫可能已选用艾草，因为《诗经》已记有"采彼艾兮"，（《诗经·王风·采葛》）。毛注："艾所以疗疾[6]"。从《周礼》记载还可以看出西周前后对疮疡痈肿、跌仆、刀伤在治疗方面已积累了较丰富的经验，既有"内治"，也有"外治"；既有药治，也有食养。唐·贾公彦疏："凡有疡者，受其药焉。"又说："凡国中有疡，不须身来者，并于疡医取药焉。""祝"是"以药敷其伤处也"；"刮"是刮去脓血，相当现代的清疮；"杀"是以药物消除伤口坏死组织，所谓"以五毒攻之"，我国外科用汞砷之化学制剂即源于此[7]。人类对药物的认识、选择和应用，是从天然药开始的。夏、商、西周3代已在植物类药、动物类药和矿物类药的认识等方面积累了丰富经验。殷墟出土的大量甲骨卜辞，不但记载许多药用植物、动物和矿物，有不少直接是记述药用的卜辞，如禾、粟、麦、秬、秫、菽、麻、韭、黍、马、牛、羊、豕、犬、鸡、玉、石等。殷墟卜辞反映的药物知识，仅仅局限于巫医用药情况，还不能反映当时药用知识的全貌。周人比起殷人来更重视农业，而以植物药为主体的中国传统药物学其形成与发展，和农业的发展有着极为密切的关系。《诗经·七月》中记载可入药用的郁（郁李）、桑、蚕、蘩（白蒿）、萑苇（芦苇）、蜩（知了）、葵、菽、谷、枣、稻、瓜、壶（葫芦）、苴（麻子）、荼（苦菜）、樗、黍、麻、麦、稷、茅、韭等。《诗经》载有300种可入药的动、植物和矿物[8]，由于农业的发展和粮食的增多，周人到周原定居前后，已掌握制饴技术，留下了诗句。药物知识与经验的积累，用药实践的发展，带来了药物理论的升华。《周礼》中提出以五味、五谷、五药养其病的理论。五味是醯（味酸），酒（味苦），饴、蜜（味甘），姜（味辛），盐（味咸）；五谷是麻、黍、稷、麦、豆；五药并非指五种具体药物，而是草、木、虫、石、谷五类药物，关于药物分类的思想已显出端倪。五行学说与药学的结合，药学与预防、药疗、良治实践的结合，是《周礼》所载药学知识、经验与理论的两个显著特点[9]。总而言之，夏商西周时期是中国医学启蒙时期，人们对于日常生活卫生、生活环境、饮食开始逐步重视；同时，开始对于人体生理构造、古代医学基础理论、药品的使用、外用法包括针刺、艾灸都在逐步发展。此时期殷商甲骨文锲刻已有"瘿"字，李实《甲骨文字丛考》一书，提出了"释瘿"之专节。但是并未发现有关用药的记载或遗迹。

## 二、春秋战国时期

公元前770年，周平王迁都洛邑，建立东周王朝。自东周建立至秦灭六国，历史上又分为春秋（公元前770年—公元前476年）和战国（公元前475年—公元前221年）两个时期。春秋战国是一个战争此起彼伏的时代，是中国社会由奴隶制过渡到封建制的大变革时代。春秋战国是中国古代医学史上极为重要的时期。春秋战国时期哲学的发展不仅有力地促进了医巫的分化，而且在渗透到医学之中，促进了医学理论的形成。医学著作也吸收和应用哲学概念和思想从而逐步建立医学理论基础，如元气学说、阴阳学说、五行学说、天人相应论等思想，因而使中医理论一开始就具有浓郁的哲学思想气息。此期间大量医学著作也陆续问世。战国时，医书的数量已十分可观。

《五十二病方》是1973年出土于湖南长沙马王堆三号汉墓之帛书，原无书名，整理小组按其目录后题有"凡五十二"字样命名。约成书于战国时期，作者失考，是我国现存最早的医方著作。《五十二病方》现存一万余字，全书分52题（实质上包括一百多种疾病），每题都是治疗一类疾病的方法，少则一方、两方，多则20余方。现存医方总数283个，原数应在300个左右，有少部分已残缺了。书中提到的病名现存的有103个，所治包括内、外、妇、儿、五官各科疾病，所载尤以外科病所占比重为大。《五十二病方》对药物学、方剂学亦有一定贡献，书中收载药物247种，其中有半数为《神农本草经》所不载。在处方用药方面，则已初步运用辨证论治原则。《五十二病方》所载治法多种多样，除了内服汤药之外，尤以外治法最为突出。有敷贴法、药浴法、烟熏或蒸气熏法、熨法、砭法、灸法、按摩法、角法（火罐疗法）等。治疗手段多样化，也是医药水平提高的标志之一。近代学者有认为《五十二病方》中所述"疣"病，主要是指瘿病，即现今的甲状腺病。其中《五十二病方》中提及"瘿"字但经考非瘿病之瘿，且均未提及海藻等富碘中医。

江陵张家山医简出土的《脉书》（成书年代约同《五十二病方》，第一部分叙述了人从头至足的各种疾病近70种，其中相当一部分病名不见于文献记载）中有载："在颐下，为瘿[10]。"颐下，《急就篇三》"颊颐颈项肩臂肘"注："下颌曰颐。"颐下，即颚下；颈，脖子。瘿：颈瘤。俗称大脖子，属甲状腺肿大的一类疾病[11]，未提及富碘类中药。还有《黄帝内经》引用的《上经》（已佚）、《下经》（已佚）、《金匮》（已佚）、《揆度》（已佚）等十多种古医书。《黄帝内经》[《黄帝内经》又称《内经》，是中国最早的典籍之一，也是中国传统医学四大经典之首。相传为黄帝所作，因以为名。但后世较为公认此书最终成型于西汉，作者亦非一人，而是由中国历代黄老医家（即道家医学）传承增补发展创作而来，全面总结了秦汉以前的医学成就，它的著成标志着中国医学由经验医学上升为理论医学的新阶段。在整体观、矛盾观、经络学、脏象学、病因病机学、养生和预防医学以及诊断治疗原则等各方面总结了战国以前的医学成就，并为战国以后的中国医学发展提供了理论指导，奠定了坚实的基础，具有深远影响]中载有病名约300个[12]，其中《黄帝内经·素问·腹中论》中有方四乌鲗骨—藘茹丸，方中有乌贼骨（海螵蛸），但此方非用于瘿病，全书且并未提及瘿病病名和其他富碘中药。

不仅是医书，诸子百家中许多著作都有关于瘿病的描述。《山海经》大约是战国初年到汉代初年楚国人和巴蜀人所作，经西汉刘歆校正成书。全书共计18卷，其中包括《山经》5卷，《海经》8卷，《大荒经》5卷。内容包罗万象，主要记述了古代的地理、动物、植物、矿产、神话、巫术、宗教等，也包括古史、医药、民俗、民族等方面的内容。其中《山海经·西山经》载："又西三百五十里曰天帝之山，有草焉，其状如葵，其臭如蘼芜，名曰杜蘅，可以走马，食之已瘿。"（山中还有一种草，形状像葵菜，散发出和蘼芜一样的气味，名称是杜蘅，给马插戴上它就可以使马跑得很快，而人吃了它就可以治愈脖子上的赘瘤）。杜蘅即杜葵，又名马蹄香。《唐本草》："杜蘅，叶似葵，形如马蹄，故俗云马蹄香。生山之阴，水泽下湿地。根似细辛、白前等。今俗以及己代之，谬矣。及己独茎，茎端四叶，叶间白花，殊无芳气；有毒，服之令人吐，惟疗疮疥，不可乱杜蘅也。"《山海经中山经第五》："薄山之首曰甘枣之山（即雷首山。在今山西永济市西南蒲州镇南）。有兽焉，其状如䶄鼠而文题，其名曰䖙，食之已瘿。"又曰："又东二十七里曰堵山……其上有木焉，名曰天楄，方茎而葵状，服者不瘿。"《海外北经》："拘缨（瘿）之国在其东，一手把缨（瘿）。一曰利缨（瘿）之国。"这些都形象地描述了地方性甲状腺肿病据考其方位，当在中原的北方很可能即今天的晋陕甘北部一带。《山海经》虽然不是一部医学专著，但里面却蕴藏着不少医学内容。书中已经记录了38种疾病，其中就载有"瘿"病。列举了"数斯"（形似猫头鹰，但有人足）、"杜蘅"等鸟兽植物，食之可以治疗瘿病，而且可以预防瘿病。

《庄子内篇·德充符第五》中载：跂支离无脤说卫灵公，灵公说之；而视全人，其脰肩肩。瓮㼜大瘿说齐桓公，桓公说之（一个脚跛、背伛、嘴缺的人去游说卫灵公，卫灵公却非常喜欢这个人，再瞧那些体形完整的人，他们的脖子简直是太细了）。这是《庄子德充符》关于瘿的病名记载。可见人们对瘿病已有认识。《吕氏春秋·季春纪》中说："轻水者，多秃与瘿病。"不仅记载了瘿病的存在，而且观察到瘿的发病与地理环境水质密切有关。《管子·地员》："其种樏葛，桎茎黄秀恚目。"注："恚目谓谷实怒开也。"比喻人生气瞪起眼睛。说明当时人们可能意识到甲状腺疾病可以导致突眼。《淮南子地形训》曰："险阻之气多瘿。"《尔雅》称其为大脖子病。竹简《脉书》云："病在颐下，为瘿。"从先秦时期诸子百家的著作来看，《山海经》成书时间最早，《万物》成书时间约同于《五十二病方》和《脉书》且略早于后两者[13]，《脉书》略晚于《五十二病方》[14]，《淮南子》最晚，为此时承上启下之作[15]。而说明了秦汉之前已有瘿病的病状的描述，而且当时的人们已经认识了该病与山水地理关系，还记载瘿病治疗及预防方法，但未认识到运用含碘中药来治疗。

## 三、秦汉时期

秦汉时期是中国医学史上承前启后、继往开来的发展时期，中医学理论治法等在此时期趋于完整，并且在此时期医家对于瘿病的认识更加深入，而且出现了关于富碘中药的记载。

《神农本草经》（《神农本草经》又称《本草经》或《本经》，托名"神农"所作，成书于汉代，是中医四大经典著作之一，是现存最早的中药学著作。《神农本草经》全书分 3 卷，载药 365 种，以三品分类法，分上、中、下三品，文字简练古朴，成为中药理论精髓。《神农本草经》记载了 365 种药物的疗效，多数真实可靠，至今仍是临床常用药；它提出了辨证用药的思想，所论药物适应病症能达 170 多种，对用药剂量、时间等都有具体规定，这也对中药学起到了奠基作用。）中经载有海藻（中品·草部）："味苦，寒。主瘿瘤气，颈下核，破散结气，痈肿，症瘕，坚气，腹中上下鸣。下水十二肿。一名落首。"（海藻，又叫落首。味苦，性寒。产于沼泽、大海中。主治瘿瘤结气，颈部有核状肿块，可以使结气破解消散，能治疗痈肿，癥瘕，腹中邪气上下流动的鸣响，消除多种水肿）；海蛤（上品·鱼虫部）："味苦平。主咳逆上气，喘息烦满，胸痛，寒热。一名魁蛤。"海螵蛸（乌贼鱼骨，中品·鱼虫部）：味咸，微温。主治女子漏下赤白经汁，血闭，阴蚀，肿痛，寒热，癥瘕，无子[16]。

汉末的《名医别录》[药学著作。简称《别录》，3 卷。辑者佚名（一作陶氏）。约成书于汉末。是秦汉医家在《神农本草经》一书药物的药性功用主治等内容有所补充之外，又补记 365 种新药物] 中记载：海藻（中品）："味咸，无毒。主治皮间积聚暴，留气热结，利小便。"昆布（中品）："味咸，寒，无毒。主治十二种水肿，瘿瘤聚结气、疮。生东海。"海蛤（中品）："味咸，无毒。主治阴痿。生东海（蜀漆为之使，畏狗胆、甘遂、芫花）。"乌贼鱼骨（海螵蛸，中品）："无毒，主治惊气入腹，腹痛环脐，阴中寒肿，令人有子，又止疮多脓汁不燥。肉平，主益气强志。

生东海，取无时（恶白薇、白及、附子）[17]。"

东汉张仲景所著《伤寒杂病论》中有提及海藻（牡蛎泽泻散）。而且在此时期的多部语言学著作《说文解字》《尔雅》也对瘿病及富碘中药进行了记载。如海藻，《说文解字》云："藻，水草也，或作薻。"《尔雅》云："薅，海藻也。"郭璞云："药草也。一名海萝，如乱发，生海中。"海蛤，《说文解字》云："蛤，蜃属。海蛤者，百岁燕所化；魁蛤，一名复累，老服翼所化。"《尔雅》云："魁陆。"郭璞云：《本草》云："魁，状如海蛤，圆而浓朴，有理纵横，即今之蚶也。"昆布，《尔雅》云："所谓纶似纶，东海有之者，即昆布也[18]。"

《名医别录》是成书于汉末的药学著作，秦汉医家在收载《神农本草经》一书药物的同时，又辑入本书365种新药物。书中首次对富碘中药昆布进行了介绍，原文称其"味咸，寒，无毒。主十二种水肿，瘿瘤聚结气，瘘疮。"本品有与海藻相似的消痰软坚散结之功，昆布作用较海藻稍强。用于瘿瘤、瘰疬等证，尤为治疗瘿瘤要药，常与海藻同用。

由此可见，秦汉时期是瘿病治疗的发展阶段，其间在继承秦以前的医学经验的同时也在逐步完善基础理论和治法治则，并且在此阶段出现了富碘中药的记载，说明此是各医家已经对富碘中药有了初步的认识。

**（一）三国两晋南北朝时期**

这个时期也是中国各民族大融合的一个时期，因为战争和政权的交叠，不仅加速了中国南北方的思想文化交流，还促进中国各民族思想文化交流，甚至打开中外思想文化（印、日、朝、东南亚等）交流，这些都极大地促进了中医学的发展和交流。在此时期中医学诊断水平明显提高，治法日渐丰富，诊治均有新的创造和发现。据记载，本时期问世的医方书籍近200种，其中诊断学和针灸学的基础理论和实践规范有重大发展，药物学也有突出进步，本时期本草著作达70余种。尤其是此时期各医家对于瘿病的认识进一步加深，不仅更较详细地描述症状，而且按其病因分为两类，这是瘿病史中的首创，并对后世的证型分类有深远的影响。在治疗方面，共有治瘿方剂26首。当代的新方共有14种，其中以海藻或昆布单用以及与它药配伍的方剂达11种，另有鹿靥单方1种，而不含海藻、昆布的治方，仅为2种。由此可见，富碘中药的使用在此时期逐渐成熟。

**1. 西晋·张华《博物志》**

由西晋张华（232—300年）编撰的《博物志》是中国古代神话志怪小说集，分类记载异境奇物、古代琐闻杂事及神仙方术等[19]。其中卷一："五方人民篇载：山居之民多瘿肿疾，瘿由于饮泉之不流者。今荆南诸山郡东多此疾肿，由于践土之无卤者。今江外诸山县，偏多此病也[20]。"

**2. 东晋·葛洪《肘后备急方》**

《肘后备急方》是中国第一部临床急救手册。中医治疗学专著。成书年代278—

339年，8卷，70篇。原名《肘后救卒方》，简称《肘后方》。系作者将其原著《玉函方》（共100卷），摘录其中可供急救医疗、实用有效的单验方及简要灸法汇编三卷。经梁代陶弘景将所见86方删减为79方，又增新方22首，合为101方，并以朱书甄别，辑为《补阙肘后百一方》3卷。此后又经金代汴京国子监博士杨用道摘取辽乾统（1101—1110年）年间所刊《肘后方》善本，并辑《证类本草》佚文为"附方"，编《附广肘后方》8卷，由金国子监刊刻出版，此版遂成为传世《肘后备急方》之祖本[21]。其中载方1首：疗颈下卒，结囊，渐大欲成瘿：海藻（1斤，去咸）、清酒（2升），上两味，以绢袋盛海藻，酒渍，春夏2日，一服2合，稍稍含咽之，每日3次，酒尽更以酒2升渍，饮之如前，滓曝干末，服方寸匕，每日3次，尽更作，3剂佳[22]（卒：突然。合：此汉代的容量，现在为1L的十分之一，即100mL。绢袋装海藻，用酒浸泡，春夏浸泡2日，一次服用200mL，含后再咽，每日3次，酒用完后再用2升清酒继续浸泡，服用方法如前，将海藻曝干，捣为末，服用1小匙，每日3次，用完后再制作，3剂最佳）。

**3. 西晋·皇甫谧《针灸甲乙经》**

《针灸甲乙经》共12卷，128篇，成书于282年。前6卷论述基础理论，后6卷记录各种疾病的临床治疗，包括病因、病机、症状、诊断、取穴、治法和预后等。皇甫谧总结了魏晋以前的针灸学成就，吸收了《素问》《针经》《明堂孔穴针灸治要》的精华，采用分部和按经分类法，厘定了腧穴，详述了各部穴位的适应证和禁忌证、针刺深度与灸的壮数，是我国现存最早的一部理论联系实际的针灸学专著。《针灸甲乙经》对针灸的发展起了承前启后的巨大作用，由晋到宋的针灸著作，如《铜人腧穴针灸图经》，其穴位和适应证基本上没有超出本书的范围。流传至日本、朝鲜，对两国的针灸学术与教育产生深远影响。气有所结发瘿瘤篇中载："瘿，天窗与肠会主之，瘿瘤，气舍主之[23]。"这是针刺治疗瘿病最早记载。

**4. 西晋·陈寿《三国志》**

《三国志》二十四史之一，西晋·陈寿著，《三国志》全书共65卷，《魏书》30卷，《蜀书》15卷，《吴书》20卷。其中《魏略》记载："争公事，不得理，乃发愤生瘿""自愿令医割治，十人割瘿九人死[24]。"可见此时期人们已认识到瘿疾与情志有密切关系，并最早进行了手术治疗的尝试。

**5. 晋·范汪《范东阳方》**

《范东阳方》又称《范汪方》，晋·范汪撰。成书于347—374年[25]，《晋书》记载："范汪……撰方五百余卷。又一百七卷，后人详用，多获其效。"原书已佚。其书涉及内容极其广泛，可谓集晋以前医方之大成，此书成后影响很大，流传极广，后世医籍多有收录。其外科篇瘿瘤中载方1首：昆布丸：昆布、海藻各等分。上为末，炼蜜为丸，如杏核大。治颈下卒结，囊渐大欲成瘿者。含，稍稍咽汁，每日四五次。亦可酒浸服（方出《外台》卷二十三引《肘后方》，名见《医心方》卷十六引《范汪方》）。

### 6. 三国魏朝·吴普《吴普本草》

三国魏朝吴普（华佗弟子）的著作《吴普本草》约撰于公元3世纪初期，共6卷，载药441种。其说药性，集录神农、黄帝、岐伯、雷公、桐君、扁鹊、季氏、《一经》、医和等九家之论，乃魏以前药性研究之汇总。所记药效，注重临床实际，较少神仙方士之说，讨论药性寒温五味良毒，最为详悉。草木卷载：海藻："按：此药参见本书大豆黄卷条（大豆黄卷《御览》卷八百四十一：神农、黄帝、雷公：无毒。采无时。去面，得前胡、乌喙、杏子、牡蛎、天雄、鼠屎共蜜和佳，不欲海藻、龙胆。此法大豆初出土黄芽是也），《本经》首载此药。"虫兽类载：海蛤："《御览》卷九百八十八，神农：苦。岐伯：甘。扁鹊：咸。大节，头有文，文如磨齿。采无时。"乌贼鱼骨："《纲目》卷四十四，冷[26]。"

### 7. 南北朝·刘宋·雷敩《雷公炮炙论》

《雷公炮炙论》共三卷，是南北朝刘宋·雷敩撰中医学著作[27]。此书为我国最早的中药炮制学专著，原载药物300种，每药先述药材性状及与易混品种区别要点，别其真伪优劣，是中药鉴定学之重要文献。共辑药物181种（不算附药5种），按《本经》上、中、下三品之例，分为上、中、下3卷。其中上卷59种，中卷63种，下卷59种[28]。全面总结了南北朝刘宋时期以前的中药炮制技术和经验，是中国历史上对中药炮制技术的第一次大总结，是一部制药专著。初部奠定了炮制学基础，使中药炮制成为一门学科。其中载：海藻：雷公云：凡使，先须用生乌豆、并紫背天葵和海藻三件，同蒸一伏时，候日干用之；昆布：雷公云：凡使，先弊甑，同煮去咸味。焙，细锉用。每修事一斤，用甑，大小十个，同昆布细锉，二味各一处，下东流水，从巳煮至亥，水旋添，勿令少；乌贼鱼骨：雷公云：凡使，勿用沙鱼骨，缘真相似，只是上文横，不入药中用。凡使，要上文顺浑。用血卤作水浸，并煮一伏时了，漉出，于屋下掘一地坑，可盛得前件乌贼鱼骨多少，先烧坑子，去炭火了，盛药，一宿至明，取出用之，其效倍多[29]。

### 8. 东晋·陈延之《小品方》

《小品方》名《经方小品》12卷。东晋·陈延之撰。撰于454—473年。此书早佚，其佚文散见于《外台秘要》《医心方》中。日本学者小曾户洋等在日本前田育德会尊经阁文库发现《经方小品》卷子抄本残卷[30]。今人据之辑出《小品方辑校》本。《经方小品》曾作为唐代医学教科书。唐代中叶前医学教育中，《经方小品》作为"小经"需研修310日[31]。日本飞鸟、奈良、平安时代（7—13世纪）的国家医事法令规定为学医者的必修教材[32]。其卷十治瘿病诸方及治瘤诸方载有三方："治瘿病诸方：瘿病者，始作与瘿核相似。其瘿病喜当颈下，当中央不偏两边也，乃不急然，则是瘿也。中国人息气结瘿者，但重无核也，长安及襄阳蛮人，其饮沙水，喜瘿有核瘰瘰耳，无根，浮动在皮中，其地妇人患之，肾气实，沙石性合于肾，则令肾实，故病瘿也。北方妇人饮沙水者，产乳甚于难，非针不出。是以此家有不救者，良由此也。其中载治瘿方：小麦1升，醇苦酒1升，渍小麦令释，漉出暴燥，复渍使苦酒尽，暴麦燥，捣筛，以海藻3两别捣，以和麦末令调，酒服方寸匕，日三。禁盐、生鱼、生菜、猪肉。治瘿瘤诸，昆布丸方：昆布（8两，炙）、海藻（7两，洗，炙）、小麦（1升，熬）、海蛤（5两）、松萝（4两）、连翘（2两）、白头翁（2两），上七物，捣下筛，和蜜丸如梧子，服十丸，日三。稍加三十丸。治瘰诸方：治三十岁瘰瘿方：海藻1斤，绢囊盛，好清酒2斗渍之，春夏2宿，服2合，酒尽复以酒2斗渍之，饮如上法。此酒尽爆海藻令燥，末，服方寸匕，日三，药无所禁，一剂不愈更作，不过三剂也[33]。

**9.《释僧深药方》**

《释僧深药方》简称《深师方》为沙门医家僧深所编撰的一部方书，其成书于梁武帝萧衍大同六年（540年）柔然民族两次南侵之后，但又不晚于《诸病源候论》的成书年（610年），在540—610年之间[34]。北宋以后亡佚，该书并流传到日本，据成书于876—884年的《日本国见在书目录》著录为："《方集》廿九，释僧深撰[35]。"其卷二十九瘿瘤及皮肤诸病载有3方："深师疗瘿方：其中方1：桂心、昆布（洗）、海藻（洗）、甘草（炙）、白面（熬）各3分，龙胆、海蛤（研）、土瓜根、半夏（洗）、吴茱萸、牡蛎（熬）（各1两）。十一味为散，酢浆水服5分匕，先食，日三，十日知，尽药愈。节食盐、羊肉、饧（注：糖稀）、生葱、崧菜（注：白菜）。

并有方2：又方海藻（2分，洗）、龙胆草（2分）、昆布（2分，洗）、土瓜根（2分）、半夏（2分，洗）、小麦面（2分，炒）。六味为散，先食酒服方寸匕，日三，二十日知，三十愈。忌羊肉、饧。并出第二十九卷中。"有"深师五瘿丸方：取鹿靥（yè，旧指女子在面部点搽妆饰）以酒渍令没，炙干，纳酒中，更炙令香，咽汁，味尽更易，十具愈。《千金翼》同出第二十九卷中[36]。"这是中国医学史上最早记载使用鹿的甲状腺治疗瘿瘤的医籍。这种方法的使用，较Kendall在1914年开始采用甲状腺制剂治疗地方性甲状腺肿早了1000多年。

**10. 南北朝·陶弘景《本草经集注》**

《本草经集注》南北朝·陶弘景所编著于480—498年。陶氏认为《本经》自"魏晋以来，吴普、李当之等更复损益，或五百九十五，或四百四十一，或三百一十九，或三品混糅，冷热交错，草石不分，虫兽无辨，且所主治，互有得失，医家不能备见"等问题，于是给予整理、作注。又从《名医别录》中选取365种药与《本经》合编，用红、黑二色分别写《本经》与《别录》的内容，名之为《本草经集注》。本书原书已佚，现仅存有敦煌石室所藏的残本。但原书中的主要内容，还可从《证类本草》和《本草纲目》之中可见。《本草经集注》首创按药物自然属性分类的方法；对药物的形态、行为、产地、采制、剂量、真伪等做了较为详尽的论述；强调产地和采制方法与疗效的密切关系；首创"诸病通用药"；考定了古今用药的度量衡，规定了汤、酒、膏、丸的制作规范；初步确立了综合性本草著作的编写模式。是药学史上极为重要的著作。其中中品卷二录有："海藻：味咸，无毒。主治皮间积聚暴，留气热结，利小便。一名落首。生东海，七月七日采曝干（反甘草）。""昆布：味咸，寒，无毒。主治十二种水肿，瘿瘤聚结气，疮，生东海。""海蛤：味咸，无毒。主治阴痿。生东海（蜀漆为之使，畏狗胆、甘遂、芫花）。""乌贼鱼骨（海螵蛸）：无毒，主治惊气入腹，腹痛环脐，阴中寒肿，令人有子，又止疮多脓汁不燥。肉平，主益气强志。生东海，取无时（恶白蔹、白及、附子）。[37]"

**（二）隋唐五代十国时期**

隋唐时期的长安是中外文化与经济交流的中心。医药学在隋唐时期比以往任何一代都更繁荣，而且对近邻国家影响很大。同时，中医药在中外医学交流中，也吸取了国外的用药经验、处方、药物，甚至医学理论。此时期是各医家运用富碘中药治疗瘿病的一个高潮，对于瘿病的诊治，对于富碘中医的记载都更加丰富。

**1. 隋·巢元方《诸病源候论》**

隋朝巢元方的《诸病源候论》撰于大业六年（610年）。是我国第一部证候学专著，全书共50卷。全书分67门、1720候。此书继《内经》《难经》，仲景著作之后，使中医理论更为丰富。于病因方面尤多创见，使中医病因学说趋于系统、全面，且征引典籍甚富，如《汉书·艺文志》与《隋书·经籍志》所载近300种、5300多卷医书赖此书而保存。为研究隋以前医学成就重要文献。其中瘿瘤等病诸候（凡一十五论）载："一、瘿候：瘿者，由忧恚气结所生，亦曰饮沙水，沙随气入于脉，搏颈下而成之。初作与瘿核相似，而当颈下也，皮宽不急，垂捶捶然是也。患气结成瘿者，但垂核捶捶，无脉也；饮沙水成瘿者，有核无根，浮动在皮中。又云有三种瘿：有血瘿，可破之；有肉瘿，可割之；有气瘿，可具针之。《养生方》云：诸山水黑土中出泉流者，不可久居，常食令人作瘿病，动气增患。"此书不仅说明了瘿病得行程环境与饮水质量相关，并且提出了瘿病得分类。

**2. 唐·孙思邈著《千金方》**

唐·孙思邈著《千金方》，是《千金要方》和《千金翼方》的合称，其中《千金要方》约成书于永徽三年（652年），共30卷，综合性临床医著，被誉为中国最早的临床百科全书。该书集唐代以前诊治经验之大成，对后世医家影响极大[38]。

其中草药中部载：海藻（反甘草）；虫鱼上部：海蛤（蜀漆为使，畏狗胆、甘遂、芫花）；虫鱼中部：乌贼鱼骨（恶白蔹、白及）。

瘿瘤第七：（方13首、证1条、灸法10首），治石瘿、气瘿、劳瘿、土瘿、忧瘿等方：海藻、海蛤、龙胆、通草、昆布、石（一作矾石）、松萝（各3分）、麦曲（4分）、半夏（2分），上九味，治下筛，酒服方寸匕，日三。禁食猪、鱼、五辛、生菜，诸难消之物。十日知，二十日愈；又方小麦面（1升）、海藻（1两）、特生石（10两）[注：味甘，温，有毒。主明目，利耳，腹内绝寒，破坚结及鼠，杀百虫恶兽。久服延年。一名苍石，一名鼠毒。生西域。采无时（火炼之良，畏水）]，上三味，以三年米醋渍小麦面，曝干，各捣为散合和，服一方寸匕，日四五服，药含极乃咽之。禁姜、五辛、猪、鱼、生菜、大吹、大读诵、大叫语等；又方昆布、松萝、海藻（各3两），海蛤、桂心、通草、白蔹（各2两），上七味，治下筛，酒服方寸匕，日三。又方海藻、海蛤（各3两），昆布、半夏、细辛、土瓜根、松萝（各1两），通草、白蔹、龙胆草（各2两），上十味，治下筛，酒服方寸匕，日二，不得作重用方；又方昆布2两，洗切如指大，醋渍含咽，汁尽愈。又方海藻（1斤），小麦曲（1斤），上两味，以3年醋一升，溲面末，曝干，往反醋尽，合捣为散，酒服方寸匕，日三服。忌怒（崔氏云：疗三十年瘿瘤）；又方石菖蒲、海蛤、白蔹、续断、海藻、松萝、桂心、蜀椒、倒挂草、半夏（各1两），神曲（3两），上十二味，治下筛，以牛羊髓脂为丸如梧子，日服三丸；五瘿丸方：取鹿靥以佳酒浸令没，炙干纳酒中，更炙令香，含咽汁，味尽更易，尽十具愈；陷肿散：治二三十年瘿瘤，及骨瘤、石瘤、肉瘤、脂瘤、脓瘤、血瘤，或息肉大如杯杆升斗，十年不瘥，致有漏溃，令人骨消肉尽，或坚或软或溃，令人惊悸，瘖痹不安，身体螺缩，愈而复发方。乌贼骨、石硫黄（各1分），钟乳、紫石英、白石英（各2分），丹参（3分），琥珀、附子、胡燕屎、大黄、干姜（各4分），上十一味，治下筛，以韦囊盛，勿泄气。若疮湿即敷，若疮干猪脂和敷，日三四，以干为度。若汁不尽，至五剂十剂止，药令人不痛。若不消，加芒硝2两佳；治瘿瘤方：昆布、桂心（各1两），逆流水柳须（1两），海藻、干姜（各2两），羊靥（7枚，阴干），上六味，为末，蜜丸如小弹子大，含1丸咽津。又方矾石、川芎、当归、大黄、黄连、黄芩、白蔹、芍药（各2分），吴茱萸（1分），上九味，治下筛，鸡子黄和涂故细布上，随瘤大小浓薄贴之，干则易，着药熟当作脓脂细细从孔中出，须探脓血尽，着生肉膏。若脓不尽，复起如故；生肉膏：治痈瘤溃漏及金疮；百疮方：当归、附子、甘草、白芷、川芎（各1两），薤白（2两），生地黄（3两），上七味，咀，以猪脂3升半，煎白芷黄去滓，稍以敷之，日三。又方狗屎、鸡子敷之，去脓水如前方说，敷生肉膏取瘥（方见前二十二卷痈疽）。

灸法：瘿恶气，灸天府五十壮（《千金翼》云：又灸胸膛百壮）。瘿上气短气，灸肺俞百壮。瘿劳气，灸冲阳，随年壮。瘿气面肿，灸通天五十壮。瘿，灸天瞿三百壮，横三间寸灸之。又灸中封，随年壮（在两足趺上曲尺宛宛中）。诸瘿，灸肩左右相对宛宛处，男左十八壮，右十七壮，女右十八壮，左十七壮，或再三取瘥止。又，风池百壮，挟项两边。又，两耳后发际一百壮。又，头冲（一作颈冲。）凡肉瘤勿治，治则杀人，慎之（《肘后方》云：不得针灸[39]）。

**3. 唐·孙思邈《千金翼方》**

《千金翼方》唐·孙思邈著，共30卷，约成书于永淳二年（682年）。作者集晚年近三十年之经验，以补早期巨著《千金要方》之不足，故名翼方。孙思邈认为生命的价值贵于千金，而一个处方能救人于危殆，以千金来命名此书极为恰当[40]。

其中卷第二·草部中品之下：海藻：味苦咸，寒，无毒。主瘿瘤气，颈下核，破散结气，痈肿癥瘕，坚气，腹中上下鸣，下十二水肿，疗皮间积聚暴，留气热结，利小便。一名落首生东海池泽，七月采，曝干。昆布：味咸，寒，无毒。主十二种水肿，瘿瘤聚结气，疮，生东海。

卷第四·本草下：海蛤味苦咸，平，无毒。主咳逆上气，喘息烦满，胸痛寒热，疗阴痿。一名魁蛤，生东海；乌贼鱼骨：味咸，微温，无毒。主女子漏下赤白，经汁血闭，阴蚀肿痛，寒热癥瘕，无子，惊气入腹，腹痛环脐，阴中寒肿，令人有子。又止疮多脓汁不燥。肉，味酸，平。主益气，强志。生东海池泽，取无时。

卷第二十·杂病下·瘿病第七载方9首（与千金方中多同）：昆布（3两）、海蛤（2两）、松萝（2两）、海藻（3两）、白蔹（2两）、通草（2两）、桂心（2两），上七味，捣为散，每以酒服方寸匕，日三服；又方：小麦（1升）、醋（1升，夜浸昼曝）、昆布（洗）、海藻（洗，各2两），上三味，捣为散，食后饮服方寸匕，日三，以瘥为度；又方：昆布（1两）、海藻（1两）、海蛤（2两）、半夏（1两，洗）、细辛（1两）、土瓜根（1两）、松萝（1两）、通草（2两）、白蔹（2两）、龙胆（2两），上十一味，捣筛，酒服方寸匕，日再，不得作生活劳动也；又方：海藻（1斤）、小麦面（1升），上二味，以溲面末曝干，往反令酢尽，合捣散，酒服方寸匕，日三。忌怒；治瘿方（与千金方中量异）：菖蒲（2两）、海蛤（1两）、白蔹（1两）、续断（1两）、海藻（1两）、松萝（1两）、桂心（1两）、蜀椒（1两，汗，去目、闭口者）、羊靥（200枚，炙）、神曲（3两）、半夏（1两，洗）、倒挂草（1两），上十二味，各捣下筛以酱清牛羊髓脂丸之，一服三丸如梧子，日一服[41]。

**4. 唐·苏敬《新修本草》**

《新修本草》又名《唐本草》《英公本草》，共54卷。由唐·苏敬等23人奉敕撰于显庆四年（659年）。计有正文20卷，目录1卷；《药图》25卷，目录1卷；《图经》7卷。正文实际载药850种，较《本草经集注》新增114种。此书以《本草经集注》为基础，增补注文与新药。又将原草木、虫兽2类，析为草、木、禽兽、虫鱼4类，序例亦一分为二。新增注文冠以"谨案"二字，小字书于陶弘景注文之后。新增用药用黑大字书写，末注"新附"。补注内容中，以记载药物形态、产地为多，兼述药效、别名等。书中纠正陶氏谬误处甚多，为后世辨正药物基原提供依据。《新修本草》是中国第一部由政府颁布的药典，也是世界上最早的药典，开创图文对照之先例。原书已佚，主要内容保存于后世诸家本草著作中[42]。

其中卷第二诸病通用药载有：瘿瘤篇：小麦（《别录》微寒）、海藻（《本经》寒）、昆布（《别录》寒）、文蛤（《别录》平）、半夏（《本经》平，《别录》生微寒、熟温)、贝母(《本经》平,《别录》微寒)、通草(《本经》平)、松萝(《本经》平)、连翘(《本经》平)、白头翁(《本经》温)、海蛤(《本经》平)、生姜(《别录》微温);卷第九载:海藻,味苦、咸,寒,无毒。主瘿瘤气颈下核,破散结气,痈肿,癥瘕,坚气,腹中上下鸣,下十二水肿。疗皮间积聚暴溃,留气热结,利小便。一名落首生东海池泽。七月七日采,曝干。反甘草。生海岛上,黑色如乱发而大少许,叶大都似藻叶。又有石帆,状如柏,疗石淋。又有水松,状如松,疗溪毒;昆布,味咸,寒,无毒。主十二种水肿,瘿瘤聚结气,瘘疮。生东海。今唯出高丽。绳把索之如卷麻,作黄黑色,柔韧可食。《尔雅》云:纶似纶,组似组,东海有之。今青苔、紫菜皆似纶,此昆布亦似组,恐即是也。凡海中菜,皆疗瘿瘤结气。青苔、紫菜辈亦然,干苔性热,柔苔甚冷也。

卷第十六·虫鱼上载:海蛤,味苦、咸,平,无毒。主咳逆上气,喘息烦满,胸痛寒热,疗阴痿。一名魁蛤,生东海。蜀漆为之使,畏狗胆、甘遂、芫花。此物以细如巨胜、润泽光净者,好;有粗如半杏仁者,不入药用。〔谨案〕雁腹中出者极光润,主十二水满急痛,利膀胱大小肠。粗者亦谓为豚耳蛤,粗恶不堪也;虫鱼中载:乌贼鱼骨,味咸,微温,无毒。主女子漏下赤白经汁,血闭,阴蚀,肿痛,寒热,癥瘕,无子。疗惊气入腹,腹痛环脐,阴中寒肿,令人有子,又止疮多脓汁不燥。肉,味酸,平,主益气强志。生东海池泽,取无时。恶白蔹、白及。此是乌所化作,今其口脚具存,犹相似尔。用其骨亦炙之。其鱼腹中有墨,今作好墨用之。〔谨案〕此鱼骨,疗牛马目中障翳,亦疗人目翳,用之良也[43]。

**5. 唐·陈藏器《本草拾遗》**

《本草拾遗》一名《陈藏器本草》,10卷。由唐·陈藏器撰于开元二十七年(739年)。为《新修本草》的补遗。《序例》1卷、《拾遗》6卷、《解纷》3卷,总曰《本草拾遗》(原书已佚,其文多见于《医心方》《开宝本草》《嘉祐本草》《证类本草》引录[44])。其中载:海藻:《本草拾遗》:主结气瘿瘤是也;昆布:《本草拾遗》:主阴溃肿,煮汁咽之,如瘿气,取末蜜丸含化,自消也;海螵蛸:《本草拾遗》:主小儿痢下,细研为末,饮下之。亦主为人血瘕,杀小虫,井水中虫,投骨于井中虫死。腹中墨,主血刺心痛,醋摩服之;海蕰:海蕰,生大海中。细叶如马尾,似海藻而短也。咸,寒,无毒。主瘿瘤结气在喉间,下水[45]。

**6. 唐·王焘《外台秘要》**

《外台秘要》是唐代著名医家和医学文献学家王焘于752年编撰。全书共40卷,分1104门,该书共收录有名无名医方医论69家,是我国现存医学文献中一部具有光辉价值的巨著,该书引用了大量现已亡佚的晋唐时期的医方书[46]。

其中卷第二十三:瘿病方18首,病源瘿者由忧恚气结所生,亦由饮沙水,沙随气入于脉搏颈下而成之,初作与瘿核相似,而当有针之三十,肘后疗颈下卒结,囊渐大欲成瘿。

海藻酒方。海藻（1斤，去咸）、清酒（2升），上二味，以绢袋盛海藻酒渍，春夏二日，一服二合，稍稍含咽之，日三，酒尽更以酒2升渍，饮之如前。滓曝干末服方寸匕，日三，尽更作三剂佳（崔氏文仲同）。

又方：昆布、海藻等分末之，蜜丸，含如杏核大，含稍稍咽汁，日四五（并出中卷）。

深师疗瘿方：桂心、昆布（洗）、海藻（洗）、甘草（炙）、白面（各3分，熬钱）、龙胆草、海蛤（研）、土瓜根，上十一味为散，酢浆水服5分匕，先食，日三，十日知，尽药愈，节食盐、羊肉、饧、生葱、菘菜。

又方：海藻（2分，洗）、龙胆草（2分）、昆布（2分，洗）、土瓜根（2分）、半夏（2分，洗）、小麦面（2分，炒），上六味为散，先食酒服方寸匕，日三，二十日知，三十日愈。忌羊肉饧（并出第二十九卷中）。短剧瘿病者，始作与瘿核相似，其瘿病喜当颈下，当中央不偏两边也，乃不急然，则是瘿也，中国人息气结瘿者，但垂无核也，长安及襄阳蛮人。其饮沙水喜瘿，有核瘰瘰，耳无根，浮动在皮中，其她妇人患之。肾气实，沙石性合于肾，则令肾实，故病瘿也，北方妇人饮沙水者，产乳甚于难，非针不出，是以此家有不救者，良由此也。

疗瘿方：小麦（1升）、醇苦酒（1升），渍小麦令释，漉出曝燥，复渍使苦酒尽，曝麦燥捣筛，以海藻3两别捣，以和麦末令调，酒服方寸匕，日三，禁盐、生鱼生菜、猪肉（肘后崔氏备急云：疗三十年瘿疾集，集验疗瘿酒方）。是水雨经露出柳根（30斤），上以水一斛，煮得5斗，同米3斗酿之，酒成，先食服1升，日三（范汪同出第四卷中）。

崔氏海藻散（疗瘿方）：海藻（8两，洗去咸汁）、贝母（2两）、土瓜根（2分）、小麦曲（2分，炒），上四味作散，酒服方寸匕，日三。

又方：秫米（3升酒法炊），上一味，取圆叶白杨皮10两去上苍者，慎勿令见风，细切，以水5升，煮取2升浓汁，渍曲末5两，用前件秫米依酒法之熟讫，封塞17日，然后空腹服1大盏，日再服，三日内即。

张文仲隐居效验（疗瘿方）。昆布（洗）、松萝（各3分）、海藻（5分），上三味捣，蜜丸如杏核大，含咽津，日三夜二，大佳（备急肘后同）。

又疗瘿，司农扬丞服效第一方：昆布（6分，洗）、海藻（7分）、松萝、干姜、桂心（各4分）、通草（5分）。上六味捣、筛，蜜丸如梧子，一服吞7丸，即住在颈下瘿处，欲至食时，即先饮少酒，下却丸子后进食。禁酢、蒜、盐、酪、臭肉、仓米等。若瘿大者，加药令多，取瘥。

又第二方，昆布（洗）、海藻（各1斤，洗），上二味细切，好酒5升浸七日，量力取数服，酒尽以酒更浸2遍，药力尽，当以此酒下前丸药益善（备急肘后同）。

又方：小麦（3升），以3年米酢3升，渍麦曝干，干更浸，使酢尽，又曝干。捣筛为散，别捣昆布为散。每服尽即又含丸方。槟榔（3两）、马尾海藻（3两，洗)、昆布 (3两,洗),上三味末之,蜜丸如鸡子黄大。每日空腹含1丸,徐徐令津液取汁咽之。忌盐。并杨丞方服验 (肘后备急同并出第六卷中)。

救急疗瘿要切方:鼠粘草根 (1升,汤洗),细切除皮者1升1物,以水3升,煮取1.5升,分温3服,服相去如人行四五里一服。宜顿服6剂,病即瘥,一方削除皮细切,取3大升,捣筛为散,蜜和丸如梧子,一服20丸,古今录验疗气瘿方。

晋州熙公奏徐公方:问荆 (1两,出海岛)、羖羊靥 (5具,去脂炙)、白蔹、椒目、甘草 (各1分,炙)、小麦曲末 (2两,熬),上六味捣筛为散,羊靥1种,别捣为末,相和好浆浸,更捣作丸如小枣大,一服5丸,无禁。

又方:羊靥100枚,暖汤浸去脂炙,大枣20枚去皮,作丸服。忌慎如常药法。

又方:取羊靥1具,去脂含汁,汁尽去皮,日1具,7日含便瘥。又疗瘿海藻散方:海藻 (10分,洗)、昆布 (1两,洗)、海蛤 (1两,研)、通草 (1两)、松萝 (洗)、干姜桂心 (各2两),上七味下筛,酒服7钱匕,日三 (出第四十一卷中肘后无干姜有白蔹)。

气瘿方11首:广济疗气瘿气,胸膈满塞,咽喉项颈渐粗。昆布丸方:昆布 (2两,洗去咸汁)、通草 (1两)、羊靥 (2具,炙)、海蛤 (1两,研)、马尾海藻 (1两,洗去咸汁),上五味,蜜丸如弹子,细细含咽汁。忌生菜、热面、炙肉、蒜、笋,又疗冷气筑咽喉噎塞兼瘿气。

昆布丸方:昆布 (8分,洗)、干姜 (6分)、犀角 (6分,屑)、吴茱萸 (4分)、人参 (8分)、马尾海藻 (4分,洗)、葶苈子 (6分,熬)、杏仁 (8分,去皮尖,熬),上八味捣筛,蜜丸如梧子,空腹以饮服。忌生冷、粘食、陈臭等。余忌同前。

又疗气妨塞方:昆布 (3两,洗)、松萝、通草、柳根须 (各3两,近水生者),上四味捣筛,蜜丸如弹丸大,以海藻汤浸,细细含之,咽尽勿停。忌举重生嗔忧悲等。

又疗瘿细气方:昆布 (12分,洗)、马尾海藻 (10分,洗)、杏仁 (8分)、通草、麦门冬 (去心)、连翘 (各6分)、干姜、橘皮 (各6分)、茯苓 (八分)、松萝 (3两),上十味捣末,以袋盛含之,乃以齿微微嚼药袋子,汁出入咽中,日夜勿停,有问荆加四分佳。忌嗔及劳油腻粘食 (并出第二卷中)。

深师苏子膏疗气瘿方:腊月猪脂1升,苏子、桂心、大黄、当归、干姜、橘皮、蜀椒汗各3分,上八味切,以水6升,煮取2升,去滓,纳猪脂,消尽服瘥。忌生葱 (出第二十九卷中)。崔氏云:凡水瘿气瘿可瘥,石瘿不可治疗气瘿方。平旦手挽瘿令离项,掐其下根,脉断愈。1日1度掐,易愈者7日,如难瘥者三七日愈。

又方:昆布 (2两,洗)、海藻 (2两,洗)、龙胆草 (1两)、马刀 (0.5两,炙)、海蛤 (0.5两,研)、大黄 (1分)、熏黄 (0.5两),上七味捣,蜜丸如梧子大,破除日以绵裹1丸含咽津,朝暮空腹服。忌五辛、猪肉。

又方：海藻（2两，洗），上一味以淳酒4升渍两宿，漉去滓，细细暖含咽之，尽即更造，取差为度（范汪同并出第四卷中）。

必效主气瘿方：白头翁（半两）、昆布（10分，洗）、海藻（7分，洗）、通草（7分）、玄参、连翘（各8分）、桂心（3分）、白蔹（6分），上八味捣筛，蜜丸如梧子5丸。若冷用酒服禁蒜、面、猪、鱼、生葱（出第五卷中）。

古今录验方，疗瘿有在咽喉初起，游气去来阴阳气相搏，遂停住喉中前不去，肿起如斛罗，诸疗不瘥。小麦汤方：小麦（3升）、昆布（2两，洗去咸）、浓朴（1两，炙）、橘皮、附子（炮）、海藻（各2两，洗）、生姜（5两）、半夏（5两，洗）、白前（3两）、杏仁（100枚，去尖皮），上十味切，以水1斗，煮取3升半，分5服。相去1炊顷。忌猪肉、饧、羊肉、冷水（出第四十一卷中）。

五瘿方八首：深师五瘿丸方：取尘厴以酒渍，炙干，再纳酒中更浸，炙令香，咽汁，味尽更易，10具愈（千金翼同出第二十九卷中）。

范汪疗五瘿方：昆布（3两，洗）、海蛤（2两，研）、松萝（2两）、海藻（3两，洗）、通草、白蔹、桂心（各2两），上七味作散，酒服方寸匕，日三（千金翼同出第四十二卷中）。

白瘤及二三十年瘤方3首：千金翼白瘤方：先极搔刮，以绳缚之即愈，又取东向木空中水，热刮瘤上洗之，日三，即愈。

又方：白矾，硫黄（等分），上二味末，以酢和封上（并出第二十四卷中）[47]。

### 7. 唐·孟诜《食疗本草》

唐代孟诜撰，张鼎增补改编的《食疗本草》，共3卷。约成书于唐开元年间（713—741年）。一般认为此书前身为孟诜《补养方》，张鼎补充89种食疗品，又加按语（冠以"案经"，或作"谨按"），编为本书。共载文227条，涉及260种食疗品[48]。诸品名下，注明药性（温、平、寒、冷），不载其味。正文述功效、禁忌及单方，间或论及形态、修治、产地等。首载菠薐、胡荽、莙荙、鳜鱼等食蔬。尤以动物脏器疗法与藻菌类食疗作用之记载引人注目。所录食疗经验多切实际，药物来源广泛，充分顾及食品毒性宜忌及地区性，为唐代较系统全面之食疗专著。原书早佚，敦煌曾有残卷出土，近代有辑佚本。其中载海藻：主起男子阴气，常食之，消男子瘿疾。南方人多食之，传于北人。北人食之，倍生诸病，更不宜矣。瘦人，不可食之。昆布：下气，久服瘦人。无此疾者，不可食。海岛之人爱食，为无好菜，只食此物。服久，病亦不生。遂传说其功于北人。北人食之，病皆生，是水土不宜尔[49]。

### 8. 唐·甄权《药性论》

《药性论》唐，甄权著。疑为五代、后周孟贯著[50]，原书佚，兹从诸书辑得佚文403条，分为4卷，按《唐本草》药物目次编排。各药列述正名、性味、君、臣、佐、使、禁忌，功效主治，炮炙制剂及附方。由于本书以讨论药物性能为主，故对君、臣、佐、使及禁忌等论述最详。计有君药 76 味，臣药 72 味，使药 108 味。有些药还注明单用，或配伍宜忌。对服药时饮食宜忌也有记载，其中以忌羊血最多，疑原书作者是北方人，少数药记有归经。本书对药物毒性也有新的认识，例如本书指出丹砂有毒："本经以丹砂为无毒，故多炼治服食，鲜有不为药患者。"本书多数药含有附方，这些附方曾被《本草纲目》所转录。另外此书收录了唐代兰陵处士萧炳撰《四声本草》（早佚），"取本草药名上一字，以平、上、去、入四声相从，以便讨阅。"具有一定的学术价值。其中：海藻：臣，味咸，有小毒。主辟百邪鬼魅，治气疾急满，疗疝气下坠疼痛核肿，去腹中雷鸣，幽幽作声。昆布：臣，有小毒。利水道，去面肿，治恶疮鼠。海蛤：臣。亦名紫薇。味咸，有小毒。能治水气浮肿，下小便，治嗽逆上气。主治项下瘤瘿。海螵蛸：使，有小毒。止妇人漏血，主耳聋。

### 9. 五代·李珣《海药本草》

《海药本草》共 6 卷。由五代前蜀李珣（德润）撰于 10 世纪初（907—960 年）。书中从 50 余种文献中引述有关海药[51]（海外及南方药）资料，记述药物形态、真伪优劣、性味主治、附方服法、制药方法、禁忌畏恶等。涉及 40 余处产地名称，以岭南及海外地名居多。今存佚文中含药 124 种，其中 16 种系新增[52]。此书为我国第一部海药专著，别具一格。《证类本草》保存其佚文最多。原书已佚，今有尚志钧辑本（1983 年），引注详明。本书为我国第一部海药专著，别具一格。总结了唐末五代时南方及海外药物，并有许多不见于唐本草的新增药，对于研究本草学，甚有价值。卷第二 草部：海藻，主宿食不消、五鬲、痰壅、水气浮肿、香港脚、赍气，并良。昆布 谨按《异志》，生东海水中，其草顺流而生。新罗者黄黑色，叶细。胡人采得搓之为索，阴干，舶上来中国。性温，主大腹水肿，诸浮气，并瘿瘤气结等，良[53]。

### 10. 五代·《日华子本草》

《日华子本草》是五代时期一部著名的本草书。原书为吴越日华子集。共 20 卷。据宋·掌禹锡考，收载的药物 600 多味。又名《日华子诸家本草》，《本草纲目》简称它为"日华"或"大明"。宋代《嘉祐本草》作者掌禹锡说："《日华子诸家本草》四明（今宁波）人撰。不著姓氏，但云日华子大明。"李时珍说："按千家姓，大姓出东莱，日华子盖姓大，名明也。或云其姓田未审然否[54]？"《日华子诸家本草》是我国中药发展史上一部比较重要的药物学专著，它与陈藏器《本草拾遗》一起，在我国本草积累、丰富、整理的历史长链上起到上承《新修本草》、下启《证类本草》的衔接作用。《日华子本草》大约在南宋时期佚失，其佚文主要见《证类本草》保存的《嘉祐补注本草》之中[55]。其载：海蛤：治呕逆，阴痿，胃胁胀急，腰痛，五痔，妇人崩中带下病。海螵蛸：骨疗血崩，杀虫。心痛甚者，炒其墨，醋调服也。

## （三）两宋时期

北宋对医学之重视，是史无前例的，政府多次组织官员学者集体编纂医书，更建立专门机构校勘、刊行，医书得以广泛流传。在药物学书籍方面宋政府曾7次组织人力、物力对大型药物学著作进行修订、校正。在方书和方剂学著作方面政府也曾4次组织医官集体编纂大型方书，并组织官铸针灸铜人，编纂针灸图经。最值得一提的是校正医书局的成立。在皇室的影响下，一些文臣武将也多关注，如掌禹锡、欧阳修、王安石、曾公亮、富弼、韩琦、夏竦、宇文虚中也都参加古医书之整理，苏轼、沈括、陈尧叟、孙用和均有个人收集的医方著述，计北宋现存的医方与临床各科医书约近百种。至于由于北宋校正医书局刊印医书后，对于各科临床及伤寒学研究的专著增多，都反映了一定历史时代的背景和各自特点，宋代医学的发展还表现在医学教育的发展，疾病诊断水平的提高，以及临床各科的进步。

### 1. 宋·《开宝本草》

宋·开宝年间（973—974年），宋太祖诏命先后两次编修《开宝本草》，依次定名为《开宝新详定本草》和《开宝重定本草》。《开宝新详定本草》以《新修本草》《蜀本草》等古籍为蓝本，编订者以刘翰、马志为首，包括翟煦、张素、吴复珪、王光祐、陈昭遇等五名医官共同编修。《开宝详定本草》编纂完成后，李昉等在校阅时发现制成雕版印刷品便对《本经》《别录》无标记（全刻成墨字）；加以书中注解有错误，所以未能发行，从而进行重修，重刻。开宝七年，皇帝诏翰林学士中书舍人李昉、户部员外郎知制诰王祐、左司员外郎知制诰扈蒙修订，更名为《开宝重定本草》，也就是通称的《开宝本草》。《开宝本草》共收载药物983种，新增药物139种，目录、条例亦大多遵循《新修本草》旧制。全书正文20卷、目录1卷，分为玉石、草木、兽、禽、虫鱼、果菜、米谷等共九大类。《开宝本草》是中国乃至世界历史上第一部雕版印刷的本草著作[56]。其中载：海藻：味苦、咸，寒，无毒。疗皮间积聚暴，留气热结，利小便；昆布：味咸，寒，无毒。主十二种水肿，瘿瘤聚结气，瘘疮；海螵蛸：疗惊气入腹，腹痛环脐，阴中寒肿，令人有子，又止疮多脓汁不燥[57]。

### 2. 北宋·王怀隐《太平圣惠方》

《太平圣惠方》简称《圣惠方》，100卷。北宋王怀隐、王祐等奉敕编写[58,59]。自太平兴国三年（978年）至淳化三年（992年），历时14年编成。本书为我国现存10世纪以前最大的官修方书，汇录两汉以来迄于宋初各代名方16 834首，包括宋太宗赵光义在潜邸时所集千余首医方，及太平兴国三年诏医官院所献经验方万余首，经校勘类编而成。共分1670门。首叙脉法、处方用药，以下分述五脏病证、伤寒、时气、热病、内、外、骨伤、金创、妇、儿各科诸病病因证治，及神仙、丹药、药酒、食治、补益、针灸等内容。每门之前均冠以隋代巢元方《诸病源候论》有关病因论述，其后分列处方及各种疗法。每方列主治、药物及炮制、剂量、服法、禁忌等。本书录方宏富，堪称"经方之渊薮"（《经籍访古志补遗》）。

其卷第二分三品药及反恶载：草药中部，海藻：反甘草；虫鱼中部 乌贼鱼骨：恶白蔹白及（同千金）。诸疾通用药：瘿瘤，海藻，寒；昆布，寒；海蛤，平。

卷第三十五，治瘿初结诸方：夫瘿初结者。由人忧恚气逆。蕴蓄所成也。久饮沙石流水。毒气不散之所致也。皆是脾肺壅滞。胸膈痞塞。不得宣通。邪气搏于咽颈。故令渐渐结聚成瘿。宜早疗之。便当消散也；治颈卒生结囊，欲成瘿。宜服木通散方：木通（1两，锉）、海藻（1两，热洗去咸水）、昆布（1两，洗去咸味）、松萝（1两）、桂心（1两）、蛤蚧（1两，涂酥炙令微黄）、白蔹（1两）、琥珀（1两），上件药捣细罗为散，每服不计时候。以温酒调下二钱；治咽喉气壅闷，渐结成瘿。宜服海藻散方：海藻（1两，洗去咸味）、贝母（2两，煨、微炒）、土瓜根（0.5两）、小麦面（0.5两，炒微黄），上件药捣细罗为散。每于食后。以温酒调下一钱。治瘿气初结，咽喉中壅闷，不治即渐渐肿大。宜服昆布丸方：昆布（1两，洗去咸味）、诃黎勒皮（1两）、槟榔（1两）、松萝（0.5两）、干姜（0.5两，炮裂、锉）、桂心（0.5两）、海藻（1两，洗去咸味）、木通（2两，锉），上件药捣罗为末，炼蜜和丸，如梧桐子大，每于食后，以温酒下20丸。又方：昆布（1两，洗去咸味）、海藻（1两，洗去咸味）、诃黎勒皮（1两）、枳壳（0.5两，麸炒、去瓤），上件药捣罗为末，炼蜜和丸，如杏核大。常含1丸咽津；又方：琥珀（1两）、川大黄（1两，锉炮微炒）、昆布（0.5两，洗去咸味），上件药捣罗为末，炼蜜和丸，如梧桐子大，每日空心，及晚食后。以温酒下20丸；又方：槟榔（3两）、海藻（2两，洗去咸味）、昆布（3两，洗去咸水），上件药捣罗为末，炼蜜和丸，如小弹子大，常含1丸咽津；又方：小麦（以3年米醋3升浸之，曝十更浸候醋尽为度）、昆布（5两，洗去咸味），上捣细罗为散，每于食后，以温酒调下2钱，如不饮酒，以水调服之。服尽即瘥，多服弥佳。不得引重及悲怒；治瘿气诸方：夫瘿者，由忧恚气结所生也，亦由饮沙水，随气入于脉，搏颈下而为之也。初作，与瘿核相似，而当颈下也。皮宽不急，垂捶捶然是也，恚气结成瘿者。但垂核，捶捶无脉也。

饮沙水成瘿者，有核瘰瘰，无根浮动在皮中。又云，有3种瘿，有血瘿，可破之，有息肉瘿，可割之；有气瘿，可针之；治瘿气结肿，胸膈不利。宜服昆布散方：昆布（1两，洗去咸味）、海藻（1两，洗去咸味）、松萝（1两）、细辛（1两）、半夏（1两，汤洗七遍去滑）、海蛤（1两，细研）、甘草（1两，炙微赤、锉）、白蔹（1两）、龙胆（2两，去芦头）、土瓜根（1两）、槟榔（1两），上件药捣细罗为散，每于食后，以温酒调下2钱，不得用力劳动；治瘿气结硬肿大，诸药无效，服之百日。必得痊瘥方：黄牛食系（5具，以劲炭火烧为灰，研为末，于瓷瓶内收，密盖瓶口不得见风）、海藻（5两）、昆布（5两，以上二味以水渍五日，旋换清水洗去咸味、曝干）、白僵蚕（5两，微炒），上件药捣细罗为散。入牛食系末，研令匀，每服，以温酒调下 2 钱，日 3 服，以瘥为度。治瘿肿结渐大，宜服此方：海藻（洗去咸味）、海带、海蛤（细研）、昆布（洗去咸味）、木香（各 1 两）、金箔（50 片，细研）、猪靥（7 枚，炙干）、羊靥（7 枚，炙干）上件药，捣细罗为散，每夜临卧时，以温酒调下 2 钱，仍不得着枕卧，如是食瘿即难治；治瘿气神验方：琥珀（0.5 两）、昆布（1 两，洗去咸味）、乌贼鱼骨（1 两）、桔梗（0.5 两，去芦头）、赤小豆（3 分，酒煮熟曝干）、小麦（3 两，酒煮熟曝干），上件药捣罗为末，炼蜜和丸，如小弹子大，绵裹 1 丸，常含咽津；又方：小麦（1 升，以醋 1 升浸 1 夜曝干）、海藻（3 分，洗去咸味）、昆布（3 两，洗去咸味），上件药捣细罗为散，每服，以粥饮调下 2 钱，日 3 服，以瘥为度；治瘿气结肿，宜服此方：昆布（1 两，洗去咸味）、茵芋（0.5 两）、马芹子（0.5 两）、芫荑仁（0.5 两），蒟酱（0.5 两），上件药捣罗为末，以醋浸蒸饼和丸，如小弹子大，以绵裹 1 丸，咽津，日四五服，以瘥为度；治瘿气结肿，心胸不利，烦满，宜服此方：海藻（1 两，洗去咸味）、昆布（1 两，洗去咸味）、木通（1 两，锉）、连翘（1 两）、杏仁（1 两，汤浸去皮尖，双仁麸炒微黄）、麦门冬（1.5 两，去心焙）、赤茯苓（1 两）、人参（0.5 两，去芦头）、陈橘皮（0.5 两，汤浸，去白瓤焙）、牛蒡子（1 两）、羊靥（20 枚，炙干），上件药捣罗为末，炼蜜和丸，如小弹子大，绵裹 1 丸，含咽津，日三四度。治瘿气经久不消，神效方：海带（1 两）、海藻（1 两，洗去咸味）、昆布（1 两，洗去咸味），上件药捣罗为末，煮赤小豆并枣肉，同研为丸，如小粟子大，以绵裹每月如大尽，取二十八日夜，小尽，取二十七日，至月终三夜，临卧时，净灌漱，含卧咽津，不语，至明别日，即不得服；治瘿气结核。瘰疬肿硬。宜服松萝丸方：松萝、昆布（洗去咸味）、木通（锉）、柳根须（逆水生者洗焙干，以上各 2 两），上件药捣罗为末，炼蜜和捣三二百杵，丸如小弹子大，常含 1 丸，细细嚥津，令药味。在喉中相接为妙；又方：海藻（2 两，洗去咸味捣为末）、小麦面（2 合），上件药以好醋溶为 1 剂，曝干，再捣，细罗为散，每于食后，以醋汤调下 1 钱，以瘥为度；又方：昆布（1 两，洗去咸味），上件药捣罗为散，每用 1 钱，以绵裹于好醋中浸过，含咽津觉药味尽，即再含之。治瘿气咽喉噎塞妨闷，浸酒方：海藻（1 两，洗去咸味），上细锉，以清酒 4 升，浸 2 宿，滤去滓，每取半盏，细细含咽，不计时候，服之，以瘥为度；治瘿气令内消方：黄牛食系（3 具干者）上纳于瓷瓶子中。以瓦子盖头。盐泥固济。候干。烧令通赤，待冷取出，细研为散，每于食后，以粥饮调下一钱；又方：上取鹿靥。以酒浸良久，炙令干，又纳酒中，更炙令香，含咽汁，尽更易之，10 具即愈；治瘿气咽喉肿塞诸方：夫瘿气咽喉肿塞者。由人忧恚之气。在于胸膈。不能消散。搏于肺脾故也。咽门者，胃气之道路。喉咙者，肺气之往来。今二经俱为邪之所乘，则经络否涩，气不宣通。故令结聚成瘿，致咽喉肿塞也；治瘿气咽喉肿塞，心胸烦闷，宜服半夏散方：半夏（1 两，汤洗七遍去滑）、射干（1 两）、牛蒡子（1 两，微炒）、杏仁（3 分，汤浸去皮尖，双仁麸炒微黄）、羚羊角屑（3分）、木通（3分，锉）、桔梗（3分，去芦头）、昆布（3分，洗去咸味）、槟榔（3分）、枳壳（0.5两，麸炒微黄去瓤）、赤茯苓（3分）、甘草（0.5两，炙微赤锉），上件药捣筛为散，每服4钱，以水一中盏，入生姜半分，煎至6分，去滓，不计时候，温服；又方：琥珀（1两）、皂荚子仁（1两，微炒）、牛蒡子（1.5两，生用），上捣细罗为散，每服，食前葱白汤，调下2钱；治瘿气胸膈壅塞，咽喉渐粗，宜服此方：商陆（2两）、昆布（2两，洗去咸味）、射干（1两）、木通（1两，锉）、海藻（1两，洗去咸味）、羚羊角屑（1两）、杏仁（1两，汤浸去皮尖，双仁麸炒微黄）、牛蒡子（1.5两，微炒），上件药捣筛为散，每服3钱，以水一中盏，入生姜半分，煎至6分，去滓，不计时候，温服；治瘿气。咽喉肿塞。妨闷。宜服此方：木通（6两，锉）、昆布（1两，洗去咸味）、干姜（1分，炮裂锉）、甜葶苈（1两，隔纸炒令紫色）、羚羊角屑（3分）、人参（0.5两，去芦头）、海藻（0.5两，洗去咸味）、射干（3分）、槟榔（3分），上件药捣罗为末。炼蜜和丸，如梧桐子大，不计时候，以温酒下20丸；又方：半夏（3分，汤洗7遍，去滑）、海藻（3分，洗去咸味）、龙胆（3分，去芦头）、昆布（3分，洗去咸）、土瓜根（3分）、射干（3分）、小麦（3分），上件药捣细罗为散，每服，不计时候，以生姜酒调下1钱；又方：羚羊角屑（1两）、昆布（1两，洗去咸味）、桂心（1两）、川大黄（1两，锉碎，微炒）、木通（1两，锉），上件药捣罗为末，炼蜜和丸，如梧桐子大，每服，不计时候，以粥饮下20丸；治瘿气，胸中满闷，咽喉肿塞，宜服此方：昆布（3两，洗去咸味）、川大黄（1两，锉碎微炒）、木通（1两，锉）、海藻（1两，洗去咸味）、射干（1两）、枳壳（0.5两，麸炒微黄，去瓤）、杏仁（2两，汤浸，去皮尖双仁，麸炒微黄）、牛蒡子（2两）、海蛤（1两，细研），上件药捣罗为末，炼蜜和丸，如梧桐子大，每服，不计时候，以粥饮下30丸；治瘿气，咽喉肿塞，宜服此方：松萝（1两）、昆布（2两，洗去咸味）、海藻（2两，洗去咸味）、羚羊角屑（1两）、木通（1两，锉）、柳树根须（1两）、槟榔（1两），上件药捣罗为末，炼蜜和丸，如梧桐子大，每服，不计时候，以粥饮下20丸。治瘤诸方：夫瘤者，为皮肉中忽有肿起，如梅李子，渐以长大，不痛不痒，又不结瘰，按之柔软，言其留结不散，谓之瘤也。若不疗之，乃至碗大，则不复消下，然非杀人之疾，亦慎不可辄破。但如瘿法疗之，得瘥；治瘤肿闷，服此方：昆布（1两，洗去咸味）、黄芪（1两，锉）、麦门冬（1两，去心）、川大黄（1两，锉碎，微炒）、陈橘皮（0.5两，汤浸，去白瓤焙）、甘草（0.5两，炙微赤、锉）、杏仁（0.5两，汤浸去皮尖，双仁麸炒微黄），上件药捣筛为散，服三钱，水一中盏，至6分，滓，计时候，服；又方：川大黄（2两，锉碎微炒）、昆布（1两，洗去咸味）、海藻（1两，洗去咸味）、玄参（1两）、枳壳（1两，麸炒微黄，去瓤）、川芎（1两）、杏仁（1两，汤浸，去皮尖双仁，麸炒微黄）、延胡索（1两）、琥珀（1两），上件药以罗为末，蜜和丸，梧桐子大，服，后以木通汤。下

20 丸；又方：羊靥（1两，干者）、青橘皮（1两，汤浸，去白瓤，焙），上件药以罗为末。用糯米饭和丸，梧桐子大，于食后，温酒下 5 丸至 7 丸。如不吃酒，赤小豆汤下亦得，二三十年痛，及骨瘤、肉瘤、脓瘤、血瘤、息肉，大如杯盆。久不瘥致有痈溃，令人骨消肉尽，或溃令人惊惕，寝寐不安，身体瘦缩，愈而复发方；乌贼鱼骨（0.5 两，烧灰）、硫黄（0.5 两，细研）、白石英粉（0.5 两）、锺乳粉（0.5 两）、丹参（3 分）、琥珀末（1 两）、附子（1 两，炮裂去皮脐）、燕粪（1 两）、干姜（1 两，炮裂，锉）、川大黄（1 两）、川芒硝（1 两），上件药细罗为散，囊盛，泄气，疮湿，干敷之。若疮干，猪脂和敷之，三四上。以效为度；治肉中肿起生瘤，如梅李子大，渐渐长大。宜用此方：川芎、白矾、当归、川大黄、黄连、黄芩、赤芍药（各 0.5 两）、吴茱萸（1 分）、白蔹（1 两），上件药捣细罗为散。每用时，以鸡子黄，调涂于故帛上。随大小贴之[60]。

**3．宋·苏颂《本草图经》**

《本草图经》简称《图经》，又名《图经本草》，是宋代苏颂（1020—1101 年）等编撰。共 20 卷。目录 1 卷。成书于 1061 年。本书收集全国各郡县的草药图，参考各家学说整理而成。苏颂在集贤院校理任上，与同时代的药物学家掌禹锡、林亿等编辑补注了《嘉祐补注本草》一书，校正出版了《急备千金方》和《神农本草》，在此基础上，独力编著了《本草图经》21 卷。收载药物 780 种，增加民间草药 103 种[61]。除 34 种药物以"文具某某条下"的形式未写文字，其他 603 种药物均图文详备。全书合计绘制药图 933 幅，有些药物是一药多图，最多的如黄精条达到一药十图。书编成后颁行有《皇宋五彩画本本草图经》，孙石芝评定该书为："最精工，集天下名手，着色画成[62]。"这部书引用以前文献 200 多种，集历代药物学著作和中国药物普查之大成，记载了 300 多种药用植物和 70 多种药用动物或其副产品，以及大量重要的化学物质，记述了食盐、钢铁、水银、白银、汞化合物、铝化合物等多种物质的制备。对历史地理、自然地理、经济地理等方面也有记述。该书对动物化石、潮汐理论的阐述、植物标本的绘制，都在相应学科中占有领先地位。《本草图经》是一部承前启后的药物学巨著，是宋朝最完善最科学的医药书。书中继承了祖国千多年来的古代医药学遗产，补充了自己的研究心得和发现，绘制了大量的药物图形，加以文字说明，准确地记载了各种药物的产地、形态、性质、用途、采集季节、炼制方法、鉴别方法与配伍、禁忌等，图文并茂，使用准确方便，开了明代集大成医药学家李时珍《本草纲目》之先河。

其上卷第六：海藻，生东海池泽，今出登、莱诸州海中。凡水中皆有藻。《周南诗》云：于以采藻，于沼于是也。陆机云：藻，水草，生水底。有二种：一种叶如鸡苏，茎如箸，长四五尺；一种茎如钗股，叶如蓬蒿，谓之聚藻，扶风人谓之藻聚，为发声也。二藻皆可食，熟其腥气，米面糁蒸为茹，甚佳美，荆扬人饥荒以当谷食。今谓海藻者，乃是海中所生，根着水底石上，黑色如乱发而粗大少许，叶类水藻而大，谓之大叶藻。《本经》云：主瘿瘤是也。海人以绳系腰，没水下刈得之，旋系绳上。又有一种马尾藻，生浅水中，状如短马尾，细黑色，此主水，下水用之。陶隐居云：《尔雅》所谓纶似纶，组似组，东海有之。今青苔紫菜，皆似纶。昆布亦似组，恐即是此也。而陈藏器乃谓纶组，正谓此二藻也。谨按《本经》：海藻一名。而《尔雅》谓为石衣，又谓（徒南切）名海（与藻同），是海藻自有此二名，而注释皆以为药草，谓纶组乃别草。若然隐居所云：似近之藏器之说，亦未可的据。又注释以石衣为水苔，一名石发，石发即陟厘也，色类似苔而粗涩为异。又云叶似（音薤）而大，生海底。且陟厘下自有条，味性功用与海藻全别。又生江南池泽，乃是水中青苔，古人用以为纸，亦青黄色，今注以为石发是也。然则与皆是海藻之名，石发别是一类无疑也。其中昆布，今亦出登、莱诸州，功用乃与海藻相近也。陶又云：凡海中菜，皆疗瘿瘤结气，青苔紫菜辈亦然。又有石帆如柏、主石淋。水松如松，主溪毒。《吴都赋》所谓草则石帆、水松。刘渊林注云：石帆生海屿石上，草类也，无叶，高尺许。其华离楼相贯连，死则浮水中，人于海边得之，稀有见其生者。水松药草，生水中，出南海交趾是也。紫菜，附石生海上，正青，取干之，则紫色，南海有之。东海又有一种海带，似海藻而粗且长。登州人取干之，柔韧可以系束物。医家用下水，速于海藻、昆布之类。石发，今人亦干之作菜，以齑啖之尤美。青苔，可以作脯食之，皆利人。苔之类，又有井中苔，生废井中，并井蓝，皆主热毒。又上有垣衣条云：生古垣墙阴。苏恭云：即古墙北阴青苔衣也。生石上者，名昔邪。屋上生者，名屋游。大抵主疗略同。陆龟蒙《苔赋》云：高有瓦松，卑有泽葵，散岩窦者曰石发，补空田者曰垣衣，在屋曰昔邪，在药曰陟厘是也。瓦松，生古瓦屋上，若松子，作层。泽葵，凫葵也。虽曰异类，而皆感瓦石而生，故陆推类而云耳。今人罕复用之，故但附见于此。瓦松，即下条昨叶荷草也。《广志》谓之兰香。段成式云：或言构木上多松，栽土木气泄，则生瓦松，然亦不必尔。今医家或用作女子行经络药。陟厘，古方治虚冷下痢最要。范汪治腹中留饮，有海藻丸。又有瘿酒方，用海藻一斤，绢袋盛，以清酒二升浸，春夏二日，秋冬三日，一服二合，日三。酒尽，更合饮之如前，滓聚干，末，服方寸匕，日三。不过两剂皆瘥。《广济》疗气膀胱急妨宜下气昆布，法：高丽昆布一斤，白米泔浸一宿，洗去咸味，以水一斗，煮令向熟，擘长三寸，阔四五分，仍取葱白一握，二寸切断，擘之，更煮，令昆布极烂，仍下盐、酢、豉、糁调和，一依法，不得令咸酸，以生姜、橘皮、椒末等调和，宜食粱米、粳米饭。海藻亦依此法，极下气，大效。无所忌。

**4. 北宋·唐慎微《经史证类备急本草》**

《经史证类备急本草》简称《证类本草》，31卷。北宋唐慎微约撰于绍圣四年至大观二年（1097—1108年）。本书系将《嘉祐本草》《本草图经》两书合一，予以扩充调整编成。共载药1748种。药物分类大体沿袭《新修本草》旧例，仅将禽兽部细分为人、兽、禽3部。各药先出《本草图经》药图，次载《嘉祐本草》正文及《本草图经》解说文字，末附唐慎微续添药物资料。本书资料丰富，除引录《嘉祐本草》《本草图经》全部内容外，又搜罗了本草、方书、经史、笔记、地志、诗赋、佛书、道藏等243种书籍中有关药物资料，保存了大量现已散佚的文献内容，增添《嘉祐本草》未收药物470余种，其中包括历代本草所载而被遗漏者及本书增添的8种。在阐述药名、药性、功能、主治、形态、采收等内容以外，进一步阐明药物归经理论；补入280多种药物的炮制方法；收载附方三千余首、方论一千余条，突出了以方证药；另将药图收入，图文并茂，有按图索骥之便。在编写过程中体例严谨，分类系统，药物内容层次分明，先后有序；又创用墨盖子作为增补内容标记，采用大字标出处、小字写注文或用文字说明等法，清晰地展现了历代本草发展脉络。为宋代本草集大成之作。其资料之富、内容之广、体例之严，对后世本草发展影响深远，《本草纲目》即以此书为蓝本[63]。草药中部：海藻（反甘草）。虫鱼上部：海蛤（蜀漆为使，畏狗胆、甘遂、芫花）。虫鱼中部：乌贼鱼骨（恶白蔹、白及）。臣禹锡等谨按《蜀本》云：恶附子。其中海藻：卷八（短集之）：海蕴，味咸，寒，无毒。主瘿瘤结气在喉间，下水。生大海中，细叶如马尾，似海藻而短也。卷第九：海藻：味苦、咸，寒，无毒。主瘿瘤气，颈下核，破散结气，痈肿，癥瘕坚气，腹中上下鸣，下十二水肿，疗皮间积聚，暴溃，留气热结，利小便。一名落首，一名　。生东海池泽。七月七日采，曝干（反甘草）。陶隐居云：生海岛上，黑色如乱发而大少许，叶大都似藻叶。又有石帆，状如柏，疗石淋。又有水松，状如松，疗溪毒。今按陈藏器本草云：此物有马尾者，大而有叶者。《本经》及注，海藻功状不分。马尾藻，生浅水，如短马尾，细黑色，用之当浸去咸。大叶藻，生深海中及新罗，叶如水藻而大。《本经》云：主结气瘿瘤是也。尔雅云：纶（音）似纶，组似组，正为二藻也。海人取大叶藻，正在深海底，以绳系腰没水下刈得，旋系绳上。五月以后，当有大鱼伤人，不可取也（原文注：臣禹锡等谨按尔雅云：海藻。注：药草也。一名海萝。如乱发，生海中）。药性论云：海藻，臣，味咸，有小毒。主辟百邪鬼魅，治气疾急满，疗疝气下坠疼痛，核肿，去腹中雷鸣，幽幽作声。孟诜云：海藻，主起男子阴气，常食之，消男子溃疾。南方人多食之，传于北人，北人食之倍生诸病，更不宜矣。陈藏器云：马藻，大寒。敷小儿赤白游，疹火焱热疮。捣绞汁服，去暴热，热痢，止渴。生水上，如马齿相连。又云石帆，高尺余，根如漆，上渐软，作交罗纹，生海底。煮汁服，主妇人血结，月闭，石淋。又丰茸食之，主水肿，亦生海底。《吴都赋》云：石帆，水松是也。日华子云：石帆，平，无毒。紫色，梗大者如箸，见风渐硬，色如漆。多人饰作珊瑚装。图经曰：海藻，生东海池泽，今出登、莱诸州海中。凡水中皆有藻。《周南诗》云：于以采藻，于沼于是也。陆机云：藻，水草，生水底。有两种：一种叶如鸡苏，茎如箸，长四五尺。一种茎如钗股，叶如蓬蒿，谓之聚藻，扶风人谓之藻聚，为发声也。此二藻皆可食，熟挪其腥气，米面糁蒸为茹，甚佳美。荆、扬人饥荒，以当谷食。今谓海藻者，乃是海中所生，根着水底石上，黑色如乱发，而粗大少许，叶类水藻而大，谓之大叶藻。《本经》云：主瘿瘤是也。海人以绳系腰，没水下刈得之，旋系绳上。又有一种马尾藻，生浅水中，状如短马尾，细黑色。此主水，下水用之。陶隐居云：《尔雅》所谓纶似纶，组似组，东海有之。今青苔、紫菜皆似纶，昆布亦似组，恐即是此也。而陈藏器乃谓纶、组，正谓此二藻也。谨按《本经》海藻，一名。而《尔雅》谓为石衣，又谓（徒南切）名海（与藻同），是海藻自有此二名，而注释皆以为药草，谓纶、组乃别草。若然隐居所云，似近之藏器之说，亦未可的据。又注：释以石衣为水苔，一名石发，石发即陟厘也，色类似苔而粗涩为异。又云叶似（音薤）而大，生海底。且陟厘下自有条，味性功用与海藻全别。又生江南池泽，乃是水中青苔，古人用以为纸，亦青黄色，今注以为石发是也。然则皆是海藻之名。石发别是一类，无疑也。昆布，今亦出登、莱诸州，功用乃与海藻相近也。陶又云：凡海中菜，皆疗瘿瘤，结气。青苔、紫菜辈亦然。又有石帆如柏，主石淋。水松如松，主溪毒。

《尔雅》云：纶似纶，组似组，东海有之。今青苔、紫菜皆似纶，此昆布亦似组，恐即是也。凡海中菜，皆疗瘿瘤结气。青苔、紫菜辈亦然。干苔性热，柔苔甚冷也。今按：陈藏器本草云：昆布，主阴溃，含之咽汁。生南海。叶如手大，如蒲苇，紫色。臣禹锡等谨按药性论云：昆布，臣，有小毒。利水道，去面肿，治恶疮，鼠。陈藏器云：紫菜，味甘，寒。主下热烦气，多食令人腹痛，发气，吐白沫，饮少热醋消之。萧炳云：海中菜有小螺子，损人，不可多食。图经文具海藻条下。唐本注云：又有石帆，状如柏，治石淋。又有水松，状如松，治溪毒。陈藏器云：主颓卵肿。煮汁咽之，生南海。叶如手，干，紫赤色，大似薄苇。陶云出新罗，黄黑色，叶柔细。陶解昆布，乃是马尾海藻也。新注云：如瘿气，取末蜜丸，含化自消也。海药云：谨按《异志》：生东海水中，其草顺流而生。新罗者黄黑色，叶细，胡人采得，搓之为索，阴干，舶上来中国。性温，主大腹水肿，诸浮气，并瘿瘤气结等，良。雷公云：凡使，先弊甑箅同煮，去咸味，焙，细锉用。每修事1斤，用甑箅大小10个。同昆布细锉，二味各1处，下东流水，从巳煮至亥，水旋添，勿令少。食疗云下气，久服瘦人。无此疾者，不可食。海岛之人爱食，为无好菜，只食此物。服久，病亦不生。遂传说其功于北人。北人食之，病皆生。是水土不宜尔。又云：紫菜，下热气，多食胀人。若热气塞咽喉煮汁饮之。此是海中之物，味犹有毒性。凡是海中菜，所以有损人矣。圣惠方：治瘿气结核，肿硬。昆布1两，洗去咸，捣为散，每以1钱绵裹于好醋中浸过。含咽津，药味尽，再含之。

卷九（短集之）：海带催生，治妇人及疗风。亦可作下水药。出东海水中石上，比海藻更粗，柔韧而长，今登州人干之以苴束器物。卷第二十虫鱼上品：海蛤：味苦、咸，平，无毒。主咳逆上气，喘息烦满，胸痛寒热，疗阴痿。一名魁蛤。生东海。（蜀漆为之使，畏狗胆、甘遂、芫花。）唐本注云：此物以细如巨胜，润泽光净者好，有粗如半杏仁者，不入药用。亦谓为豚耳蛤，粗恶不堪也。今按别本注云：雁腹中出者极光润，主十二水满急痛，利膀胱、大小肠。粗者如半片郁李仁，不任用，亦名豚耳。臣禹锡等谨按蜀本图经云：今莱州即墨县南海沙湍中。四月、五月采，淘沙取之。当以半天河煮五十刻，然后以枸杞子汁和，竹筒盛，蒸一伏时；勿用游波虫骨，似海蛤而面上无光，误食之令人狂眩，用醋蜜解之即愈。吴氏云：海蛤，神农：苦。岐伯：甘。扁鹊：咸。大节头有纹，纹如磨齿，采无时。萧炳云：止消渴，润五脏，治服丹石人有疮。药性论云：海蚧亦白海蛤，臣。亦名紫薇，味咸，有小毒。能治水气水肿，下小便，治噉逆上气。主治项下瘤瘿。日华子云：治呕逆，阴痿，胸胁胀急，腰痛，五痔，妇人崩中带下病。此即鲜蛤子。雁食后粪中出，有纹彩者为文蛤，无纹彩者为海蛤。乡人又多将海岸边烂蛤壳，被风涛打磨莹滑者，伪作之。图经曰：海蛤、文蛤，并生东海，今登、莱、沧州皆有之。陶隐居以细如巨胜，润泽光净者为海蛤是海中烂壳，久为风波涛洗，自然圆净，此有大小而久远者为佳，不必雁腹中出也。文蛤是未烂时壳，犹有纹理者，此乃新旧不同，正一物而二名也。然海蛤难得真烂久者。海人多以它蛤壳经风涛磨荡莹滑者伪作之，殊无力。又有一种游波骨，极类海蛤，但少莹泽，误食之令人狂眩，用醋、蜜解之则愈。《本经》海蛤一名魁蛤。又别有魁蛤条云：形正圆，两头空，表有纹，乃别是一种也。按：《说文》曰：千岁燕化为海蛤，魁蛤即是伏翼所化，故一名伏老。并采无时。张仲景《伤寒论》曰：病在阳，应以汗解，反以冷水之，若水灌之，其热被却，不得去，弥更益烦，皮上粟起，意欲水，反不渴者，文蛤散主之。文蛤5两，一味捣筛，以沸汤和一方寸匕服，汤用5合。此方：医家多用，殊效。雷公云：凡使，勿用游波薑骨，其虫骨真似海蛤，只是无面上光。其虫骨误饵之，令人狂走，事1两，于浆水中煮一伏时后，却以地骨皮、柏叶二味，又煮一伏时出，于东流水中淘3遍，拭干，细捣研如粉，然后用。凡1两，用地骨皮2两，并细锉，以东流水淘取用之。衍义曰：海蛤、文蛤，陈藏器所说是。今海中无雁，岂有食蛤粪出者？若蛤壳中有肉时，尚可食，肉既无，焉得更有粪中过数多者，必为其皆无廉棱，乃有是说。殊不知风浪日夕淘汰，故如是。治伤寒汗不溜，搐却手脚，海蛤、川乌头各1两，穿山甲2两，为末，酒糊和丸，大一寸许，捏扁，置所患足心下。擘葱白盖药，以帛缠定。于暖室中，取热水浸脚至膝上，久则水温，又添热水，候遍身汗出为度。凡一二日一次浸脚，以知为度。

卷第二十一虫鱼中品：乌贼鱼骨：味咸，微温。无毒。主女子漏下赤白经汁，血闭，阴蚀肿痛，寒热，癥瘕，无子，惊气入腹，腹痛环脐，阴中寒肿，令人有子。又止疮多脓汁不燥。肉：味酸，平，主益气强志。生东海池泽，取无时（恶白蔹、白及、附子）。陶隐居云：此是（音剥）乌所化作，今其口脚具存，犹相似尔。用其骨亦炙之。其鱼腹中有墨，今作好墨用之。唐本注云：此鱼骨，疗牛、马目中障翳，亦疗人目中翳，用之良也。今按陈藏器本草云：乌贼鱼骨，主小儿痢下，细研为末，饮下之。亦主妇人血瘕，杀小虫并水中虫，投骨于井中，虫死。腹中墨，主血刺心痛，醋摩服之（海人云：昔秦王东游，弃算袋于海，化为此鱼。其形一如算袋，两带极长，墨犹在腹也。臣禹锡等谨按蜀本图经云：鸟所化也，今目口尚在背上，骨浓三四分，今出越州。苏恭引《音义》云：无字，言是鸭字，乃以《尔雅》中鹎，一名雅乌，小而多群，腹下白者为之。《图经》又云：背上骨浓三四分，则非水乌也。今据《尔雅》中自有乌，是水乌。似，短颈，腹翅紫白，背上绿色，名字既与《图经》相符，则乌所化明矣。）药性论云：乌贼鱼骨，使，有小毒。止妇人漏血，主耳聋。孟诜云：乌贼骨，主目中一切浮翳。细研和蜜点之。又，骨末治眼中热泪。日华子云：乌贼鱼，通月经。骨疗血崩，杀虫。心痛甚者，炒其墨，醋调服也。又名缆鱼，须脚悉在眼前，风波稍急，即以须粘石为缆。图经曰：乌贼鱼，出东海池泽，今近海州郡皆有之。云是（音剥）乌所化，今其口脚犹存，颇相似，故名乌贼，能吸波墨以溷水，所以自卫，使水匿不能为人所害。又云：性嗜乌，每暴水上，有飞乌过，谓其已死，便啄其腹，则卷取而食之，以此得名，言为乌之贼害也。形若革囊，口在腹下，八足聚生口旁。只一骨，浓三四分，似小舟轻虚而白。又有两须如带，可以自缆，故别名缆鱼。《南越志》云：乌贼有碇，遇风便虬前一须下碇而住碇，亦缆之义也。腹中血及胆，正如墨，中以书也，世谓乌贼怀墨而知礼，故俗谓是海若白事小吏。其肉食之益人，取无时。其无骨者名柔鱼。又更有章举、石距二物，与此相类而差大，味更珍好，食品所贵重，然不入药用，故略焉。食疗云：骨，主小儿、大人下痢，炙令黄，去皮细研成粉，粥中调服之良。其骨能消目中一切浮翳。细研和蜜点之，妙。又，点马眼热泪甚良。久食之，主绝嗣无子，益精。其鱼腹中有墨一片，堪用书字。雷公云：凡使，勿用沙鱼骨，缘真相似，只是上纹横，不入药中用。凡使，要上纹顺，浑用血卤作水浸，并煮一伏时了，漉出，于屋下掘一地坑，可盛得前件乌贼鱼骨多少，先烧坑子，去炭灰了，盛药一宿，至明取出用之，其效倍多。圣惠方：治伤寒热毒瓦斯攻眼，生赤白翳。用乌贼鱼骨一两，不用大皮，杵末，入龙脑少许令细，日三四度，取少许点之。外台秘要：治疬风及三年。酢磨乌贼鱼骨，先布磨肉赤，即敷之。千金方：治妇人小户嫁痛。乌贼骨烧末，酒下方寸匕，日三服。又方：治丈夫阴头痛，师不能治。乌贼骨末粉敷之，良。经验方：治痔眼。乌贼鱼骨、牡蛎并等分，为末糊丸，如皂子大。每服用猪子肝内煮，肝熟为度，和肝食，用煮肝泔水下，二三服。子母秘录：治小儿重舌。烧乌贼鱼骨和鸡子黄，敷之喉及舌上。南越记：乌贼鱼自浮于水上，乌见以为死，往啄之，乃卷取入水，故谓乌贼。今鸦乌化为之也。素问云：乌贼鱼，主女子血枯。丹房镜源：乌贼鱼骨，淡盐。衍义曰：乌贼鱼，干置。四方：人炙食之。又取骨镂为细。研细，水飞，澄下，比去水，晒干之，熟蜜和得所，点目中翳，缓取效。

## 5. 北宋·寇宗奭《本草衍义》

《本草衍义》原名《本草广义》，北宋寇宗奭撰，刊于1116年。为药论性本草，共20卷。卷一至卷三为序例，论述本草起源、五味五气、摄养之道、治病八要、药物剂量、炮炙诸法、州土所宜、蓄药用药之法，以及单味药运用的若干典型医案等。卷四至卷二十为502种药物的各论（《嘉祐本草》467种和附录35种），参考有关文献及寇氏自己的辨药、用药经验，做进一步辨析与讨论。其内容涉及各种药物的名义、产地、形色、性状、采收、真伪鉴别、炮制、制剂、药性、功能、主治、禁忌等以及用药方法等方面，并结合具体病例阐明作者本人的观点，纠正前人的一些错误。卷十七：海蛤文蛤：陈藏器所说是，今海中无雁，岂有食蛤粪出者？若蛤壳中有肉时，尚可食。肉既无，焉得更有粪中过数多者，必为其皆无廉棱，乃有是说。殊不知风浪日夕淘汰，故如是。治伤寒汗不溜，搐却手脚，海蛤、川乌头各1两，穿山甲2两，为末，酒糊为丸，大1寸许，捏扁，置所患足心下，擘葱白盖药，以帛缠定。于暖室中取热水浸脚至膝上，久则水温，又添热水，候遍身汗出为度。凡一二日一次浸脚，以知为度[64]。

## 6. 宋·《政和圣济总录》

《政和圣济总录》又名《圣济总录》，宋代最大的一部方书。宋徽宗时期，由组织医学家广泛征集历代方书和民间有效方药，于1111年开始，历时7年编成，全书共200卷，分为60门，载方约2万首，对前代方书几乎囊括无遗。该书每门之下分列若干证，每证之首，先论病因病理，次述治法方药，综括内、外、妇、儿、五官、针灸、正骨等13科，内容极为丰富。

卷第一百二十五·瘿瘤门：诸瘿统论：论曰：忧恚劳气，郁而不散，若或瘿之，此瘿所为作也。亦有因饮沙水，随气入脉，留连颈下而成，又山居多瘿颈，处险而瘿也。其始作，咽喉噎塞，游气往来，渐至停止，其证则有可针。气瘿：论曰：瘿之初结，胸膈满闷，气筑咽喉，噎塞不通，颈项渐粗，囊结不解，若此之类，皆瘿初结之证也。

治气瘿初作，白前汤方：白前、昆布（洗去咸，炙干）、浓朴（去粗皮，生姜汁炙）、陈橘皮（汤浸，去白切炒）、附子（炮裂去，炙锉，各1两），上十味锉如麻豆，每服3钱匕，水1盏半，生姜、大枣拍碎，煎至8分去滓，食后温服，日三。

治瘿气，二靥散方：猪羊靥（各10对，水洗去脂膜，切焙）、海藻（洗去咸，炙干）、海带（各1两）、丁香、木香、琥珀、麝香（研，各1两）、珍珠（0.5两，研），上九味捣罗为散，每服1钱匕，热酒1盏调下，垂头卧少时。

治咽喉不利，项颈渐粗，将成瘿瘤。羊靥丸方：羊靥（27枚，炙黄，切）、人参（1.5两）、昆布（3两，洗去咸，炙干）、木通（锉）、海藻（洗去咸，炙干，各1两）、海蛤（研）、杏仁（汤浸去皮尖双仁炒）、恶实即牛蒡子（微炒，各2两）上八味，捣罗为末，炼蜜和丸，如梧桐子大，每服15丸至20丸，米饮下，日再。

治咽喉气闷，胸膈满塞，项颈渐粗。

通气丸方：木通（锉）、海藻（洗去咸，炙干）、海蛤（研，各1两）、昆布（洗去咸，炙干，3两）、羊靥（27枚，炙黄切），上五味，捣罗为末，炼蜜和丸，如弹子大，每服1丸，含化。治咽喉噎塞，冷气上筑，妨闷渐成瘿气。

昆布丸方：昆布（洗去咸，炙干）、杏仁（去皮尖双仁，炒研）、犀角（镑）、吴茱萸（汤洗焙干，炒）、海藻（洗去咸，炙干，各2两）、人参（2.5两）、干姜（炮）、葶苈子（纸上炒，各1两），上八味，捣研为末，炼蜜和丸，如梧子大，每服20丸，米饮下，日三。

治咽喉噎闷成瘿，海藻丸方：海藻（洗去咸，炙干）、槟榔（锉）、昆布（洗去咸，炙干）、诃黎勒皮、文蛤（研，各3两）、半夏（汤洗7遍）、生姜（切焙，各2两）、小麦（米醋浸三宿曝干，3合）、海蛤（研2两），上九味，捣研为末，炼蜜和丸，如弹子大，每服1丸，含化、日三服。治咽喉气噎塞，成气瘿。

紫苏膏方：紫苏子（炒）、桂心（去粗皮）、大黄（锉炒）、当归（切焙）、干姜（炮，各0.5两）、陈橘皮（汤浸去白焙，1两）、蜀椒（去目并闭口炒出汗，1分）、猪脂（腊月者煎去滓0.5斤），上八味，咀七味如麻豆大，先以水6升，煎至2升，绵滤去滓，纳猪脂再煎成膏，取涂瘿上，日二夜一，以瘥为度。

治咽喉噎塞，冷气妨闷，结成瘿气。海藻酒方：海藻（洗去咸，2两），上一味细锉，以清酒4升浸二宿，漉去滓，每取半盏，细细含咽，日三，不拘时，以瘥为度。治瘿气初结，喉中壅闷，渐渐肿大。

琥珀丸方：琥珀（研）、大黄（锉炒，各1两）、昆布（洗去咸，焙，0.5两），上三味，捣罗为细末，炼蜜和丸，如梧子大，每日空心及晚食后，以温酒下20丸。治瘿气胸膈壅塞，咽喉渐粗，宜服大效。

羚羊角丸方：羚羊角屑（1两）、昆布（1两，洗去咸）、桂心（1两）、木通（1两，锉）、川大黄（1两，锉碎微炒），上五味，捣罗为末，炼蜜和丸，如梧子大，每服不计时候，以粥饮下20丸。

又方：羊靥（100枚，去脂炙）、大枣（20枚，去皮核），上二味，同杵作丸，桐子大，每服水下7丸。

瘿病咽喉噎塞：论曰：瘿病咽喉噎塞者，由忧恚之气，在于胸膈，不能消散，搏于肺脾故也，咽门者，胃气之道路，喉咙者，肺气之往来，今二经为邪气所乘，致经络否涩，气不宣通，结聚成瘿，在于咽下，噎郁滞留，则为之出纳者，噎塞而不通，病瘿者以是为急也。

治瘿气咽喉肿塞，桂心散方：桂心（去粗皮）、昆布（洗去咸，焙）、海藻（洗去咸，焙）、甘草（炙锉）、白面（微炒，各1两）、龙胆、海蛤、王瓜根、半夏（为末，生姜汁和作饼曝干）、吴茱萸（汤浸去涎，焙炒）、牡蛎（烧，各1.5两）上十一味，捣罗为散，每服2钱匕，酸浆水调下，食后临卧。

治瘿病咽喉噎塞，连翘散方：连翘、木通（锉）、干姜（炮）、半夏（为末，生姜汁和作饼、曝干、各1两）、羊靥（炙7枚）、昆布（洗去咸，焙，1两）、杏仁（去皮尖双仁炒，17枚）、车前子（微炒，1两），上八味，捣罗为散，每服2钱匕，米饮调下，日2服，食后临卧。

治年深瘿气噎塞，诃黎勒丸方：诃黎勒（煨，去核）、槟榔（锉）、海藻（洗去咸，焙，各1两）、枳壳（去瓤，麸炒）、白茯苓（去黑皮）、干姜（炮）、熊胆、桂心（去粗皮）、昆布（洗去咸，焙，各1两），上九味，捣罗为末，炼蜜为丸，如酸枣大，每服1丸含化，不拘时。

治瘿气肿塞，蛤蚧丸方：蛤蚧（全者酥炙，1对）、琥珀（研，0.5两）、珍珠末、海藻（洗去咸，焙，各1分）、肉豆蔻（去壳，1枚）、大黄（锉碎醋炒，1分）、昆布（洗去咸，焙，0.5两），上七味，捣罗为末，枣肉为丸，如梧桐子大，每服20丸，木通汤下。

治瘿肿闷，麦门冬丸方：麦门冬（去心焙）、昆布（洗去咸，焙，各3分）、黄芩（焙），大黄（锉蒸）、陈橘皮（汤浸，去白焙）、杏仁（汤浸，去皮尖双仁，炒）、甘草（炙锉，各1两），上七味，捣罗为末，炼蜜为丸，如弹子大，每服1丸含化。

治瘿气咽喉肿塞，毒瓦斯壅闷不通，通气丸方：木通（锉）、射干、杏仁（汤浸去皮尖双仁炒）、恶实（微炒）、昆布（洗去咸，焙）、诃黎勒（煨，去核）、海藻（洗去咸，焙）、黄芩（锉，各1两）、白茯苓（去黑皮，3分），上九味，捣罗为末，炼蜜为丸，如弹子大，每服1丸含化，日晚再服。

治瘿气咽喉肿塞，茯苓汤方：白茯苓（去黑皮）、人参（各1两）、海藻（洗去咸，焙，2两）、海蛤、半夏（为末，生姜汁和作饼，曝干）、甘草（炙锉，各1两），上七味，粗捣筛，每服3钱匕，水1盏，煎至7分，去滓温服。

治瘿病咽喉肿塞。海藻散方：海藻（洗去咸，焙）、龙胆、昆布（洗去咸，焙）、王瓜根、半夏（为末，生姜汁和作饼，曝干）、小麦面（微炒，各0.5两），上六味，捣罗为散，每服1钱匕，温酒调下，日3服。

治瘿病咽喉肿塞。槟榔丸方：槟榔（锉）、海藻（洗去咸，焙）、昆布（洗去咸，焙各3两），上三味，捣罗为末，炼蜜为丸，如弹子大，每服1丸含化。

五瘿论曰：石瘿、泥瘿、劳瘿、忧瘿、气瘿，是为五瘿，石与泥则因山水饮食而得之，忧劳气则本于七情，情之所至，气则随之，或上而不下，或结而不散是也。治五瘿；海藻汤方（上千金同）。海藻散方：海藻（洗去咸，焙）、海蛤（各3两）、昆布（洗去咸）、半夏（汤洗7遍焙）、细辛（去苗叶）、王瓜根、松萝（各1两）、木通（锉）、白蔹、龙胆草（各2两），上十味，捣罗为细末，每服一钱匕，酒调服日再，不得作劳用力。治五瘿；昆布散方（上千金同）；海藻丸方：海藻（洗去咸，焙）、干姜（炮裂，各2两）、昆布（洗去咸，焙）、桂心、逆流水柳须

（各1两），上六味，捣罗为细末，炼蜜和丸，如小弹子大，每含1丸咽津，不拘时候，但服药时，须忌五辛湿面热物之类；又方：菖蒲（2两）、海蛤、白蔹、续断、海藻、松萝、桂心、蜀椒、倒挂草（各1两）、神曲（3两）、齐州半夏（1两，汤浸7次，焙干取末）、羊靥（100枚，焙干），上十二味，捣罗为细末，以羊牛髓和为丸，如梧子大，每服30丸，酒下，不拘时候。治气瘿方：羊靥上一味去脂，生含汁尽，日一枚，七日瘥。五瘿丸方（上千金同）；治五瘿昆布方（上千金同）；海藻散方：海藻（洗去咸，焙，1两1分）、昆布（洗去咸，焙，1.5两）、海蛤（研）、木通（锉）、桂心（去粗皮）、白茯苓（去黑皮，0.5两）、羊靥（10枚，去脂炙令黄），上七味，捣研为散，非时温酒下3钱匕，夜再1服。

治瘿瘤，海蛤散方：海蛤（研）、人参、海藻（马尾者汤洗去咸，焙）、白茯苓（去黑皮）、半夏（水煮1两，沸去滑，切焙各半两），上五味，捣罗为散，每服1钱匕，入猪靥子末1钱匕，甜藤1尺，去根5寸取之，甘草1寸永除治积年。

瘿瘤，骨瘤、石瘤、肉瘤、脓瘤、血瘤，大如杯盂，或漏溃骨消肉尽，或坚或软，惊惕不安，身体掣缩者。陷脉散方（上千金同）；茯苓丸方：白茯苓（去黑皮，3两）、半夏（汤洗去滑）、生姜（切焙，各2两）、昆布（洗去咸，焙）、海藻（洗去咸，焙，各5两）、桂心（去粗皮）、陈橘皮（去白焙，各1两），上七味，捣罗为末，炼蜜丸如杏仁大，常含化1粒，细细咽津，令药气不绝。治气结颈项，蓄聚不散成瘿；杏仁丸方：杏仁（去皮尖双仁者，炒令黄）、连翘（各1.5两）、海藻（洗去咸，焙，1两1分）、昆布（洗去咸，焙）、木香（各2两）、蔓荆实（揉去皮）、羊靥（炙，各1两）、诃黎勒（煨去核，2.5两）、槟榔（锉）、陈橘皮（去白焙，各0.5两），上十味，捣罗为末，炼蜜丸如梧子大，每服30丸，空心米饮下，仍常含化1丸。

瘤：论曰：瘤之为义，留滞而不去也。气血流行不失其常，则形体和平，无或余赘，及郁结壅塞，则乘虚投隙，瘤所以生，初为小核，寝以长大，若杯盂然，不痒不痛，亦不结强，方剂所治瘤肿闷。昆布黄汤方：黄芩（锉）、昆布（洗去咸，炙）、麦门冬（去心焙）、大黄（锉炒，各1两）、陈橘皮（汤浸，去白焙）、甘草（炙锉）、杏仁（去皮尖双仁，麸炒，各0.5两），上七味，粗捣筛，每服3钱匕，水1盏，煎至7分，去滓温服，不拘时。

治气瘤。龙胆丸方：龙胆（去芦头炙，1两）、昆布（洗去咸炙）、海藻（洗去咸，炙，各2两）、马刀（研）、海蛤（研）、香草（各0.5两）、大黄（炒锉，1分），上七味，捣罗为末，炼蜜丸，如梧子大，用破除日，绵裹一丸，朝暮含咽之。治气瘤。白头翁丸方：白头翁、玄参、连翘（微炒）、海藻（洗去咸，炙，各1两）、桂心（去粗皮）、白蔹、木通（锉，各3分）、昆布（洗去咸，炙，1分），上八味，捣罗为末，炼蜜丸如梧桐子大，每服15丸，食后米饮下，日三，加至30丸，酒服亦得。

治气瘤或瘿，连翘丸方：连翘（微炒，2两）、酸石榴皮（焙）、干姜（炮，各3分）、枳壳（麸炒去瓤，1两），上四味，捣罗为末，更入百草霜1两，麝香少许，各细研，醋面糊为丸，如小豆大，每日空心用胡椒米饮汤，下30丸，至50丸。

治气瘤瘿，猪靥散方：猪靥（27枚，炙）、半夏（汤洗去滑，22枚）、人参（1两），上三味，捣罗为散，每服温酒调1钱匕。临卧垂头吃，治瘤。蔓荆实丸方：蔓荆实（去白皮炒，1分）、甘草（炙锉，1两）、羊靥（20枚，去脂膜炙，别捣）、白蔹（0.5两）、椒目（1分）、小麦面（微炒，1两），上六味，将五味捣罗为末，与羊靥末，相和以好酱，更捣丸如梧桐子大，每服酒下5丸，稍稍加之。

治大人小儿，项下结核，渐成瘤病，蓖麻子方：蓖麻子（炒黄，风中吹干），上一味，每服温汤下1枚，不拘时候，日服三五枚，服之五日后，捣玄参为散，食后温米饮，调下1钱匕，与蓖麻相间服，三日后，根据前只服蓖麻五日，后却与玄参同服三日，周而复治颈下卒结核，渐大欲成瘤瘿；海藻酒方：海藻（洗去咸，1斤），上一味，用酒2升，渍1宿，取酒一二合饮之，酒尽将海藻曝干捣末，酒调1钱匕，日三，治瘤瘿。柳根酒方：柳根（3斤，须水所经露出者，锉），上一味，用水1斗，煮取5升，用米3升酿之，酒成，每服饮半升，空心日午夜卧各一服。

治诸瘤血出：黄芩散贴方：黄芩（去黑心）、黄柏（去粗皮锉）、黄连（去须）、郁金（各0.5两），上四味，捣罗为散，入寒食面5钱匕，水调贴之。

神效散方：猪、羊靥（各30枚，旋入盐胆内蘸过令干只用盐亦得）、陈橘皮（去白焙，1两），上三味，捣罗为散，每服2钱匕，空心米饮调下，初结不过数服，觉消不用久服。

治瘿瘤服海蛤散后宜；除毒丸方：巴豆（铁串穿灯上烧，去心）、大黄末（各0.5两），上二味研，端午日粽子，丸如绿豆大，空心冷茶下3丸，良久热茶投之，下多以冷粥止之。

紫苏子膏方：紫苏子（炒，0.5两）、猪膏（腊月者，1升）、桂心（去粗皮）、大黄（锉炒）、当归（切焙）、干姜（炮）、陈橘皮（汤浸，去白焙）、蜀椒（去目及闭口炒出汗，各0.5两），上八味，捣罗为末，都用水6升，煮取2升，去滓内猪膏，煎尽水，每敷之，取膏尽，瘥[65]。

### 7. 南宋·陈言《三因极一病证方论》

《三因极一病证方论》原名《三因极一病源论粹》，简称《三因方》。为南宋·陈言撰著，成书于淳熙元年（1174年）。该书18卷，分为180门，收方1050余首。书中首论脉诊、习医步骤及致病三因，次以三因为据载列临床各科病证的方药治疗。陈氏"三因学说"将病因归为三类，把六淫致病归于外因，七情致病归于内因，不能归入内外病因的一律归于不内外因，使病因学说更加系统化，成为后世论说病因的规范。全书论述精审，多有心得发明，所列方药乃由作者精选而成，非一般杂收并蓄、汇聚成方者可比，故此书在理论研究和临床应用上都具有较高的参考价值。卷之十五，瘿瘤证治：夫血气凝滞，结瘿瘤者，虽与痈疽不同，所因一也。瘿多着于肩项，瘤则随气凝结。此等皆年数深远，浸大浸长。坚硬不可移者，名曰石瘿；皮色不变，即名肉瘿；筋脉露结者，名筋瘿；赤脉交络者，名血瘿；随忧愁消长者，名气瘿。五瘿皆不可妄决破，决破则脓血崩溃，多致夭枉。瘤则有六：骨瘤、脂瘤、肉瘤、脓瘤、血瘤，亦不可决溃，肉瘤尤不可治，治则杀人；唯脂瘤，破而去其脂粉，则愈。破结散：治石瘿、气瘿、劳瘿、土瘿、忧瘿等证。海藻（洗）、龙胆、海蛤、通草、昆布（洗）、矾石（枯）、松萝（各3分）、麦曲（4分）、半夏（2分），上为末。酒服方寸匕，日三。忌鲫鱼、猪肉、五辛、生菜、诸杂毒物。十日知，二十日愈[66]。

### 8. 南宋·严用和《严氏济生方》

《严氏济生方》共10卷。南宋严用和（子礼）撰。南宋宝祐元年（1253年）成书。分类辑录内、外、妇科方论，凡医论80则，医方433首（据玉枝轩本统计）。持论较谨慎，不轻攻，亦不轻补。所论"补脾不若补肾""气道贵乎顺，顺则津液流通"，均具卓识。所收诸方，或采自《太平惠民和剂局方》《三因方》等书，如五积散、华盖散、香苏散、十神汤之类；或辑民间单验方，如治脏毒下血之蒜连丸。选方多为作者尝试有验者，如实脾散、归脾汤、加味肾气丸、鳖甲饮子、橘皮竹茹汤等，为后世医家广泛采用。瘿瘤瘰门：瘿瘤论治：夫瘿瘤者，多由喜怒不节，忧思过度，而成斯疾焉。大抵人之气血，循环一身，常欲无滞留肉之瘿、治疗之法，五瘿不可决破，破则脓血崩溃，多致夭枉。六瘤五证，亦不可轻易决溃，慎之！慎之！瘿瘤瘰门瘿瘤论治：破积散：治石瘿、气瘿、筋瘿、血瘿、肉瘿等证。海藻（洗）、龙胆草、海蛤、通草、昆布（洗）、贝母（去心，各2分）、矾（枯）、松萝（各3分）、麦曲（4分）、半夏（2分，汤泡），上为细末，酒服方寸匕，日三。忌甘草、鲫鱼、猪肉、五辛、菜诸杂等物。

瘿瘤瘰门瘿瘤论治，昆布丸：治一切瘿瘤，不问新久。昆布（1两，洗）、海藻（1两，洗）、小麦（1两，好醋煮干），上三味为细末，炼蜜为丸，如杏核大，每服1丸，食后噙咽。瘿瘤瘰门，瘰论治。夫瘰之病，即九漏是也。古方所载，名状不一，难以详述。及其生也，多结于项腋之间，累累大小无定，发作寒热，脓水溃漏，其根在脏腑。盖肝主野狼漏，胃主鼠漏，大肠主蝼蛄漏，脾主蜂漏，肺主蚍蜉漏，心主蛴螬漏，胆主浮疽漏，肾主瘰漏，小肠主转脉漏。原其所自，多因寒暑不调，或由饮食乖节，遂致血气壅结而成也。巢氏所载：决其生死，反其目以视之，其中有赤脉从上下贯瞳子，见一脉一岁死，见二脉半二岁半死，见三脉三岁死，赤脉不下贯瞳子可治。三因云理宜然也。平时有一二治法，用之已验，漫录于后。

瘿瘤瘰门瘰论治，皂子丸，治瘰满项不破，及结核肿痛者。好皂角子（1升）、玄参、连翘仁（各1两），上用水5升，砂锅内慢火煎，水尽为度，每服拣取好皂角子，软者三粒，食后临卧时，细嚼津下，硬者捣烂蜜和，如榛子大，含化。半月必瘥。忌酒、面、热、毒物。

瘰瘤瘿门瘰论治，三圣丸治瘰：丁香（50个）、斑蝥（10个）、麝香（1钱，别研），上细末，用盐豉50粒，汤浸研如泥，和前药令匀，丸如绿豆大，每服五七丸，食前，温酒送下。日进三服。如至五七日，外觉小便淋沥，是药之效，便加服。或便下如青筋膜之。

瘰瘤瘿门瘰论治，连翘丸：治瘰、结核，破或未破者。薄荷（2斤，裂取汁，新者）、好皂角（1挺，水浸，银石器内熬成膏）、青皮（1两）、连翘（半两）、陈皮（1两，火炮，去皮，取皂子仁，捣罗为末，1.5两）、黑牵牛（1.5两，半生），上五味为末，用前膏子为丸，如梧桐子大，每服30丸，煎连翘汤送下，食后，十日见效[67]。

### （四）辽夏金元时期

辽、夏、金、元各朝在文化上深受汉族的广泛影响。作为文化的一个组成部分的医学，或直接引用汉族医学，或在自己民族固有医学的基础上，借鉴、融汇汉族医学有所创新，成为这一时期医学发展的特点。

**1. 金·张从正《儒门事亲》**

《儒门事亲》金代张从正编撰中医著作，共十五卷，成书于1228年[68]。全书各卷由诸篇论文汇编而成，每卷含数篇论述，有说、辨、记、解、诫、笺、诠、式、断、论、疏、述、衍、诀等体裁。包括："事亲"本书。治百病法，十形三疗，杂记九门，撮要图，百法心要，三法六门，"三消论"（刘完素），扁鹊华佗察声色定生死诀要，世传神效方等几部分内容。其中，卷四，瘰四十五夫瘰囊肿闷，嵇叔夜《养生论》云：颈如险而瘿，水土之使然也。可用人参化瘰丹，服之则消也。又以海带、海藻、昆布三味，皆海中之物，但得三味，投之于水瓮中，常食，亦可消矣。卷八，瘰一百三十八新寨妇人，年四十余，有瘰三瓣。戴人令以咸吐之，三涌三汗三下，瘰已半消，次服化瘰之药，遂大消去。夫病在上者，皆宜吐，亦自有消息之法耳[69]。

**2. 元·王好古《汤液本草》**

《汤液本草》3卷，元代王好古撰于1238—1248年，至元十七年（1280年）补充若干资料。王好古以本草、汤液（经方）为正学，故撰此书。上卷为药性总论，中下两卷记载242种药物[70]。卷之四草部：海藻气寒，味咸。《本草》云：主瘿瘤气，颈下核，破散结气，痈肿症瘕坚气，腹中上下鸣，下十二水肿。疗皮间积聚暴，留气热结，利小便。《珍》云：洗，去咸。泄水气[71]。

**3. 元·《珍珠囊补遗药性赋》**

《珍珠囊补遗药性赋》又名《雷公炮制药性赋》《珍珠囊指掌补遗药性赋》。共4卷。原题李杲编辑。本书卷首有"元山道人"的原叙一篇，自称为本书的作者，但无年月（1271—1368年）。实不知为何人何时之作。内容有总赋，包括寒、热、温、平四赋，其次为用药发明，总论用药大法；再次为主治指掌，记录了90种常用药的功用和主治；再次为用药须知；最后（卷三、卷四部分）分别将玉石、草、木、人、禽兽、虫鱼、果品、米谷、蔬菜等九部中主要药物的性味、功能和主治编成歌赋，便于习诵。以其深受众多医家喜爱，故版本较多、流传较广，适用于初学药性的名著。现存几十种清刻本及多种近代刊本。卷二主治指掌海藻：臣反甘草、海藻，味苦咸，性寒无毒。沉也，阴中之阴也。其用有二：利水道，通闭结之便；泄水气，消遍身之肿[72]。

### 4. 元·忽思慧《饮膳正要》

《饮膳正要》元·忽思慧所撰营养学专著，成于元朝天历三年（1330年），全书共三卷。卷一讲的是诸般禁忌，聚珍品撰。卷二讲的是诸般汤煎，食疗诸病及食物相反中毒等。卷三讲的是米谷品、兽品、禽品、鱼品、果菜品和料物等。是我国甚至是世界上最早的饮食卫生与营养学专著，对传播和发展我国卫生保健知识，起到了重要作用[73]。卷第三菜品：海菜，味咸，寒，微腥，无毒。主瘿瘤，破气核、痈肿。勿多食[74]。

### 5. 元·朱震亨《丹溪心法》

《丹溪心法》是元代朱震亨著述、明代程充校订的一部综合性医书，共五卷（一作三卷），刊于1481年。该书并非朱氏自撰，由他的学生根据其学术经验和平素所述纂辑而成。卷四，瘿气八十一（附结核）瘿气先须断浓味。海藻（1两）、黄连（2两，一云黄柏，又云黄药），上为末，以少许置掌中，时时舐之，津咽下。如消三分之二，止后服。结核或在项、在颈、在臂、在身，如肿毒者，多是湿痰流注，作核不散。入方：治耳后项间各一块。僵蚕（炒）、酒大黄、青黛、胆南星，上为末，蜜丸，嚼化。又方：治项颈下生痰核。二陈汤加大黄（酒炒）、连翘、桔梗、柴胡，上以水煎。食后服。又方治臂核作痛。二陈汤加连翘、防风、川芎、皂角刺、酒黄芩、苍术上以水煎服[75]。

## 四、明代

明代出版业的繁荣，为医学著作出版和医学知识普及创造了方便条件。药物进入商品运转，对它的性能、产地、炮制、功效、真伪鉴别等方面的研究更为需要。农业技术为药物栽培提供了条件，交通贸易促进了海外药物的传入及新药物的发现，推动了本草学的发展。明代官方尊崇儒学，倡导孝悌，医学被视为履行孝悌的重要手段。"不为良相，便为良医"，大批知识分子由儒入医，改善了医生的文化素质和知识结构，改变了宋时攻外科者"多是庸俗不通文理之人"的状况，使医生的社会地位相应提高。明代医家在诊断上大都强调四诊兼备，脉证合参，强调全面掌握材料，抓住纲领，辨证施治。八纲辨证纲领即在明代时期发育成熟，脱颖而出。在遣方用药上，强调勿胶执，方应适证，药宜应病，不能胶执古方以治今病。明代医学发展受着传统文化和思维方式的强烈影响，通过对经典中医学理论思维结构的深化，以及对临床经验新的概括，不断创新，明代医学形成了具有独特理论体系的医学。

**1. 明·朱橚《普济方》**

于明代洪武二十三年（1390年）而成的《普济方》是由明太祖第五子周定王朱橚主持，教授滕硕、长史刘醇等人执笔汇编而成的大型官修方书，原作168卷，《四库全书》改为426卷。凡1960论，2175类，778法，239图，61739方。包括方脉、药性、运气、伤寒、杂病、妇科、儿科、针灸及本草等多方面内容。集15世纪以前方书之大成，总结明以前医疗之经验，除了博引历代医书外，并兼收其他传记、杂说，以及道藏佛书等有关记载，采撷繁富，编次详细，是我国现存最大、最完备的一部方书，保存了大量医籍中的医方，包括许多今已亡佚的医籍秘方，实赖之以传，因而具有重要的历史文献价值，书中记载方剂完整，内容丰富，价值已超出方剂学范围。李时珍编修《本草纲目》时，虽说浏览参考文献800多种，实际上当时已有不少文献失传或成为罕见的孤本，李时珍并未能一一亲阅，其中不少是通过《普济方》间接读到的。

《普济方》中作者认为瘿病是由痰凝、气滞、血瘀这三种病邪相互依托，结于颈前部，所以在治疗瘿病的同时应注重辨证。因瘿病的主要病机以气滞痰凝为主，故理气化痰散结是治疗瘿病的基本法则。《普济方》中所载治疗瘿病处方众多，可见85首治瘿病的处方，其中出现最多的药物为海藻、昆布、海蛤，这三味药也是临床常用的富碘中药，具有化痰软坚散结之功。化痰须理气，杏仁具有宣发肃降化痰的作用，既可理气，又可调节水液的代谢，给邪气以出路。松萝理气化痰消瘿，所以在《普济方》中理气药主要以杏仁与松萝配伍海藻、昆布治疗瘿病。

**2. 明·虞抟《医学正传》**

《医学正传》，综合性医书，又名《医学正宗》，8卷。明虞抟（天民）经40年对《素问》《难经》等古医籍之钻研，参考历代医家所述，并结合本人临床经验，于正德乙亥（1515年）编撰成《医学正传》。书前列"医学或问"50条，阐发前人"言不尽意之义"。其学以朱震亨为宗，而参以张机、孙思邈、李杲诸家之说，各选其方之精粹者，次于丹溪要语之后。并参以虞氏家传经验、临床体会及学术见解，对经典著作以及前辈医学家许多论点做了纵横评述。介绍了伤寒、温病、内科杂病、妇、儿等73种病证，收集了1000余方，对每一病证分列"论、脉证、方治"，或附医案。虞氏对咒禁，巫术，以运气推算病期、病证和治法等均持批判态度。

书中治石瘿、气瘿、筋瘿、肉瘿、马刀、瘰等症应用破结散，以海藻、海蛤粉、昆布为君药，配伍龙胆草、松萝、通草、贝母等，研磨为细末，每次服用2钱，热酒调于食后服用。使用该方治瘿病时应注意忌甘草、鲫鱼、鸡肉、五辛、生果。甘草为海藻相反之物，鲫鱼、鸡肉等为发性食物，易动风生痰，发毒助火助邪。另有一方治瘿气，先须断厚味，仅用海藻1两、黄柏2两混合为末，置于掌中，经常舔舐，将津液咽下以治之。

### 3. 明·徐春甫《古今医统大全》

《古今医统大全》又名《医统大全》，系医学全书，徐春甫辑。书成于嘉靖三十五年（1556年）。全书共100卷，卷1有"历世圣贤名医姓氏"，介绍270多名医家传略；"采摭诸书目录"，载所征引书约280种。卷2～5为《内经要旨》《翼医通考》《内经脉候》《运气易览》等；卷6～7为经穴针灸；卷8～92为临床各科证治，包括内、外、妇、儿、骨伤、五官科以及老年病400余种，每病载有病机、脉候、治法、方药、易简诸方、灸法、导引法等项。卷93～98为经验秘方，本草性能、功用及制法，通用诸方等，卷99～100为养生余录。书中除引古说外，徐氏在医理、方药上均有阐发。书中所载医家传略是研究医史的重要资料。

该书关于治疗瘿病的方剂，收录了《医学正传》中治五瘿的破结散；《良方》里治胸膈壅塞，颈项渐粗的昆布散，治瘿瘤结硬的守瘿丸；《外台》中治项下卒结囊，渐大，欲成瘿的昆布丸；《济生方》中治三种毒瘿的玉壶散；《儒门事亲》所创的人参化瘿丹；《卫生宝鉴》中治瘿气无不愈的宝金散，以及《肘后方》中治项下卒结囊欲成瘿的海藻酒。徐氏称以昆布、海藻配以同等分量的小麦，研末炼蜜丸，制成昆布丸，每次服用一丸，能够治疗一切瘿瘤。

### 4. 明·李时珍《本草纲目》

明代杰出医药学家李时珍（1518—1593年），字东璧，晚号濒湖山人。蕲州（今湖北蕲春）人，李家世代行医，父亲李言闻是蕲州一带颇有名气的医生，潜心研究医药，著述颇丰。李时珍受家庭熏陶，兼好医书，遂精医药，晚年念本草一书历代注解者谬误亦多，遂考古证今，辨疑订误，广览群书，奋发编修。自嘉靖三十一年（1552年）至万历六年（1578年），历时二十七载，三易其稿，著成中国医药百科全书《本草纲目》。《本草纲目》共52卷，约190万字，收录1892种药物，其中植物药1094种，矿物、动物及其他药798种，有374种为李氏所新增。附方10000余个，附图1000余幅，并按照产地、形态、采集、性味、主治的标准格式将每一种药记录在册，为中医药在世界范围的发展做出了巨大贡献。李时珍在《本草纲目》中引据古今医家书目277家，古今经史百家书籍440家，引用《证类本草》最多，其中部分引用古籍现已亡佚。

该书鸿篇巨制，集宋代以来本草之大成，开创前所未有的分类方法，以部为"纲"，以类为"目"，各部按"从微至巨""从贱至贵"，体现了植物学分类的科学思想，使收录的医药内容条目清晰，层次分明。各药"标名为纲，列事为目"，即一药名下列8个项目。其中"释名"列举别名，解释命名意义；"集解"介绍药物出产、形态、采收等；"辨疑"（或"正误"）类集诸家之说，辨析纠正药物疑误；"修治"述炮炙方法；"气味"名性味归经；"主治"介绍药物作用部位、功用、治疗病症，编写以主治病症为核心；"发明"以其补充"主治"论述之未详，援引前贤之论，结合当今之说，阐释药物的古今应用发展。"附方"，以病为题，附列相关方剂。《本草纲目》新增药374种，新增药的功用多来自民间运用经验，并结合自己的实践认识而增加，此举不仅丰富了药物的品种，亦为后世中药的运用提供了史料记载。

书中引用了张杲所述的故事，提到海产品能"消瘿瘤结气，散项下硬核痛"。在《本草纲目·瘿瘤疣痣》中提出疗瘿药物60余种，包括草部25种，菜谷部7种，果木部7种，土石部7种，介鳞部6种，兽人部8种。在治疗瘿病方面，以草部海藻、昆布、海带、海蕴；石部海蛤等富碘中药最为常用。

### 4.1 海藻

海藻于《本经》为中品，又名落首；于《尔雅注》又名海萝。历代医家对其均有描述，《名医别录》中提及"海藻生东海池泽，七月七日采，曝干"，其中东海即指现在的渤海与黄海，认为海藻生于此处；陶弘景认为海藻"生海岛上"，并未有详细的地理方位，颜色黑如乱发；陈藏器认为海藻有两种，一名"马尾藻"生长于浅水中，细如短马尾，黑色，味咸；其二名为"大叶藻"生长于深海之中以及新罗地区，新罗即是指现在的朝鲜，这类海藻叶大如水藻。《尔雅》云："纶似纶，组似组，东海有之，正为二藻也"其中纶是指较粗的丝线，组即是装饰性的丝带；颂曰：海藻即生长于海中的水藻，"今登、莱诸州有之"即是山东境内的两个州，地处山东半岛，位于渤海与黄海海域；而李时珍认为海藻产于近海，将海藻亦称作海菜。前人认为海藻需与生乌豆，紫背天葵同蒸付时[76]，晒干使用。李时珍认为，海藻也可洗去咸味，焙干使用。

海藻气味苦、咸，寒，无毒，反甘草。《本经》中海藻主治瘿瘤结气，散颈下硬核痛，痈肿癥瘕坚气，腹中上下雷鸣，下十二水肿。《名医别录》中海藻能疗皮间积聚暴癥[77]，瘤气结热，利小便。甄权认为海藻还能辟百邪鬼魅，治气急心下满，疝气下坠，疼痛卵肿，去腹中幽幽作声。李珣则说海藻能治奔豚气脚气，水气水肿，宿食不消，五膈痰壅，其中五膈是指忧膈、恚膈、气膈、寒膈、热膈。刘元素认为，海藻能治瘿瘤马刀诸疮，坚而不溃者，马刀诸疮是指生于项腋之间，类似瘰疬，但初起其状类马刀，色赤如火烧烙，极痛，此疮甚猛，宜急治之。李时珍认为海藻味咸能润下，性寒能泄热引水，因此能够消除瘿瘤、结核阴癥之坚聚，而除水肿脚气留饮痰气之湿热，使邪气自小便出。应用海藻治疗瘿病，书中引用《肘后方》海藻酒及瘿气初起两首。

### 4.2 昆布

昆布于《名医别录》为中品。李时珍因其形状又称昆布为纶布。与海藻相似《名医别录》中认为昆布生于东海；陶弘景认为昆布生于高丽，即现在的朝鲜，也就我国东海海域，黑黄色，质地韧可食用。陈藏器也认为昆布生南海，"叶如手，大似蒲苇,紫赤色",叶细即是海藻。珣曰:"其草顺流而生。出新罗者叶细,黄黑色。胡人搓之为索,阴干,从舶上来中国。"时珍称昆布生于山东登、莱二州,状如绳索。也有昆布生于闽、浙两省,叶大似菜。认为"海中诸菜性味相近,主疗一致。虽稍有不同,亦无大异也"。每一斤昆布,用甑箅[78]大小十个,锉细,从巳时至亥时用东流水煮,去咸味,晒焙用。

昆布气味咸,寒,滑,无毒。《名医别录》中昆布主治十二种水肿,瘿瘤聚结气,瘘疮。孙思邈称其能够破积聚。陈藏器说昆布能治阴癞肿。甄权认为,昆布还能利水道,去面肿,治恶疮鼠瘘。李杲认为昆布"咸能软坚,故瘿坚如石者非此不除,与海藻同功"。书中收录《圣惠方》,应用昆布一两,含之咽津治疗瘿气结核瘰疬,肿硬;收录《千金翼方》项下五瘿方;以及《外台秘要》中应用昆布、海藻等分为末,含之咽汁治项下卒肿,其囊渐大,欲成瘿者。

### 4.3 海带

《本草纲目》记载海带"出东海水中石上,似海藻而粗,柔韧而长。今登州人干之以束器物。医家用以下水,胜于海藻、昆布"。海带气味咸,寒,无毒。主治水病瘿瘤,功同海藻。

### 4.4 海蕴

海蕴,"缊,乱丝也。其叶似之,故名"。气味咸,寒,无毒。陈藏器认为海蕴主治瘿瘤结气在喉间,下水。苏颂又称其能主水阴。

### 4.5 海蛤

海蛤于《本经》为上品,是海中诸蛤烂壳的总称,不专指某一蛤,生于东海,四五月淘沙取之,也生于南海。大者如棋子,小者如油麻粒,黄白色,或黄赤相杂。李时珍曰:"海中蛤蚌名色虽殊,性味相类,功用亦同,无甚分别也。"海蛤用浆水煮一伏时,每一两入地骨皮、柏叶各二两,同煮一伏时,东流水淘三次,捣粉用。也可以半天河煮五十刻,以枸杞汁拌匀,入堇竹筒内蒸一伏时,捣用。海蛤为贝壳类,气味苦、咸,平,无毒。畏狗胆、甘遂、芫花。《本经》认为海蛤能够治咳逆上气,喘息烦满,胸痛寒热。《名医别录》称其也能疗阴痿。甄权认为海蛤能治水气浮肿,下小便,治嗽逆上气,项下瘤瘿。李时珍称海蛤能清热利湿,化痰饮,消积聚,除血痢,治妇人血结胸,伤寒反汗搐搦,中风瘫痪。综上,海藻、昆布、海带、海蕴,海蛤均产于海中,味咸,在治瘿病方面,主要取其软坚散结之功效。

### 5. 明·李梴《医学入门》

《医学入门》明·李梴(健斋)编撰,刊于万历三年(1575年)。全书共8卷,其中卷首1卷,正文7卷。卷1记述经络、脏腑、诊法、针灸等;卷2叙述本草总论和各论;卷3阐述外感和内伤病机,对刘河间温暑、张仲景伤寒及李东垣内伤理论做了简要分析;卷4介绍朱丹溪杂病证治;卷5介绍妇人、小儿、外科疾病证治;

卷6为内科杂病用药歌赋；卷7为妇儿外科用药歌赋、杂病妇人小儿外科总方、通用古方诗括、急救诸方、怪疾、治法及习医规格等。自谓"医能知此内外门户，而后可以设法治病，不致循蒙执方，夭枉人命，故题之曰《医学入门》"。

《医学入门》以《医经小学》为蓝本。用歌赋形式为正文，以注文补充阐述。其中"历代名医姓氏"载明以前名医215人。诊法重视脉诊与望诊，并强调问诊重要性。主张初学者必先学会问诊，列举了应问问事项55项。本草2卷，按药性的寒凉温热及其效用，把900余味药分为治风、治热、治湿、治燥、治寒、治疮、食治7门，药味分类明晰，简明实用。书中除引录各家学说外，并附己见。全书内容广博，分类详明，取材切要，集明代以前医学之大成。受到国内外医家的高度重视和赞扬，日本曾掀起持续近百年的"《医学入门》热"，朝鲜许浚的《东医宝鉴》中则引用了本书的大量内容。《潜德录》评价其："其论以不欺为本，养性为功，行仁为要，博极群书为究竟。"书中记载海藻浸泡于酒中，治瘿气瘰疬皆有效。以方歌示之："海藻咸寒利小便，消水下气破癥痂，瘿瘤颈核单服之，化痰通血尤堪羡。"称昆布"咸酸性冷寒，能消水肿利漩难，瘿瘤结硬真良剂，阴癀煮汁咽之安"。解项下结囊，和海藻等分制蜜丸含咽。也可将二者洗净入罐炒成膏，枳实、陈皮、青皮，以及荜澄茄和青木香为末，入前膏为丸，制成布海丸，用以治疗水肿、痰肿、气肿、鼓胀喘咳及癥瘕瘿瘤。书中载海带，生于东海，比海藻更粗更长，发挥消肿下水之功效快于海藻、昆布，进而认为凡海中菜，皆能治瘿瘤结气。

李氏用海藻散坚丸、海带丸治疗"瘿瘤或软或硬，无痛无痒，体实者"。收录《医学正传》里的舐掌散治疗瘿瘤"痰火盛者"。海藻散坚丸是由富碘中药海藻、昆布、蛤粉，加上龙胆草、贝母、枯矾、真松萝、麦曲、半夏组成的，为末后用酒调服，制成绿豆大蜜丸，每次于临睡前用葱白煎汤服下三十丸。忌甘草、鱼、鸡、猪肉、五辛、生冷。用以治疗瘰疬马刀坚硬，形瘦潮热不食，兼治一切瘿气神效。海带丸是由海带、青皮、陈皮、贝母五味药共同组成，为末后炼弹子大蜜丸，于食后含化一丸。可治痰核瘿气经久不消。

**6. 明·缪希雍《神农本草经疏》**

明朝缪希雍所著的药学著作《神农本草经疏》共30卷，本书将《神农本草经》和部分《证类本草》中药物共490种，分别用注疏的形式，加以发挥。并各附有主治参互及简误二项，考证药效及处方、宜忌等。卷一、卷二为续序例上、下；卷三以下为玉石部上品，其后各卷的编排次序与《证类本草》相同；卷三十为补遗药品27种。本书征引本草文献十分广博，其中包括《名医别录》《唐本草》《开宝本草》《嘉祐本草》以及陈藏器《本草拾遗》等书。书中记载治瘿药物均为富碘中药海藻、昆布均出自《神农本草经》，未见新增内容。

**7. 明·江瓘《名医类案》**

《名医类案》是明代医家江瓘父子穷毕生精力完成的医案类著作，是我国历史上第一部医案类书。成书于明嘉靖二十八年（1549 年），江瓘因受《褚氏遗书》所云"博涉知病，多诊识脉"影响，历时 20 载编成此书，未及刊刻而殁，而后由其次子江应宿历时 19 年，五易其稿，重为编次、增补父子二人验案，分门别类附于每门之后，将其刊行。全书 12 卷，按病证分为 205 门，以内科病案为主，兼及外、妇、儿、五官、口腔等病症，共 34 万字，收录医案 2500 余则，其所辑录的医案上至《三国志》所载的秦越人、淳于意、华佗、张仲景，下至无名诸家，凡辨证精详、治法奇验者，皆予收录。不仅包括医学著作中的医案，还囊括经、史、子、集中的医案，引用《素问》《难经》《千金方》《伤寒论》《本草》以下书目 150 种，每案详载姓名、年龄、体质、症状、诊断和治疗，故述较完整，理法方药亦相契合。案或详于证，或详于因，或详于治，均有依据。在一些医案后，并加有案语，阐发己见。是对明代以前中医医案的全面整理和系统选编。不仅开我国医案类书编纂之先河，而且也是第一部研究古代医案的专著，为后世医家提供了宝贵的治病经验。《四库全书总目提要》评价本书"多所驳正发明，颇为精当""然可为法式者，固十之八九，亦医家之法律矣"。

本书中提及富碘中药治一颈瘿的妇人，辨其病因为少阳厥阴肝胆，因郁怒痰气所成，"以海藻三两，昆布一两五钱，海带一两，俱水洗净，半夏制、小松萝、枯矾、蛤粉、通草各一两，龙胆草洗，三两，小麦面炒去湿，四两，共为细末，食后用酒调下三钱，去枕睡片时，或临卧服，以消止药，不必尽剂，一月愈"。方中海藻、昆布、海带清热利水，软坚散结共为君药。半夏化痰和胃，小松萝清肝化痰、取枯矾燥湿化痰之功，蛤粉清热化痰，皆为方中臣药。通草清热利尿、通气下乳，龙胆草泻肝胆湿热，共为佐使之品。方中药物润燥兼施，使痰去津不伤，酒调诸药，引药上行。同时嘱病人颈瘿消除即停止用药，该妇人历经一个月痊愈。

**8. 明·孙一奎《赤水玄珠》**

《赤水玄珠》全称《赤水玄珠全集》，是《孙氏医书三种》之一，是明代孙一奎撰写，刊于万历十二年（1584 年）。全书共 30 卷，分 76 门，论述内外妇儿各科病症，每门再条分缕析，分述因、证、治方、附诸家治验。本书汇集明以前诸家之粹，所论精辟，辨述古今病证，索引文献 265 种，其中经史群书计 93 种，历代各家医书 182 种，结合孙氏经验，编撰成书，是一部有参考价值的综合性医书。

《赤水玄珠·瘰疬门》中对瘿病的治疗，大量应用富碘中药海藻、昆布，取其清热化痰，软坚散结之效。治疗"瘿气气结于项，久留不去，而项为胀大"方用海藻配伍黄连或黄柏，取后两者性味苦寒，清热燥湿之功，研末，舔舐即可。值得注意的是，应用此方治疗瘿肿，当颈前肿大消除三分之二时应立即停药。孙氏亦单用昆布一味药，治疗瘿气结核，磊磊肿硬者。洗去咸，为末，用丝绵包裹于醋中浸后服用，咽下津液，直至再无药味，将药含下。书中也收录了《肘后方》中的海藻酒治颈下卒结囊欲成瘿。

孙氏自创治五瘿极佳的破结散，组方大量运用富碘中药海藻、昆布、海蛤各三分，配伍其他化痰破结药，以酒调之，引药上行，日三次。忌鲫鱼、猪肉、五辛、生菜、毒物，20日愈。因为鲫鱼属腥膻之物；《本草纲目》中五辛即五荤，是指蒜、葱、韭、薤及胡荽；猪肉、生菜性寒凉，伤脾胃，这些食物使用之后可能会影响药物的吸收，因此服药时应禁忌。

孙氏所创玉壶散，是以富碘中药海藻、海带、昆布为君，配伍雷丸、青盐、广术，上述六味药研末，炼成如芡实大小的蜜丸，含化。

同样以海带、海藻、海蛤、昆布为君药的人参化瘿丹，在应用这几味富碘中药时应用焙法炮制，焙法能使药物干燥酥脆，便于粉碎。忌食油腻。

宝金散，孙氏称其治瘿气无不瘥。方用猪、羊靥配伍富碘中药海藻、海带，共凑化痰散结之功，先将各味药研为细末，调和均匀后再重过筛。每服1钱，热酒1盏调服。嘱患者服此方时应垂头而睡。儿童服用10次见效，大人一日见效，孕妇禁忌。

由相同剂量的富碘中药海藻，化痰药贝母、陈皮，以及破气化滞药青皮组成的海带丸，被孙氏称为能治瘿久不消之药。炼成弹子大的蜜丸，饭后含化一丸，效果显著。

另，孙氏用海藻、海带、昆布这三味富碘中药配伍止血化瘀通淋的蒲黄，以及消瘿散结药猪靥子组成治瘿气神效方。上五味研末，睡前以酒调服。嘱患者三日睡时不可用枕头。

孙氏治病是多嘱患者垂头而睡或睡时不用枕头，许是因瘿瘤长于肩项，随气凝结，这类姿势能使药气聚于颈部，使药物更好地发挥作用。正如陈无择所言："瘿多着于肩项，瘤则随气凝结，此等皆年数深远，浸大浸长。"

### 9. 明·龚廷贤《万病回春》

《万病回春》为龚廷贤撰于万历十五年（1587年），刊本甚多。现存最早者是万历三十年（1602年）金陵周氏重刊本。明活字本题作《新刊万病回春》、道光二十五年（1845年）桐石山房刻本作《新刊增补万病回春》、明善成堂本作《新刊增补万病回春原本》，绿慎堂本等作《详校万病回春》，锦章书同铅印本作《增补万病回春》。1984年人民卫生出版社以清代江东书局石印本为底本，参照其他版本校补、勘误后而印行。全书共8卷。卷1前列"万金统一述"，总论天地人、阴阳五行、脏腑功能、主病脉证等。次载药性歌、诸病主药、脏腑、经脉等项目。卷2~8分别论述内外妇儿五官等科病症184种，每病均阐述病因、病机、治法、方药等内容，后附医案。卷末附"云林暇笔"，载有"医家十要"等，有的版本还附有"龚氏家训"等篇。龚氏辨证详明，选方精当，论治恰切。书末所附"医家十要"，广泛涉及医学伦理学、医学社会学的问题，很有参考价值。

书中对瘿病认识与前人一致，称"瘿多著于肩项"。根据其特点将瘿病分为五种,"年数深远,侵大侵长,坚硬不可移者,名曰石瘿。皮色不变者,名曰肉瘿。筋脉露结者,名曰筋瘿。赤脉交结者,名曰血瘿。随忧愁消长者,名曰气瘿。五瘿者,不可决破。决破则脓血崩溃,多致夭枉难治"。在治疗上,重用富碘中药海带、海藻、海蛤、海螵蛸,配以木香、三棱、莪术、细辛等制成消瘤五海散。将海藻、昆布、海带、海螵蛸、海螺等海中生物,炼蜜为丸,临睡前含化,治瘿气神效。亦有昆布、海藻为主,配伍三黄、知母、桔梗、连翘、三棱、莪术等制成"治瘿瘤大如升,久不溃"的散肿溃坚汤,为使药物在胸中多停蓄,龚氏建议服此汤剂应"于卧处伸足在高处,头微低,每噙一口,作十次咽下。至服毕,依常安卧"。

**10. 明·王肯堂《证治准绳》**

《证治准绳》又名《六科证治准绳》或《六科准绳》,由明代王肯堂历11年于1602年撰写而成。王肯堂以其博闻广识、兼容并收的治学特点为后世留下了宝贵的医学财富,成为明代与李时珍齐名的一代"医学宗师"。《证治准绳》突出"准绳"二字,何为"准绳"?王肯堂认为:"大匠之所取,平与直者,准绳也,而其能用准绳者,心目明也。"全书包括《杂病》8卷,《类方》8卷,《伤寒》8卷,《疡医》6卷,《幼科》9卷,《女科》5卷,共计6种,44卷,220余万字。《证治准绳》以"列证最详、论治最精"而著称,每一种病以证治为主,每证博引《内经》《伤寒杂病论》等经典,旁采后世医家学术见解,又结合自己的临床见解加以论述,收罗广博,编辑严谨,持论平正,数百年来一向为医家们所推崇。书中"医家五戒""医家十要"为医生制定守则,提出医德、医术等方面的行为准则,在中国医德史上颇有影响。

王氏沿袭了陈言的"五瘿"分类法,并收录了"治颈下,卒结核渐大,欲成瘿瘤"的海藻酒方、"治瘿瘤结硬"的守瘿丸、"治瘿瘤通用"的海藻丸、"治肝经瘿瘤"的海藻散坚丸,以及治瘿气的藻药散、二海丸等11首方剂,其中最为常用的仍是海藻、昆布、海蛤、海带这类富碘中药,取其清热利水、软坚散结之功,针对不同病因配伍他药,共凑消瘿之效。书中有言"在颈项间,皮宽不急,累累而垂者是也。宜破结散、消疬丸、海藻丸、昆布丸、黄药酒、藻药散,兼以针灸法同施,方有效"。

《证治准绳》所创昆布散方中海藻、海粉、昆布清热软坚,消肿散结为君药;夏枯草、黄芩、黄连,清热泻火散结消肿,共为臣药;防风、荆芥、升麻、羌活,疏散风邪,疏达风火郁滞,即"火郁发之"之义;贝母、半夏、连翘,化痰散结,青皮、沉香、香附子,疏肝解郁,川芎行气活血,调理气血,皆是佐药。薄荷辛凉疏散,引药力上达,为方中佐使药。去风火郁滞,散痰气壅结,主治瘿气。

《证治准绳·疡医》所载另一昆布散组方昆布、海藻、海蛤清热利水,软坚散结共为君药。松萝清肝化痰,白蔹散结消肿,龙胆草泻肝胆湿热,土瓜根清热消瘀,共为臣药。细辛破痰开结,半夏和胃化痰,二药虽皆温燥,但有大量咸寒、苦寒药相制约，可制其性而取其用；槟榔下气破结，使气顺痰消，皆为方中佐药。甘草益气和中，原与海藻相反，本方二药同用，正取其相反之性，使散瘿破气而不伤正，亦是佐使之品。如此寒温并用，润燥兼施散中有补，则去痰而不伤津，泻火而不碍凉，散瘿而不耗气，用以治疗气瘿。

**11. 明·龚廷贤《寿世保元》**

龚廷贤是我国明代著名医学家，江西十大名医之一，出生于世医之家，精研医理，通晓诸科，生平著述颇多，其中最具影响的代表作之一《寿世保元》是一部涉及内、外、妇、儿诸科的综合性医药著作，集中反映了作者的学术思想和临床经验，曾著内府秘而不示的宫廷养生书籍，对后世影响深远。《寿世保元》成书于万历四十三年（1615年），共10卷。书中对临床各科疾病的证治亦阐述精详，每种病症之下均先采前贤之说分析病因，然后列述症状，确立治法，后备方药，有的尚附有验案。

《寿世保元》有言："瘿瘤之患。如调摄失宜血凝结皮肉之中。忽然肿起。状如梅子。久则滋长。"龚氏沿袭《内经》观点，认为瘿瘤的形成多因气血所伤，若气血调摄失宜，血凝与皮肉之中，肿大如梅子，时日久则肿大增长。书中将瘿分为石瘿、肉瘿、筋瘿、血瘿、气瘿五种，将瘤分为骨瘤、脂瘤、石瘤、肉瘤、脓瘤、血瘤六种。论其治法，两者皆不可针破，如针破易使脓外漏，伤及性命，仅脂瘤例外。可用以海藻、海蛤、昆布为君药的消瘿汤治疗，配伍泻肝胆湿热的龙胆草，清肝化痰的松萝，化痰散结的半夏，清热利尿的通草，以及燥湿化痰的白矾、白芷。上述诸药需用酒煮以引药上行。忌甘草虾鱼猪肉五辛诸毒等物，因此类食物有腻滞生热、生痰的作用，食后会助长病邪，使病情加重。

另有一治瘿气的内府秘传方，将富碘中药海藻、昆布、海带，与海螺蛸、海粉、海螺等海物，及少许甘草为末，炼蜜为丸。对海螺的应用，如项下摇者，用长螺；颈不摇者，用圆螺。每晚睡时口中含化一丸，治瘿气效果显著。

**12. 明·陈实功《外科正宗》**

陈实功是明代南通著名外科学家，为中医外科"正宗派"开山鼻祖，总结唐至明外科诊疗方面的成就，从事外科四十余载，治愈了不少疑难杂症，积累了丰富的治病经验。于1617年编著《外科正宗》一书，全书共12卷，157篇，对痈疽、瘿瘤、疥疮等外、伤、皮肤、五官科疾病，"分门逐类，统以论，系以歌，涽以法，则微至疥癣，亦所不遗"。分析详尽，论治精辟，治法得当，并附若干医案，令人信服。《外科正宗》向以"列症最详，论治最精"著称，注重全面掌握外科的传统理论和技能，临证时以脏腑经络气血为辨证纲领，治疗上内外并重，内治以消、托、补为主，外治讲究刀、针、药蚀等治法，反映了明朝以前我国外科学的重要成就。

《外科正宗·瘿瘤论》认为瘿瘤之所以为病，是由于五脏瘀血、浊气、痰湿停滞而成，并非阴阳正气郁结而肿。又将瘿病分为筋瘿、血瘿、肉瘿、气瘿、石瘿五种。

书中载录10余首治疗瘿病的方剂，尤以海藻玉壶汤最为著名，成为至今临床应用频率最多的瘿病基础方。方中以海藻（一钱）、昆布（一钱）、海带（五分）为君，在清热软坚，消肿散结的基础上配伍贝母、半夏、连翘化痰散结为臣药；青皮、陈皮疏肝解郁，当归养血，川芎活血，调理气血，养肝疏肝；独活祛风通络，皆是佐药。甘草反海藻，二药同用，使瘿散瘤消而不伤正。主治"通治瘿瘤初起，元气实者"。依据古法"病在上，食后服；病在下，食前服"之说，本方有"量病上下，食前、后服"之法。附有方歌"海藻玉壶汤青陈，翘贝芎归昆布评，半夏独活并甘草，海带煎来效有灵"以便后世记忆。

活血散瘿汤治在众多补血生血药中，应用昆布清热利水，软坚散结，治瘿瘤已成，气血虚弱者最佳。服药后宜饮小杯酒活血散瘀。有方歌流传："活血散瘿汤芎归，青皮芎半地黄随，参苓昆布丹皮草，红花肉桂木香催"。

另有清肝芦荟丸，治恼怒伤肝，致肝气郁结为瘤，遇喜则安，遇怒则痛者服此疗效佳。在川芎、当归、生地等祛风清热，滋阴养血药物的基础上，配伍清热利水，软坚散结的昆布以消瘿瘤。有方歌曰："清肝芦荟丸芎芍，昆布青连皂地黄，海粉还兼甘草节，当归加上共成方。"

**13. 明·张介宾《景岳全书》**

金元之后，明代许多时医继承河间、丹溪之学，各执一说，保守成方，多用寒凉攻伐，虽然薛己等温补理论已经兴起，但流弊未绝，景岳学说的产生正基于这一现实。作者张介宾首选《内经》《难经》《伤寒》《金匮》之论，博采历代医家精义，并结合个人学术见解及临床经验，于天启四年（1624年）著成《景岳全书》，共64卷。全书分为传忠录、脉神章、伤寒典、杂证谟、妇人规、小儿则、痘疹诠、外科钤、本草正、新方八略、新方八阵、古方八阵、妇人规古方、小儿则古方、痘疹诠古方、外科钤古方等16种。择取诸家精要，研精医理，剖析毫芒，操术明审。并系统阐论各科病证证治，阐发"阳非有余""真阴不足"及"人体虚多实少"等理论。对于命门、阴阳学说等均有独到的见解。如倡论阴阳原同一体和阴阳一分为二各论。主张补真阴之阳，认为善补阴者必于阳中求阴，善补阳者必于阴中求阳，创立左归、右归等法。治法以温补为宗旨，创制新方八阵详述其自创186首新方，制方通灵活变，有规可循。立论和治法颇多发挥，为后世所推崇。

书中收录治"项下卒结囊欲成瘿"的《肘后》治瘿方，《外台》昆布丸，以及治"三种毒瘿"的《济生》玉壶散。龚氏描述富碘中药海藻、海带、昆布皆性用略同，味苦咸，性微寒，善消颈项瘿瘤结核。因此龚氏在治肝经瘿瘤时所用的海藻散坚丸，方选海藻、昆布、龙胆草及小麦四味，研末炼蜜丸，临睡时含化效更佳。其自创的消瘿酒，亦以软坚散结的富碘中药昆布、海藻、海螵蛸为君，配伍行气药沉香以及燥湿祛痰的雄黄，共凑消瘿之效。

## 五、清代

清代前中期的医学发展，呈现出一个比较错综复杂的局面，中医学传统的理论和实践经过长期的历史检验和积淀，至此已臻于完善和成熟，无论是总体的理论阐述，抑或临床各分科的实际诊治方法，都已有了完备的体系，而且疗效在当时的条件下是卓著的，与世界各国医药状况相比略胜一筹。

清朝中后期闭关锁国政策越来越严厉，阻碍了西方文化的东渐和交流，浓厚的尊经风气使这一时期的医学停滞于既有的"完美"，而不能真正全方位地有所突破。西医传入的势头落下来，新鲜的知识和观念没有进入中医社会的机会，这种冲击在清代晚期显现得更为明朗。中医界在寻找多途发展，但时机还没有成熟。

**1. 清·张志聪《本草崇原》**

清初医家张志聪所著《本草崇原》是一部注释《神农本草经》的药学专著。全书共分三卷，约始撰于康熙十三年（1674年），著者张志聪殁而书未成，后由弟子高世栻续成。继而王琦访得副本，校刊后刻入《医林指月》丛书，时已在乾隆三十二年（1767年），以后续有翻刻。此书摘录《本草纲目》中本经药233味，（另有附品56种），作"崇原"之论，自序云"诠释《本经》阐明药性，端本五运六气之理，解释详备"，张氏在书中创立了五运六气之原，明阴阳消长之理的药气理论，阐明功效，解释详备。书中称瘿瘤是经脉不和而病结于脉外的颈下硬核，认为富碘中药海藻，味苦咸，性寒，主治经脉外内之坚结，可治疗瘿瘤结气。

**2. 清·汪昂《本草备要》**

《本草备要》是康熙三十三年（1694年）汪昂创作的古代中医药学著作，本书可视为临床药物手册，亦为医学门径书。作者以《黄帝内经》为纲，博采众长，取各类名家药物论述之精要，以药物理论指导临床药理、药性的研究及论述。全书共8卷，选取常用药剂470余种，主要取材于《本草纲目》和《神农本草经疏》，附图400余幅。书中记载海藻具有泻热，软坚痰，消瘿瘤之功效，引用《本草纲目》内容描述海藻，认为山东海域生海藻，分大叶海藻与马尾海藻两种，称其能够"消瘿瘤、结核、阴之坚聚，痰饮，脚气、水肿之湿热。消宿食，治五膈"。用法亦同《本草纲目》，但汪昂强调海藻其用在咸，因此不宜过洗。汪氏认为昆布产于山东登、莱二州，如绳索；产于闽越之地，叶大如菜。用时均需洗去咸味，功同海藻但强于海藻，能治水肿瘿瘤，阴㿗膈噎。含之咽汁。书中同样记载了海带，主治下水消瘿，功同海藻，形似海藻但比海藻粗，柔软且长。

**3. 清·吴谦《医宗金鉴》**

1739年，乾隆皇帝诏令太医院右院判吴谦主持编纂一套大型的汉医丛书。历时3年的时间，于乾隆七年（1742年）编辑完成，乾隆看后十分满意，赐书名为《医宗金鉴》。全书共 90 卷，15 个分册，即伤寒 17 卷，金匮 8 卷，名医方论 8 卷，四诊 1 卷，运气 1 卷，伤寒心法 3 卷，杂病心法 5 卷，妇科心法 6 卷，幼科心法 6 卷，痘疹心法 4 卷，种痘心法 1 卷，外科心法 16 卷，眼科心法 2 卷，针灸心法 8 卷，正骨心法 4 卷。全书采集了上自春秋战国，下至明清时期历代医书的精华。图、说、方、论俱备，并附有歌诀，便于记诵。本书实为历来医学丛书、全书中最精当、完备、简要而实用之一部。刊刻之后，受到广大读者欢迎，为中医临证重要读物，并成为清代医学标准教科书。《四库全书总目》称赞其"有图、有说、有歌诀，俾学者既易考求，又便诵习"。

书中收录了《外科正宗》治疗瘿病的海藻玉壶汤，组方用法均一致，唯方歌略有改动："海藻玉壶汤石瘿，陈贝连翘昆半青，独活芎归甘海带，化硬消坚最有灵。"较《外科正宗》更详尽地阐明了此方主治及功效。认为"瘿瘤诸证，用药缓缓消磨，自然缩小"。载录能"治风痰瘰疬，绕颈而生，无寒热"的海菜丸，宜经常服用，直至瘿消。附有方歌"海菜丸治风痰疬，海藻菜与白僵蚕，梅汤为丸如桐子，米汤送下病可痊"。

**4. 清·顾世澄《疡医大全》**

清·顾世澄出身于世医之家，行医 40 年，治人无数。顾氏竭力搜集古今名医方论，按《黄帝内经》精神，搜集名医议论，并附以顾氏按语及经验方药，分类编纂而成，计 40 卷，题为《疡医大全》。先后编写 30 年，成书于乾隆二十五年（1760 年）。顾世澄的《疡科大全》是古代中医外科学巨著，较之《证治准绳》《外科正宗》更为完备。此书广搜博采，资料丰富，辨证精详，施治准确，图文并茂。除了药物治疗之外，还介绍了多种手术疗法，其中包括麻醉、手术步骤、缝合止血、术后护理等。全书共 40 卷，150 余万字，涉及验方 127 首、秘方 59 首、效方 10 首。

顾氏沿袭《外科正宗》治瘿之法，初期元气实者，予海藻玉壶汤；久而元气虚者，琥珀黑龙丹。书中所载其他治瘿方剂也均有海藻、昆布等富碘中药的出现，收录了《外科正宗》中治疗因郁结而成瘿的清肝芦荟丸；《赤水玄珠》中"治五瘿极佳"的"破结散"。

顾氏所创的四海舒郁丸为后世常用，方选海蛤、海藻、海螵蛸、海带 4 种软坚散结的海洋类富碘中药，滚水泡去盐，配以柴胡、陈皮、佛手、赤芍舒肝解郁。顾氏称海藻、昆布能"去瘿瘤之外象"，认为二者能"消其五色之奇纹，妙在消痰而仍不损气，则胃气健而痰易化也"。

该书所载能治"五瘿六瘤"的"琥珀黑龙丹"，认为瘿瘤无论新久，即使穿破者仍有效。方用海带、海藻等富碘中药，配以散结消肿的天南星，行血止血的京墨、五灵脂、血竭、琥珀，行气止痛的广木香，活血通经的麝香。研细炼制成蜜丸，药丸外面包裹一层极薄的金箔，晒干密存。量病上下，食前后化服。

## 5、清·赵学敏《本草纲目拾遗》

古代中医药学著作《本草纲目拾遗》系清代医学家赵学敏于乾隆三十年（1765年）编著而成，时距《本草纲目》刊行已近两百年，是继李时珍《本草纲目》后，对药学的再一次总结。本书体例与《本草纲目》类似，全书共10卷，按水、火、土、金、石、草、木、藤、花、果、谷、蔬、器用、禽、兽、鳞、介、虫分类，除未列人部外，另加藤、花两类，并把"金石"部分为两部。该书除以补《本草纲目》之遗以外，又对《本草纲目》所载药物备而不详的，加以补充，错误处给予订正。全书共载药921种（包括附品药205种），其中新增716种为《本草纲目》所未载、161种为对《本草纲目》已收药物作补订。同时书中附有大量医方，多得自采访所记用药经验，简便有效，亦是赵学敏重视"串雅"走方郎中本色。

收录了《三因方》中以富碘中药海藻、昆布、海蛤为君药的破结散用以治疗五瘿（组方：海蛤、通草、昆布、海藻、龙胆、枯矾、松萝、半夏、麦曲），用法用量均与前人相同。

## 6. 清·沈金鳌《杂病源流犀烛》

清代《杂病源流犀烛》对瘿病的认识同明代医著基本保持一致，治疗上仍旧以保守治疗为主，用药多采取海藻、昆布、海带等富碘中药，较之前著作并无太大进展。本书为《沈氏尊生书》的重要组成部分。全书共30卷，成书于乾隆三十八年（1773年）春，卷首载有脉象统类、诸脉主病诗。作者沈金鳌，清代医家，其医学著作受其儒学思想影响较大。沈氏勤于著述，中年研习《黄帝内经》、仲景之学及仲景以下历代名家，互相参订，撰成《杂病源流犀烛》。本书在阐释杂病方面是为专著，按脏腑经络、风寒暑湿燥、内伤外感、面部身形各门统括诸种杂病，每门又分若干病证。述其原委，悉其形证，考其主治，因病用方，理法方药比较契合。

沈金鳌在《杂病源流犀烛·颈项病源流》中阐述道："瘿瘤者，气血凝滞，年数深远，渐长渐大之证。"认为气血凝滞是瘿瘤发病的病机。书中收录前人所述治瘰病马刀，一切瘿气的海藻溃坚丸（组方：神曲、半夏、海藻、昆布、龙胆草、蛤粉、通草、贝母、真松萝茶、枯矾）；通治一切瘿瘤的海藻丸（组方：海藻、川芎、当归、官桂、白芷、细辛、藿香、白蔹、昆布、枯矾、海蛤、松萝茶）、玉壶散（组方：海藻、海带、昆布、雷丸、青盐、广皮）；治瘿气常用方破结散（组方：神曲、海藻、昆布、龙胆草、蛤粉、通草、贝母、枯矾、松萝茶、半夏）、化瘿丹（组方：海带、海藻、海蛤、昆布、泽泻、连翘、猪靥、羊靥）、人参化瘿丹（组方：海带、海藻、海蛤、昆布、泽泻、连翘、猪靥、羊靥、人参）、白头翁丸（组方：白头翁、昆布、通草、海藻、连翘、元参、桂心、白蔹）、消瘿散（组方：海马酒炙、海带、海藻、煅海红蛤、海螵蛸、昆布、石燕）、含化丸（组方：煅海蛤、海藻、海带、昆布、诃子、瓦楞子、文蛤、五灵脂、猪靥）等。

独创沈氏瘿囊丸，方中雄黄燥湿祛痰，昆布、海蛤清热利水，软坚散结，配以行气消肿化痰的青木香、槟榔、白蔹、半夏及白芥子，加之肉桂心温经通脉，寒温并用，润燥兼施。组方去痰泻火散瘿，用以治疗瘿病。

**7. 清·张秉成《本草便读》**

鉴于历代本草著作虽汗牛充栋，但多有批阅之繁及记诵之难，遂于光绪十三年至二十四年（1887—1898年），张秉成参阅数十家本草文献，朝夕研究，将常用药物以"排偶俚言"编撰而成一本适合初学中药者研读的简便入门著作《本草便读》。《本草便读》全书共四卷，载药590种，按《本草纲目》分类法分为24类，附药图354幅。张秉成在《本草便读》中形容海藻为"咸寒润下之品"，认为"软坚行水，是其本功"，可治一切瘰疬瘿瘤顽痰胶结之证。

含富碘中药的复方治疗瘿病也有悠久的历史并取得了较好的疗效。早在晋代，著名医家葛洪就开始应用海藻、昆布等富碘中药防治瘿病。唐代孙思邈《千金要方》记载了10余首治疗瘿病的方剂，其中多以五瘿丸：海藻、昆布、海蛤、龙胆、通草、矾石、松萝、麦曲、半夏为基础方加减应用。以石、气、劳、土、忧五瘿分证论治。其中海藻、昆布等富碘中药应用最为频繁。王焘《外台秘要》记载了30余首治疗瘿病的方剂，均运用海藻、昆布、海蛤等富碘中药为基础方进行论治。宋代陈无择《三因极一病症方论》应用破结散主治瘿病，方中以海藻、海蛤、昆布软坚散结为君药。日本丹波康赖所著的《医心方》对瘿病的治疗论述的尤为全面，而且所记载的方剂仍以海藻、昆布等富碘中药应用最多。明代陈实功《外科正宗》记载了10余首治疗瘿病的方剂，尤以海藻玉壶汤最为著名，成为至今临床应用频率最多的瘿病基础方。龚廷贤《寿世保元》、孙志洪《简明保》、孙一奎《赤水玄珠》虽记载方剂不多，但对海洋类富碘中药的应用却最多，包括海藻、昆布、海蛤、海带、海螵蛸、海螺。清代顾世澄《疡医大全》的四海舒郁丸最为著名，方选海蛤、海藻、海螵蛸、海带4种海洋类富碘中药软坚散结，运用柴胡、陈皮、佛手、赤芍舒肝解郁，也正因此得名四海舒郁丸。此方兼顾情志失调与地理环境对瘿病的影响，采用了调理情志加补碘的方法，可谓面面俱到。沈金鳌《杂病源流犀烛》载方很多，除了应用大量富碘中药，还运用了猪羊甲状腺。上述10位古代医家10部著作中记载的64首方剂富碘中药的使用规律总结：由于瘿病是颈前喉结两旁结块肿大的一类病症，故64首方剂均采用了软坚散结药。在64首方剂中超过了70%的方剂选用了海藻、昆布这样的富碘中药，充分说明了古代医家对缺碘与瘿病的发生的关系有充分的认识[79]。

**参考文献**

[1] 高天舒. Graves病治疗新选择：碘和富碘中药复方 [J/OL]. 医师报, 2020. 2. 20. 第633期.
[2] 郑玄, 周礼注. 十三经注疏（影印本）[M]. 北京：中华书局, 1980.
[3] 姬昌, 曾凡朝. 周易 [M]. 武汉：崇文书局, 2015：328-332.
[4] 毕沅. 夏小正考注 [M]. 北京：中华书局, 1985.

## 第二章 古医书籍中对富碘中药的论述

[5] 汉·孔安国（传），[唐] 孔颖达（正义）. 尚书正义 [M]. 上海：上海古籍出版社，2007.
[6] 唐·孔颖达. 毛诗正义. 十三经注疏本 [M]. 北京：北京大学出版社，2000.
[7] 傅维康. 中国医学通史 [M]. 北京：人民卫生出版社，2002.
[8] 孟玺，王振国，杨金萍，等.《诗经》本草名物考述 [J]. 医学与哲学：A，2018，39（2）：80-82.
[9] 周一谋. 阜阳汉简与古药书《万物》[J]. 中医药文化，1990（1）：36-38.
[10] 江陵张家山汉简《脉书》释文 [J]. 文物，1989（7）：72-74.
[11] 高大伦. 江陵张家山汉简《脉书》病名考释 [J]. 四川大学学报（哲学社会科学版），1992（4）：91-101.
[12] 朱鹏举.《黄帝内经》疾病总览及辨疑 [D]. 辽宁中医药大学，2012.
[13] 朱玲.《万物》与《五十二病方》的药物学比较 [J]. 中医药学报，2007（5）：49-50.
[14] 赵光树，余国友.《武威汉代医简》与《五十二病方》的药物学比较研究 [J]. 中国中药杂志，2000（11）：54.
[15] 周一谋. 阜阳汉简与古药书《万物》[J]. 中医药文化，1990（1）：36-38.
[16] 尚志均，校注. 神农本草经校注 [M]. 北京：学苑出版社，2008：3.
[17] （南朝梁）陶弘景. 名医别录 [M]. 尚志钧，辑校. 北京：人民卫生出版社，1986.
[18] 管锡华，译注. 尔雅 [M]. 北京：中华书局，2014.
[19] 柯德媛. 从地理角度谈《博物志》的文献意义 [J]. 中国地名，2018（9）：12-13.
[20] 晋·张华撰，范宁校正. 博物志校正 [M]. 北京：中华书局，1980.
[21] 田芮凡，梁永宣.《医心方》所引《葛氏方》成书年代考论 [J]. 北京中医药大学学报，2018，41（12）：978-982.
[22] 葛洪. 肘后备急方影印本 [M]. 广州：广东科技出版社，2012.
[23] 晋·皇甫谧撰. 王晓兰点校. 针灸甲乙经 [M]. 沈阳：辽宁科学技术出版社，1997：97.
[24] 西晋·陈寿撰. 三国志 [M]. 郑州：中州古籍出版社，1996.
[25] 王子谟，王晓萍. 范汪与《范汪方》勾沉 [J]. 中医文献杂志，1994（3）：1-4.
[26] 魏·吴普. 吴普本草（辑佚本）[M]. 北京：人民卫生出版社，1987：86.
[27] 陈美燕.《雷公炮炙论》写作年代分析 [J]. 淮海医药，2006，24（4）：339.
[28] 成莉.《雷公炮炙论》张骥辑本研究 [J]. 中华医史杂志，2010，40（3）：162-164.
[29] 雷敩. 雷公炮炙论 [M]. 上海：上海中医学院出版社，1986：11.
[30] 小曾户洋.『小品方』序说—现存した古卷子本 [J]. 日本医史学杂志，1986.
[31] 李经纬，胡乃长.《经方小品》研究 [J]. 自然科学史研究，1989，8（2）：171-178.
[32] 马继兴.《小品方》残卷研究 [J]. 中国医药学报，1986（3）：47-50.
[33] 晋·陈延之著，高文柱辑校：《小品方》[M]. 天津：天津科学技术出版社，1983.
[34] 韩国正. 中日医学文献中的《僧深方》研究 [D]. 中国中医科学院，2012.
[35] 王凤兰.《释僧深药方》的辑佚与整理研究 [J]. 中国中医基础医学杂志，2004（12）：60-62.
[36] 日·丹波康赖著. 医心方 [M]. 浅仓屋藏版. 北京：人民卫生出版社，1993.
[37] 陶弘景. 本草经集注 [M]. 上海：群联出版社，1955：33-35.
[38] 石雨.《备急千金要方》医学名物词研究 [D]. 北京中医药大学，2014.
[39] 唐·孙思邈. 备急千金要方 [M]. 人民卫生出版社，1955.
[40] 黄昆，庄海娜，钱婧，等.《千金翼方》中药症治疾病谱浅析 [J]. 中医药学报，2018，46（4）：74-76.
[41] 唐·孙思邈. 千金翼方 [M]. 焦振廉，校注. 北京：中国医药科技出版社，2011：1.
[42] 张新悦，王莹.《新修本草》的现代研究进展 [J]. 中国现代中药，2019，21（3）：399-403+408.
[43] 苏敬. 新修本草影印本 [M]. 合肥：安徽科学技术出版社，1981.
[44] 宋林强，张水利.《本草拾遗》伏鸡子根的本草考证 [J]. 中药材，2018，41（9）：2241-2243.
[45] 唐·陈藏器撰. 尚志钧.《本草拾遗》辑释 [M]. 合肥：安徽科学技术出版社，2003：69-100.
[46] 黄妙玲.《外台秘要》中医外治文献整理研究 [D]. 北京中医药大学，2003.
[47] 王焘. 外台秘要方 [M]. 东洋医学善本医学丛书：第一辑. 东京：オリエント出版社，1982.
[48] 张志，李艳青，陈金秀. 孟诜和《食疗本草》[J]. 中医药学报，1995（6）：9-10.
[49] 唐·孟诜著，（唐）张鼎增补，郑金生、张同君译注. 食疗本草译注 [M]. 上海：上海古籍出版社，2009.

[50] 尚志钧. 对《药性论》作者及成书时间的讨论 [J]. 安徽中医学院学报, 1992 (2): 57-58.
[51] 樊一.《海药本草》成书年代及作者之疑 [J]. 中医杂志, 1983 (9): 80.
[52] 尚志钧. 李珣及其《海药本草》小考 [J]. 江苏中医杂志, 1982 (5): 45.
[53] 李珣. 海药本草 [M]. 尚志钧. 辑校. 北京: 人民卫生出版社, 1997.
[54] 尚志钧. 日华子和《日华子本草》[J]. 江苏中医, 1998, 19 (12): 3-4.
[55] 吴佐忻.《日华子本草》辑释本补谈 [J]. 中医药文化, 2006, 1 (2): 27-28.
[56] 刘雅芳, 闫冠韫. 中国官修本草的历史考证 [J]. 西部中医药, 2018, 31 (2): 44-47.
[57] 卢多逊, 李昉. 开宝本草 [M]. 尚志钧, 点校. 合肥: 安徽科学技术出版社, 1985: 217.
[58] 田文敬. 略论宋代医著《太平圣惠方》学术特色 [J]. 上海中医药杂志, 2006, 40 (8): 55-56.
[59] 王怀隐. 太平圣惠方 [M]. 北京: 人民卫生出版社, 1958: 3142.
[60] 徐珂. 清稗类钞·孙石芝论藏书之要 [M]. 北京: 中华书局, 2010: 4204.
[61] 王苏萍, 施仲安. 略论苏颂《本草图经》的学术成就 [J]. 南京中医学院学报, 1990, 6 (4): 55-57.
[62] 苏颂. 本草图经 [M]. 尚志钧. 辑校. 合肥: 安徽科学技术出版社, 1994.
[63] 唐慎微. 重修政和经史证类备用本草 [M]. 北京: 人民卫生出版社, 1982.
[64] 寇宗奭. 本草衍义 [M]. 北京: 人民卫生出版社, 1990: 130.
[65] 赵佶敕. 圣济总录 [M]. 郑金生等校点. 北京: 人民卫生出版社, 2013: 643.
[66] 陈言. 三因极一病证方论 [M]. 北京: 人民卫生出版社, 1983: 111.
[67] 宋·严用和. 重辑严氏济生方 [M]. 北京: 中国中医药出版社, 2007.
[68] 温长路. 对张子和及其《儒门事亲》的考辨 [J]. 光明中医, 2012, 27 (1): 1-5.
[69] 张子和. 儒门事亲 [M]. 邓铁涛, 赖畴, 整理. 北京: 人民卫生出版社, 2005: 35-284.
[70] 罗文基, 黄丽娟, 王继红.《汤液本草》表里经用药解析 [J]. 中国实用医药, 2012, 7 (12): 206-207.
[71] 王好古. 汤液本草 [M]. 北京: 中国科技医药出版社, 2011: 2.
[72] 李东垣. 珍珠囊补遗药性赋 [M]. 上海: 上海科学技术出版社, 1959: 7.
[73] 胡树毅. 文献视阈下的少数民族医药典籍价值探析——以《饮膳正要》为例 [J]. 长春师范大学学报, 2020, 39 (3): 78-79.
[74] 忽思慧. 饮膳正要 [M]. 北京: 人民卫生出版社, 1986.
[75] 朱丹溪. 丹溪心法 [M]. 北京: 中国中医药出版社, 2008: 14-23.
[76] 付时: 即十二个时辰, 现在所说的 24 小时。
[77] 㿗: tuí, 阴病, 男子阴器至少腹急痛
[78] 甑读 zèng, 古代炊具。箅读 bì, 把谷物放在支架上蒸煮。
[79] 崔鹏, 高天舒. 常用软坚散结中药及复方碘含量的测定 [J]. 中华中医药学刊, 2007, 25 (7): 1396-1398.

# 第三章 碘治疗甲状腺疾病近代史

18世纪，西欧兴起的启蒙运动开始挑战基督教会的思想体系，西方的思想得到了萌芽和空前解放，科学技术的进步与发展也日新月异并感染到社会的各个层面。1756年，欧洲列强之间的对抗带来了长达7年的战争，火药使用量的增加使得其制备原料硝酸钾的需求量大幅增加，而碘元素的发现便是制备硝酸钾的副产物。伴随着碘工业用途的兴起，碘的医学用途逐渐也为人所知。现在我们知道碘与甲状腺疾病的发生发展密不可分。在全球食盐加碘化之前，碘缺乏导致的甲状腺肿一直是困扰世界的问题。西方曾采用内服烧焦海绵灰的做法来治疗甲状腺肿，但其主要成分是碘的这一秘密，直到碘元素发现8年后才得以揭晓。而后日内瓦医师Jean Francois Coindet首次将碘酊用于缺碘性甲状腺肿的治疗。1840年德国的von Basedow首次明确提到应用碘剂治疗"突眼性甲状腺肿"。1851年，伴随着伦敦海德公园水晶宫的落成和首届万国博览会的盛大召开，10家制药公司生产的碘剂及含碘化合物在此展出，由此拉开了碘剂大规模用于医疗用途的序幕，而碘用于甲状腺疾病的治疗，也随着技术的不断发展而产生对其不同的认识。

## 一、碘元素的发现

像其他许多科学进步一样，碘的发现是在战争需要和压力下应运而生的。十九世纪初，法国遵从拿破仑的雄心勃勃的梦想，几乎对所有邻国发动战争，因此法国需要大量火药来完成这项工作。但是当时的战争局势导致法国被普鲁士和奥地利的军队束缚在陆地上，并被英国海军在海上封锁，这导致制造火药所必需的化学物质的供应链被切断，这些化学必需品之一便是硝石[1]。

硝石，又称焰硝、钾硝石等，其主要成分为硝酸钾。无色、白色或灰色结晶状，有玻璃光泽。硝石常用来制黑火药、导火索、玻璃、火柴、烟火，也用做肥料（钾肥、氮肥）和实验室分析试剂等。在我国古代硝石广泛用于炼丹术和医疗，东汉时成书的《神农本草经》上所记载的"能化72种石"的"朴消"，根据它的"化石"性质，大概就是硝石。

硝石是所有硝酸盐中最易溶解的，首次在中国被观察到——冷/热、潮湿/干燥交替气候会使土壤表面形成硝石[2]。在中世纪的欧洲，硝石可存在于稳定的谷仓的石墙上，并以类似于棉花簇状的形式生长。研究表明，这种形式的硝石$KNO_3$的纯度很高，通常大于95%[3]。硝石的挖掘者们很快学会了在马厩、鸽子棚、肥料堆和谷仓附近的土壤中开采硝石（因为这些区域的氮元素和细菌含量较高）。随着对硝石需求量的不断增加，硝石种植园（又称硝石精炼厂、硝化厂）应运而生。

硝石处理厂的经营者们首先在反应体系中下方铺撒一层石灰，然后将粪便、肥料、垃圾、尸体和其他有机材料覆盖在石灰上，定期将"喝葡萄酒或烈性酒"的人的尿液倒入反应体系中浸泡，硝石厂的经营们需要有能力忍受反应过程中令人难以置信的恶臭[2]。几个月后，进入硝石的提纯与开采阶段，硝石挖掘者们挖掘大量富含硝酸根（$NO_3^-$）的土壤，然后将土壤的水洗液与海藻灰分反应、过滤、煮沸浓缩，冷却后生成白色晶体状的硝石。今天我们已经熟悉了这个化学过程，反应体系中投入的粪便、肥料、垃圾等有机材料可释放氨气，同时被氧化成硝酸盐[4]。而体系中的生石灰可以维持硝化细菌适宜的 pH（7~8）。接着体系中的硝酸钙与钾盐反应（通常为碳酸钾），碳酸钙沉淀析出同时生成硝酸钾，化学方程式为：$Ca(NO_3)_2(aq) + K_2CO_3(aq) \rightarrow CaCO_3\downarrow(s) + 2KNO_3(aq)$

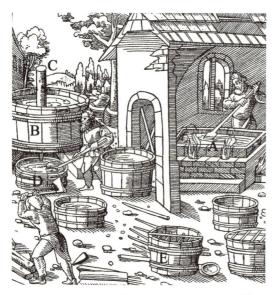 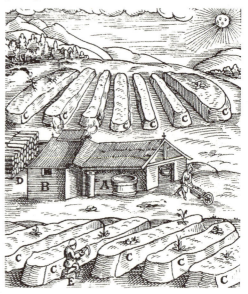

图 3-1　棚子中硝石的提炼过程（1556 年）[6]。"成熟的"土壤被浸入桶中（B）；过滤后的溶液通过塞子（C）排入收集桶（D）。将该滤液在炉床（A）上浓缩，然后倒入带有插入的铜棒的结晶桶（E）中，随着溶液的冷却，硝石在其表面完成结晶

图 3-2　硝化厂的工作方式如 1598 年的木刻所示[5]。一排山丘（C）充满了肥料、垃圾、土壤、血液、灰烬和石灰，并定期用尿液浸泡。含氮化合物释放出氨，氨被氧化成硝酸盐。大约 1 年后，"成熟"的硝石床在"精炼厂"加工（B 处的工棚）。水桶（A）收集雨水。木条（D）被用作棚里炉子的燃料。硝石矿的挖掘者们会取走"成熟的土壤"进一步加工

17 世纪英国开始通过东印度公司直接从印度进口价格便宜的硝石，其价格仅为国内成本的 25%[2]。但法国由于英国的封锁无法进口硝石来生产火药，只能继续依赖本国的硝化厂生产，同时需要从荷兰以高昂的价格购买部分硝石以满足国

内供应。路易十六（1752—1793年）在1775年成立了火药管理局，而后迅速提高了硝石的产量并改善了火药的制造工艺[7]。这种硝石的自给自足在法国大革命战争（1792—1802年）和拿破仑战争（1803—1815年）封锁法国期间显得尤为重要。

而碘元素发现者——Bernard Courtois的工作正是在巴黎附近的一个人工"硝石种植园"中从事硝石的生产。硝石生产的关键是必须有足够的钾盐供应，海藻燃烧后的灰烬中含有碳酸钾，而Courtois正是以海藻灰化后的灰烬为原材料来生产$KNO_3$的。当时所使用的海藻在法语中被称为 varec，varech，或 vareck，而在英语中被称作 wrack（漂积的海草），更常被称作 kelp（海带、大型褐藻）[1]。

Bernard Courtois于1777年2月7日出生于法国第戎，是Jean-Baptiste Courtois和Marie Bled的儿子，在家里七个孩子中排行第四[8]。在Courtois出生的时候，他的父亲是Louis-Bernard Guyton de Morveau（1737—1816年）在Académie de Dijons开设的化学课程的准备人员（负责学生的实际工作）[9]。第戎学院始建于1736年，最初这个学院设置在一家酒店里，而最开始Courtois的父亲在这家酒店从事侍从的工作。当这个酒店出售之后原址改建为第戎学院，Courtois的父亲向盖顿·德·莫尔维申请在第戎学院工作，并被聘用为他的实验室助手[10]。Courtois的父亲工作非常认真勤奋，很快就晋升为化学课程的准备人员。之后他投身于食醋的制作，由于他使用玻璃和黏土器皿蒸馏而不是通行的铜器皿蒸馏加工工艺，使得他生产的食醋纯度很高而广受欢迎。食醋的生产是第戎的一项重要生产活动，是著名的第戎芥末生产的一部分。Courtois的父亲是一个聪明的商人，除了食醋外，他还生产碳酸盐水，油墨，不同的化工材料，胶合剂，白色油漆。他还想到用氧化锌代替地窖涂料中使用的碳酸铅，因为氧化锌可以不被硫化物熏黑而保持白色[11]。

1777年，勃艮第火药和硝石委员会Guyton de Morveau和Champy成立了一个协会并建立了一个生产人工合成硝酸钾的工厂。1780年，在Courtois父亲的监督下，该工厂落成并投产。最终Courtois的父亲买下了硝石产区并辞去了他在第戎学院的工作，他成功的生产出硝石并因此变得十分富有[8]。图3-3、图3-4所示为硝化厂旧址及Courtois在法国第戎的住所[4]。

我们可以看到，Courtois是在这样充满化学学术氛围的家庭环境中成长起来的。Courtois的父亲曾经让他在法国勃艮第大区欧塞尔市的药剂师Frémy手下做了三年的学徒。学徒期结束后，他的教父Bernard Maret把他带到巴黎，在那里，Guyton de Morveau（早年间第戎学院为Courtois父亲提供工作）是巴黎综合理工大学的院长，在他科学职业生涯的巅峰时期，Gayton de Morveau把Courtois安排到Francois Fourcroy（1750—1809年）的实验室工作[11]。

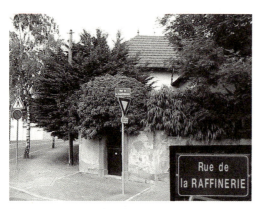

图3-3 这是第戎曾经最大和最古老的（1582年）硝化精炼厂 Raffinerie des argentieres 的所在地，目前此地是一个居民区，没有任何迹象能看出此地原来曾是硝化厂。在19世纪初，每个城市都建有数个硝化厂。当时 Courtois 经营的硝化厂在图中所示位置以北600米。放大后的路牌译为"硝化厂街"

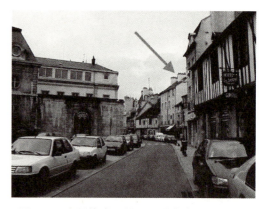

图3-4 法国第戎（位于巴黎东南250公里）的 Rue Monge 街南视图。第戎学院为画面左侧的建筑物；而马路对面箭头所表示的建筑物就是 Courtois 出生的地方（Rue Monge 街78号）。第戎学院成立于1725年，并于1772年移至 Rue Monge（此时，这条街名为 Rue Ponternant）

Francois Fourcroy 在法国大革命的各个阶段对化学的研究、教学和工业应用起到了关键作用。他结合了自己的医学知识和化学知识，将化学与生理和病理现象之间联系起来，被认为是现代病理学的奠基人。同时他是第一个将定量分析应用于有机化学，显示醚和乙醛之间的差异，彻底分析尿路结石的化学性质并发现尿素的人。Fourcroy 也是革命的支持者，在建立新的教育体系以及建立最重要的高等教育机构（如理工学院和医学院）方面起着决定性作用[12]。

1799年，Courtois 被召集为陆军医院的药剂师，尽管他没有相关的药剂师文凭，但他完成了多项任务（成立于1794年的卫生学校负责准备适合陆军需要的人员，并仅在1798年之后才开始颁发能力证书）。在陆军医院工作一年后，Courtois 进入了 Louis-Jacques Thénard（1777—1857年）的实验室[11]。

Louis-Jacques Thénard 是硼元素和钴蓝颜料的发现者[13]，在 Fourcroy 去世6年后成为了巴黎综合理工大学的化学学会主席，介于他对法国科学教育的重要影响，他的名字也是被雕刻在埃菲尔铁塔上的27位法国名人之一。

1802年左右，他加入了 Armand Séguin 实验室（1767—1835年），成为鸦片研究小组的成员。在执行相关的研究任务时，Courtois 分离出一种具有碱性反应且能够与碱结合的晶体材料，该物质是第一个已知的生物碱——吗啡。Courtois 发现吗啡具有碱性，但不能进一步确定其是否是由于其制备所用的试剂（氨）或该化合物的性质所致[14]。1804年12月24日，Séguin 向研究所传达了他的合作者的回忆录，仅10年后，该回忆录就被并入了该研究所的年鉴，但当时他的发现并未引起学术界的重视[15]。直到1816年Friedrich Wilhelm Sertürner发表了关于鸦片研究的论文,并毫不犹豫地宣称Séguin享有发现鸦片的优先权[11],但是Séguin的工作确实是Courtois的研究成果。

由以上的Courtois的人生经历我们可以发现,Courtois借助他父亲的熏陶和人脉,在化学领域结识了很多权威的科学家,也有很多科研成果,但尽管他对化学足够了解,却依然没有成为一名非常有名的科学家。Toraude认为这是因为Courtois缺乏自信,同时缺乏包括中学阶段正规而系统的教育。因此,他对吗啡犯下的错误与以后对碘犯下的错误相同——他没有将研究一直坚持下去,同时也没有对外界宣扬自己发现的主张[16]。

1804年Courtois终止了在理工大学的学习,该学校被拿破仑要求进行军事化改造。Courtois与Séguin分道扬镳。在法国大革命后,Séguin成为所有革命军队的官方皮革供应商,变得非常富有,而最终拿破仑强迫他归还一部分财产,并在帝国陷落之前被判入狱。而Courtois则继承家业,追随他的父亲参与硝石的生产[11]。1810—1821年Courtois也开始在巴黎定居下来经营自己的硝石业务,而就在这期间他发现了碘,见图3-5。1808年,Courtois与巴黎一名理发师的女儿Madeleine-Eulalie Morand结婚,他们唯一的儿子Louis于1816年出生,并于1866年以单身汉的身份去世[11]。

离开Séguin的实验室后,Courtois用他已经开发的生产方法为基础建立了硝化工艺,并继续对其进行了重大改进。在这里,他通过将硝酸钙与从海藻中得到的苏打来大规模制备硝酸盐。"varech"这个单词通常是指生活在低深度海洋中的潮汐留下的所有植物。这个词有很多解释,例如,据说它来自一个古老的诺曼语单词,起源于英语"wrack"(漂积在海岸的海草)。也有人说它起源于斯堪的纳维亚语,字面意思是被大海抛下,见图3-6。这两种解释之间的差异是明显的,但意义仍然相近。在Courtois的时代,这个词被写作"varech"或"varec"。varec这个词也表示用它制备的苏打水[8]。

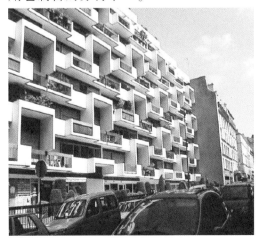

图3-5 这是巴黎东北部的圣安布罗伊街(Rue Saint-Ambroise)向北的景色。Courtois的在巴黎的住所和硝化厂也就是他发现碘的地方在画面左侧。此处现在的地址是Saint-Ambroise31号(旧地址是9号),现在这里是一处现代公寓的所在地。硝化厂占地约为10000m$^2$
(图片来源:Tatsuo Kaiho. Iodine Chemistry and Applications, 1$^{st}$ edition [M]. New Jersey: John Wiley & Sons, lnc, 2015: 202.)

由于拿破仑战争（1803—1815 年），导致钾肥稀缺，Courtois 求助于从布列塔尼和诺曼底海岸进口的藻类植物，Courtois 使用的植物是褐藻，尤其是低潮时会沉积在海岸上的岩藻；goémons（海藻）包括各种岩藻和海带，这取决于收集它们的海水深度。生产过程非常简单。首先将藻类在收集地点焚化，并将灰分送到工厂进行浸洗。焚化是在沿岸地面开挖的纵向坑中进行的，矿坑的底部被平坦的石头覆盖着，并向其中添加已经干燥的藻类。整个批次充分燃烧形成的灰烬在热熔和揉搓后形成了富含钾盐和钠盐并含有一定量碘化物和溴化物的海藻苏打粉，优质苏打粉中碘含量为 0.8%~1.0%[1,8]。

在灰分的浸洗步骤，由于海藻灰受到水的作用，可溶成分溶解，浸出物浓缩蒸发，氯化钠先沉淀，氯化钾和硫酸盐后沉淀。此时，母液的密度约为 55°Bé，其中含有钠和钾的碘化物、未结晶的氯化钠、硫酸钠和碳酸盐、氰化物、多硫化物以及在煅烧过程中硫酸盐还原产生的亚硫酸盐和次亚硫酸盐。像其他的制造商一样，Courtois 也使用硫酸来除去硫的衍生物。1811 年末，他观察到用硫酸处理后，硝石的母液生成结晶残留物，该残留物具有在加热作用下产生紫罗兰色蒸气的显著特征，并在室温下具有金属外观。除了紫罗兰色的蒸气，他还注意到生产过程中使用的加热的铜制容器会迅速穿孔。以上这两个观察是在 1812 年进行的[8,17]。

Courtois 的好奇心被这一发现所激起，并对这种新物质做了一些初步试验。他发现它在 70℃ 左右升华，产生紫罗兰色蒸气，不受高温、碳和氧的影响。另一方面，它与氢反应形成类似酸的物质，这点与磷相类似。碘还可以与氧化物结合，生成可溶于水的产物。法国著名的化学家后来描述称："在海藻苏打当中，硫化物含量很高，碘处于酸状态；只有在硫化物被处理掉时，碘才出现在这些苏打的母液中[18]。"今天我们都知道，热量和硫酸的共同作用可以使氢碘酸的碘离子被氧化为碘单质，而紫罗兰色的蒸气其实就在象征着碘的存在，但这一现象的原因在当时还未知。

Courtois 其实希望继续他的研究，但是他的实验设施和条件有限，此外他对于自己的发现并不是很自信，同时他的硝石生产业务也并没有为他留下足够的空闲时间展开研究。因此，在 1813 年，他向两位曾在第戎结识的伙伴求助，他们是化学制造商兼政治家 Charles-Bernard Desormes（1777—1862 年）以及音乐学院的医师、化学家兼教授 Nicolas Clément-Desormes（1779—1842 年）来继续完成他的研究。1813 年 11 月 29 日，Clément 以 Courtois 的名义向研究所介绍了新元素的发现[19]（图 3-7）。同年 12 月 6 日和 12 月 20 日举行的两次会议中，法国著名化学家 Gay-Lussac 研究了新物质与其他元素之间的关系，同时考虑到碘升华的颜色，最终参考希腊单词 "ioeidhz"（意为紫罗兰色）命名了新物质 iode。

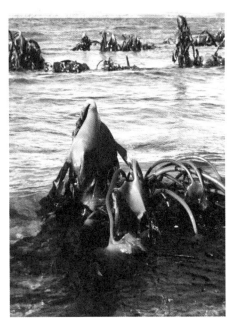

图 3-6 海岸边漂积的藻类植物　　图 3-7 Courtois 发现的碘的历史性出版物

(图片来源：Küpper FC, Feiters MC, Olofsson B, et al. Commemorating Two Centuries of Iodine Research: An Interdisciplinary Overview of Current Research [J]. Angewandte Chemie International Edition. 2011, 50 (49): 11598-11620.)

Gay-Lussac 的研究成果包含在三部著作中，第一篇题为《由 Courtois 发现的物质形成的新酸》，于 1813 年 12 月 6 日在研究所发布[18]；第二篇是次年 12 月 20 日在研究所发布的有关碘和氧的结合的注释[20]。《碘的前世今生》于 1814 年 8 月 1 日在研究所发布[21]。最后一部回忆录于 19 世纪末被选为科学著作的典范，共有 155 页，被评价为"有史以来关于单一元素及其最重要化合物的第一部也是最好的专著之一，它已成为后来许多研究的范例。"

就在碘的研究方兴未艾之时，碘的发现者 Courtois 就没有那么幸运了。Courtois 是一个非常善良和诚实的人，他毫无保留地向他的伙伴们慷慨地分发碘的样品，其中就有当时法国最杰出的化学家 Gay-Lussac 和 Ampère[21]。当时正处于英法交战的历史背景下，但是战争是士兵和水手的事，而学术界则一直保持密切的交流。英国的化学家 Davy 因为学术交流希望穿越法国前往意大利，一直热衷科学的拿破仑立刻下令签发护照[1]。Davy 抵达法国后，Courtois 的好朋友 Clément 认为最好向 Davy 展示碘的样品让其协助分析，而 Ampère 也对 Davy 访问法国表示欢迎，同时也提供了碘的样品。Davy 对这种新材料的特殊性印象深刻，由于 Davy 在巡回访问的时候总是随身携带一个紧凑的移动实验室，又称之为"便携式化学反应装置"，所以他很快就对碘进行了细致的研究，并向英国科学院常任秘书 Georges Cuvier（1769—1832年）寄出了一封关于"Courtois 在海藻盐发现的新物质"的信。这封信是 1813 年 12 月 13 日在研究所读到的，Davy 报告了他关于这种新材料与钠、钾、金属和某些气体结合的实验结果，并证实了 Gay-Lussac 前期研究的一些结论[18]。Davy 经过 8 天艰苦的实验工作，他得出结论：碘是一种简单的物质，磷作用于碘上所获得的酸是一种氢化化合物。

在写给他的兄弟 John 的另一封信中提到（1814 年 3 月 18 日）："碘的发现在萌芽状态下存在了两年。我去了巴黎，Clément 要求我检查一下这种新的物质，他认为这是一个化合物，由盐酸产生[22]。我对这个物质研究了一段时间，确定它是一种新的化合物，当它与氢结合时会产生一种特殊的酸[23]。我找到了 Gay-Lussac、Ampère 和其他化学家，从他们的仆人口中得知他们像对待钾和硼一样对待碘的化学特性，我寄给皇家学会的《大事记》经 Clément 批准后写成，在《自然》杂志上发表的述评确立了我的优先权（1813 年 12 月 12 日出版）。"William Nicholson（1753—1815 年）和 Alexander Tilloch（1759—1825 年）指导的英国杂志以讽刺的方式报道了他的结论："看来碘化物是在大约两年前被发现的，但是在法国的科学家很可悲，直到我们的英国科学家到达法国，碘的研究才被发表[24]。"Davy 在研究所进行首次交流后，因为其仓促的第一批研究结果的发表以及他对英国期刊的灌输，这使业界认为 Davy 享有碘元素发现的优先权，但是这激怒了 Gay-Lussac，两人之间爆发了有关碘元素发现优先权的争夺战，Gay-Lussac 认为 Davy 的言论应当从事实角度出发，但他同时也对自己的研究进度缓慢而感到懊恼，毕竟自己在两年前就拿到了碘的样品，并且已经证明了其基本性质，但可惜的是，他一篇论文也没发表。

除了碘的化学研究，在寻找用于生产碘的最佳原材料方面，人们同样充满了高涨热情。Henri-François Gaultier de Claubry（1792—1878 年）与 Courtois 处于同一时代。他在 1814 年对不同藻类中碘的含量进行了调查，并根据含碘量的不同依次进行排序，分别是阔叶巨藻（糖昆布）、掌状海带（掌状昆布）、锯状岩藻、墨角藻、岩衣藻和蔓藻。掌状海带（掌状昆布）碘含量最高，蔓藻的碘含量最低[25]。Gaultier de Claubry 建议通过干燥、研磨和硫酸处理直接从海带中提取碘。他指出，该种方法将避免处理海藻母液的漫长程序。他还提到，从海藻中得到的糖类与从甘蔗中得到的糖完全不同，但似乎与从洋葱中得到的糖相似，而今天我们已经知道海藻中含有的是甘露糖而不是葡萄糖。Gaultier de Claubry 还与 Séguin 一起发现了淀粉和碘反应会呈蓝色，他们声称碘以碘化钾的形式存在于藻类植物中[8]。

在发现碘之后，Courtois 在 Charles-Bernard Desormes（1777—1862 年）和 Nicolas Clément-Desormes（1779—1842 年）的帮助下，寻找了一种实用的方法来大

量提取碘。为此，他考虑使用氯通过 $2KI+Cl_2=KCl+I_2$ 的化学反应来分解用硫酸精制的煅烧褐藻母液来大量的制备碘。该反应过程在容量为 100~250 L 的黏土容器中进行，该容器配有三根管，一根用于输入氯气，另一根用于排出氯气，第三根用于混合。这样的生产方式可以产出潮湿的粗碘，之后将碘升华并转化为碘化物[8]。

当 Courtois 发现的碘以日新月异的速度研发和应用时，他却命运多舛。1815 年，法国港口开放，伴随港口开放的是大量进口商品的涌入，其中就包括来自印度的硝石，这些硝石数量多、价格低，这意味着法国硝酸盐和亚硝酸盐的制造产业已经敲响了丧钟。将自己全部财产和心血投入人工制造硝石的 Courtois 彻底失去了希望，Courtois 试图通过制造碘来提高自己的收入[11]，但碘制品的市场远远无法提供足够的收益，同时考图瓦制碘的产能比较低，当时以每千克 600 法郎的价格出售。随着医学界对于碘剂应用的兴趣与日俱增，促使许多有实力的企业考虑建设能够大规模生产碘的工厂。1824 年，在 Clément-Desormes 的建议下，Egmont 建立了第一家工厂，并由他的未来女婿 Tissier 来管理。几个月后，Tissier 生产了 120 千克碘，每千克价格为 200 法郎。此后不久，Tissier 与 Cherbourg 精制苏打水制造商 Couturier 建立了联系，并开始制造氯化钾和硫酸盐以及海藻灰中所含的其他盐。在这个新工厂中，他们每年能够生产 400 千克碘，每千克价格为 100 法郎。到 1830 年，制碘行业还生产碘化钾。根据 Matignon 的说法[26]，到 1873 年，法国有 9 个集中处理装置，每年可处理 20 000 吨的海藻灰，生产 50 000 千克的碘。碘制品低廉的价格意味着 Courtois 的末日到来，由于经济拮据，1835 年他被迫将其房屋出售给 Couturier[11]。

直到 Courtois 去世，他的经济状况都一直非常不稳定，在卖掉了自己的产业后，他靠做代理商和中间人谋生，而 Courtois 的后半生则一直在与衰老、疾病和低落的情绪做着顽强的抗争。1831 年 6 月 23 日，在 Louis-Jacques Thénard（Courtois 年轻时曾在其实验室工作）的慷慨倡议下科学院从蒙特扬奖中拨款 6000 法郎奖励给 Courtois，该奖项的设立是为了表彰那些完善治疗技术的人[27]。

Courtois 于 1838 年 9 月 27 日去世，享年 62 岁，去世的时候没有留下任何荣誉和世人的尊敬。在 1831 年授予他的 6000 法郎奖金在他去世时早已经一无所有。正如发表在《医学杂志》（Journal de Chimie Médicale）、《药剂学杂志》（de Pharmacie）、《毒理学杂志》（de Toxiologie）（1838 年）上的一篇简短讣告中所写的那样，"如果 Courtois 为他的发现申请了专利，他可能会非常富有地死去。"他的经济条件非常糟糕，以至于他的遗孀无法为他在北西米提埃买一座永久的坟墓。1838 年 9 月 29 日，他被埋在一个使用期为 5 年的临时坟墓里。而 Courtois 的遗孀继续以花边女郎的身份谋生，于 1859 年 1 月 11 日去世，享年 70 岁[8]。为了纪念 Courtois 生前的贡献，1913 年 11 月 9 日，在发现碘 100 周年之际，第戎学院在法国第戎市蒙格街（Rue Monge）Courtois 的老房子上安装了一块纪念牌，一年后，选择了一条街道以他的名字命名，但遗憾的是没有任何 Courtois 的肖像留存于世（图 3-8，图 3-9）[28]。

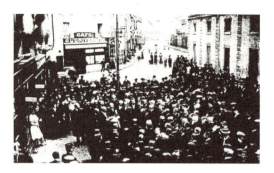 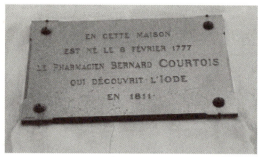

图 3-8 这张照片是在碘发现 100 周年（1911年 11 月 9 日）时拍摄的。第戎学院在画面右边；人群面向的左侧是 Courtois 的家，那里安置有一块纪念牌匾

图 3-9 Courtois 家的牌匾。译文："1777 年 2 月 8 日，药剂师 Bernard Courtois 在这所房子里出生，他于 1811 年发现了碘"

（图片来源：Tatsuo Kaiho. Iodine Chemistry and Applications, 1st edition [M]. New Jersey：John Wiley & Sons, Inc, 2015：204.）

## 参考文献

[1] Kelly FC. Iodine in Medicine and Pharmacy Since its Discovery-1811-1961 [J]. Proc R Soc Med, 1961, 54 (10)：831-836.

[2] Kelly J. Gunpowder [M]. New York：Basic Books (Perseus Books Group), 2004.

[3] Bretcher U. Ulrich Bretscher's Black Powder Page. Available at http：//www.musketeer.ch/blackpowder/saltpeter.html. Accessed June 13, 2014.

[4] Tatsuo Kaiho. Iodine Chemistry and Applications, 1st edition [M]. New Jersey：John Wiley & Sons, Inc, 2015.

[5] Guttman O. Monumenta Pulveris Pyrii [M]. London：The Artists press, 1906.

[6] Hoover HL, Hoover LH. English translation of Agricola G [M]. New York：Dover, 1950.

[7] Marshall J L, Marshall V R. Rediscovery of the Elements：Phlogiston and Lavoisier [J]. Unt Scholarly Works, 2005, 96 (1)：4-7.

[8] Wisniak J. Bernard Courtois. The discoverer of iodine [J]. Educación Química, 2002 (13)：206-213.

[9] Smeaton WA Guyton De Morveau´s Course of Chemistry in the Dijon Academy [J]. Ambix, 1961, 9 (2)：53-69.

[10] Swain PA. Bernard Courtois (1777-1838) famed for discovering iodine (1811), and his life in Paris from 1798 [J]. Bulletin for the History of Chemistry. 2005, 30 (2)：103.

[11] Toraude LG. Bernard Courtois (1777-1838) et la découverte de l'iode (1811) [M]. Paris：Vigot Frères, 1921.

[12] Wisniak J. Antoine Francois de Fourcroy [J]. Revista Cenic Ciencias Químicas, 2005 (36)：54-62.

[13] Smeaton WA. "Fourcroy, Antoine François de," in C. C Gillispie, Ed., Dictionary of Scientific Biography [M]. New York：Charles Scribner's Sons, 1979：89-93.

[14] St. Le Tourneur. "Courtois, Bernard," in Roman d'Amat, Ed., Dictionnaire de Biographie Française [M]. Librairie Letouzey et Ané, 1961：1038.

[15] Séguin A. Premier Memoire Sur l'Opium [J]. Ann Chim, 1814 (92)：225-247.

[16] Guitard, Eugène-Humbert LG. Toraude, Bernard Courtois et la découverte de l'iode [J]. Bulletin De La Société Dhistoire De La Pharmacie, 1922, 10 (268 (12))：766-768.

[17] Davy H. Some Experiments and Observations on a New Substance which becomes a Violet-coloured Gas by Heat [J]. Philos Trans R Soc, 1814 (1)：74-93.

[18] Gay-Lussac J. Sur un Nouvel Acide Formé avec la Substance Découverte par M. Courtois [J]. Ann Chim, 1813 (88)：311-318.

[19] Clément N. Découverte d'une Substance Nouvelle dans l'Vareck par M. B. Courtois [J]. Ann Chim, 1813 (88)：304-310.

[20] Gay-Lussac J. Sur la Combinaison de l'Iode Avec l'Oxigène [J]. Ann Chim. 1813 (88) 319-321.

[21] Gay-Lussac J. Mémoire sur l'Iode [J]. Ann Chim, 1814 (91): 5-160.

[22] Davy J. Memoirs of the Life of Sir Humphry Davy [M]. London: Smith, Elder and Co Cornhill, 1839: 163-164.

[23] Davy H. "Sur la nouvelle substance découverte par M. Courtois, dans le sel de Vareck" [M]. Ann Chim, 1813 (88): 322-329.

[24] Anonymous. Nicholson's Journal of Science and the Arts [M]. 1814 (189): 69.

[25] Gaultier HF. Recherches sur l'Existence de l'Iode Dans l'Eau de la Mer et Dans les Plantes qui Produisent la Soude de Varecks, et Analyse de Plusieur Plantes de la Famille des Algues [J]. Ann Chim, 1814 (93): 75-110; 113-137.

[26] Matignon C.L'Industrie de l'Iode, Revue Générale des Sciences Pures et Appliquées [M]. Paris: 1914: 511-516.

[27] Cap PA. "Notes historiques sur Bernard Courtois et sur la découverte de l'iode" [J]. J Pharm Chim, 1851 (20): 131-138.

[28] Guyotjeanin C. Revue d'Histoire de la Pharmacie [J]. 1995, 42 (2): 117-123.

## 二、碘治疗甲状腺疾病

### 1. 碘治疗甲状腺肿

在发现碘的一百五十多年以前，伦敦一位名叫托马斯·沃顿的医生描述并命名了颈部的腺体，他称之为甲状腺——盾形腺体（Thyroid gland-the shield-shaped gland）。他描述道："这个腺体为颈部的美观做出了很大贡献，它填补了喉部周围的空白处，使其突起的部分光滑，特别是对女性来说，因为这个原因，更大的腺体被分配给她们，这使她们的颈部更均匀，更美丽。"不幸的是，甲状腺并不总是保持这种微妙的比例。它们有时会在里面脱胎换骨，长出难看的大肿块，我们用一般术语——甲状腺肿来描述它[1]。

自古以来，甲状腺肿就困扰着人类；从远古时代起，人类就试图克服它。在碘发现的几个世纪以前，治疗甲状腺肿最受推崇的药物是一种含有燃烧过的海绵灰烬的混合物。有人说，这种疗法起源于中国早期的医疗经验，因为那时中国的甲状腺肿患者很多。当然，这种烧海绵疗法在中世纪（13世纪）就为欧洲医学界所熟知，并最终传到英国。18世纪中期，在那里，烧海绵疗法以"考文垂疗法"而闻名。多年来，考文垂的秘方一直是那个小镇贝特博士的家族秘密。他们成功地维系着这个秘密并赢得了广泛的声誉和不少的财富。直到1779年，它才披露基本成分是烧焦的海绵[2]。

在发现碘8年后的1819年，当时爱丁堡大学化学讲师Andrew Fife发现，普通海绵中总是含有异常大量的碘。尽管Fife并未意识到这一点，但他的发现至关重要，因为它在证据链中提供了一个联系，证明碘是烧海绵疗法的理论基础。

同年，日内瓦的一位著名医师Jean Francois Coindet也意识到烧海绵和海藻灰是治疗甲状腺肿的良方，他怀疑几年前在海藻中发现的碘可能是这两种产品共有的活性治疗成分。Coindet对这个假设的验证取得了巨大的成功，他通过给150位甲状腺肿患者使用250mg/d的碘酊在一周内显著减少了甲状腺肿大。他的研究成果如此惊人，以至于在每个地方都得到了广泛的宣传，并且当时的人们普遍认为Coindet是第一个以这种方式将碘引入医学实践的人[3]。

著名的英国医师和化学家 Willian Prout 对于"谁首次使用碘治疗甲状腺肿"提出了异议,他在 1834 年表示,他于 1816 年首次使用碘化钾作为甲状腺肿的治疗药品。他还说他曾经将这件事告诉了 John Elliotson,他早在 1819 年就在圣托马斯医院开了碘化钾处方[2]。尽管这些说法不能在任何当代记录中得到证实,但也没有任何证据怀疑它们(他是 1834 年伦敦皇家医学和外科学会成立之后的第一任主席,在 4 层的安理会会议厅里有他的漂亮肖像)。

伴随着日内瓦医师科因德特取得令人瞩目的疗效,人们逐渐意识到甲状腺肿的原因是由于水、土壤和食物中碘元素的缺乏。法国化学家 Gaspard Adolphe Chatin 在 1850—1876 年间发现,甲状腺肿患者居住区域中的水源和植物性食品中的碘含量低于健康人群地区[4,5]。但 Chatin 的结论在当时并未能使其他人信服,他在环境碘缺乏与地方性甲状腺肿的发生之间建立因果关系的尝试都被忽略和遗忘了。直到 19 世纪末,1895 年德国化学家 Baumann 的一项基本发现,即碘是正常甲状腺中的不变成分[6],这立刻为 75 年前 Coindet 引入的碘治疗甲状腺肿提供了佐证。接下来的重大进展是由纽约州罗切斯特市梅奥基金会的 Kendall 在 1913—1919 年进行的研究,1914 年圣诞节,他成功地从牛甲状腺中分离得到了结晶物,并将其命名为"thyroxin"。他认为该化合物每个分子结合 3 个碘原子,然而根据这个假说所进行的合成实验一直没能取得成功[7]。

甲状腺激素最后的谜底由英国的 Charles Harington 揭开,在 1925—1930 年间 Harington 围绕甲状腺激素的化学结构和活性形式完成了大量杰出的工作。他确定了甲状腺素的确切化学组成,证明了该分子包含 4 个碘原子,同时他发现天然甲状腺激素是左旋、右旋两种异构体的混合物,前者的生物活性更高。Harington 设计了人工合成甲状腺激素的手段,并将甲状腺激素的化学特征与其负责的特定的生理活动联系起来[8]。在征得 Kendall 同意后他在"Thyroxin"后面加上一个"e",形成了"Thyroxine"一词,并沿用至今。

Harington 写道:"回想起来有趣的是,首次使用烧焦海绵进行治疗可以追溯到 13 世纪中叶,而这种疗法在碘元素被发现前 550 年就被当作甲状腺疾病的一种特异性疗法,同时在发现碘元素之前大约 650 年,碘对甲状腺的作用就已经被证明。"

**2. 碘治疗甲状腺功能亢进症**

碘剂用于治疗 Graves 病是从应用碘剂治疗甲状腺肿延续而来的,正如前文所述,瑞士医生 Charles Coindet 最早应用烧焦海绵来治疗甲状腺肿,而爱丁堡的 Andrew Fife 也证实了海绵中碘的存在,但 Coindet 并没有明确表示曾应用碘剂治疗 Graves 病。Graves 病最早被描述为"突眼性甲状腺肿",但并未将其与其他类型甲状腺肿进行明确的区分。由于早期"突眼性甲状腺肿"还被认为是罕见发生的疾病,所以大多数病例是以个案或小样本病例报道的形式出现的。早期人们对于

Graves 病的认识不足，自然而然导致了对于应用碘剂治疗 Graves 病的不同的选择和争论。

目前一般认为，德国的 von Basedow 在 1840 年首次明确提到应用碘剂治疗"突眼性甲状腺肿"，他曾这样描述到——"由甲状腺发生的肿胀可以推断出眼球后组织的类似肿胀，引入碘和洋地黄治疗可以从各个方面使疾病改善[9]。"

有趣的是，自引入碘剂治疗 Graves 病以来，不同医生的观点划分为了两个阵营，一部分医生积极地使用碘剂治疗 Graves 病，而另一部分医生彻头彻尾地抗拒在 Graves 病患者中应用碘剂。

1854 年，爱尔兰都柏林的 William Stokes 在他的书中只用了简短的话来形容碘剂治疗甲亢——"在使用碘的情况下，一例颈部震颤的甲状腺肿消退了[10]。"而在 6 年后，法国巴黎的 Trousseau 在一篇关于眼球突出性甲状腺肿的报告中说[11]："我用碘制剂治疗一位突眼甲状腺肿的女性患者，并对治疗结果很满意。" 1862 年 7 月 22 日在巴黎学院举行的有关 Graves 病问题的调查听证会上 M. Piorry 强烈推荐碘剂的使用。"鉴于碘在治疗普通甲状腺肿取得的巨大成功，在甲状腺肿伴眼部突出的患者中给予碘治疗是合理的"，Piorry 这样说道。他表示他在一例突眼甲状腺肿的患者中使用了这种药物取得了巨大的成功，并向学院展示了患者的照片作为证明[12]。同年，法国的 Antoine Cros 提到一位眼球明显突出的甲状腺肿患者在使用了碘化钾后得到了明显的临床获益，甲状腺肿迅速缩小[13]。也在这一年 Bouilland 在一次关于突眼性甲状腺肿的讨论中强调了碘在治疗突眼性甲状腺肿的重要作用，表示不能因个案疗效不佳的报道而得出碘治疗疗效不佳的结论[14]。" 1863 年，Trousseau 在治疗突眼性甲状腺肿的过程中发生了著名的碘酊错误地替换了洋地黄酊的故事，他在著作中回忆道[15]："1863 年 10 月，一位年轻的女士来咨询我，她患有亚急性突眼性甲状腺肿，经过我的多次体格检查，发现她的心脏每分钟跳动 140~150 次，并希望她能够使用洋地黄酊剂进行治疗。我十分惧怕服用碘酊带来的风险，但心里想着手上的笔就不自主地开出了碘酊的处方，用法用量是患者连续 15 日每日服用 15~20 滴的碘酊。当两周后她再次复诊时脉搏降到了 90 次/min，而后我察觉到了我之前将洋地黄替换为碘酊的错误，于是我又更换为洋地黄酊治疗，15 天后患者的脉搏重新回到了 150 次/min，我便急忙地又将患者的药物更换为碘酊。" 但 Trousseau 显然没有在他这段如此明显治疗经历中反思，因为他仍然表示"尽管出现了这个现象，先生们，请记住碘在治疗格雷夫斯病时通常是有害的。"

与此同时，德国的 M. Naumann 报告了一例碘治疗突眼性甲状腺肿疗效不明确的病例。病历记录着患者 11 月 20 日开始了碘剂的治疗，到 12 月 5 日甲状腺腺体明显变小，震颤和脉动明显减弱。Naumann 继续给患者开立碘酊处方，但到了 12 月中旬，由于患者出现了甲状腺腺体的快速生长以及眼睛疼痛的症状，医生不得不停止了患者使用碘酊的医嘱[16]。

1869年，英国伦敦圣乔治医院的W. B. Cheadle首次有组织地完成了一系列应用碘剂治疗Graves病患者的案例，并明确表示碘的有益作用。他在著作中这样描述道[17]："在使用碘之后，症状的迅速改善很难被认为是在每次使用该药物的情况下疾病自然减轻的巧合。这种药的耐受性观察表明，几乎每位医生对这个问题的陈述都没有完全被我所证明的事实所证实，我认为碘剂不应该被排除在治疗突眼性甲状腺肿的药物清单之外。"1875年，Cheadle重申了他的主张，但他的言论并没有赢得关注以及外界对使用碘治疗的赞扬[18]。1877年，Greenhow在伦敦临床学会（Clinical Society of London）的一次会议上提到了一个案例，在这个案例中，服用碘化钾和碘化铁糖浆"获得了最有益的结果"。1891年，纽约的W. H. Draper还在Graves病中看到了碘化钾"显著影响心脏活动的原理"所产生的"最获益的结果"[2]。

因此我们可以看到，在19世纪与20世纪交替之前，碘在治疗突眼性甲状腺肿方面并没有取得真正的地位，虽然W. B. Cheadle完全赞同使用碘剂治疗，但他在医学领域的公众力影响微乎其微。与此同时，那些认为碘有害的人却从一开始就以强烈的声音表达自己的观点。

早在1862年，Hiffelsheim就报告了一例18岁女孩对碘不耐受的病例——"使用碘剂后，患者的动脉搏动在15日内变得更加明显，这迫使我不得不停止使用碘化物[19]。"1866年，维也纳医学教授Oppolzer在系统讨论Basedow病（Graves病）时突然否定了碘，认为碘的内服使用没有维持效应，所以人们不应该浪费时间在碘治疗的试验上[20]。另一个有影响力的声音，德国医生Friedreich在他的心脏疾病教科书中直截了当地指出，在任何情况下都禁止快速地内服碘剂治疗[21]。1868年，著名的英国喉科医生Morrell Mackenzie报告了碘剂治疗的不良反应病例，起初Morrell医生认为碘剂治疗对患者有益，但患者抱怨说碘剂治疗使她感到很冷，所以她不能再接受继续治疗[22]。同年，Bämler也报告了一个典型Graves病患者内服碘化钾治疗后由于心悸发作被迫中止治疗的病例，但他也指出即使此类患者对碘化钾的敏感性像Trousseau所描述的那样大，但这并不能说明与碘化钾的使用有明确的联系[23]。然而，Rendu记载中提到有一位患者在接受碘化物治疗"主动脉炎"时出现了严重的紧张、眼球突出、心悸的症状，所有这些现象都表明患者出现了Basedow病[24]。1889年，Sée在一项关于碘化钾对心脏作用的药理学研究中得出结论，由抑制性神经麻痹引起的Basedow病不能从碘的作用中获益[25]。1894年，德国学者Buschan在回顾了所有的证据之后，给出了对碘治疗后的矛盾结果的可能的解释，他认为，对于有症状的Basedow病来说治疗效果是尚可的，但是失败却是最终的形式[26]。而Moebius这个研究Basedow疾病的知名的德国学生，却给了碘"致命的一击"，他表示决不能在Basedow病的治疗中使用碘，应该警惕碘剂的应用[27]。1910年，德国眼科医生H. Sattler的专著是碘治疗Basedow病这一主题的里程碑，他讨论了在Basedow病中使用碘后的急性甲状腺功能亢进问题，并报告了一些病例[28]。同年，瑞士伯尔尼著名的甲状腺外科医生T. Kocher写了一篇关于碘致突眼性甲状腺肿（Jod-basedow）的论文，对碘在突眼性甲状腺肿中的应用产生了巨大影响。事实上，科彻对瑞士伯尔尼常见的单纯甲状腺肿以及Basedow病的难以区分感到困惑，他总结道："碘药物在Basedow病中仍然是一把双刃剑，在实践中，无论是典型形式的还是非典型形式的碘，对Basedow病的危害都远远大于益处[29]。"必须承认，这些敏锐的观察者看到的一些糟糕的结果和明显的碘加剧可能是"碘脱逸"的实例，直到30多年后Henry Plummer才勇敢地在Graves病的治疗中重新使用碘，科彻学说的魔咒才被打破。

1923年，Plummer和Boothby打破了所有的桎梏，大胆地给甲状腺功能亢进症患者大量服用碘，并介绍了碘治疗的疗效——患者甲状腺毒症迅速缓解，基础代谢率下降，最重要的是使得在不引发可怕的甲状腺危象的情况下进行甲状腺切除术成为可能[30]。1923年5月，普卢默在美国医师协会第117届年会上对碘剂疗法的理论进行了讨论。具体讨论内容发表在了1923年6月30日出版的JAMA杂志上，标题为《使用碘剂管理突眼性甲状腺肿的结果》。在讨论中Plummer提到，他们在突眼性甲状腺肿患者术后使用了每日10滴的复方碘溶液治疗，疗程为10日，这一举措大大降低了术后继发甲亢危象和患者死亡的风险[31]。但美国的Henry Christian对Graves病患者使用碘剂持反对意见，通过在波士顿的研究表明，碘对于甲亢手术的术前准备非常有价值，它能够在大多数情况下暂时控制甲亢，但控制程度有限，并且在大多数情况下继续治疗会导致碘的疗效降低，而如果停药，甲亢患者的症状可能会明显加重。因此这两种情况最终都会使新陈代谢升高超过服用碘剂之前的水平。在此之后，避免在甲亢患者中使用碘剂的观点变得根深蒂固，以致许多大医院只有得到Graves病患者的书面许可后才开始使用碘作为术前准备，并大约两周后在达到基础代谢最大程度降低、在症状明显减轻的情况下手术。人们不敢让碘化的患者不进行手术，因为人们非常害怕"碘脱逸"。Means试图根据疾病严重程度的自发波动以及患者的碘化程度来解释这一现象[32]。尽管有关使用碘剂治疗Graves病的观点争论不休，但Plummer提出的事实很快得到了许多观察家的证实，如Boothby、Starr和他的同事[33,34]。在硫脲类药物出现之前，碘在Graves病术前准备工作中的作用仍然是不可忽视的。Rienhoff从突眼性甲状腺肿的病例中获得甲状腺活检标本，并在碘治疗后进行了甲状腺切除术，以此对比碘治疗前后甲状腺的形态学改变[35]。他发现同一名患者在碘剂治疗前后甲状腺的切片形成了鲜明的对比，在使用碘剂之前甲状腺呈现典型的增生性腺体改变，而应用碘剂治疗后甲状腺在镜下表现为萎缩，囊泡增宽，上皮扁平，胶质丰富。

从个案报道到大规模的临床观察，从猜测推断到实验验证，对于应用碘剂治疗 Graves 病一直在争议声中不断演化。而随着实验技术手段的丰富，人们对于碘剂对甲状腺影响的了解也逐步深入，尤其在放射性碘示踪和甲状腺激素测定方法日趋成熟后，有关碘对甲状腺影响的实验和临床研究也在逐渐展开，1948 年和 1949 年加州大学伯克利分校的 J. Wolff 和 I. L. Chaikoff 通过观察垂体形态学以及测定大鼠有机碘及无机碘的方法陆续发现了 Wolff-Chaikoff 效应[36]和"碘脱逸"效应[37]。

**参考文献**

[1] Werner S. The thyroid [M]. Philadelphia: Lippincott, 1986: 3-6.

[2] Bloomfield AL. The history of the use of iodine in toxic diffuse goiter (Graves' disease) [J]. AMA Arch Intern Med, 1957, 100 (4): 678-83.

[3] Coindet JF. Decouverte d'un nouveau remede contre le goitre [J]. Ann Clin Phys, 1820, 15: 49.

[4] Chatin A. Existence de l'iode dans les plantes d'eau douce: consequences de ce fait pour le geognosie, la physiologie vegetale, la therapeutique et peut-etre pour l'industrie [J]. Compt Rend Acad Sci, 1850, 30: 352.

[5] Chatin A. Un fait dans la question du goîter et du crétinisme [J]. Compt Rend Acad, 1853, 36: 652.

[6] Baumann E. Ueber das normale Vorkommen von Jod im Thierkörper [J]. Hoppe-Seylers Z Physid Chem, 1895, 21: 319-330.

[7] Kendall EC. The isolation in crystalline form of the compound which occurs in the thyroid: its chemical nature and physiologic activity [J]. JAMA, 1915, 250 (15): 2045-6.

[8] Harington CR, Barger G. Thyroxine III. Constitution and synthesis of thyroixine [J]. Bio Chem J, 1927, 21: 169-183.

[9] Von Basedow KA. Exophthalmos durch hypertrophie des zellgewebesin der Augenhole [J]. Wochenschr Ges Heilk Berl, 1840, 6: 197.

[10] Stokes W. The Disease of the Heart and the Aorta [M]. Dublin: Hodges & Smith, 1854: 280.

[11] Trousseau. Du goître exophthalmique [J]. Union méd, 1860, 8: 434, 452.

[12] Piorry. Discussion sur le goître exophthalmique [J]. Gaz Hebd Méd, 1862, 9: 476.

[13] Cros A. Hypertrophie du corps thyroïde accompagnée de névropathie du coeur et d'exophthalmie [J]. Gaz Hebd Méd, 1862, 9: 547.

[14] Bouillaud. ln Discussion sur le goître exophthalmique [J]. Gaz Hebd Méd, 1862, 17: 520.

[15] Trousseau A. Clinique médical de l' Hôtel-Dieu de [M]. Ed. 2. Paris: J. B. Baillière et fils, 1865: 501.

[16] Naumann M. Herzleiden mit Anschwellung der Schilddrüse und Exophthalmos [J]. Deutsche Klin, 1853, 5: 269.

[17] Cheadle WB. Exophthalmic Goitre [J]. St. George's Hosp Rep, 1869, 4: 175.

[18] Cheadle WB. Exophthalmic Goitre [J]. St. George's Hosp Rep, 1875, 7: 81.

[19] Hiffelsheim. Considérations sur la nature du goître exophthalmique [J]. Gaz Hebd Méd, 1862, 9: 468.

[20] Oppolzer. Die Basedow'sche Krankheit [J]. Wien Med Wchnschr, 1866, 16: 763.

[21] Friedreich N. Handbuch der speciellen Pathologie und Therapie [M]. Ed. 2. Erlangen: Ferdinand Enke, 1855: 320.

[22] MacKenzie M. Three Cases of Exophthalmic Goitre [J]. Tr Clin Soc, 1868, 1: 9.

[23] Bämler C. Ein Fall von Basedow'scher Krankheit [J]. Deutsches Arch Klin Med, 1868, 4: 595.

[24] Rendu. Développement de la maladie de Basedow sous l'influence du traitement iodiné [J]. Gaz Hebd Méd, 1888, 25: 315.

[25] Sée, G. Die Wirkungsweise des Jodkaliums auf das Herz [J]. Wien Med Wchnschr, 1889, 39: 1963.

[26] Buschan G. Die Basedow'sche Krankheit [M]. Leipsic: Franz Deuticke, 1894: 136.

[27] Moebius PJ. Die Basedow'sche Krankheit [M]. Ed. 2. Wien: Alfred Hölder, 1906: 87.

[28] Sattler H. Die Basedow'sche Krankheit [M]. Leipsic: Wilhelm Engelmann, 1910: 580.

[29] Kocher T. Über Jodbasedow [J]. Arch klin Chir, 1910, 92: 1166.

[30] Plummer HS, Boothby WM. The value of iodine in exophthalmic goter [J]. J lowa Med Soc, 1924, 14: 66.

[31] Plummer HS. Society Proceedings [J]. JAMA, 1923, 80 (26): 1953-1956.

[32] Means JH, Lerman J. The action of iodine in thyrotoxicosis with special reference to refractoriness [J]. JAMA, 1935, 104 (12): 969-972.

[33] Boothby WM. The use of iodin in exophthalmic goiter [J]. Endocrinology, 1924 (6): 727-745.

[34] Starr J, Walcott HP, Segall HN, et al. The effect of iodin in exophthalmic goiter [J]. Arch Int Med, 1924, 34: 355.

[35] Rienhoff WFJ. Involutional or regressive changes in the thyroid gland and their relation to the origin of certain of the so-called adenomas [J]. Archives of Surgery, 1926 (3): 391-425.

[36] Wolff J, Chaikoff IL. The inhibitory action of excess iodide upon the synthesis of diiodotyrosine and of thyroxine in the thyroid gland of the normal rat [J]. Endocrinology, 1948, 43 (3): 174-179.

[37] Wolff J, Chaikoff IL, et al. The temporary nature of the inhibitory action of excess iodine on organic iodine synthesis in the normal thyroid [J]. Endocrinology, 1949, 45 (5): 504-513.

# 第四章　碘在自然界的分布和循环利用

碘元素和氟、氯、溴一样，都属于元素周期表的第17族。这组元素也被称为卤素，在地壳和海水中碘的含量都低于分子量较低的卤素元素。卤素的基本无机化学性质已经得到了很好的理解，部分原因是卤素的化学性质大部分是单键原子或单电荷阴离子的化学性质[1-4]。自从碘的发现以来，它在自然界中的循环和分布问题就引起了许多研究者的兴趣。已知的含碘矿物似乎只存在于地壳的上层，并且只存在于有机矿床中。然而这些矿物相对稀少，所以自然界中碘的蓄积很可能是由能够积累碘的生物体富集的，通过这些生物体的衰变，碘从有机循环中被抽离构成自然界的碘循环。碘的主要化学形式是碘化物（$I^-$），碘酸盐（$IO_3^-$）和有机碘化合物（R-I），在碘的生物地球化学循环中，微生物、海洋藻类和浮游植物主要通过$I^-$和$IO_3^-$的氧化还原化学作用发挥关键作用进而实现R-I的产生和再矿化[5,6]。

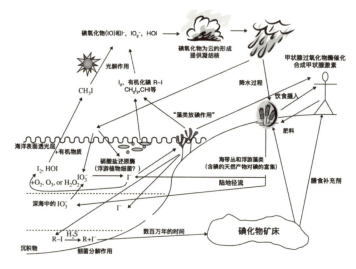

图 4-1　碘的生物地球化学循环示意图

可冷凝的碘蒸气的主要来源被认为是分子碘（$I_2$）。光解或其他过程导致碘自由基和碘氧化物的形成，影响臭氧层。碘通过降水或气溶胶沉积在陆地上或返回海洋

（图片来源：Tatsuo Kaiho. Iodine Chemistry and Applications, 1st edition. New Jersey: John Wiley & Sons, Inc, 2015: 558.）

碘在整个生态环境中，以各种形态在土壤圈、地质体圈、大气圈、水圈、生物圈中不断地迁移。由于碘在自然环境下具有明显的微量性、易变性以及亲生物性和

亲气性，而目前一些测试方法没有充分完善，导致人们还不能透彻地了解碘在整个生态系统中的地球化学循环过程，不同的学者给出了不同的模型以表征这一变化过程[7,8]，但大体框架基本一致，其循环过程大致可概括为碘在大气、陆地和海洋三个层面的循环（图4-1）。

## 一、大气-海洋碘的生物化学转化和迁移

在海平面上大型海藻释放出的挥发性有机碘、海洋微生物作用过程中产生的挥发性有机碘、海面飞沫海浪等抛到大气中的碘、海水中有机过光解产生的挥发到大气中的$I_2$共同形成了海洋中的碘向大气中的碘的迁移过程。其中海洋上空30%的碘随气流迁移到内陆，参加内陆碘的生物地球化学循环，而70%的碘通过降水或沉降重新回到海洋。

## 二、岩石-土壤-植物-大气碘的迁移和循环

土壤中碘的来源和大气中碘的来源一样存在多种看法，经典理论认为土壤中的碘来自大气。而有研究表明，大气降水含量远远低于土壤碘含量，只能对土壤中的碘起到淋滤作用，土壤中的碘应该来源于母岩以及植物和一些生物对碘的富集。土壤中的碘与有机质和土壤黏粒含量有非常好的相关关系，不同土壤类型的含碘量是不同的。在碱性条件下，碘主要以$IO_3^-$的形式存在，因而在土壤中可以相对稳定保存，而在酸性条件下，$I^-$易被氧化为$I_2$从土壤中逸出。同时土壤中的微生物会将部分碘转化为挥发性有机碘从土壤中逸出并与人类活动排放的碘一同进入大气。大气中的碘以海洋、土壤、人类活动等为来源，但是各部分在大气碘来源中所占的比例还没有确定。大气中的碘主要以无机碘和有机碘的形态存在，不同地区空气中无机碘与有机碘的比例不同，并可以附着在颗粒物和气溶胶中。大气中的碘最终通过降水或者沉降作用部分落入土壤表面被土壤吸附，植物根部和叶片表面可分别吸收土壤和大气中的碘。植物死亡后碘重新进入土壤，但植物对大气中碘的吸收量及其体内的碘含量的主要来源至今还未形成统一的共识。

沉积在岩石中的碘在地壳活动及各种物理、化学、生物作用下风化剥蚀从而释放出来。释放出来的碘在雨水的淋溶作用下部分进入地下水系统，并与土壤中经过降水淋滤的碘一同随地表水或地下水迁移，最终进入海洋参与海洋中碘的生物化学循环活动。而岩石在岩石成土的过程中，在微生物的作用下会有部分碘以挥发有机碘的形式进入大气，无机氧化还原作用也可能产生$I_2$形式的碘而挥发到大气中，进而构成完整的碘循环。

## 三、海洋中的碘

海洋是自然界中碘含量最高的区域，海水中的碘浓度为$13\sim75\mu g/L$[9]。海洋中

的总碘量约为 $8.6×10^{12}$ 吨[10]。海水中的碘主要存在形式为无机碘和有机碘，除了可溶性碘外，还有部分以不溶解的形式存在于一些颗粒物中。无机碘主要以 $I^-$、$IO_3^-$ 的形式存在，此外还有少量的 $I_2$ 和 HIO。在氧化环境和还原环境的海水中占主导地位的碘的形态分别为碘酸根离子和碘阴离子，二者之间平衡状态的比例约为 10∶1[11]。在深海中碘主要以碘酸根离子形态出现[12]，而在表层海水中碘阴离子与碘酸根共同存在，且在一定情况下碘离子是碘的主要形态，这也说明 $I^-$ 与表水层中的生物活动有密切关系。人们将碘与海洋中的生物活动联系起来，并认为季节变化可能通过对海洋生产力的限制而影响碘含量和存在形态。总结起来看，碘的化学行为不稳定，不同的海域中碘在海洋剖面上的含量和形态各不相同[13]。碘的含量和化学形态分布复杂且受多种因素限制，主要与海水盐度、营养盐含量及种类、海水氧化还原环境、海洋生物、季节以及海洋水团的运动与混合等因素有关。但不同海域中不同因素对碘含量影响的占比不同，因而还不能最终确定不同环境下对碘存在状态的影响因素。此外，海水中的部分碘会从海洋中移除形成海洋沉积物——即地壳中最大的碘贮存库[14]。相关性研究表明，海洋沉积物中的碘与有机物有较好的相关性，因此一般认为有机残骸的碘是沉积物碘的主要来源，也就是说碘在海洋中的沉积和再迁移主要由有机物决定的[15]。海水中的碘一般以甲基碘（$CH_3I$）、亚甲基碘（$CH_2I_2$）或分子碘（$I_2$）的形式挥发至大气中，再通过干湿沉降作用进入陆生环境，这也是海洋中的碘与外界交换的最主要途径。

## 四、海藻中的碘

19 世纪，碘作为一种新元素在海带昆布属植物及相关褐藻类的灰化物中被发现并不令人惊讶，因为海藻是所有生命系统中最强的碘贮存器[16,17]，被誉为碘的活化石。研究表明，褐藻中碘含量是海水的 30000 倍，大约是干重的 1%。尽管在海藻灰中发现了碘，但直到 19 世纪末海藻碘代谢才引起了人们的研究兴趣。这一时期的典范是 Eschle 进行的关于墨角藻和掌状海带中碘的含量的研究[18]。早在 1894 年，Golenkin 就报道了通过纸上的蓝色染色淀粉检测的方法检测到桉藻释放出的游离碘[19]。几十年过去了，直到 20 世纪 20 年代对红藻类研究的深入，特别是 Sauvageau[20]、Kylin[21] 和 Dangeard[22] 的研究，才使得藻类含碘的理论更广泛地被社会所接受。同时 Dangeard 第一个报道了海藻表面释放分子碘（$I_2$）的现象，称为"碘挥发"。核物理学的兴起和放射性同位素的应用使得对褐藻碘吸收机制的研究成为可能，其中具有代表性的是 Tong 和 Chaikoff 对于太平洋海带腔囊藻（Nereocystis luetkeana）的研究[23]、Bailey 和 Kelly 对泡叶藻（Ascophyllum nodosum）的研究[24]以及 Shaw 对昆布（Laminaria）的研究[25]。

海藻在生命力最旺盛的时候碘含量最高，随着生长进入成熟期和繁殖期后植株体内的碘含量逐步下降[26]。海藻中碘的分布特征不但与种类有关，而且与海域、生长季节、海水深度、水温等因素有关。一般来说，三大经济藻类中碘含量的顺序为褐藻>红藻>绿藻[27]。海藻中的碘以无机碘和有机碘的形式共存，无机形式的碘以碘离子和碘分子为主要形式，且有机态的碘与无机态的碘在一定条件下可以相互转化，二者的比例在不同海藻中有很大差别。有机形态碘主要与氨基酸、蛋白质结合形成一碘酪氨酸、二碘酪氨酸、二碘甲状腺原氨酸、三碘甲状腺原氨酸等形式，还有很少一部分结合于具有特殊功能的小分子多肽上；放射性同位素研究发现，海藻中的碘大部分结合在蛋白质上，主要存在于特定的液泡内；中国科学院海洋研究所对海藻植株碘含量的分布及特征进行了研究，研究选取青岛市团岛海区的新鲜海带（Laminaria japonica Aresch）作为样本，采用碘离子选择电极和中子活化法测定有机碘和无机碘的含量及分布规律，发现海带不同部位碘含量不同，叶部外缘含碘较多，大约为叶中部的2倍，而有机碘则在靠近根部的位置含量较高[28-30]（图4-2）。

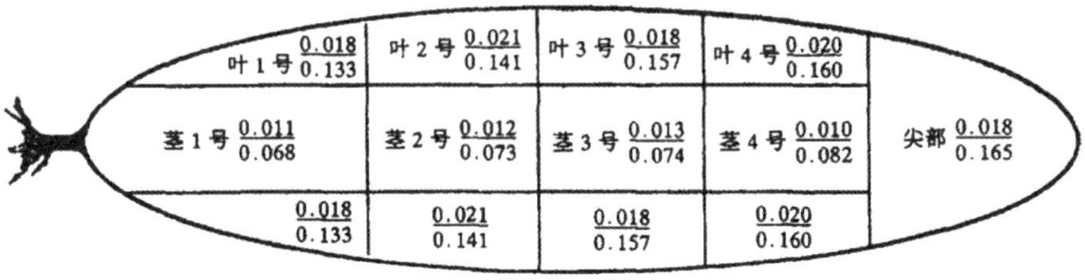

图 **4-2** 海带不同部位有机碘和无机碘的比例（分子为对应部位有机碘含量，分母为对应部位无机碘含量）[29]

有机态的碘几乎存在于所有的海藻中，并以I-C共价键与氨基酸结合[28]，但是有机碘和无机碘的比例在不同海藻中有很大的差别，例如昆布（Echilonia bioylis）中50%~80%的碘以有机态存在，糖海带（Laminaria saccharina）和掌状海带（L. digitata）有机碘和无机碘的比例为2:3。

人们发现钒依赖性过氧化物酶、完整的细胞壁和低水平的过氧化氢是维持碘吸收的必要条件，而原生质体（即细胞壁已被酶除去藻类细胞）由于缺乏了以上的条件则不能摄碘[17]。只有肉眼可见的海带孢子体具有较高的碘含量，与之匹配的是较高的卤素过氧化物酶水平，相比之下单倍体丝状配子体则缺乏卤素过氧化物酶因而碘含量较低，而添加外源性$H_2O_2$和卤素过氧化物酶可以诱导配子体的碘摄取。后续的研究从海带中纯化了碘过氧化物酶——钒依赖性过氧化物酶的一个新亚类[31,32]，这可能解释了海带对碘选择性吸收的原因。碘在皮层海带组织的质外体中积累，其含量具有明显的季节性[16,33,34]，在寒冷的季节通常较高，同一种属的海藻随着纬度升高碘含量也会随之增加[16,35]，据此猜测冬季或高纬度的低气温可能通过降低氧化应激增加了海带对于碘的吸收。虽然对碘的选择性吸收机制了解的相对完善，但也有研究表明海藻可以吸收周围海水中的碘酸盐，其代谢途径和机制细节仍不清楚[36]。

过去，对海藻中碘的体内形态研究[37]需要受到包括破坏藻类组织和细胞的提取等步骤的限制，而这种破坏性步骤可能导致研究结果的偏倚。碘和溴的 K-edge X 线原位吸收光谱技术的发展改变了这一状况，新技术实现了对这两种元素的前所未有的活体检测[38]。利用这一方法，可以更好地阐明海藻中碘积累的生物学意义。X 线吸收光谱显示，碘的积累的形式主要是包含在海藻有机组分的碘化物中，它作为一种简单的无机抗氧化剂，用来保护皮层细胞层的质外体[39]。在氧化应激下，如氧化爆发[40-43]，海藻中的碘化物会过渡到一个更加水合的形式，与此同时，碘化物的累积也会产生强烈的外流。在钒依赖性过氧化物酶的参与下，碘能在缺乏有机共底物的情况下有效地降解 $H_2O_2$。最近的一项研究[44]强调了碘抗氧化系统对海藻的独特性和重要性，在氧化应激下，"碘化物开关"可以控制碘化物的优先积累和定向释放。

但是到目前为止，仍然不清楚碘化物是如何固定在质外体中的，也不清楚在氧化应激过程中碘化物是如何从存储中动员出来的。氧化应激期间碘化物的外泄在海藻中可能相当普遍，因为除了海带以外，这种机制在褐藻和红藻中都已经被观察到[36,45]，但海洋藻类中碘卤化碳的生物合成途径在很大程度上仍是未知的。

## 五、大气中的碘

长久以来，人们认为大气中的碘是由海洋中的碘通过海洋或海水微粒进入大气，或通过光化学氧化、海洋微生物及海浪作用转化为碘单质或挥发性有机碘从海洋以有机物或者无机物的形态进入海洋上空大气中，随风飘到内陆成为大气中碘的来源，故近海地区大气含碘量（$10\mu g/m^3$）明显高于内陆（$0.5\mu g/m^3$），但是对于这一作用的影响距离不同学者有着不同的看法[46,47]。除了这条碘循环的经典途径，有学者认为距离海面 20km 以上的大陆上空及降水的碘含量主要取决于下方人类的活动情况，而海洋输送的碘占次要地位[48]。也有研究表明，土壤产生的有机碘化物在对流层碘输送中起着至关重要的作用[49]（表 4-1）。Mixake 和 Tsunogai 认为光化学氧化可以使海水中的碘化物转变为元素碘继而挥发进入大气中。Lovelock 则认为，大气中的臭氧也可发挥同样的作用[50,51]。

表 4-1 大气中碘的主要来源[52]

| 供源 | 年进入大气的碘量 m（I）/（g/a） |
| --- | --- |
| 火山活动 | $1.2\times10$ |
| 有机物分解 | $1.0\times10$ |
| 煤、石油的燃烧 | $5.0\times10$ |
| 海水飞沫 | $5.0\times10$ |
| 海洋蒸发 | $5.0\times10$ |

一般认为，碘从海水向大气运输主要是通过海浪飞沫、海水蒸发等物理过程以及深海释放出的碘甲烷等气体形式进入大气。碘甲烷是目前了解到的唯一可以在自然过程中产生并被检测出来的有机碘化物，Rasmussen等发现太平洋海水中和大气中碘甲烷的浓度变化很大，他们认为除海洋生物释放碘甲烷之外，陆地表面和潮间带也是大气中碘甲烷的重要来源[53]。空气中碘的化学性质比较活泼，具有亲生物性和亲气性，对环境条件非常敏感，在大气中的存在状态非常复杂。游离元素碘、甲基碘、次碘酸盐、碘酸盐均可以成为碘在大气中的存在状态，同时各种状态的碘还可以与大气中的$O_3$、$NO$、$NO_2$、$CO$发生复杂的大气化学反应形成新产物后稳定存在，大气中的颗粒物对其有吸附作用，由于研究手段的限制，目前对于碘在大气中的化学形态还没有最终定论。不同学者对于大气中碘浓度的报道大相径庭，Duce认为这种差别是由采样和分析方法的误差造成的[54]，Kocher认为海洋上空大气中碘的浓度高于陆地[55]，但Duce发现在南极海岸以及北极地区与内陆大气的碘浓度没有明显差异，这一问题还尚无定论。

以戈尔德施密特为代表的一些科学家认为海洋大气中的碘是土壤碘的主要来源[56]。大气中的碘可以以干沉降和湿沉降两种方式作用于土壤，非沿海陆地降水中碘的平均浓度在1.5~2.5μg/L之间[57]，降水中碘化物与碘酸盐的比例在沿海和内陆有所不同，在降水为800mm时，每年每平方米湿沉降碘约为16g，湿沉降是土壤中碘的最主要来源[58]。在大气碘干沉降的过程中，元素碘、碘甲烷和次碘酸盐沉降速度依次降低[59]，而被颗粒物吸附后的碘的沉降速度则取决于颗粒物的直径、风速和扰动因素，植被越茂盛的地区干沉降的速度越快，Nielsen估计每公顷土壤每年平均干沉降碘9.6g[46]。

## 六、土壤中的碘

土壤是植物和外界交换营养元素的主要介质，碘一般分布于土体的下表层，即传统意义上的耕作层，少数土壤如富含水的潜育化土壤中才可能分布在更低的层位，这是由于水分向下淋滤所导致的[60]。Bowen在《元素环境地球化学》一书中对土壤碘含量进行综述后指出，世界表层土壤平均碘含量约为5mg/kg[61]。不同学者关于土壤碘含量测量研究的结果大体相近，Hooda等[62]测定的土壤中碘为0.02~25mg/kg，平均值为2.5mg/kg。Johnson等[63]测定了两千多个土壤样本的碘含量，统计得出碘的平均含量为5.1mg/kg，但认为其几何平均值应该为3.0mg/kg，这一结果更接近于土壤的实际碘含量水平。我国于1990年发布了土壤背景值调查研究结果，研究选取了全国863个土壤剖面进行碘含量测定，结果显示土壤（A层）碘的背景值为0.13~33.1mg/kg，中位值为2.20mg/kg，算术平均值为（3.76±4.443）mg/kg，几何平均值为（2.38±2.49）mg/kg，变异度较高[64]。

南方土壤中碘含量高于北方土壤，东南各省和云南、贵州土壤中碘含量大于

40mg/kg，而北方和西北各省区土壤碘含量多低于 2.0mg/kg；从东到西随着降水量逐渐减少，土壤中碘也有减少的趋势，高山各土类碘变化甚小，且均显著低于全国均值（表 4-2）。

表 4-2 我国不同种类土壤的碘含量

| 土壤类型 | 碘含量（mg/kg） | 土壤类型 | 碘含量（mg/kg） |
| --- | --- | --- | --- |
| 砖红壤 | 4.78 | 红壤 | 7.06 |
| 紫色土 | 1.15 | 黄壤 | 5.56 |
| 褐土 | 1.63 | 暗棕壤 | 2.35 |
| 黑土 | 2.57 | 黑钙土 | 3.05 |
| 栗钙土 | 2.08 | 灰钙土 | 1.80 |
| 绵土 | 1.33 | 黑垆土 | 1.67 |
| 白浆土 | 1.62 | 潮土 | 1.99 |
| 水稻土 | 1.56 | 枣红土 | 2.64 |
| 棕漠土 | 1.20 | 草甸土 | 2.14 |
| 沼泽土 | 1.91 | 盐土 | 2.46 |
| 碱土 | 1.17 | | |

全国平均：算术平均值：3.76；标准差：4.443；几何平均值：2.38；标准差：2.485

（数据来源：中国环境监测总站. 中国土壤元素背景值［M］. 北京：中国环境科学出版社，1990：244-245.）

土壤中的碘主要有三个来源：一是母岩风化，即成土质母岩通过物理化学和生物化学作用，将本身携带的碘缓慢地释放出来进入土壤中，成为土壤的营养元素之一；母岩种类对其风化后碘含量的高低影响占主导作用，这是因为母岩种类决定了风化后的土壤对碘的富集和保留能力，从而影响了最终土壤中的碘含量[65,66]。二是大气和海洋，海洋中的碘主要存在于海底沉积物中，而且含量巨大，超过 800 亿吨[67,68]。海水中的碘主要为碘化物和碘酸盐，在碱性特别是热带和亚热带气候条件的影响下，海水中的碘极容易向大气中转移，并通过沉降作用进入土壤中，这被认为是土壤中碘最重要的来源[63]。Ronald 等[69]也发现，由于光化学氧化及海洋生物的作用，碘容易转化为元素碘或甲基碘进入大气中，再以游离的形式通过降水和沉降作用补充到土壤中，成为土壤碘的来源。三是植物体，土壤和植物中的碘是处于不断动态交换的过程中，故土壤中的碘也受植物体吸收碘能力的影响，最后又以凋落物或者死亡后经过微生物作用把碘释放到土壤中[70-72]；另一方面，土壤碘的富集还可能受化石燃料的燃烧、海产品产业的发展以及农药污染等相关因素综合共同的影响[73]。土壤在通过母岩风化、大气、海洋、植物等途径补充碘的同时，也通过地下水或是升华作用、化学微生物的作用等，不断地向大气中释放元素碘、碘化氢和甲基碘，从而造成土壤碘的挥发损失[74,75]，如降水淋滤作用下的碘进入地下水，再被排入江河湖泊或是被补充回海洋。

土壤中的碘在化学和微生物作用下会形成挥发性物质。前者向大气释放的是单质碘和碘化氢，后者释放的是烷基碘，其中主要是甲基碘。碘的原子半径达到2.20埃，许多生物分子中的甲基可以被碘取代，甚至胸腺嘧啶脱氧核苷中的甲基被碘取代后仍然组合在DNA中[76]。

## 参考文献

[1] Greenwood NN, Earnshaw A. Chemistry of the Elements [M]. 2nd ed. Oxford: Butterworth-Heinemann, 1997.

[2] Hollemann AF, Wiberg E. Lehrbuch der Anorganischen Chemie [M]. Berlin: Walter de Gruyter, 1985.

[3] Housecroft E, Sharpe AG. Inorganic Chemistry [M]. 3rd ed. Essex: Pearson, 2008.

[4] webelements.com/iodine. Available at http://www.webelements.com/iodine. Accessed June 17, 2014.

[5] Leblanc C, Colin C, Cosse A, et al. Iodine transfers in the coastal marine environment: the key role of brown algae and of their vanadiumdependent haloperoxidases [J]. Biochimie, 2006, 88 (11): 1773-1785.

[6] Suzuki M, Eda Y, Ohsawa S, et al. Iodide oxidation by a novel multicopper oxidase from the Alphaproteobacterium Strain Q-1 [J]. Appl Environ Microbiol, 2012, 78 (11): 3941–3949.

[7] Dissanayake CB. The iodine cycle in the tropical environment and implications on iodine deficiency disorders [J]. International Journal of Environmental Studies, 1999, 56 (3): 357-372.

[8] 严爱兰. 碘生物地球化学行为的$^{125}$I示踪与植物中生物碘的稳定性研究 [D]. 杭州：浙江大学, 2008.

[9] Liu P, Liu L, Shen H, et al. The standard, intervention measures and health risk for high water iodine areas [M]. Plos One, 2014, 9 (2): 273-279

[10] 于钧, 刘守军, 苏晓辉, 等. 2002年全国碘缺乏病外环境水碘监测结果分析 [J]. 中国地方病学杂志, 2004 (3): 33-34.

[11] Abdel-Moati M A R. Iodine speciation in the Nile River estuary [J]. Marine Chemistry, 1999, 65 (3-4): 211-225.

[12] Cook P L M, Carpenter P D, Butler E C V. Speciation of dissolved iodine in the waters of a humic-rich estuary [J]. Marine Chemistry, 2000, 69 (3): 179-192.

[13] Truesdale V W, Watts S F, Rendell A R. On the possibility of iodide oxidation in the near-surface of the Black Sea and its implications to iodine in the general ocean - ScienceDirect [J]. Deep Sea Research Part I: Oceanographic Research Papers, 2001, 48 (11): 2397-2412.

[14] Muramatsu Y. The distribution of iodine in the earth's crust [J]. Chemical Geology, 1998, 147 (3-4): 201-216.

[15] 程先豪. 海洋沉积物中碘的早期成岩再迁移 [J]. 海洋学报: 中文版, 1993, 15 (4): 56-63.

[16] Gall E A, Küpper, Frithjof C, et al. A survey of iodine contents in Laminaria digitata [J]. Botanica Marina, 2004, 47 (1): 30-37.

[17] F. C. Küpper, Schweigert N, Gall E A, et al. Iodine uptake in Laminariales involves extracellular, haloperoxidase-mediated oxidation of iodide [J]. Planta, 1998, 207 (2): 163-171.

[18] Eschle. Ueber den Jodgehalt einiger Algenarten. [J]. Hoppe-Seyler's Zeitschrift für physiologische Chemie, 1897, 23 (1): 30-37.

[19] Golenkin M. Algologische Notizen 1. Das Vorkommen von freiem Iod bei Bonnemaisonia asparagoides [J]. Bull Soc Imp Nat Moscou, 1894: 8.

[20] Sauvageau C. Sur quelques algues florid. es renfermant de l'iode.l'.tat libre.[J].Bulletin de la Station Biologique d'Arcachon, 1925, 22: 3-43.

[21] Kylin H. ber das Vorkommen von Jodiden, Bromiden und Jodidoxydasen bei den Meeresalgen. [J]. Biological Chemistry, 2009, 186 (1-2): 50-84.

[22] Dangeard P. Sur le dé gagement de l'iode chez les algues marines[J].Comptes Rendus Hebdomadaires des S.ances de l'Acad.mie des Sciences, 1928, 186: 892-894.

[23] Tong W, Chaifoff I L. Metabolism of I$^{131}$ by the marine alga, Nereocystis luetkeana [J]. Journal of Biological Chemistry, 1955, 215

(2): 473-484.

[24] Baily NA, Kelly S. Iodine exchange in Ascophyllum [J]. Biol Bull Woods Hole, 1955, 109: 13-20.

[25] Shaw T I. The Mechanism of Iodide Accumulation by the Brown Sea Weed Laminaria digitata. The Uptake of $^{131}$I [J]. Proceedings of the Royal Society of London, 1959, 110 (150): 356-371.

[26] Hou X, Chai C, Qian Q, et al. The study of iodine in Chinese total diets [J]. Science of the Total Environment, 1997, 193 (3): 161-167.

[27] Rengel Z, Batten G D, Crowley D E. Agronomic approaches for improving the micronutrient density in edible portions of field crops [J]. Field Crops Research, 1999, 60 (1-2): 27-40.

[28] 侯小琳, 严小军. 海藻中碘的化学种态研究 I [J]. 海洋学报: 中文版, 1999, 21 (1): 48-54.

[29] 韩丽君, 范晓. 海藻中有机碘的研究 I. 海藻中有机碘含量测定 [J]. 水生生物学报, 1999 (5): 489-493.

[30] 韩丽君, 范晓, 李宪璀. 海藻中有机碘的研究 II. 存在形态及含量 [J]. 海洋科学集刊, 2001, 43 (1): 134-140.

[31] Colin C, Leblanc C, Michel G, et al. Vanadium-dependent iodoperoxidases in Laminaria digitata, a novel biochemical function diverging from brown algal bromoperoxidases [J]. Jbic Journal of Biological Inorganic Chemistry, 2005, 10 (2): 156-166.

[32] Colin C, Leblanc C, Wagner E, et al. The brown algal kelp Laminaria digitata features distinct bromoperoxidase and iodoperoxidase activities [J]. Journal of Biological Chemistry, 2003, 278 (26): 23545.

[33] Verhaeghe EF, Fraysse A, Guerquin-Kern JL, et al. Microchemical imaging of iodine distribution in the brown alga Laminaria digitata suggests a new mechanism for its accumulation [J]. J Biol Inorg Chem, 2008, 13 (2): 257-269.

[34] Hou X, Yan X. Study on the concentration and seasonal variation of inorganic elements in 35 species of marine algae [J]. Science of the Total Environment, 1998, 222 (3): 141-156.

[35] Saenko G N, Kravtsova Y Y, Ivanenko V V, et al. Concentration of Iodine and bromine by plants in the seas of Japan and Okhotsk [J]. Marine Biology, 1978, 47 (3): 243-250.

[36] Truesdale V W. The biogeochemical effect of seaweeds upon close-to natural concentrations of dissolved iodate and iodide in seawater – Preliminary study with Laminaria digitata and Fucus serratus [J]. Estuarine Coastal & Shelf Science, 2008, 78 (1): 155-165.

[37] Hou X, Chai C, Qian Q, et al. Determination of chemical species of iodine in some seaweeds (I) [J]. Science of the Total Environment, 1997, 204 (3): 215-221.

[38] Feiters M C, Frithjof C Küpper, Meyer-Klaucke W. X-ray absorption spectroscopic studies on model compounds for biological iodine and bromine [J]. Journal of Synchrotron Radiation, 2005, 12 (Pt 1): 85-93.

[39] Küpper FC, Carpenter LJ, McFiggans GB, et al. Iodide accumulation provides kelp with an inorganic antioxidant impacting atmospheric chemistry [J]. Proc Natl Acad Sci USA, 2008, 105 (19): 6954-6958.

[40] Küpper FC, Gaquerel E, Boneberg EM, et al. Early events in the perception of lipopolysaccharides in the brown alga Laminaria digitata include an oxidative burst and activation of fatty acid oxidation cascades [J]. J Exp Bot, 2006, 57 (9): 1991-1999.

[41] Küpper FC, Gaquerel E, Cosse A, et al. Free Fatty Acids and Methyl Jasmonate Trigger Defense Reactions in Laminaria digitata [J]. Plant Cell Physiol, 2009, 50 (4): 789-800.

[42] Küpper FC, Kloareg B, Guern J, et al. Oligoguluronates elicit an oxidative burst in the brown algal kelp Laminaria digitata [J]. Plant Physiol, 2001, 125 (1): 278-291.

[43] Küpper FC, Müller DG, Peters AF, et al. Oligoalginate recognition and oxidative burst play a key role in natural and induced resistance of sporophytes of laminariales [J]. J Chem Ecol, 2002, 28 (10): 2057-2081.

[44] Küpper FC, Carpenter LJ, Leblanc C, et al. Speciation studies and antioxidant properties of bromine in Laminaria digitata reinforce the significance of iodine accumulation for kelps [J]. J Exp Bot, 2013, 64 (10): 2653-2664.

[45] Chance R, Baker A R, Kuepper F C, et al. Release and transformations of inorganic iodine by marine macroalgae [J]. Estuarine Coastal & Shelf Science, 2009, 82 (3): 406-414.

[46] Whitehead D C. The distribution and transformations of iodine in the environment [J]. Environment International, 1984, 10 (4): 321-339.

[47] 郑宝山, 王滨滨, 朱广伟, 等. 大气与植物中碘的环境地球化学——综述与新的假说 [J]. 地学前缘, 2001 (2): 359-365.

[48] 朱发庆, 谭见安. 土壤碘的来源及其与我国地甲病分布规律的关系研究 [J]. 地理科学, 1989 (4): 369-376+98.

[49] Keppler E, Borehers R, Elsner P, et al. Formation of volatile iodinated alkanes in soil: results form laboratory studies [J]. ChemosPhere, 2003 (52): 477-483.

[50] Miyake Y, Tsunogai S. Evaporation of iodine from the ocean [J]. Journal of Geophysical Research, 1963, 68 (13): 3989-3993.

[51] Lovelock J, Maggs R, Wade R. Halogenated hydrocarbons in and over the Atlantic [J]. Nature, 1973 (241): 194-196.

[52] 贾彦博, 范浩定, 杨肖娥. 碘从环境向人类食物链的迁移 [J]. 广东微量元素科学, 2003 (12): 1-12.

[53] Rasmussen R A, Khalil M A K, Gunawardena R, et al. Atmospheric Methyl Iodide (CH3I) [J]. Journal of Geophysical Research Oceans, 1982, 87 (C4): 3086-3090.

[54] Duce R A, Zoller W H, Moyers J L. Particulate and gaseous halogens in the Antarctic atmosphere [J]. Journal of Geophysical Research, 1973, 78 (33): 7802-7811.

[55] Kocher DC. On the long-term behavior of iodine-129 in the terrestrial environment [J]. Environment International, 1981 (5): 15-31.

[56] 施密特 MG. 地球化学 [M]. 北京: 科学出版社, 1959: 1.

[57] Dean GA. Iodine content of some New Zealand drinking waters—contribution from sea spray to the I in rain [J]. Journal of Science New Zealand, 1963, 11 (3): 491.

[58] Luten JB, Woittiez JRW, Das HA, et al. Determinat ion of iodine in rain water [J]. Journal of Radio-analytical Chemistry, 1978 (43): 175-185.

[59] Atkins DHF, Chadwick RC, Chamberlain AC. Deposition of radioactive methyl iodide to vegetation [J]. Health Physiology, 1967 (13): 91-92.

[60] Mcgrath D, Poole D B R, Fleming G A. Health implications of soil iodine content [J]. Farm & Food Research, 1990: 20-21.

[61] Bowen HJM. Trace elements in biochemistry. Environmental Geochemistry of the Elements [M]. London: Academic Press, 1979.

[62] Hooda P S. Trace elements in soils [M]. New Jersy: Wiley Online Library, 2010.

[63] Johnson CC. Database of the iodine content of soils populated with data from published literature [J]. British Geological Survey, 2003: 3-4.

[64] 中国环境监测总站. 中国土壤元素背景值 [M]. 北京: 中国环境科学出版社, 1990: 244-245.

[65] 刘崴. 碘元素形态分析及环境地球化学应用研究 [D]. 北京: 中国地质科学院, 2007.

[66] Yamada H, Onagawa Y, Adachi T, et al. Relationship between Soil Iodine and "Akagare" Disease of Rice Plant [J]. Japanese Journal of Soil Science & Plant Nutrition, 2006 (77): 763-567.

[67] Gao AG, Liu YG, Zhang DJ, et al. Latitudinal distribution of iodine in sediments in the Chukchi Sea and the Bering Sea [J]. Science in China, 2003, 46 (6): 592-602.

[68] 墨淑敏, 梁立娜, 蔡亚岐, 等. 高效阴离子交换色谱-紫外检测器联用测定海水中碘 [J]. 岩矿测试, 2006 (2): 122-124.

[69] Fuge R, Johnson C C. The geochemistry of iodine [J]. Environmental Geochemistry and Health, 1986, 8 (2): 31-54.

[70] Sheppard SC, Long JM, Sanipelli B. Plant/soil concentration ratios for paired field and garden crops, with emphasis on iodine and the role of soil adhesion [J]. J Environ Radioact, 2010, 101 (12): 1032-1037.

[71] Ashworth DJ, Shaw G. A comparison of the soil migration and plant uptake of radioactive chlorine and iodine from contaminated groundwater [J]. J Environ Radioact, 2006, 89 (1): 61-80.

[72] 崔晓阳, 桑英, 宋金凤. 外源碘在森林土壤中的残留及对山野菜植物的施用效果 [J]. 应用生态学报, 2003 (10): 1612-1616.

[73] Yuita K. Dynamics of iodine, bromine, and chlorine in soil [J]. Soil Science & Plant Nutrition, 1992, 37 (1): 61-73.

[74] Takeda A, Tsuchiya N. Determination of total contents of bromine, iodine and several trace elements in soil by polarizing energy-dispersive X-ray fluorescence spectrometry [J]. Soil Science & Plant Nutrition, 2011, 57 (1): 19-28.

[75] Gerzabek MH, Muramatsu Y, Strebl F, et al. Iodine and bromine contents of some Austrian soils and relations to soil characteristics [J]. Journal of Plant Nutrition and Soil Science, 2015, 162 (4): 415-419.

[76] Johnson CC, Strutt MH, Hmeuras M, et al. Iodine in the environment of the high Atlas Mountain area of Morocco. British Geological Survey, Key worth. Nottingham [R]. UK: Commiioned Report, 2002: CR/02/196N.

# 第五章　碘在人体的分布和循环利用

人体内含碘为 20~50mg（0.3~0.8mg/kg），平均约 30mg（0.5mg/kg），人体内的碘约 30% 集中在甲状腺内，用于合成甲状腺激素。60%~80% 则以非激素的形式分散于甲状腺外，通常甲状腺内的贮存碘可供 3 个月左右的生理需要。血液含碘 30~60μg/L，主要以有机碘形式存在。80%~90% 的碘来自食物，10%~20% 来自饮水，5% 来自空气。食物碘主要以 $I^-$ 形式被机体吸收，吸收部位主要在小肠，30min 内即可被吸收，吸收率可高达 100%，但食物中的 $Ca^{2+}$、$Mg^{2+}$、$Fe^{3+}$ 妨碍肠道碘的吸收。经消化道吸收的碘主要浓聚在甲状腺组织中，小部分经肾排出体外，尿碘约占总排泄量的 85%，妇女哺乳期经乳汁排出的碘较多，而粪便和皮肤的碘排泄量很少[1]。

碘在人体内的一个主要作用是参与甲状腺激素的合成，而另一个重要作用是抗氧化作用。在含碘细胞中有 $H_2O_2$ 和脂质过氧化物存在时，碘可以作为电子供体发挥作用，与活性氧竞争细胞成分和中和羟自由基以防止细胞遭受破坏[2]。碘是生物体内必需的微量元素之一，而甲状腺是唯一能浓聚和利用碘的内分泌腺体，同时碘是合成甲状腺激素的必需原料。自然界中的碘以多种形式存在，与甲状腺激素合成有关的碘主要是碘化物，如碘化钠、碘化钾等，碘化物进入体内后以离子形式存在，称为碘离子（$I^-$）。若碘以碘酸盐形式如 $NaIO_3$、$KIO_3$ 进入人体则需先被还原为碘化物再进一步参与代谢[1]。此外机体中除了离子形式的碘参与机体代谢和活性物质合成外，体内的含碘有机物主要为碘化酪氨酸及碘化甲状腺原氨酸（图 5-1）。

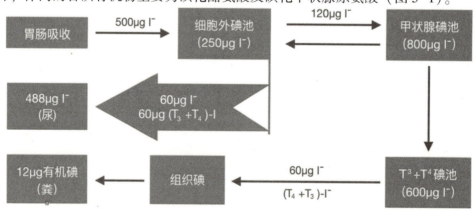

**图 5-1　以 500μg/d 的碘摄入量为例，碘在人体的代谢与分布过程**
（图片来源：廖二元，袁凌青. 内分泌代谢病学［M］. 4 版. 北京：人民卫生出版社，2019：320.）

## 一、碘和甲状腺激素的合成与分泌

甲状腺的功能是产生足够数量的甲状腺激素以满足外周组织及器官的需求。这一碘转运的过程需要 $Na^+/I^-$ 同向转运体（NIS）摄取碘并将其转运到甲状腺胶质中，并被甲状腺过氧化物酶（TPO）氧化，从而生成甲状腺激素（$T_4$）。这个过程需要生成一种大约 330kDa 的糖蛋白——即甲状腺球蛋白 Tg，Tg 在滤泡腔为 $T_4$ 和 $T_3$ 的合成提供基质骨架。而 Tg 同型二聚体的特定酪氨酸残基在甲状腺细胞的顶端边缘碘化，形成单碘甲腺原氨酸（Monoiodothyroninr，MIT）和二碘甲腺原氨酸（Diiodothyronine，DIT）[3]（图 5-2）。

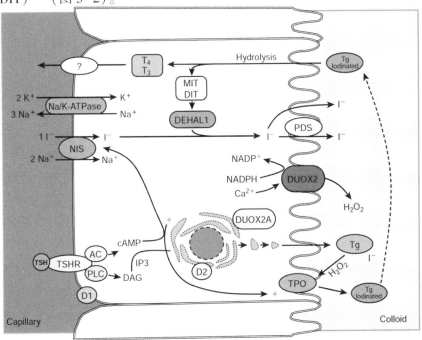

图 5-2 甲状腺滤泡细胞示意图显示了甲状腺碘运输和甲状腺激素合成的关键步骤
（图片来源：Melmed S，Polonsky KS，Larsen PR，et al. Williams textbook of endocrinology，13th edition [M]. Philadelphia：Elsevier Saunders，2015.）
注：P336AC——腺苷酸环化酶；ATPase——腺苷三磷酸酶；cAMP——环磷酸腺苷；D1——甲状腺 1 型脱碘酶；D2——甲状腺 2 型脱碘酶；DAG——二酰甘油；DEHAL1——碘化酪氨酸去卤酶 1（IYD）；DIT——二碘酪氨酸；DUOX——双氧化酶；IP3——三磷酸肌醇；MIT—— 一碘酪氨酸；NADP+ ——氧化形式的烟酰胺腺苷二核苷酸磷酸；NADPH——还原烟酰胺腺苷二核苷酸磷酸；NIS——钠碘转运体；PDS——编码 pendrin 蛋白基因（SLC26A4）；PLC——磷脂酶 C；$T_3$——三碘甲状腺原氨酸；T4——甲状腺素；Tg——甲状腺球蛋白；TPO——甲状腺过氧化物酶；TSH——促甲状腺激素；TSHR——促甲状腺激素受体

在此期间，双氧化酶（DUOX1 和 DUOX2）与 TPO 生成过氧化氢（$H_2O_2$）催化碘的氧化并将其转移到酪氨酸上。TPO 还催化两个 DIT 分子或一个 DIT 与一个 MIT 分子的偶联，分别形成 $T_4$ 和 $T_3$ 储存在胶质中。储存的胶质的胞饮作用导致吞噬溶酶体的形成，在这些胶体滴中，Tg 被特定的蛋白酶消化，释放 $T_4$、$T_3$、DIT 和 MIT，此时这些胶体滴被转移到细胞的基底部，$T_4$ 和 $T_3$ 被转运出吞噬溶酶体穿过基底外侧细胞膜，离开细胞进入循环。除了从细胞外液主动转运碘外，细胞内的碘如 DIT、MIT 等，可被碘酪氨酸脱卤酶（DEHAL1）或碘酪氨酸脱碘酶（IYD）脱碘来实现碘的循环。IYD 催化了烟酰胺腺苷二核苷酸磷酸（NADPH）依赖性的 MIT 和 DIT 的脱碘作用[4]。DEHAL1 的转录可由环磷酸腺苷（cAMP）刺激，并编码一种聚集在顶端细胞表面的可催化 NADPH 依赖性的 MIT 和 DIT 脱碘及碘的再循环的膜蛋白，由此释放的碘离子在离开细胞的顶膜后立即与新合成的 Tg 重新结合。这一过程可以被抑制 TPO 的硫脲类抗甲状腺药物阻断，如甲巯咪唑（MMI）、卡比马唑（CBZ）和丙硫氧嘧啶（PTU）[5]。

甲状腺激素的合成需要表达许多甲状腺细胞特异性蛋白，除了 Tg 和 TPO 之外，TSH 受体（TSHR）也需要转化细胞外 TSH 的作用以有效地合成激素。许多转录因子，包括甲状腺转录因子 TTF-1（NKX2-1）和 TTF-2（FOXE1），PAX8 和肝细胞核因子 3（HNF-3［FOXE2］），以及 TSH，是实现甲状腺滤泡细胞的功能分化和激素生成的必要条件[6,7]。转录因子 NKX2-1 和 PAX8 的短暂过表达足以引导小鼠胚胎干细胞向甲状腺滤泡细胞分化，并在 TSH 处理下形成三维滤泡结构，滤泡表现出明显的碘化组织活性[8]。

## 二、甲状腺细胞的碘代谢

甲状腺内碘主要在以下环节进行代谢：①$I^-$ 进入甲状腺。②$I^-$ 的氧化及有机碘化作用。③碘化甲腺原氨酸生成。④甲状腺激素的储存与释放。

### 1. 碘输入

由于血浆中碘的浓度很低，甲状腺细胞需要一种机制来浓缩所需数量的碘。这个碘俘获的过程是由膜蛋白 NIS 完成的，人 NIS 是一种具有 13 个跨膜结构域的 643 个氨基酸糖蛋白，其氨基端位于细胞膜外，羧基端位于细胞质内。人 NIS 由 SLC5A 基因编码，该基因定位于 19 号染色体（19p12-13.2），其编码区含有 15 个外显子，被 14 个内含子分隔。SLC5 家族依靠电化学的钠梯度对溶质进行转运，碘离子的输运是一个活跃的过程，依赖于 $Na^+$-$K^+$-ATP 酶产生的 $Na^+$ 梯度穿过甲状腺滤泡细胞膜[9,10]，因此 2 个钠离子可以协同 1 个碘离子逆着电化学梯度进入甲状腺滤泡细胞（图 5-2）。

除了在甲状腺细胞的基底外侧膜中表达外，NIS 还在其他碘浓缩细胞中被发现，包括唾液腺、哺乳期乳腺、胃黏膜以及细胞滋养细胞和合胞滋养细胞中[9,11]。同时

NIS 也在卵巢、睾丸、卵巢癌、大部分精原细胞瘤和胚胎睾丸癌中表达[12]。在哺乳期的乳腺中，NIS 起着重要的作用，它将碘化物集中在乳汁中，为新生儿提供碘化物以合成甲状腺激素。NIS 除了转运碘离子外还可以转运过锝酸（$TcO_4^-$）、高氯酸盐（$ClO_4^-$）和硫氰酸盐（$SCN^-$），利用这个特性，放射性 $TcO_4^-$ 可作为甲状腺核医学影像的扫描工具。另一方面，NIS 对碘离子的亲和力远高于其他无机阴离子，如溴离子和氯离子，这说明了甲状腺转运机制的高度选择性[13-15]。

TSH 通过激活 cAMP-PKA 通路或碘摄入能刺激甲状腺对 $I^-$ 的摄取[16-18]。另外，有研究发现甲状腺滤泡细胞在 TSH 干预下，其 NIS 基因的转录和转录后相关蛋白质合成增加[19]。大鼠甲状腺 FRTL-5 细胞在 TSH 干预下，其 NIS 的半衰期是 5 日，而正常对照组的半衰期是 3 日[20]。此外，TSH 还可引起甲状腺滤泡细胞膜上 NIS 的重新分配，引起基底侧膜的 NIS 增多，而没有 TSH 作用时，胞膜上的 NIS 被转运到胞内，碘摄入量减少[21]。

**2. 碘外流**

甲状腺滤泡细胞顶膜上碘输出机制尚未完全阐明。在 TSH 作用下，未完全极化的鼠 FRTL-5 细胞和完全极化的猪甲状腺细胞碘输出活动明显增加[22,23]。通过对反向胞浆囊泡的电生理学研究发现，碘的输出可能通过顶膜上两条对碘亲和力不同的碘通道（KM 值分别为 70μM 和 33μM）[24]，然而这些通道还没有在分子水平被确立。Pendrin 是一种位于甲状腺细胞滤泡上皮细胞顶端细胞膜上的高度疏水的膜糖蛋白，由 780 个氨基酸组成，含有 12 个穿膜片段，1 个胞内的氨基端、羧基端和 3 个胞内的 N-糖基端，在甲状腺细胞顶端起着碘转运蛋白的作用[25]。Pendred 蛋白是 Pendred 综合征（Pendred syndrome，PDS）致病基因编码的蛋白质，为溶质载体家族的成员，与硫酸盐转运蛋白具有一定的同源性。Pendred 蛋白是一种阴离子转运蛋白，其基本功能是进行阴离子交换，可以将 1 个 $I^-$ 运出细胞，同时将 1 个 $Cl^-$ 运入细胞，即进行 $Cl^-$ 和 $I^-$ 交换，因此也被称为 $Cl^-/I^-$ 转运蛋白。在甲状腺滤泡上皮细胞，Pendred 蛋白介导顶端细胞膜 $Cl^-$ 和 $I^-$ 的交换，从而实现碘的外流。

Pendrin 属于 SLC26A 家族，由 SLC26A4 基因编码。SLC26A4 基因的突变导致 Pendred 综合征是一种常染色体隐性遗传病，表现为感音神经性耳聋、甲状腺肿和碘有机化受损[26]。耳聋或听力障碍是 Pendred 综合征的主要临床表现，甲状腺肿通常发生在儿童时期。然而家庭内部成员和不同家庭之间以及不同地理区域之间的 Pendred 综合征患者症状存在着很大的差异，在动物实验中，SLC26A4 的靶向失活并不会导致小鼠甲状腺功能障碍。甲状腺细胞顶端膜上的氯离子通道 5（ClCn5）蛋白的形成和引起 Pendred 综合征的 ClCn5 缺陷小鼠的甲状腺表型表明，ClCn5 可能与其他氯离子通道联合参与调节顶端碘化物流出物或碘化物/氯化物交换[27]。

对于 Graves 病患者的甲状腺组织进行免疫学分析得知 Pendrin 含量增多，这可能与碘有机化活性增高相关[28]。由基底侧细胞膜进入滤泡上皮细胞的碘并不能直接有机化，它必须由顶端细胞膜转运到滤泡腔才能发挥作用，甲状腺滤泡上皮细胞将细胞内的碘运至滤泡腔的过程称为碘外流（I efflux）。通过对通道 Pendrin 蛋白类似物的研究以及联系到 Pendred 综合征的临床表现，提示 Pendrin 蛋白是介导碘外流的一种碘通道。但目前对于顶膜碘输出的分子机制尚存在争议，SLC26A4 等位基因突变的个体，在碘充足的前提下没有或只出现轻微的甲状腺功能减退症状，提示 I⁻ 的输出转运不全依赖 Pendrin[29]，而在 PDS 基因敲除小鼠中，虽然小鼠听力丧失，但甲状腺功能并无障碍，说明可能还有其他通道蛋白参与甲状腺滤泡上皮细胞顶端碘的外流[30]。

### 3. 甲状腺内碘化物的氧化及有机化

在甲状腺内，碘化物参与一系列的反应来完成活性甲状腺激素的合成。这一系列反应首先涉及碘化物的氧化以及将所得中间产物与无激素活性的碘化酪氨酸 MIT 和 DIT 合并，该过程称为有机化。碘化物通常被迅速氧化，并立即与 Tg 有机结合，故碘酪氨酸形成的碘化反应发生在 Tg 内部，而不是游离氨基酸上。甲状腺碘化物的氧化是由含血红素的蛋白质——甲状腺过氧化物酶（TPO）介导的，同时需要钙依赖性的 DUOX1 和 DUOX2 酶产生 $H_2O_2$。该蛋白在羧基端附近有一个跨膜区，其定位于甲状腺细胞的顶膜，在滤泡腔残基的 1-844 点位处，碘化就发生在该部位（图 5-2）[3]。TPO 是主要的甲状腺微粒体抗原，重组人 TPO 目前被用于检测桥本甲状腺炎患者血清中常见的抗甲状腺微粒体抗体。碘的过氧化反应（即活性碘化形式）的短暂产物可能是游离的次碘酸（$I_2$）或碘（$I^+$）[31]。DUOX1 和 DUOX2 基因负责编码表达于甲状腺顶膜的黄素蛋白，在那里它们构成了合成甲状腺激素所需的 $H_2O_2$ 发生器的催化核心——过氧化物酶样结构域[32]。它们是 $Ca^{2+}$ 及 NADPH 依赖性的氧化酶，用于催化 $H_2O_2$ 的生成，而生成的 $H_2O_2$ 接着与 TPO 实现 Tg 的碘化。DUOXA2 是 ER 的常驻蛋白，是 DUOX2 成熟、质膜定位和 $H_2O_2$ 生成所必需的[33]。双氧化酶成熟因子缺乏的小鼠甲状腺功能严重减退[34]，碘的过量抑制了 DUOX2 糖基化，这可能是 Wolff-Chaikoff 效应的另一种机制。

有机碘化的速率取决于 TSH 对甲状腺的刺激程度，机体结合机制的先天性缺陷可引起先天性甲状腺肿大伴甲状腺功能减退，或较轻的无甲状腺功能减退的甲状腺肿。在一些家族中，甲状腺 TPO 先天缺陷，在轻度短暂性先天性甲状腺功能减退和部分碘有机化缺陷的患者中发现了 DUOX2 基因的纯合无义突变，以及 DUOX2 基因的杂合突变导致蛋白质过早截断[35-37]。

### 4. 碘甲腺原氨酸的合成

前述提到 MIT 和 DIT 是活性碘甲腺原氨酸 $T_4$ 和 $T_3$ 的前体。从 DIT 合成 $T_4$ 需要 TPO 催化的两个 DIT 分子的缩合，生成由醚桥连接的二碘化环的结构（偶联反应）。在偶联过程中，提供苯 DIT 自由基的酪氨酸残基为供体，提供苯氧 DIT 自由基的酪氨酸残基为受体，偶联结束后作为供体的酪氨酸残基转变为脱氢丙氨酸，而作为受体的酪氨酸残基成为碘甲腺原氨酸。

甲状腺中有效合成 $T_4$ 和 $T_3$ 需要 Tg 的参与，Tg 信使 RNA（mRNA）长度约为 8.5kb，编码一个 330kDa（12S）亚基。其 660kDa 的同型二聚体中有 134 个酪氨酰残基，其中只有 25~30 个被碘化。在被碘化的酪氨酸残基中，只有第 5 位酪氨酸残基、第 1290 位酪氨酸残基和第 2553 位酪氨酸残基是 $T_4$ 合成的主要结合位点，而第 2746 位酪氨酸残基是形成 $T_3$ 的结合位点[38]。正常碘化条件下，人体的每个 Tg 分子中有 3~4 个 $T_4$ 分子（每个 Tg 分子有 25 个原子，碘的质量约占 0.5%），但只有大约五分之一人群的 Tg 分子含有 $T_3$ 残基。在未治疗的 Graves 病患者的 Tg 中，$T_4$ 残基的含量基本保持不变，而 $T_3$ 残基的数量增加了一倍，平均为每分子 0.4 个。这种差异是甲状腺刺激的结果，与 Tg 的碘化状态无关，由于偶联反应是由 TPO 催化的，所以几乎所有抑制碘有机结合的药物（例如硫脲类药物）同样抑制偶联。

**5. 甲状腺激素的储存与释放**

在内分泌腺体中，甲状腺独特之处在于它含有大量的甲状腺激素，并且甲状腺激素的分泌率很低（每天 1%）。甲状腺激素分泌的经济性特质使其具有体内均衡的价值，因为当某些原因导致甲状腺激素合成停止时，碘池为激素水平稳定提供了长期的保障，这种特性有利于防止循环中甲状腺激素的消耗和波动。在正常人中，服用 2 周抗甲状腺药物对血清 $T_4$ 浓度影响不大。正常人甲状腺的每克湿重约有 250μg $T_4$，或在重为 20g 的甲状腺中约有 5000μg$T_4$[5]。该储备量足够维持至少 50 天的甲状腺功能正常状态。当患有亚急性或无痛性甲状腺炎时，若不加控制地迅速释放 $T_4$，则会引起明显的一过性甲状腺毒症。值得注意的是，虽然 Tg 存在于正常人的血浆中，并且浓度高达 80ng/mL，但 Tg 的外周水解对循环中的甲状腺激素水平却没有显著的提升，即使在甲状腺炎时这种蛋白质大量存在的情况下。

甲状腺激素释放的第一步是滤泡腔的胶体通过两种形式的内吞作用，分别是：在根尖膜形成的伪足的大型胞饮作用和在根尖表面形成的小包膜泡的微胞饮作用。这两个过程都是在 TSH 刺激下产生的，但这两种途径的相对重要性因物种而异，微胞饮作用被认为在人类中占主导地位。内吞作用后，内吞小泡与溶酶体融合，蛋白水解由组织蛋白酶 D 和 D 样硫醇蛋白酶催化。Tg 释放的碘酪氨酸被 NADPH 依赖性碘酪氨酸脱碘酶迅速脱碘，释放的碘被循环利用。研究表明，$T_4$ 可以从甲状腺细胞内的 Tg 中释放出来，该过程对 Tg 分子量的破坏很小。这可能是由于 Tg 分子的主要激肽位于 Tg 单体的氨基端和羧基端，从而产生选择性蛋白水解的结果。Graves 病患者 $T_3$ 与 $T_4$ 的产生比例显著增加，这可能是 D1 和 D2 催化 $T_4$ 脱碘的通路得到增强造成的[39]。PTU 抑制脱碘酶催化的 $T_4$ 到 $T_3$ 的转化可能有助于快速降低 Graves 患者循环中的 $T_3$[39,40]。甲状腺细胞的释放受到多种因素的抑制，其中最重要的是碘。抑制甲状腺激素释放是碘化物能够迅速改善甲亢的原因。这种作用的机制可能与碘化物可抑制 TSH 和 Graves 病的刺激性免疫球蛋白对甲状腺腺苷酸环化酶的刺激有关。

**参考文献**

［1］廖二元，袁凌青. 内分泌代谢病学［M］. 4 版. 北京：人民卫生出版社，2019：320.

［2］周春燕，药立波. 生物化学与分子生物学［M］. 9 版. 北京：人民卫生出版社，2018：400.

［3］Melmed S, Polonsky KS, Larsen PR, et al. Williams textbook of endocrinology, 13th edition［M］. Philadelphia：Elsevier Saunders, 2015：336.

［4］Gnidehou S, Caillou B, Talbot M, et al. Iodotyrosine dehalogenase 1（DEHAL1）is a transmembrane protein involved in the recycling of iodide close to the thyroglobulin iodination site［J］. FASEB J. 2004, 18（13）：1574-1576.

［5］Larsen PR. Thyroidal triiodothyronine and thyroxine in Graves' disease：correlation with presurgical treatment, thyroid status, and iodine content［J］. J Clin Endocrinol Metab, 1975, 41（6）：1098-1104.

［6］Felice M, Lauro RD. Murine models for the study of thyroid gland development［J］. Endocr Dev, 2007, 10：1-14.

［7］Park SM, Chatterjee VK. Genetics of congenital hypothyroidism［J］. J Med Genet, 2005, 42：379-389.

［8］Antonica F, Kasprzyk DF, Opitz R, et al. Generation of functional thyroid from embryonic stem cells［J］. Nature, 2012, 491：66-71.

［9］De LVA, Dohan O, Levy O, et al. Molecular analysis of the sodium/iodide symporter：impact on thyroid and extrathyroid pathophysiology［J］. Physiol Rev, 2000, 80（3）：1083-1105.

［10］Dohán O, De LVA, Paroder V, et al. The sodium/iodide Symporter（NIS）：characterization, regulation, and medical significance［J］. Endocr Rev, 2003, 24（1）：48-77.

［11］Wolff J. Perchlorate and the thyroid gland［J］. Pharmacol Rev, 1998, 50：89-105.

［12］Riesco-Eizaguirre G, Leoni SG, Mendiola M, et al. NIS mediates iodide uptake in the female reproductive tract and is a poor prognostic factor in ovarian cancer［J］. J Clin Endocrinol Metab, 2014, 99：E1199-E1208.

［13］Van Sande J, Massart C, Beauwens R, et al. Anion selectivity by the sodium iodide symporter［J］. Endocrinology, 2003, 144：247-252.

［14］Wolff J. Congenital goiter with defective iodide transport［J］. Endocrinol Rev, 1983, 4：240.

［15］Nicola JP, Carrasco N, Amzel LM. Physiological sodium concentrations enhance the iodide affinity of the Na+/I- symporter［J］. Nat Commun, 2014（5）：3948.

［16］Weiss SJ, Philp NJ, Ambesi-Impiombato FS, et al. Thyrotropin-stimulated iodide transport mediated by adenosine 3', 5'-monophosphate and dependent on protein synthesis［J］. Endocrinology, 1984, 114（4）：1099-1107.

［17］Vassart G, Dumont JE. The thyrotropin receptor and the regulation of thyrocyte function and growth［J］. Endocr Rev, 1992, 13（3）：596-611.

［18］Duprez L, Parma J, Van Sande J, et al. TSH Receptor Mutations and Thyroid Disease［J］. Trends Endocrinol Metab, 1998, 9（4）：133-140.

［19］Saito T, Endo T, Kawaguchi A, et al. Increased expression of the Na+/I- symporter in cultured human thyroid cells exposed to thyrotropin and in Graves' thyroid tissue［J］. J Clin Endocrinol Metab, 1997, 82（10）：3331-3336.

［20］Riedel C, Levy O, Carrasco N. Post-transcriptional regulation of the sodium/iodide symporter by thyrotropin［J］. J Biol Chem, 2001, 276（24）：21458-21463.

［21］Dai G, Levy O, Carrasco N. Cloning and characterization of the thyroid iodide transporter［J］. Nature, 1996, 379（6564）：458-460.

［22］Nilsson M, Björkman U, Ekholm R, et al. Iodide transport in primary cultured thyroid follicle cells：evidence of a TSH-regulated channel mediating iodide efflux selectively across the apical domain of the plasma membrane［J］. Eur J Cell Biol, 1990, 52（2）：270-281.

［23］Nilsson M, Björkman U, Ekholm R, et al. Polarized efflux of iodide in porcine thyrocytes occurs via a cAMP-regulated iodide channel in the apical plasma membrane [J]. Acta Endocrinol (Copenh), 1992, 126 (1): 67-74.

[24] Golstein P, Abramow M, Dumont JE, et al. The iodide channel of the thyroid: a plasma membrane vesicle study [J]. Am J Physiol, 1992, 263 (3 Pt 1): C590-C597.

[25] Everett LA, Green ED. A family of mammalian anion transporters and their involvement in human genetic diseases [J]. Hum Mol Genet, 1999, 8: 1883-1891.

[26] Kopp P, Pesce L, Solis SJ. Pendred syndrome and iodide transport in the thyroid [J]. Trends Endocrinol Metab, 2008 (19): 260-268.

[27] van den Hove MF, Croizet-Berger K, et al. The loss of the chloride channel, ClC-5, delays apical iodide efflux and induces a euthyroid goiter in the mouse thyroid gland [J]. Endocrinology, 2006, 147: 1287-1296.

[28] Royaux IE, Suzuki K, Mori A, et al. Pendrin, the protein encoded by the Pendred syndrome gene (PDS), is an apical porter of iodide in the thyroid and is regulated by thyroglobulin in FRTL-5 cells [J]. Endocrinology, 2000, 141 (2): 839-845.

[29] Wolff J. What is the role of pendrin? [J]. Thyroid, 2005, 15 (4): 346-348.

[30] Bizhanova A, Kopp P. Minireview: The sodium-iodide symporter NIS and pendrin in iodide homeostasis of the thyroid [J]. Endocrinology, 2009, 150 (3): 1084-1090.

[31] Taurog A, Dorris ML, Doerge DR. Mechanism of simultaneous iodination and coupling catalyzed by thyroid peroxidase [J]. Arch Biochem Biophys, 1996, 330: 24-32.

[32] Ris-Stalpers C. Physiology and pathophysiology of the DUOXes [J]. Antioxid Redox Signal, 2006, 8: 1563-1572.

[33] Grasberger H, Refetoff S. Identification of the maturation factor for dual oxidase. Evolution of an eukaryotic operon equivalent [J]. J Biol Chem, 2006, 281: 18269-18272.

[34] Grasberger H, De Deken X, Mayo OB, et al. Mice deficient in dual oxidase maturation factors are severely hypothyroid [J]. Mol Endocrinol, 2012, 26: 481-492.

[35] Vulsma T, Gons MH, DeVijlder JMM. Maternal fetal transfer of thyroxine in congenital hypothyroidism due to a total organification defect of thyroid dysgenesis [J]. N Engl J Med, 1989, 321: 13-16.

[36] Moreno JC, Bikker H, Kempers MJ, et al. Inactivating mutations in the gene for thyroid oxidase 2 (THOX2) and congenital hypothyroidism [J]. N Engl J Med, 2002, 347: 95-102.

[37] Zamproni I, Grasberger H, Cortinovis F, et al. Biallelic inactivation of the dual oxidase maturation factor 2 (DUOXA2) gene as a novel cause of congenital hypothyroidism [J]. J Clin Endocrinol Metab, 2008, 93: 605-610.

[38] Dunn AD, Corsi CM, Myers HE, et al. Tyrosine 130 is an important outer ring donor for thyroxine formation in thyroglobulin [J]. J Biol Chem, 1998, 273: 25223-25229.

[39] Abuid J, Larsen PR. Triiodothyronine and thyroxine in hyperthyroidism. Comparison of the acute changes during therapy with antithyroid agents [J]. J Clin Invest, 1974, 54: 201-208.

[40] Bahn RS, Burch HS, Cooper DS, et al. The role of propylthiouracil in the management of Graves' disease in adults: report of a meeting jointly sponsored by the American Thyroid Association and the Food and Drug Administration [J]. Thyroid, 2009, 19: 673-674.

# 第六章 含碘药物对甲状腺及甲状腺外影响

碘元素是甲状腺激素产生所必需的微量营养素，不仅参与甲状腺激素的合成，而且也调节着甲状腺的功能。健康成人体内含有 15~20 mg 碘，其中 70%~80% 分布在甲状腺。甲状腺细胞对碘的摄取和代谢是甲状腺功能正常发挥的关键。碘通常是以无机碘（碘化物）的形式在胃和十二指肠中被吸收，依靠基底膜上的跨膜蛋白即钠碘转运体（NIS）完成转运：NIS 将甲状腺细胞顶层的碘转移到滤泡中，甲状腺过氧化物酶（Thyroperoxidase，TPO）和过氧化氢将碘氧化并连接到甲状腺球蛋白的氨基残端，成为甲状腺激素的前体物质单碘甲状腺素（Monoiodotyrosine，MIT）和二碘甲状腺素（Diiotyrosine，DIT），经过 TPO 催化，2 个 DIT 生成甲状腺素（$T_4$），1 个 MIT 和 1 个 DIT 生成三碘甲状腺原氨酸（$T_3$），碘分别占 $T_4$ 和 $T_3$ 分子量的 65% 和 59%，通常 $T_3$ 半衰期只有 1 天，而 $T_4$ 有 1 周。TH 降解所释放的碘又回到循环系统，被甲状腺重新吸收或由肾脏吸收以尿的形式排出体外。本代谢过程主要是针对血液中呈离子形式的碘，而分子形式的碘是否直接参与甲状腺的代谢过程目前并不清楚。

了解甲状腺细胞内异常浓度的碘化物如何对甲状腺功能、形态产生影响尤为重要。并且这些碘化物是否对甲状腺外的组织器官产生影响对人体健康也同样重要。含碘药物主要有卢戈液、胺碘酮、碘海醇等造影剂、清鱼肝油、西地碘片、喹碘仿、氯碘喹或双碘喹，以及碘酒、碘酊、碘甘油、聚维酮碘等。

本节主要介绍碘酸钾和碘化钾，含碘抗心律失常药、含碘对比剂、含碘外用消毒剂。包括两个部分，一是介绍含碘药物对甲状腺的影响，二是介绍含碘药物对甲状腺外组织的影响。

## 一、含碘药物对甲状腺的影响

### 1. 碘酸钾、碘化钾

碘酸钾（$KIO_3$）与碘化钾（KI）都是含碘化合物，研究表明二者对甲状腺组织形态、功能均有影响。

刘守军等[1]用接近流行病学调查现场实际的碘水平复制高碘性甲肿动物模型，并观察其对小鼠下丘脑-垂体-甲状腺轴形态学影响。将 80 只昆明种小鼠按体重随机分为 4 组（以实际碘含量计算）：KI 适碘剂量组（KI 50μg/L）、KI 现场剂量组（KI 180μg/L）、$KIO_3$ 适碘剂量组（$KIO_3$ 50μg/L）、$KIO_3$ 现场剂量组（$KIO_3$ 180μg/L）。30 周后，测定小鼠甲状腺的重量，观察甲状腺、下丘脑、垂体的形态学变化。结果与 KI 适碘剂量组相比，$KIO_3$ 现场剂量组甲状腺相对重量显著增加（$P<0.01$）；光镜

下 $KIO_3$ 现场剂量组与 KI 现场剂量组呈典型的胶质性甲状腺肿；电镜下各实验组下丘脑、垂体的超微结构均发生了不同程度的变化。说明 30 周时现场剂量的碘剂可以导致小鼠下丘脑-垂体-甲状腺轴形态学变化，其中，$KIO_3$ 现场剂量组的变化最显著。

高天舒[2]比较离子碘和分子碘过量对非碘缺乏 Wistar 大鼠甲状腺功能和形态的影响及差别，结果发现补充 840μg 碘/L 90 天时，可使血清 TSH 值增高，但是未见显著性差异。血清 $TT_4$ 明显高于双蒸馏水（DDW）组，$P<0.05$，但同剂量离子碘和分子碘比较，血清 $TT_4$ 值无显著性差异。补碘组光、电镜下可见滤泡腔面积增大，滤泡上皮细胞变扁，细胞核染色深，滤泡融合破裂，巨滤泡形成，毛细血管减少。超微结构显示甲状腺滤泡上皮细胞内质网扩张，次级溶酶体增多，微绒毛减少，染色体浓集。与 DDW 组相比，滤泡上皮细胞高度明显降低，滤泡腔面积增大，均 $P<0.05$。相同剂量离子碘和分子碘比较无显著性差异。说明了不论碘摄入形式如何，碘摄入浓度>840μg/L 时，都会对大多部分甲状腺滤泡上皮细胞产生抑制和破坏，使血清 $TT_4$ 值明显增高。在实验水平上揭示了碘剂量与甲状腺损伤的关系。

高天舒[3]继续探讨了轻、中度碘过量对碘缺乏 Wistar 大鼠甲状腺功能和形态影响。结果发现补碘（碘酸钾）90 天时，碘过量组血清 TSH 明显低于低碘对照组（均 $P<0.05$），但与双蒸馏水组（DDW）相比差异无显著性。1680μg/L 碘组血清 $TT_3$ 值明显低于低碘组和 DDW 组（均 $P<0.05$），碘过量组血清 $TT_4$ 值明显高于低碘对照组和 DDW 组（均 $P<0.001$），碘过量组甲状腺组织 $TT_4$ 含量明显高于低碘对照组和 DDW 组（均 $P<0.001$）。甲状腺的相对重量均明显高于 DDW 组和低碘对照组（$P<0.001$ 和 $P<0.05$）。在甲状腺组织中，观察到碘过量组随着时间延长，滤泡上皮变扁，滤泡周围毛细血管逐渐减少，巨滤泡形成，同时有部分滤泡增生。碘过量组非增生滤泡上皮细胞高度明显小于 DDW 组和低碘对照组（均 $P<0.001$），1680μg/L 碘组泡腔面积明显大于 DDW 组和低碘对照组（均 $P<0.001$）。证实轻、中度过量碘（尿碘中位数，MUI 为 300μg/L 和 600μg/L）处理 90 天，使碘缺乏大鼠甲状腺功能亢进，低碘致甲状腺肿不能完全恢复，甲状腺滤泡异质性增加。在另一项实验中[4]发现过量碘（尿碘中位数>300μg/L）补碘 90 天，使碘缺乏机体甲状腺滤泡上皮细胞凋亡数和凋亡蛋白 Fas 表达明显减少，非碘缺乏机体甲状腺滤泡上皮细胞凋亡数、Fas 和 FasL 的表达均明显增加。

以上研究说明，补充过量的碘不能使低碘致甲状腺肿大完全恢复，过量补碘既浪费又对碘缺乏机体有害。碘过量还可能调动了机体的防护机制。

**2. 胺碘酮相关性甲状腺功能障碍**

胺碘酮是一种有效的抗心律失常药物，用于房性、室性等多种心律失常。它是一种苯丙呋喃衍生物，其每个分子含两个碘原子（含碘量约 37%）。由于碘的存在及其分子结构与甲状腺素相似，其可视为甲状腺素类似物作用于肝脏及垂体。胺碘酮的亲脂性很高，会浓集于脂肪组织、心肌、骨骼肌和甲状腺。半衰期较长（约100天），因此多余的碘需经数月才能逐渐清除，有时副反应的发生可在停药后。过多的碘提供给甲状腺底物，增加甲状腺激素的合成代谢。胺碘酮相关性甲状腺功能障碍包括是胺碘酮致甲状腺功能减退（Amiodarone-induced hypothyroidism，AIH）和胺碘酮致甲状腺功能亢进（Amiodarone-induced thyrotoxicosis，AIT）。其中甲状腺功能亢进分为1型AIT和2型AIT。在使用较低剂量（<400 mg/d）时的发生率为3%~4%[5]。一般情况下，在15%~20%的使用胺碘酮病例中会导致甲状腺功能障碍[6]。

人群膳食碘摄入量的不同和是否患有甲状腺疾病，如甲状腺自身相关抗体水平升高，均会影响AIH或AIT的发病率。在碘充足的地区，胺碘酮引起的甲减似乎多于甲亢；相反，在缺碘地区，胺碘酮引起的甲亢多于甲减。美国马萨诸塞州的伍斯特市是碘充足的地区，同时也是一个自身免疫性甲状腺疾病患病率高的地区，在当地接受胺碘酮治疗的患者有22%发生甲减，2%发生甲亢。相反，意大利的比萨市是一个碘摄入量处于临界水平而结节性甲状腺肿患病率高的地区，在当地，接受胺碘酮治疗的患者中5%发生甲减，而9.6%发生甲亢。

在膳食碘摄入量较高的地区接受胺碘酮治疗的患者有3%~5%会发生甲亢，通常发生于开始用药后的4个月至3年。大多数病例为2型AIT；在碘缺乏地区，发生率在5%~10%，男：女为3:1。以1型AIT为主[7]。应用胺碘酮前的促甲状腺激素（TSH）基础值及甲状腺相关抗体的出现都会影响AIH的发生率。有研究显示，对于存在甲状腺抗体的女性患者比无抗体的男性患者发展为AIH的风险高14倍[8]。有桥本甲状腺炎病史的患者由于甲状腺受到破坏，甲状腺激素合成往往存在代谢缺陷，发生甲减的风险最高。在儿童及青少年人群中，患病率较高，但恢复能力较强。一项回顾性研究显示[9]，在190例使用胺碘酮的儿童和青壮年人群中，17.3%的患者出现亚临床甲状腺功能减退，13.7%的患者出现甲状腺功能减退。甲亢发生率为2.1%。在亚临床甲状腺功能减退症患者中，63%的患者在没有甲状腺激素替代的情况下恢复了正常的甲状腺功能。仅有26%的甲状腺功能减退患者甲状腺功能自发恢复正常。25%的AIT患者甲状腺功能自发恢复正常。并且发现大多数患者服用胺碘酮后甲状腺功能障碍主要是在治疗后35天内发生的。也有研究认为，对于既往无甲状腺功能障碍的患者，短期胺碘酮可以被认为是安全的[10]。

## 2.1 胺碘酮相关性甲状腺功能障碍的机制

胺碘酮因为生物转化缓慢，其口服生物利用度在22%~86%（平均约50%）[11]。以及胺碘酮在脂肪组织、肝脏、肺、肌肉和甲状腺中积累，主要由肝细胞色素P4503A（CYP3A）代谢。胺碘酮的活性代谢物n-去乙胺碘酮（DEA），具有更长的半衰期。这均导致在细胞内，胺碘酮易积聚于溶酶体，和溶酶体中磷脂结合，结合物被磷脂酶吞噬消化后，形成溶酶体内多层包涵体，该多层包涵体可能与胺碘酮的不良反应相关[12]。胺碘酮代谢过程诸多因素,包括碘积聚、自由基形成和免疫损伤等都可造成甲状腺功能和结构的破坏。胺碘酮经代谢后将大量无机碘释放入血,使甲状腺为适应碘过量而迅速启动 Wolff-Chaikoff 效应,抑制碘有机化过程。从而使 $T_4$ 与 $T_3$ 水平下降,TSH 水平上升[13]。一般情况下,在上升3个月后,TSH 水平逐渐恢复正常。而在长期用胺碘酮维持治疗的患者中,血浆 TSH 水平有降低的趋势,这与胺碘酮的蓄积有关。多项研究表明,胺碘酮处理的动物组织匀浆中和体外培养的细胞中均发现1型脱碘酶(D1)活性降低,并且呈剂量依赖性[14-15]。有学者认为,胺碘酮和(或)DEA 通过竞争机制直接抑制 D1,这一观点得到了证实,因为研究发现 D1 mRNA 水平不受胺碘酮治疗的影响[16]。D1 活性抑制导致血清 $T_3$ 和 $FT_4$ 下降 10%~25%,血浆 $rT_3$ 上升170%。胺碘酮也抑制 $T_4$ 进入肝脏的过程,引起 $T_4$ 代谢清除率下降。在后期 $T_4$ 产生速率可以上升,最终导致血浆 $T_4$ 和 $FT_4$ 上升40%[17]。D1 抑制可在胺碘酮治疗结束后持续数月,这是导致胺碘酮停药后仍有甲状腺功能障碍发生的一种机制。

有研究结果表明,服用维持量胺碘酮的患者通常甲状腺功能正常,可能是由于逃避了 NIS mRNA 表达减少介导的 Wolff-Chaikoff 效应。此外,胺碘酮在治疗浓度下对甲状腺细胞没有细胞毒性,但在超生理浓度下通过氧化剂活性引起细胞毒性。当胺碘酮诱导的促氧化剂活性超过内源性抗氧化能力时,甲状腺滤泡将被破坏,并可能发生胺碘酮诱导的破坏性甲状腺毒症[17]。

在大多数情况下,它的发病机制与碘负荷过高有关,与基础甲状腺疾病有关,如多结节状或弥漫性甲状腺肿或自主结节。少数患者为甲状腺正常者。然而,最近有证据表明[18],胺碘酮有直接毒性作用,从而导致碘甲状腺原氨酸释放到循环中。在一例由电子显微镜细针穿刺活检证实为胺碘酮所致甲状腺毒症的患者的甲状腺组织中,观察到多层溶酶体包涵体、线粒体内糖原包涵体,这两种超微结构都表明甲状腺细胞受损以及甲状腺细胞功能亢进的显微形态学模式,未见炎性改变。同时血浆甲状腺球蛋白水平较高。鉴于溶酶体功能在甲状腺球蛋白分子蛋白水解中的主要作用,以及需要能量的载体介导的一碘酪氨酸跨溶酶体膜转运以回收和再利用碘,可以认为病理性溶酶体和线粒体的变化可能是胺碘酮所致甲状腺毒症继发甲状腺功能减退的一个超微结构标志。

江力勤[19]探讨了胺碘酮对 SD 大鼠甲状腺组织的激素分泌、信号蛋白表达及形态结构等影响。发现胺碘酮用药后 SD 大鼠外观出现脱毛、行动迟缓、体重下降,血清总蛋白下降;$FT_3$ 随胺碘酮剂量的增大而下降,$FT_4$ 在低剂量组略有增高,而在高剂量组则下降;Bcl-2 蛋白表达在用药组均增强,而凋亡效应因子 Caspase-3 活性无差异。

研究胺碘酮相关性甲状腺功能障碍的潜在发病机制有利于改善预后分层和治疗。

## 2.2 胺碘酮致甲状腺功能亢进（AIT）特点及诊断

胺碘酮致甲亢分为1型AIT和2型AIT（表6-1）。1型在生活于低碘摄入地区的已患甲状腺疾病的人群中更为普遍，继发于Jod Basedow现象，也可以说由过度激活的Wolff-Chaikoff效应所致；它是因为甲状腺素合成和释放增多引起的，多出现于毒性结节性甲状腺肿和潜在Graves病的患者，这些患者在暴露于补碘后诱发了Graves病的进展。而2型AIT多出现在原本没有甲状腺疾病的患者，是一种破坏性甲状腺炎。由受损的甲状腺滤泡细胞中释放出预先储存的甲状腺激素导致的甲状腺毒症。2型AIT在缺碘地区的患病率估计为5%~10%，男女比例为3:1。2型的比例多于1型。有些患者[20]可能同时出现2种类型。2型AIT持续1~3个月，直到甲状腺激素储备耗尽，但在糖皮质激素治疗后消退得更快[21]。对于患有先天性心脏病的成年人，胺碘酮诱发的甲状腺毒症的风险预测指数已经被提出。模型包括胺碘酮起始时的年龄、体重指数和有无紫绀。它的适用性尚未在其他患者人群中得到验证[22-23]。临床研究中发现暴露于胺碘酮的时间越长，甲状腺毒性越明显，二者呈正比关系，并且与胺碘酮的累积浓度相关。在2型AIT患者血清IL-6水平明显上升，可作为甲状腺炎性反应的标志物，所以可鉴别1型和2型AIT[24]。2型AIT与亚急性甲状腺炎发病具有相似性，有时表现为小的痛性结节，放射性碘摄入低，发病过程经常为自限性，经常伴随亚临床甲状腺功能低下[25]。

胺碘酮诱导的甲状腺功能亢进可表现为使用胺碘酮后，原心脏功能受损加重，新发或复发的房性心律失常或植入除颤器后再发生心律不齐，缺血性心脏病或心力衰竭加重，或不明原因的体重减轻、烦躁或低热。实验室检查：血清TSH<0.1 mU/L，游离$T_4$和（或）总$T_3$升高。$T_4$在胺碘酮治疗的过程中受到较多因素影响，因此$T_3$的诊断意义相对较高。

表6-1 胺碘酮引发的AIT分型特点[26]

| 临床特征 | AIT1 | AIT2 |
| --- | --- | --- |
| 潜在甲状腺功能异常 | 是 | 通常没有 |
| 彩色血流多普勒超声 | 血流增加 | 没有血流增强影 |
| 甲状腺RAIU | 低/正常/增加 | 抑制 |
| 甲状腺自身抗体 | TRAb可阳性 | 抗体一般为阴性 |
| 起始胺碘酮后发病时间 | 短期内（平均3个月） | 时间长（平均30个月） |
| 自发缓解 | 不会 | 有可能 |
| 伴有AIH | 不伴有 | 有可能 |
| 一线用药 | 抗甲状腺药物 | 口服糖皮质激素 |
| 是否需要持续用甲状腺治疗药物 | 通常需要 | 不需要 |

### 2.3 胺碘酮致甲状腺功能减退（AIH）特点及诊断

AIH 的临床症状与原发性甲状腺功能减退类似，包括精神不振、疲乏怕冷等，AIH 可以加重某些心律不齐的发生，如尖端扭转性室速。AIH 还可以诱发急性肾衰竭，但在甲状腺功能减退控制后可以恢复正常。10%~20%的患者在接受短期胺碘酮治疗后会出现甲状腺功能减退，但长期治疗（>1 年）后甲状腺功能减退的比例降至 5%~10%，可能与机体碘排出的代偿有关，另外还可能与部分患者停药有关。在碘摄入充足的地区，胺碘酮更容易造成甲状腺功能减退；相反，在缺碘地区，胺碘酮引起的甲亢多于甲减。对于存在甲状腺自身抗体的患者，罹患甲减的可能性更高，高达 10 倍以上。虽然男性更经常用胺碘酮治疗，但是 AIH 更易发生在女性患者及老年患者中。TPO 抗体阳性女性患 AIH 的相对危险度达 7.3~7.9，如果两项危险因素俱在，相对危险度可增加到 13.5[27]。

实验室检查：血清游离 $T_4$（$FT_4$）浓度降低，血清 TSH 浓度升高（常略高）。临床表现与其他原因导致的甲状腺功能减退的临床表现相似。对于老年患者，不能通过临床表现及血 $FT_4$ 水平来诊断，只能根据 TSH 水平来诊断 AIH。

### 2.4 胺碘酮致甲状腺功能亢进（AIT）治疗

早期正确的诊断鉴别可使心功能受损的患者受益匪浅。AIT 在积极监测时容易发现，发现后需要立即评估，紧急进行治疗。AIT 可能导致死亡或并发症，尤其存在左心室功能障碍者和（或）老年人。对于 AIT 合并心功能恶化，或严重心脏疾病的患者，以及对药物治疗无反应的甲状腺毒症患者，推荐立即进行甲状腺全切除术；并且应该由包括内分泌专家、心脏病专家、麻醉师和甲状腺外科医生组成的多学科专家团队做出决策。治疗流程见图 6-1[26]。

（1）1 型 AIT（AIT1）治疗。同原发性甲亢一样，首选甲巯咪唑或丙硫氧嘧啶治疗。①抗甲状腺药物治疗（如甲巯咪唑 40~60 mg/d），由于碘过多的环境下可能会产生耐药性，视情况增加药物剂量。②最终仍需手术或放射性碘治疗（须在甲状腺功能恢复正常后，24 小时摄碘率>10%的情况下）。③高氯酸盐：可通过竞争性抑制碘的摄取，并使碘从甲状腺内释出而干扰碘的氧化，从另一方面抑制甲状腺激素的合成，但疗效具个体差异性。近几年在临床上作为抗甲状腺药治疗 2~3 个月后应用。④对于重症甲亢，在抗甲状腺药物的基础上加用碳酸锂可加快恢复。注意监测是否出现不良反应，例如皮疹、关节痛、肝毒性，罕见情况下还有骨髓抑制。高氯酸盐长期使用可在罕见情况下出现再生障碍性贫血。必须注意不要过快地减低硫脲类药物的剂量，否则患者可能会出现甲亢复发或迁延。

（2）2 型 AIT（AIT2）治疗首选口服糖皮质激素治疗。起始时通常需要给予中等剂量的皮质类固醇（如泼尼松 40~60 mg/d），即使继续使用胺碘酮也一样。最早在 1 周时见到一定的改善，需要持续治疗 1~3 个月再减量，以避免甲亢加重。2 型 AIT 患者可能在甲亢消退时发生暂时性甲减，有时是永久性甲减，给予 L-$T_4$ 替代治疗可获益[28]。

胺碘酮相关的碘负荷降低了甲状腺的放射性碘摄取，所以放射性碘治疗通常不可行。对于药物无效但又合并严重的心脏功能不全时，可考虑甲状腺切除术。

### 2.5 胺碘酮致甲状腺功能减退（AIH）治疗

对于 AIH 患者推荐左旋甲状腺素（L-$T_4$）治疗，需定期监测甲状腺功能以评估疗效及时调整用量。有学者[29]对 60 例心律失常患者采用胺碘酮治疗，出现甲状腺功能减退 19 例，甲状腺功能减退的发生率为 31.67%，表明以胺碘酮治疗心律失常容易引发甲状腺功能减退。但是在停药后症状得到缓解，甲状腺功能指标也逐渐恢复正常，无须服药治疗，但是仍需要引起临床的足够重视。对于胺碘酮不能停药的患者，必须进行 L-$T_4$治疗。治疗流程见图 6-2[26]。

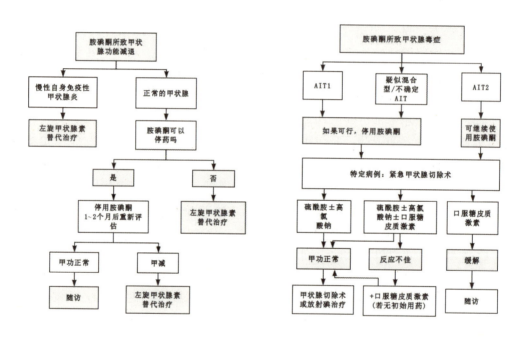

图 6-1 胺碘酮致 AIT 治疗流程图　　　图 6-2 胺碘酮相关 AIH 治疗流程图

### 3. 含碘对比剂（Iodinated contrast media，ICM）

碘对比剂应用于血管造影可以追溯到 1920 年。对比剂是以医学成像为目的将其引入人体内，以改变机体局部组织的影像对比度。20 世纪 60 年代末至 70 年代初，出现了第一代离子型对比剂泛影葡胺，特点是渗透压低，耐受性好。70 年代中期至 80 年代，出现了第二代与第三代二聚体新型非离子型对比剂，即碘帕醇、碘海醇、碘普罗胺等，具有毒性低、性能稳定、等渗、耐受性好等优点。

按照是否在溶液中电离出离子分为离子碘对比剂（Ionic iodinated contrast media，IICM）、非离子碘对比剂（Nonionic iodinated contrast media，NICM），目前使用最广

泛的是非离子型对比剂。离子型和非离子型碘对比剂在诸多方面的差别很大，是由于离子型碘对比剂分子在溶液中被电离成带正、负电荷的离子，非离子型碘对比剂不被电离，在溶液中呈分子状态，不参与机体的代谢反应。因此引发人体反应的性质和程度差别很大。但有一点是共同的，为确保获得的影像清晰，这些对比剂中碘的含量在280～400 mg/mL。离子型碘对比剂进入体内大约可解离出 13 500μg 的自由碘[30]，为日常推荐摄入量（150μg）90 倍左右。这会影响甲状腺激素代谢异常，引起甲状腺功能障碍，已在国内外关于 IICM 对甲状腺疾病影响研究基本达成共识[31-33]。非离子型碘对比剂不属于盐剂，进入血液循环后不发生离解反应，不会产生游离的碘离子，碘元素呈分子状态，不能被甲状腺滤泡上皮所摄取，不参与甲状腺素的代谢过程。因而认为非离子型碘对比剂对甲状腺的功能没有影响，但相关的研究结果却不统一。有研究显示碘对比剂诱导的甲状腺功能紊乱可能还与结节性甲状腺疾病、药物、老年人及某些基础疾病等有关[34-35]。

**3.1 离子型碘对比剂（IICM）**

离子型碘对比剂属于盐类，进入血液循环后，容易解离成大量具有显影作用的含碘根阴离子和不具有显影功能的阳离子。解离出来的碘离子（I⁻）被甲状腺滤泡上皮细胞摄取后，参与甲状腺素的代谢过程，从而影响甲状腺的功能，这已得到了广泛的证实。大量碘离子进入血循环，使甲状腺形成高碘环境，刺激了甲状腺素的正常代谢反应，引起甲亢或者甲减的发生。如 Shimura 等[36]使用泛影葡胺行增强 CT 检查，5 小时后患者 $T_4$ 水平即开始明显升高。由于离子型碘对比剂的电离作用，使解离出来的游离碘离子（I⁻）被甲状腺所摄取，从而导致了甲状腺功能的变化。因此，临床上有明确严重甲状腺功能亢进表现的患者以及甲状腺功能亢进未治愈患者应禁忌使用离子型碘对比剂。随着非离子型碘对比剂的不断更新，目前离子型碘对比剂几乎已完全被非离子型碘对比剂所替代。

**3.2 非离子型碘对比剂（NICM）**

目前非离子型碘对比剂已成为 CT 造影和腔内介入诊疗中首选对比剂，减少了造影剂不良反应的发生。但是对甲状腺功能仍存在影响。Ozkan 等[37]研究显示，目前常用的 200mL 的 NICM 含 35μg/mL，提供 7000μg 的游离碘，相当于每日推荐摄入量的 45 倍。Sohn 等[38]研究报道 NICM 中游离碘量估计为有机结合碘量的 0.01%～0.15%，浓度为 300mg/mL 的 100mL IICM 可提供 3000～45000μg 游离碘，是 WHO 规定成人每日碘摄入量的 20～300 倍。

（1）NICM 与甲亢风险

2019 年《中华放射学会对比剂应用指南（第 2 版）》认为甲亢未治愈者为 ICM 应用禁忌证。目前 NICM 应用说明书中观点也不一致，有的认为甲亢不是禁忌证，有的注明未控制症状的甲亢为 ICM 应用禁忌证。在一项前瞻性观察队列研究中[37]，101 例患者选择性使用非离子碘化造影剂进行冠状动脉造影（CAG）。结果发现与基线平均水平相比，随访第 4 周和第 8 周的促甲状腺激素水平分别降至 1.45% 和 1.40%，差异有统计学意义（$P=0.008$）。第 4 周和第 8 周的促甲状腺激素水平无显著性差异（$P=0.833$）。故认为 NICM 可导致接受 CAG 的甲状腺功能正常患者的亚临床甲状腺功能亢进症。这一问题在碘缺乏症发病率高的地区更为常见。Marraccini P[39]认为 CAG 患者甲状腺功能障碍较多，以低 $T_3$ 综合征为主要特征。使用造影剂可能会进一步损害甲状腺功能。临床医生应意识到这一现象，并重复 TSH 测量，以防在远期的时间点出现异常结果。碘化造影剂（ICM）是过量碘的来源之一，可能导致甲状腺功能障碍。Lee Sun Y[40]对应用碘化造影剂的 54 例成人进行尿碘浓度（UIC）和血清甲状腺功能测定，结果在基线 TSH 水平正常的 49 例受试者中，11 例（22%）在 1~4 周内出现 TSH 异常（6 名升高，5 名下降）。用碘量与用药后尿微量白蛋白峰值呈正相关。年龄增加和补碘量增加可预测尿液免疫复合物峰值。UIC 峰值出现在 1.1 周，并在 5.2 周恢复正常。由于 22% 的人在单次 ICM 剂量后出现甲状腺功能障碍，因此应该考虑对高危患者进行甲状腺功能监测。Kornelius 等[41]在中国台湾地区做了一项为期 6 年的回顾性研究。共纳入 19642 例患者和 78568 例配对对照。ICM 暴露组和非暴露组的平均年龄分别为 53.9 岁和 53.6 岁，平均随访时间分别为 4.1 年和 5.6 年。调整后，接触 ICM 的患者发生甲状腺功能障碍的风险显著增加（OR，1.46；95%CI，1.29~1.66）。在亚组分析中，甲亢和甲减的调整危险比分别为 1.22（95%CI，1.04~1.44）和 2.00（95%CI，1.65~2.44）。故认为 ICM 暴露与甲状腺功能障碍（包括甲状腺功能亢进和甲状腺功能减退）的风险较高相关，但非线性相关。并且发现有两次或多次 ICM 暴露患者甲亢风险并未增加，而甲减风险更高。

然而，也有研究与上述不一致。挪威学者 Bøhmer Thomas[42]探讨了在 X 线检查中反复输注 NICM 会在多大程度上干扰甲状腺功能。对 40 名碘营养正常的患者，分别于输注造影剂前、输注后 1 周和输注后 6 周测定 $FT_4$、$FT_3$、TSH、TSH 受体抗体（TRAb）和 TPOAb。发现 $FT_3$ 水平在此期间没有变化。$FT_4$ 或 TSH 与年龄、性别、癌症/非癌症、早期造影检查次数或频率无关。造影剂可引起甲状腺功能的改变，但在 6 周后恢复到正常水平。结果说明，即使在那些反复进行对比剂检查的人中，甲状腺的自动调节能力也是足够的。因此，不应该进行甲状腺功能的常规检测。张陈匀等[43]对 62 例使用非离子型碘对比剂（优维显 Ultravist370）行冠脉造影的患者，监测术前及术后 2 周患者甲状腺激素水平，结果发现冠脉造影术中大剂量碘对比剂对近期甲状腺功能无影响，局限性是未能观察远期是否对甲状腺功能有影响。

2018 年《美国放射学会（ACR）对比剂应用手册（10.3 版）》认为，甲亢患者注射 ICM 后发生甲状腺毒症概率低，不需因此限制其应用，但对急性甲状腺毒症患者尽量避免应用。实际临床上一致认为甲亢为高风险因素，对此类患者除非必须，一般不建议应用 ICM。

(2) NICM 与甲减风险

美国布里格姆和妇女医院的科学家做了一项巢式病例对照研究证实[44]，碘化造影剂暴露与以后出现新发甲状腺功能亢进和甲状腺功能减退有关。该研究纳入1990年1月1日至2010年6月30日期间接受治疗，之前没有甲状腺功能减退或甲状腺功能亢进的病例。结果显示，总共发现新发甲状腺功能亢进178例，新发甲状腺功能减退213例。Rizzo等[45]研究报道，碘过量可引起有潜在甲状腺疾病患者发生甲减，也可诱发和加重自身免疫性甲状腺炎。曾小云[46]随访了96例接受经皮冠状动脉介入治疗的患者，均使用非离子型含碘造影剂碘海醇。比较术前及术后3~6个月TSH、$T_3$、$T_4$、甲状腺过氧化物酶抗体（TPOAb）、甲状腺球蛋白抗体（TgAb），差异没有统计学意义，但术前已有甲状腺自身抗体阳性患者，术后3~6个月抗体水平增高，提示大剂量静脉碘负荷加重自身免疫性甲状腺炎。许多研究报道，ICM暴露与甲减有关[47-48]。Kornelius等[49]研究显示，ICM暴露患者甲减风险增加1倍，年龄较大因素与甲减风险呈线性相关。临床上一般将注意力主要集中在甲亢患者，往往忽视甲减患者。对甲减患者是否能应用NICM一直存疑，相关指南也无明确说明，因此其临床应用并未受限。对于有甲状腺疾病患者，检查前应掌握其基线甲状腺功能指标，并跟踪随后指标变化，确定对患者的影响程度。

(3) NICM 新生儿及儿童的影响

胎儿甲状腺于妊娠17天开始发育，10~13周开始具有富集碘的功能，18~20周胎儿的下丘脑-垂体-甲状腺轴系统形成，独立于母亲运转。20周前甲状腺激素仅仅来源于母体，21~40周来源于自身。在新生儿早期发现甲状腺功能减退是至关重要的，因为甲状腺功能减退是智力残疾最常见的可预防原因之一。

碘化造影剂中游离碘化物可能会影响孕妇及新生儿的甲状腺功能。ICM对胎儿甲状腺功能的抑制是最为严重的有害影响，理论上来说会损害新生儿智力及身体的发育。因此，在欧洲泌尿生殖放射学会造影剂安全委员会发布的最新《欧洲泌尿生殖放射学会对比剂指南》（9.0版）指出，如果在怀孕期间给予碘化造影剂，则应在第一周检查新生儿甲状腺功能。然而，这方面的研究很少，证据不足。明尼苏达州梅奥诊所的一项小型研究表明[50]，静脉注射非离子碘化造影剂对新生儿甲状腺功能没有影响。但作者认为这项研究受到了参与的患者人数太少的限制。一项更大规模的研究表明[51]，344例妊娠患者在肺血管CT造影中暴露于碘化造影剂，结果对新生儿甲状腺功能没有影响。Kochi Mahsa Hoshmand回顾了[52]64例在母体接受静脉注射碘造影剂的新生儿中，仅1例甲状腺激素水平低，促甲状腺激素水平正常。这名婴儿严重早产，出生于妊娠第25周，并出现呼吸窘迫综合征和脓毒症，这是潜在的混杂因素。故认为母体静脉注射碘造影剂对胎儿甲状腺功能异常无明显不良临床风险。极早产儿最容易受到过量碘的不良影响。有学者[53]发现，0.3mL的含碘造影剂可以给极早产儿更好的PICC尖部成像而不会引起甲状腺功能减退。虽然注射造影剂后尿碘浓度很高，提示血碘水平很高，但早产儿的内分泌系统已经足够成熟，可以处理和排泄高负荷碘，不会影响TSH和$FT_4$。未来更大规模的试验应该解决如使用造影剂的数量和稀释造影剂的范围等问题，以减少碘暴露而不损害机体。

甲状腺激素对新生儿大脑发育至关重要，即使是短暂的甲状腺功能减退也会导致不良的神经认知结果。暴露在过量碘中的婴儿有患甲状腺功能减退的风险，特别是那些患有先天性心脏病（CHD）的婴儿，因为他们经常暴露在来自静脉碘化造影剂和局部消毒剂的过量碘中。为确定暴露于碘的CHD新生儿发生甲状腺功能减退的比例，并确定相关的危险因素，Thaker Vidhu V 做了一项对波士顿儿童医院3年间接受心脏导管术的新生儿的回顾性研究[54]，发现183例先心病患儿中有46例（25%）在碘暴露后被意外诊断为甲状腺功能减退。在控制了基线心脏病风险、出生后年龄和胎龄等混杂因素后，发现血清肌酐>0.9mg/dL的新生儿发生甲状腺功能减退的概率增加了4倍，接受3次以上手术的新生儿发生甲状腺功能减退的概率增加了4倍。暴露在高碘环境下的CHD新生儿甲状腺功能减退与多个因素和肾功能受损有关。所以常规连续监测接触含碘造影剂的新生儿的甲状腺功能是必要的，也是有益的。也有学者认为[55]，先天性心脏病患儿静脉注射碘造影剂后可导致在48小时出现一过性促甲状腺激素下降，出院时促甲状腺激素恢复正常，无须进行特殊干预。

目前已有大量研究证明，ICM会使成人以及新生儿甲状腺功能异常发生风险增加，但关于儿童与ICM研究较少。加州大学洛杉矶分校大卫格芬医学院的Meaghan L. Barr教授等进行了一项研究[56]，评估了碘造影剂对儿童甲状腺功能的影响，该研究纳入2001—2015年期间在本院诊断为甲状腺功能异常（甲亢或甲减）、年龄<18岁的患者870例，并按年龄、性别、种族配对纳入870例甲状腺功能正常人群作为对照组。甲状腺功能异常将按照ICD-9（国际疾病分类）和（或）TSH水平进行诊断。TSH在0.3~4.7mIU/L范围内为甲状腺功能正常，高于或低于此范围分别诊断为甲减或甲亢（其中6个月内连续两次检测TSH异常方可诊断）。询问患者首次诊断甲状腺功能异常前两年内是否有ICM暴露史。除此之外，还需排除已经接受甲状腺相关的药物治疗或手术治疗的个体。结果发现，甲状腺功能异常组甲减患者约占84%；ICM暴露后甲减发生风险明显增加；ICM暴露至甲减初诊平均时间为10.8个月；暴露ICM后发生甲减患者TSH平均为6.5mIU/L；最常见的ICM暴露原因为腹部CT扫描静脉注射造影剂，胸部检查次之。甲状腺激素对儿童的生长发育起着重要作用，如果有ICM暴露史，甲减的发生率会明显增加。因此，凡是接受ICM检查的儿童均应定期（尤其是第一年内）检测甲功，以便及时发现碘相关的甲状腺功能异常。

(4) 动物实验研究

万程[57]通过观察使用离子型或非离子型碘对比剂前后家兔及患者甲状腺激素水平的变化，探讨不同类型碘对比剂对甲状腺功能的影响。动物实验研究结果表明，各组家兔在注射碘对比剂后甲状腺功能均逐渐降低，24 小时后开始逐渐升高，14 日后趋于稳定。同时离子型组甲状腺功能水平均高于非离子型组和对照组，而非离子型组低于离子型组及对照组。临床应用研究，甲状腺功能增高组造影术后与术前比较，除 TSH 无明显变化外，$FT_3$、$FT_4$ 均呈下降趋势，7 日后逐渐恢复，与正常组比较差异有统计学意义（$P<0.05$）。甲状腺功能降低组内术后术前比较各指标均无明显变化，与正常组比较差异有统计学意义（$P<0.05$）。甲状腺功能正常组术前、术后比较甲状腺激素水平各指标无明显变化（$P>0.05$）。以上结果说明非离子型碘对比剂碘海醇不会导致家兔及甲功增高患者甲状腺激素水平升高，而离子型碘对比剂泛影葡胺可引起家兔甲状腺功能的升高。这为临床应用非离子型含碘对比剂提供了实验依据。

**4. 含碘外用消毒剂**

碘酊与聚维酮碘是两种常用的含碘外用消毒剂，因其含有碘元素，是否对甲状腺产生影响，是医护人员常常关注的问题，尤其是需要大量使用含碘消毒剂的外科医生。国外相关报道[58]，经皮碘的使用和与此相关的甲状腺功能障碍常见于住院新生儿。以色列的一项研究报告，使用局部碘化消毒清洁剂的早产儿血清 TSH 水平显著高于使用酒精类局部清洁剂的早产儿（15.4mIU/L vs 7.8mIU/L，$P<0.01$）。美国一位截瘫妇女在多年来每天多次导尿前局部应用聚维酮碘，现已发现由碘引起的甲状腺功能亢进。许多外科手术和烧伤患者也经常使用碘剂作为局部消毒剂，因为他们吸收局部碘的能力可能会增加，由此导致的甲状腺功能障碍也增加。

洪怡[59]研究，碘酊和聚维酮碘溶液在离体小鼠透皮吸收率及在家兔甲状腺功能。方法：采用硫代硫酸钠滴定法测定含碘量 3%（3g/100mL）的碘酊和聚维酮碘溶液在 Franz 扩散池中 3 小时透过小鼠离体皮肤的碘浓度，计算透皮吸收率。将家兔分为 A（完整皮肤涂抹含碘量 0.5% 的聚维酮碘 0.5mL）、B（破损皮肤涂抹含碘量 0.5% 的聚维酮碘 0.5mL）、C（完整皮肤涂抹含碘量 2% 的碘酊 0.5mL）、D（完整皮肤涂抹含碘量 2% 的碘酊 0.5mL 并脱碘 2 次）、E（不作任何处理）组，每组 5 只，作相应处理，每日 2 次，并测定各组家兔给药前和给药 30 天后 TSH、$T_3$、$T_4$ 浓度，以及给药 30 天后甲状腺的质量。结果：碘酊在 0.5 小时时已经有少量透过小鼠皮肤，且随着时间延长，透皮吸收率越大，3 小时时透皮吸收率为 $(56.41±10.02)\%$；聚维酮碘溶液 3 小时内基本不透小鼠皮肤。与 E 组家兔和给药前比较，B、C、D 组家兔给药 30 天后 $T_4$ 浓度明显增加（$P<0.01$），其余指标均无明显变化（$P>0.05$）；与 C 组家兔比较，D 组家兔给药 30 天后 $T_4$ 浓度明显减少（$P<0.01$）；与 E

组家兔比较，A、B、C、D组家兔的甲状腺质量均无明显变化（$P>0.05$）。以上结果说明碘酊易透过皮肤，酒精脱碘可有效减少透过；聚维酮碘不能透过完整皮肤，但能透过破损皮肤，二者均可影响甲状腺功能。

碘元素是影响甲状腺功能代谢的重要元素，因此研究含碘药物对甲状腺功能的影响尤为重要。目前含碘药物有很多种，主要包括碘化钾，碘酸钾，含碘的抗心律失常药，含碘对比剂，含碘的外用消毒剂等。其中碘酸钾是食盐加碘的主要来源，过量或不足均影响人体健康。

胺碘酮是常用的含碘抗心律失常药，其可以释放大量碘离子，从而影响甲状腺功能，既可引起甲状腺功能减退，也可引起甲状腺功能亢进。其中2型AIT发病多余1型AIT，常在使用胺碘酮后的3~6个月。1型AIT可伴有TRAb阳性，治疗同原发性甲亢；2型AIT类似于亚急性甲状腺炎，可使用糖皮质激素治疗，有自限性。一般来说，在碘摄入充足的地区，胺碘酮更容易造成甲状腺功能减退；相反，在缺碘地区，胺碘酮引起的甲亢多于甲减。

含碘造影剂分为离子型和非离子型造影剂。离子型造影剂在血液循环中呈离子状态，大量碘离子直接释放入血。而非离子型碘造影剂在循环中呈分子状态，大大减少了碘离子的释放，现在NICM基本取代离子型碘造影剂。NICM对甲状腺的影响主要是在高危人群如老年、结节性甲状腺肿、自身免疫性甲状腺炎、高功能腺瘤、分化型甲状腺癌转移或复发、Graves病中。甲亢高危患者，如果必需使用碘造影剂，检查前和之后2周使用抗甲状腺药物。当然目前结论不一致，也有临床研究发现使用NICM对甲状腺功能没有影响，无须监测甲功。

外用含碘消毒剂碘酊和聚维酮碘在大量使用时，高危人群如新生儿、皮肤有损伤如烧伤患者等均可导致甲状腺功能障碍，甲亢较为常见。碘酊易透过皮肤，酒精脱碘可有效减少透过。聚维酮碘不能透过完整皮肤，但能透过破损皮肤。可在不同情况下分别选择。

明确含碘药物对甲状腺功能的影响有利于临床药物合理应用，减少或者避免不良反应，仍有一些含碘药物对甲状腺的影响尚不明确，值得进一步探索。

## 二、含碘药物对甲状腺外的影响

### 1. 碘酸钾、碘化钾

碘酸钾和碘化钾对甲状腺外组织，如肝脏功能、血脂代谢、骨骼组织也有一定的影响。王路[60]比较了KI与$KIO_3$对大鼠血液抗氧化能力、血脂水平及甲状腺功能影响的异同，为食盐加碘选择安全碘剂提供依据。结果发现：①过量碘化钾与碘酸钾可改变血液抗氧化能力，如随着剂量增高，超氧化物歧化酶（SOD）、谷胱甘肽过氧化物酶（GSH-Px）的活性下降。②过量碘化钾与碘酸钾可引起胆固醇含量升高，且后者作用明显于前者，但对脂蛋白及代谢相关的酶尚无显著影响。③过量碘化钾与碘酸钾引起甲状腺功能紊乱,主要表现为 $T_3$、$T_4$ 含量增高且高碘化钾组含量高于碘酸钾组。④目前虽然过量碘化钾与碘酸钾对大鼠以上四个方面均有影响,但两种碘剂间差异无统计学意义,针对两种碘剂的安全性问题我们尚不能给以明确的结论。

碘缺乏可导致甲状腺、肝脏、血液和脑组织等重要器官发生氧化损伤,给予补充不同剂量的碘酸钾或碘化钾对碘缺乏大鼠产生不同的影响。通过实验研究发现[61],100 倍 KI 和 100 倍 $KIO_3$ 均可使甲状腺、肝脏、血液和脑组织抗氧化酶活性下降,但未见氧化损伤。二者比较:$KIO_3$ 对抗氧化酶活性的影响(降低)更明显,但 $KIO_3$ 对各器官的氧化损伤并不比 KI 重。叶振坤认为,碘缺乏会使大鼠重要器官发生氧化损伤,但大鼠对高碘有一定的耐受能力,主要表现在以下几个方面:① $10^{-6}$ mol/L 碘浓度未对离体 FRTL 细胞功能产生明显影响,$10^{-5}$ mol/L 碘浓度可使细胞产生氧应激反应,表现为细胞膜钙通道激活、钙电流加大、钙浓度升高、细胞内 $H_2O_2$ 含量增加。② $10^{-4}$ mol/L 和 $10^{-3}$ mol/L 碘浓度对细胞产生氧化损伤作用。③ $10^{-2}$ mol/L 的碘浓度会对细胞产生明显的毒性作用。

曹晓晓[62]观察到不同剂量的碘酸钾和碘化钾对大鼠肝脏 SIRT1 基因表达的影响。结果发现,适碘组 SIRT1 在 KI 组中的 mRNA 表达量高于 $KIO_3$ 组,$P<0.05$;10 倍剂量组中,SIRT1 在 10 倍 KI 组中的基因表达水平明显高于 10 倍 $KIO_3$,$P<0.01$;50 倍和 100 倍剂量组中,SIRT1 的基因表达量在两种不同碘剂组中没有统计学差异,$P>0.05$;不论摄入何种碘剂,SIRT1 在高剂量碘剂组中的基因表达量均高于适碘组。故说明高剂量的碘化剂和碘酸钾均可上调大鼠肝脏 SIRT1 基因表达量,肝脏 SIRT1 基因的表达上调可能是机体改善高碘致高脂血症的一种重要的分子机制。

流行病学调查显示,甲状腺疾病患者除了疾病本身相应的症状,还会伴有一定程度的骨代谢异常。甲状腺激素对骨骼发育具有关键性的调节作用,它能通过诱导骨吸收和骨形成,在骨细胞分化和成熟过程中发挥着举足轻重的作用。王若等[63]选取 1 月龄 Wistar 大鼠随机分为 5 组进行高碘饮水(碘酸钾水)干预,分别于干预 1、5、9 个月时测定 24 小时尿碘含量;干预 6 个月和 12 个月时分别处死大鼠,测定 $FT_3$、$FT_4$ 及 sTSH;HE 染色观察关节软骨的病理改变。结果发现高碘摄入后,大鼠尿碘水平成倍增加,100 倍高碘组(100HI 组)增加尤为明显。干预 6 个月时,各高碘(HI)组血清 sTSH 水平较适碘(NI)组有升高趋势,关节软骨出现退变,表现为各层软骨细胞排列紊乱,潮线断裂、不清晰。12 个月时,各 HI 组雄性大鼠血清 sTSH 水平较 NI 组有不同程度的升高,FT4 水平出现不同程度的下降,软骨表面不平,其中 100HI 组软骨出现严重退变。故长期摄入过量碘,可导致 Wistar 大鼠甲状腺功能逐渐衰退,引起关节软骨发生病理学改变。

**2. 胺碘酮**

胺碘酮除了对甲状腺功能及形态有影响，对甲状腺外组织和器官也有一定不良影响。

Sakr Saber A[64]研究胺碘酮对白化大鼠肾脏的影响及西柚汁对其可能的改善作用。经胃插管胺碘酮（18mg/kg，每日1次，连续5周）可引起肾小管间白细胞浸润、肾小管变性和肾小球萎缩等多种组织学改变。胺碘酮使血清肌酐和血尿素氮明显升高。肾小管组织化学检查显示糖原和总蛋白耗竭。此外，凝胶电泳显示，给予胺碘酮的动物凋亡条带增多。用胺碘酮和西柚汁（27mL/kg）处理动物，能改善肾脏组织学和组织化学形态，降低血清肌酐和血尿素氮，细胞凋亡减少。结果表明，柚汁可减轻胺碘酮对白化大鼠的肾毒性，其机制可能与其成分具有较强的抗氧化作用有关。

虽然胺碘酮被广泛用作抗心律失常药物，但它会引起许多严重的不良反应，限制了它的使用。Özkaya Ahmet Kağan[65]探讨了胺碘酮对大鼠睾丸的形态学和细胞凋亡可能的影响。雄性SD大鼠每天给胺碘酮20mg/kg或200mg/kg，连续给药14日。睾丸组织病理组织学检查显示，生精小管腔内可见炎性细胞，部分精原细胞胞浆内可见肿胀和空泡化，这些效应呈剂量依赖性。免疫组化染色显示Caspase-3、Caspase-9、Bax表达增多，表明细胞凋亡。综上所述，结果表明，慢性胺碘酮治疗可引起剂量依赖性的大鼠睾丸退行性变和凋亡效应。

**3. 含碘对比剂**

含碘对比剂最常见的不良反应是对肾脏功能损害，一些实验研究在动物水平上验证了含碘对比剂对肾脏功能及形态的不良影响。

刘宇翔[66]探讨不同剂量碘海醇对大鼠肾脏氧自由基的影响，为造影剂的安全使用提供依据。方法：将40只Wister大鼠随机分为成4组：空白对照组（A）、小剂量碘海醇组（B）、中剂量碘海醇组（C）、大剂量碘海醇组（D）。B、C、D组尾静脉注射碘海醇，24小时后检测血清中肌酐（Scr）水平、肾组织中丙二醛（MDA）含量及超氧化物歧化酶（SOD）活力，显微镜下观察肾脏病理改变。结果：A、B、C、D4组血清中Cr水平分别为（46.21±8.25）μmol/L、（60.54±13.34）μmol/L、（80.16±15.26）μmol/L、（94.27±16.81）μmol/L，肾脏组织MDA含量分别为（2.74±0.48）nmol/mg、（4.51±1.47）nmol/mg、（6.92±2.18）nmol/mg、（8.87±2.31）nmol/mg蛋白，SOD活力分别为（195.21±11.01）U/mg、（170.24±13.59）U/mg、（140.86±25.91）U/mg、（121.54±25.50）U/mg，各组间差异有统计学意义（$P<0.05$）。结论：肾脏内氧自由基随着碘海醇剂量的增加而增加，呈正相关。

于凤侠[67]探讨碘普罗胺诱导的大鼠对比剂肾病（CIN）发生的机制。将24只雌性SD大鼠随机分为正常对照组和对比剂肾病组（CIN组），各12只。CIN组采用尾静脉注射碘普罗胺的方法建立大鼠 CIN 模型；对照组尾静脉注射等量溶剂。所有大鼠均在注射后 24 小时处死。测定 24 小时尿蛋白排泄量，免疫组化法测定肾小球上皮细胞周期调控蛋白 P21、P27、TGF-β1 的阳性表达率，并用半定量评分法对各组大鼠的肾小球与肾小管间质的病理改变进行计量分析。应用 TUNEL 检测肾小球上皮细胞凋亡情况。结果与对照组相比，CIN 组大鼠肾小球上皮细胞 P21、P27、TGF-β1 的阳性表达率显著增高；CIN 组 24 小时尿蛋白显著性增加；CIN 组大鼠肾小球上皮细胞的病理损害更加严重和凋亡率明显增高，差异均有统计学意义。病理积分与 24 小时尿蛋白排泄量及 P21，P27 和 TGF-β1 的表达量呈正相关（$r = 0.765$、0.701、0.842、0.651，$P<0.01$）。故碘普罗胺可通过上调肾小球上皮细胞的 P27、TGF-β1 的表达及尿蛋白的排泄量，加重肾小球上皮细胞的病理损害及凋亡。

所以在临床使用含碘造影剂时，需要更加注意剂量，防治肾脏功能损伤，减少对比剂肾病的发生。含碘药物主要影响甲状腺的功能、形态，其次对肝脏功能、血脂代谢、骨骼组织也有一定的影响，在应用含碘药物时，同时也要关注其对肝脏、肾脏、骨骼系统等的影响，以减少不良反应的发生。

**参考文献**

[1] 刘守军, 刘鹏, 张树彬, 等. 碘酸钾与碘化钾对小鼠下丘脑-垂体-甲状腺轴形态学影响的实验研究 [J]. 中国地方病防治杂志, 2019, 34（2）: 121-124.

[2] 高天舒, 滕卫平. 离子碘和分子碘过量对甲状腺功能与形态影响 [J]. 中国公共卫生, 2003（12）: 7-9.

[3] 高天舒, 滕卫平. 轻、中度碘过量对碘缺乏大鼠甲状腺功能和形态的影响 [J]. 中华内分泌代谢杂志, 2004（4）: 353-356.

[4] 高天舒, 李静, 滕卫平. 中、轻度碘过量对大鼠甲状腺滤泡上皮凋亡及 Fas/FasL 表达的影响 [J]. 中国地方病学杂志, 2005（3）: 267-270.

[5] Bartalena L, Bogazzi F, Chiovato L, et al. 2018 European Thyroid Association (ETA) Guidelines for the Management of Amiodarone-Associated Thyroid Dysfunction [J]. Eur Thyroid J, 2018, 7（2）: 55-66.

[6] Jabrocka-Hybel Agata, Bednarczuk Tomasz, Bartalena Luigi, et al. Amiodarone and the thyroid [J]. Endokrynol Pol, 2015, 66（2）: 176-186.

[7] Batcher EL, Tang XC, Singh BN, et al. Thyroid function abnormalities during amiodarone therapy for persistent atrial fibrillation [J]. Am J Med, 2007, 120（10）: 880-885.

[8] Harjai KJ, Licata AA. Effects of amiodarone on thyroid function [J]. Ann Intern Med, 1997, 126（1）: 63-73.

[9] Barrett Brett, Hawkes Colin P, Isaza Amber, et al. The Effects of Amiodarone on Thyroid Function in Pediatric and Young Adult Patients [J]. J. Clin. Endocrinol. Metab., 2019, 104（11）: 5540-5546.

[10] Diederichsen Søren Zöga, Darkner Stine, Chen Xu, et al. Short-term amiodarone treatment for atrial fibrillation after catheter ablation induces a transient thyroid dysfunction: Results from the placebo-controlled, randomized AMIO-CAT trial [J]. Eur. J. Intern. Med., 2016, 33: 36-41.

[11] Johannes B M D. Electropharmacological control of cardiac arrhythmias edited by Bramah N. Singh, Hein J. J. Wellens, and Massayasu Hiraoka Futura Publishing Company, Mount Kisco, NY (1994) 746 pages, illustrated [J]. Clinical Cardiology, 2010, 18（1）: 56a-56a.

[12] Rabkin SW. Effect of amiodarone on phospholipid content and composition in heart, lung, kidney and skeletal muscle: relationship to alteration in thyroid function [J]. Pharmacology, 2006, 76（3）: 129-135.

[13] 田树旭, 耿琛琛, 陈思娇, 等. 胺碘酮诱发甲状腺损伤的机制及治疗研究进展 [J]. 医学综述, 2011（12）: 99-101.

[14] Martino E, Bartalena L, Bogazzi F, et al. The effects of amiodarone on the thyroid [J]. Endocrine reviews, 2001, 22（2）:

240-254.

[15] Ceppi JA, Zaninovich AA. Effects of amiodarone on 5′-deiodination of thyroxine to triiodothyronine in rat myocardium [J]. Journal of Endocrinology, 1989, 121 (3): 431-434.

[16] Trohman R G, Sharma P S, Mcaninch E A, et al. Amiodarone and the thyroid physiology, pathophysiology, diagnosis and management [J]. Trends in Cardiovascular Medicine, 2019, 29 (5): 285-295.

[17] Yamazaki K, Mitsubashi T, Yamada E, et al. Amiodarone reversiblydecreases sodium-iodide symporter mRNA expression at, therapeuticconcentrations and induces antioxidant responses at supraphysiologicalconcentrations in cultured human thyroid follicles [J]. Thyroid, 2007, 17 (12): 1189-1200.

[18] Cappiello E, Boldorini R, Tosoni A, et al. Ultrastructural evidence of thyroid damage in amiodarone-induced thyrotoxicosis. [J]. J. Endocrinol. Invest., 1995, 18: 862-868.

[19] 江力勤, 王志刚, 季玉珍. 胺碘酮对SD大鼠甲状腺功能及形态影响的实验研究 [J]. 中国临床药理学与治疗学, 2012, 17 (5): 508-512.

[20] Leung A M, Braverman L E. Iodine-induced thyroid dysfunction [J]. Current Opinion in Endocrinology & Diabetes & Obesity, 2012, 19 (5): 414-419.

[21] Daniels GH. Amiodarone-induced thyrotoxicosis. The Journal of clinical endocrinology and metabolism. 2001; 86 (1): 3-8.

[22] Stan MN, Hess EP, Bahn RS, et al. A risk prediction index for amiodarone-induced thyrotoxicosis in adults with congenital heart disease [J]. J Thyroid Res, 2012, 2012: 210529.

[23] Stan MN, Ammash NM, Warnes CA, et al. Body mass index and the development of amiodarone-induced thyrotoxicosis in adults with congenital heart disease--a cohort study [J]. Int J Cardiol, 167 (3): 821-826.

[24] Tanda ML, Bogazzi F, Martino E, et al. Amiodarone-induced thyrotoxicosis: something new to refine the initial diagnosis? [J]. Eur J Endocrinol, 2008, 159 (4): 359-361.

[25] Bogazzi F, Dell'Unto E, Tanda ML, et al. Long-term outcome of thyroid function after amiodarone-induced thyrotoxicosis, as compared to subacute thyroiditis [J]. J Endocrinol Invest, 2006, 29 (8): 694-699.

[26] Bartalena L, Bogazzi F, Chiovato L, et al. 2018 European Thyroid Association (ETA) Guidelines for the Management of Amiodarone-Associated Thyroid Dysfunction [J]. Eur Thyroid J, 2018, 7 (2): 55-66.

[27] Hofmann A, Nawara C, Ofluoglu S, et al. Incidence and predictability of amiodarone-induced thyrotoxicosis and hypothyroidism [J]. Wien Klin Wochenschr, 2008, 120 (15/16): 493-498.

[28] 张帆, 洪丽荣. 胺碘酮相关甲状腺功能障碍的诊治 [J]. 中国实用内科杂志, 2019, 39 (4): 336-341.

[29] 梁启辉. 胺碘酮治疗心律失常致甲状腺功能减退临床分析 [J]. 中国保健营养旬刊, 2014 (6): 3486-3487.

[30] Rhee CM, Bhan I, Alexander EK, et al. Association betweeniodinated contrast media exposure and incident hyperthyroidismand hypothyroidism [J]. Arch Intern Med, 2012, 172: 153-159.

[31] 中华医学会放射学分会对比剂安全使用工作组. 碘对比剂使用指南 [J]. 中华放射学杂志, 2013, 47 (10): 869-872.

[32] 王秋实, 梁长虹. 碘对比剂的不良反应及处理对策 [J]. 上海医药, 2014, 35 (13): 8-15.

[33] 韵岱, 陈纪言, 傅国胜, 等. 碘对比剂血管造影应用相关不良反应中国专家共识 [J]. 中国介入心脏病学杂志, 2014, 22: 341-348.

[34] Kornelius Edy, Chiou Jeng-Yuan, Yang Yi-Sun, et al. Iodinated Contrast Media-Induced Thyroid Dysfunction in Euthyroid Nodular Goiter Patients. [J]. Thyroid, 2016, 26: 1030-1038.

[35] Vassaux G, Zwarthoed C, Signetti L, et al. Iodinated contrast agents perturb iodide uptake by the thyroid independently of free iodide [J]. J Nucl Med, 2018, 59: 121-126.

[36] Shimura H, Takazawa K, Endo T, et al. T4-thyroid storm after CT-scan with iodinated contrast medium [J]. J Endocrinol Invest, 1990, 13: 73-76.

[37] Ozkan S, Oysu AS, Kayatas K, et al. Thyroid functions after contrast agent administration for coronary angiography: a prospective observational study in euthyroid patients [J]. Anadolu Kardiyol Derg, 2013, 13: 363-369.

[38] Sohn SY, Choi JH, Kim NK, et al. The impact of iodinated contrast agent administered during preoperative computed tomography scan on body Iodine pool in patients with differentiated thyroid cancer preparing for radioactive Iodine treatment [J]. Thyroid, 2014, 24:

872-877.

[39] Marraccini P, Bianchi M, Bottoni A, et al. Prevalence of thyroid dysfunction and effect of contrast medium on thyroid metabolism in cardiac patients undergoing coronary angiography [J]. Acta Radiol, 2013, 54: 42-47.

[40] Lee Sun Y, Chang Donny L F, He Xuemei, et al. Urinary iodine excretion and serum thyroid function in adults after iodinated contrast administration. [J]. Thyroid, 2015, 25: 471-7.

[41] Kornelius E, Chiou JY, Yang YS, et al. Iodinated contrast media increased the risk of thyroid dysfunction: a 6-year retrospective cohort study [J]. J Clin Endocrinol Metab, 2015, 100: 3372-3379.

[42] Bøhmer Thomas, Bachtyari Zivar, Sommer Christine, et al. Auto regulatory capacity of the thyroid gland after numerous iodinated contrast media investigations [J]. Scand. J. Clin. Lab. Invest., 2020, 80: 191-195.

[43] 张陈匀, 邱红梅, 李再平, 等. 冠脉造影大剂量碘负载对甲状腺功能的近期影响 [J]. 贵州医药, 2004, 28 (6): 493-494.

[44] Rhee Connie M, Bhan Ishir, Alexander Erik K, et al. Association between iodinated contrast media exposure and incident hyperthyroidism and hypothyroidism [J]. Arch. Intern. Med., 2012 (172): 153-9.

[45] Rizzo LFL, Mana DL, Serra HA. Drug-induced hypothyroidism [J]. Medicina (B Aires), 2017, 77: 394-404.

[46] 曾小云, 陈铀, 朱筠, 等. 单次经皮冠状动脉介入治疗术前后甲状腺功能及自身抗体无显著变化 [J]. 中华内分泌代谢杂志, 2013, 29 (3): 250-251.

[47] Lee SY, Rhee CM, Leung AM, et al. A review: radiographic iodinated contrast media-induced thyroid dysfunction [J]. J Clin Endocrinol Metab, 2015, 100: 376-383.

[48] Pearce EN. Iodine-induced thyroid dysfunction: comment on "association between iodinated contrast media exposure and incidenthyperthyroidism and hypothyroidism" [J]. Arch Intern Med, 2012, 172: 159 – 161.

[49] Kornelius E, Chiou JY, Yang YS, et al. Iodinated contrast media increased the risk of thyroid dysfunction: a 6-year retrospective cohort study [J]. J Clin Endocrinol Metab, 2015, 100: 3372-3379.

[50] Atwell TD, Lteif AN, Brown DL, et al. Neonatal thyroid function after administration of IV iodinated contrast agent to 21 pregnant patients. AJR Am J Roentgenol. 2008, 191: 268-271.

[51] Bourjeily G, Chalhoub M, Phornphutkul C, et al. Neonatal thyroid function: effect of a single exposure to iodinated contrast medium in utero. Radiology, 2010, 256: 744Y750.

[52] Kochi Mahsa Hoshmand, Kaloudis Electra V, Ahmed Wamda, et al. Effect of in utero exposure of iodinated intravenous contrast on neonatal thyroid function [J]. J Comput Assist Tomogr, 2012, 36: 165-169.

[53] Rath Chandra Prakash, Thomas Mary, Sullivan Drew, et al. Does the use of an iodine-containing contrast agent to visualise the PICC tip in preterm babies cause hypothyroidism? A randomised controlled trial. [J]. Arch. Dis. Child. Fet al Neonatal Ed., 2019, 104: F212-F214.

[54] Thaker Vidhu V, Galler Marjorie F, Marshall Audrey C, et al. Hypothyroidism in Infants With Congenital Heart Disease Exposed to Excess Iodine [J]. J Endocr Soc, 2017, 1: 1067-1078.

[55] Belloni Elena, Tentoni Stefania, Puci Mariangela Valentina, et al. Effect of iodinated contrast medium on thyroid function: a study in children undergoing cardiac computed tomography. [J]. Pediatr Radiol, 2018, 48: 1417-1422.

[56] Barr ML, Chiu HK, Li N, et al. Thyroid Dysfunction in Children Exposed to Iodinated Contrast Media [J]. J Clin Endocrinol Metab, 2016; 101 (6): 2366-2370.

[57] 万程. 碘对比剂对甲状腺功能影响的动物实验及临床研究 [D]. 昆明: 昆明医科大学, 2015.

[58] Braverman, Lewis E. Consequences of excess iodine [J]. 2014, 10 (3): 136-142.

[59] 洪怡, 丁莉, 冯先华, 等. 碘酊和聚维酮碘溶液的离体小鼠透皮吸收率及在体家兔甲状腺指标的比较 [J]. 中国药房, 2013, 24 (5): 419-421.

[60] 王路. 不同剂量碘化钾与碘酸钾对大鼠血液抗氧化能力、血脂水平及甲状腺功能的影响 [D]. 北京: 中国疾病预防控制中心, 2012.

[61] 叶振坤. 不同剂量 KI 和 $KIO_3$ 对大鼠甲状腺、FRTL 细胞 $H_2O_2$ 含量、钙通道和抗氧化能力影响的实验研究 [D]. 天津: 天津医科大学, 2007.

[62] 曹晓晓, 徐菁, 刘列钧, 等. 碘酸钾和碘化钾对大鼠肝脏 SIRT1 mRNA 表达的影响 [J]. 中国科技信息, 2013 (8):

139-140.

[63] 王若, 王伟, 陈雯, 等. 碘过量对大鼠关节软骨组织损伤的研究 [J]. 营养学报, 2015, 37 (3): 275-278+282.

[64] Sakr Saber A, El-Gamal Ezz M, Effect of grapefruit juice on amiodarone induced nephrotoxicity in albino rats. [J]. Toxicol Ind Health, 2016, 32: 68-75.

[65] Özkaya Ahmet Kağan, Dilber Embiya, Gürgen Seren Gülşen, et al. Effects of chronic amiodarone treatment on rat testis. [J]. Acta Histochem., 2016, 118: 271-277.

[66] 刘宇翔, 郭强强, 刘春. 不同剂量碘海醇对大鼠肾脏氧自由基的影响 [J]. 中国中西医结合肾病杂志, 2013, 14 (05): 396-397+473.

[67] 于凤侠, 汪立杰, 林树无, 等. 碘普罗胺对大鼠肾小球脏层上皮细胞的影响 [J]. 局解手术学杂志, 2016, 25 (2): 83-86.

# 第七章 碘过敏

"碘过敏"这一词可能起源于20世纪10年代，指的是接触碘酊引起的过敏反应。20世纪50年代含碘造影剂开始临床应用时，出现的不良反应也使用了此术语。更复杂的是，在某些情况下，对海鲜或鱼类的过敏反应也开始被归类为碘过敏[1]。

碘是一种微量元素，存在于许多物品中，包括饮用水、海鲜、盐、消毒剂或放射性对比剂等。人体需要碘元素来合成甲状腺激素，血清中也含有碘元素，故许多学者认为对碘元素过敏是不可能的。但碘过敏仍然是非医学人员及部分医学专业人员使用的术语。所以明确碘过敏的概念及本质十分重要，"碘过敏"是一个误导性术语，应该区分碘过敏和造影剂不良反应，这也利于预防和治疗。根据目前的文献研究[2]，对碘的纯过敏反应并不存在。含碘原子的碘化物本身被认为不具有抗原性[3]，应将碘过敏视为一种碘蛋白复合物过敏，造影剂不良反应的原因是整个分子，而不是碘的含量。

## 一、碘消毒剂过敏

部分外用消毒剂含有聚维酮碘，聚维酮碘是聚乙烯吡咯烷酮（聚维酮，PVP）与碘的复合物。聚维酮是一种类似于葡聚糖的聚合物，它作为一种载体，将具有杀菌作用的络合双原子碘直接运送到细菌细胞表面。聚维酮碘可能引起刺激性皮炎，但非常罕见。当进行接触贴片试验时，使用聚维酮碘可能会出现阳性反应，但碘或碘化钾溶液则不会。尽管聚维酮本身不会引起接触性过敏，但其非碘化共聚物（PVP-二十烯、PVP-十六烷）中有一些被报道会引起接触性皮炎。聚维酮碘引起的全身性反应是罕见的，但也有几例全身性荨麻疹甚至过敏性休克的报告。有2例聚维酮碘过敏反应病例仅用聚维酮进行过敏试验均呈阳性反应。以上结果说明在这些罕见的病例中，过敏反应是针对聚维酮的，而碘可能没有作用[4]。Van Ketel[5]等专门研究了这个问题，并比较了聚维酮碘和碘化钾的过敏反应。在这项研究中，有8例患者对聚维酮碘过敏，其中有5例也接受了碘化钾测试。结果表明，5例有聚维酮碘接触性皮炎病史的患者中，没有一例与碘化钾溶液进行接触贴片试验后出现不良反应。另外，8例患者中3例进行了碘酊测试，结果完全阴性。说明对聚维酮碘过敏可能不是基于对碘的敏感性。碘是维持甲状腺生理和健康的基本元素，Puchalski AR[2]认为，由含碘物质引起的过敏反应不是由碘引起的，而是由这些物质中所含的其他成分（或碘的附着物）引起的。

## 二、碘对比剂过敏

放射对比剂（Radiocontrast media，RCM）是临床最常用的药物之一。然而，医生和患者都误解了过敏在放射对比剂反应中所起的作用，特别是在贝类和碘方面。Schabelman E 等[6]试图回顾描述碘过敏、贝类或海鲜过敏患者的对比反应率和使用对比剂的风险的文献。方法：两位作者都独立地进行了文献综述，随后，他们进行一项系统性的研究，以评估与那些先前有对比剂反应、"碘过敏"或对海鲜或贝类过敏史的人相比，服用碘造影剂的风险。结果：过敏反应的风险为 0.2%~17%，这取决于使用的造影剂的类型、反应的严重程度以及过敏史。海鲜过敏患者的反应风险与其他食物过敏或哮喘患者相似。先前对造影剂的反应史可使轻度反应的风险增加至 7%~17%，但没有证据表明会增加严重反应的发生率。严重反应发生率为 0.02%~0.5%，死亡发生率为 0.0006%~0.006%；两者都与"碘过敏"、海鲜过敏或先前的对比反应无关。故认为碘不是过敏原，即使是有"碘过敏"史、海鲜过敏史或有对比剂反应史的患者，对比剂的反应风险也很低。

过敏反应是在接触过敏原后，免疫系统通过产生针对过敏原的免疫球蛋白 E（IgE）而变得敏感而发生。当再次暴露时，过敏原 IgE 复合物导致肥大细胞和嗜碱性粒细胞脱颗粒，释放组胺和其他炎症因子。当这些炎症因子通过循环系统运输时，可引起荨麻疹、支气管痉挛、低血压和血管扩张等典型的过敏性症状。随着每次暴露，过敏反应的严重程度不断升级。正是这种日益严重的趋势导致医生和病人都害怕过敏这个词。对静脉造影剂的反应不是过敏，这些反应不是由 IgE 引起的，因此不需要预先暴露，这种类型的反应称为类过敏反应，是肥大细胞和嗜碱性粒细胞脱颗粒直接刺激的结果，而不是 IgE 触发的免疫系统反应。注射造影剂后出现不良反应的患者，如果再次注射造影剂，由于非免疫介导意味着没有免疫系统记忆，故不太可能出现类似或更严重的反应[7]。虽然很少有研究来量化对比上一次和再次使用造影剂发生反应的风险，但所有不良反应的估计只有 7%（低渗透压造影剂）和 17%（高渗透压造影剂），严重反应的估计要低得多。如果之前的反应是由免疫介导机制（真正的过敏）引起的，那么再次接触的风险将接近 100%。造影剂引起过敏反应的原因不是静脉造影剂中的碘，而是相对于血液的高渗透压。高渗溶液可引起血管扩张和毛细血管通透性增加，并可引起肾毒性[8]。

综上所述，碘过敏是一个不确切且容易引起恐慌的术语，可能会导致部分临床医生或者患者对含碘药物的使用产生紧张或抵触心理，造成诊断治疗的不及时或延误了病情。因此很多学者呼吁不要继续使用碘过敏这一说法，应该具体明确是碘消毒剂过敏还是含碘对比剂过敏。

**参考文献**

[1] Lovenstein Scott, Beck Richard, Dweck Eli, Intravenous contrast and iodine allergy myth [J]. Skinmed, 2014, 12 (4): 207-208.

[2] Puchalski A R, Chopra I J. Radioiodine treatment of differentiated thyroid cancer despite history of 'iodine allergy' [J]. endocrinology diabetes & metabolism case reports, 2014: 130084.

[3] Coakley F V, Panicek D M. Iodine allergy: an oyster without a pearl? [J]. AJR. American journal of roentgenology, 1997, 169 (4): 951-952.

[4] Katelaris C H, Smith W B. 'Iodine allergy' label is misleading [J]. Australian Prescriber, 2009, 32 (5): 125-128.

[5] van Ketel W G, Wh V D B. Sensitization to povidone-iodine [J]. Dermatologic Clinics, 1990, 8 (1): 107.

[6] Schabelman E, Witting M. The Relationship of Radiocontrast, Iodine, and Seafood Allergies: A Medical Myth Exposed [J]. Journal of Emergency Medicine, 2010, 39 (5): 701-707.

[7] Bettmann MA, Heeren T, Greenfield A, et al. Adverse eventswith radiographic contrast agents: results of the SCVIR contrastagent registry [J]. Radiology, 1997, 203 (3): 611–620.

[8] Sicherer, Scott H. Risk of severe allergic reactions from the use of potassium iodide for radiation emergencies [J]. Journal of Allergy & Clinical Immunology, 2004, 114 (6): 1395-1397.

# 第八章 富碘中药的配伍规律研究

富碘中药在临床应用中较少单独使用,在不同疾病不同证型中常与其他软坚散结药、化痰药、理气药、活血药等配伍使用。古今医家运用名方"海藻玉壶汤"治瘿疗效显著,但方中海藻与甘草的反药同用一直以来也颇具争议。因此,本章分为"海藻与甘草配伍"和"富碘中药与其他药物配伍"两部分进行阐述。

## 一、海藻与甘草配伍

海藻与甘草配伍禁忌是中药十八反"藻戟遂芫俱战草"的组成部分,中医认为反药同用会产生剧烈的毒副作用。但是对于海藻与甘草二者"反"与"不反",历代医家的争议从未停止。诸多本草书籍中记载海藻-甘草同用的情况屡见不鲜,如海藻玉壶汤、通气散坚丸、昆布散等;现代医家也从临床和实验多角度开展二者反药同用的研究。

### (一)海藻-甘草古方合用

整理古文献搜集到含有反药药对海藻-甘草的方药17首。反药海藻-甘草合用方病症主要为瘿病和瘰疬;两药配伍比例在1:1与4:1之间,且58.8%以1:1配伍;海藻配伍入药海藻,甘草配伍入药为生甘草和炙甘草;在给药途径和给药剂型方面古方比较灵活,有汤剂、散剂、丸剂等,服用方法有水煎服、酒调服等(表8-1)。[1]

### (二)海藻-甘草合用现代临床应用

#### 1. 国家名老中医应用

当代名老中医海藻-甘草反药组合同用不乏其例。

中医名家蒲辅周先生曾自己将海藻与甘草同服,经多次实验得出"海藻与甘草同用,只是服后心中稍感难受而已",用于临床,发现其软坚消结之力更强[2]。

善治危急重症的李可老中医,在治疗肿瘤方面以阴阳为纲、寒热虚实分型,一般海藻与甘草同用,海藻为消瘤专药,甘草同用,相反相成,激荡磨积,清除痰毒。早期治疗痰毒热化型肿瘤以攻癌夺命汤为主,由海藻、生甘草、木鳖子、醋鳖甲、白花蛇舌草、夏枯草、重楼、海蛤壳、黄药子、生半夏、生姜、元参、牡蛎各30g,大贝母15g,山慈菇、山豆根各10g,"全蝎12只,蜈蚣4条,雄黄1g"(研粉吞服)组成;后期阳虚寒凝型肿瘤以攻癌2号方为主,由炙甘草60g,干姜45g,生附子30g,生半夏65~120g,生南星45~60g,生禹白附30g,白芥子(炒研)15~30~45g,两头尖45g,木鳖子30g,漂海藻45~120g,"止痉散6~3条,紫油桂(研粉冲)1.5~3g",生晒参捣、五灵脂各30g,川尖贝(粉冲)6~12g,麻黄5g,辽细

第八章　富碘中药的配伍规律研究

表 8-1　含反药对海藻-甘草古方特征表

| 方药 | 出处 | 朝代作者 | 功能主治 | 服用方法 | 处方 | 海藻：甘草 |
|---|---|---|---|---|---|---|
| 大补气方 | 《备急千金要方》卷十七 | 唐·孙思邈 | 补气 | 酒送服 | 干地黄5两，甘草1两，秦椒1两，白术3两，桂心3两，人参3两，厚朴3两，海藻3两，干姜4两，昆布4两，地骨皮4两 | 3/1 |
| 内消昆布散 | 《太平圣惠方》卷六十六 | 宋·王怀隐 | 治风毒、瘰疬肿结 | 葱汤调服 | 昆布1两（洗去咸味），海藻1两（洗去咸味），牛蒡子半两（微炒），连翘半两，黄，去瓤），玄参半两，何首乌1两（锉碎，微炒），甘草半两（微炒，锉），川大黄半两（锉碎，微炒），皂荚子仁50枚（微炒令黄），牡荆子1两 | 2/1 |
| 昆布散1 | 《太平圣惠方》卷三十五 | 宋·王怀隐 | 主治瘿气结肿，胸膈不利 | 温酒调服 | 昆布1两（洗去咸味），海藻1两（洗去咸味），松萝1两，甘草1两，半夏1两（汤洗7遍，去滑），海蛤1两（细研），龙胆1两，白蔹1两，土瓜根1两，槟榔1两 | 1/1 |
| 桂心散 | 《圣济总录》卷一二五 | 宋·赵佶 | 主治瘿气，咽喉肿塞 | 酸浆水调服 | 桂1两（去粗皮），甘草1两（炙，焙），昆布1两（洗去咸，焙），海藻1两（洗去咸，焙），龙胆1两半，白面1两半，半夏1两半（为末，生姜汁和作饼，晒干），吴茱萸1两半（汤浸，去涎，焙，炒），牡蛎1两半 | 1/1 |
| 茯苓汤 | 《圣济总录》卷一二五 | 宋·赵佶 | 主治瘿气，咽喉肿塞 | 水煎服 | 白茯苓1两（去黑皮），人参1两，海藻2两（洗去咸，焙，晒干），甘草1两（炙，锉），荟（蒿）1两半（为末，生姜汁和作饼，晒干），干1两 | 2/1 |

续表

| 方药 | 出处 | 朝代作者 | 功能主治 | 服用方法 | 处方 | 海藻:甘草 |
|---|---|---|---|---|---|---|
| 紫葳散 | 《圣济总录》卷一二六 | 宋·赵佶 | 项上瘰疬化痰软坚,消散瘿瘤 | 白汤调服 | 紫葳1两(菱霄花是也),海藻1两(洗去咸,焙),瞿麦穗1两,牡蛎1两(煅,研成粉,左顾者真),甘草1两(炙) | 1/1 |
| 昆布煎 | 《鸡峰普济方》卷十五 | 宋·张锐 | 妇人胸中伏气 | 生姜汤送服 | 昆布2两,海藻2两,芍药2两,人参2两,款冬花2两,白石英2两,桑白皮2两,桂2两,柏子仁2两半,茯苓2两半,钟乳粉2两半,紫菀2两半,甘草1两,吴茱萸1两半,细辛1两半,杏仁1两,五味子1两半,橘皮5分(黄者),紫苏子5分 | 2/1 |
| 昆布散2 | 《幼幼新书》卷三十六引《刘氏家传》 | 宋·刘昉 | 瘿气及因气结所成者 | 水煎服 | 昆布半两,蓬莪术半两,川芎半两,槟榔半两,茴香半两,海藻半两,荆三棱半两(炙),甘草半两,木香1分,丁香1分,青橘皮1分 | 1/1 |
| 四物合二陈汤 | 《陈素庵妇科补解》卷一 | 明·陈文昭 | 导痰行血。主治肝积痰而经水不通 | 水煎服 | 归须,赤芍,川芎,生地,陈皮,法半夏,茯苓,甘草,海藻,红花,香附,丹皮 | 1/1 |
| 海藻玉壶汤 | 《外科正宗》卷二 | 明·陈实功 | 主治肝脾不调,气滞痰凝,石瘿,坚硬如石,推之不移,皮色不变 | 水煎服 | 海藻,贝母,陈皮,昆布,青皮,川芎,当归,连翘,半夏,甘草节,独活各1钱,海带5分 | 1/1 |

## 第八章 富碘中药的配伍规律研究

续表

| 方药 | 出处 | 朝代作者 | 功能主治 | 服用方法 | 处方 | 海藻:甘草 |
|---|---|---|---|---|---|---|
| 星半消核汤 | 《疡科选粹》卷三 | 明·陈文治 | 颈内痰核瘰疬 | 水煎服 | 半夏、牛胆星、天花粉、桔梗、白芷、金银花、昆布、海藻、夏枯草、瓜蒌仁、陈皮、甘草、防风、当归、羌活、川芎、海粉、贝母 | 1/1 |
| 妙灵散 | 《玉机微义》卷十五 | 明·徐彦纯、刘宗厚 | 瘰疬、马刀、腋下生者 | 温酒调服 | 木香3钱、沉香2钱、牛膝1两、当归1两、何首乌1两、蟾蜍1两、桑寄生1两、海藻2两、青橘子半两、昆布半两、海带半两、甘草节半两 | 4/1 |
| 防风羌活汤 | 《证治准绳-疡病准绳》卷三 | 明·王肯堂 | 瘰疬，发热者 | 加薄荷水煎服 | 防风、羌活、炒牛蒡子、川芎、黄芩（酒浸）、昆布（酒洗）、海藻、夏枯草、僵蚕、连翘各1钱，升麻7分、甘草5分 | 2/1 |
| 内消瘰疬丸 | 《医学启蒙汇编》卷三 | 清·翟良 | 痰凝气滞而致的瘰疬、痰核、颈项瘿瘤、皮色不变，或肿或痛 | 酒糊为丸 | 夏枯草8两、玄参5两、青盐5两、海藻1两、海粉1两、贝母1两、天花粉1两、白蔹1两（酒洗）、生地1两（酒洗），薄荷叶1两、消石1两、甘草1两、连翘1两、桔梗1两、当归1两、大黄1两（麸炒）、枳壳1两、甘草1两 | 1/1 |
| 消核散 | 《医宗金鉴》卷六十四 | 清·吴谦 | 化痰行瘀，软坚散结，治颈项痰凝瘰疬，理气活血，化坚软坚 | 酒调服 | 海藻3两、牡蛎4两、玄参4两、糯米8两、甘草1两（生）、红娘子28个（同糯米炒胡黄色，去红娘子，用米） | 3/1 |

续表

| 方药 | 出处 | 朝代作者 | 功能主治 | 服用方法 | 处方 | 海藻：甘草 |
|---|---|---|---|---|---|---|
| 通气散坚丸 | 《外科正宗·卷二》 | 清·翟良 | 治忧郁伤肺，浊气痰瘀，聚结为瘤，色白不赤，软而不坚，随喜怒消长者 | 荷叶煎汤跌为丸 | 陈皮、半夏、茯苓、甘草、石菖蒲、枳实、人参、胆南星、天花粉、桔梗、川芎、海藻、当归、贝母、香附（酒炒）各等分 | 1/1 |
| 化瘿丹 | 《外科秘录》卷十一 | 清·陈士铎 | 诸瘿 | 水煎服 | 海藻3钱，桔梗3钱，生甘草1钱，陈皮1钱，半夏3钱，茯苓5钱 | 3/1 |

辛45g，生姜75g组成，用治多种恶性肿瘤，屡获奇效[3-5]。

国医大师朱良春先生临症施治，一向有斯症用斯药，当用则用，不受十八反的约束。其临床60余年来，海藻与甘草同用治颈淋巴结核、单纯性及地方性甲状腺肿大、肿瘤；海藻、甘遂与甘草同用治疗胸腔积液、渗出性胸膜炎，皆效果甚佳而未见任何毒副作用。朱老治疗妇科肿瘤有独到经验，善用张锡纯"理冲汤"加减，基本方：生黄芪30g，党参、生白术各15g，怀山药、鸡内金各18g，三棱、莪术各6~10g，天花粉30~60g，海藻20g，甘草6g，生贯众25g，穿山甲粉（套胶囊）4.5g，经行崩冲加花蕊石30g，且以自拟"外治妇瘤散"（由阿魏、生南星、参三七、海藻、归尾、王不留行、炒小茴香组成，共碾粗末，干粗末装入长15cm、宽10cm细白布袋内，干敷神阙穴偏小腹，外用绷带固定）配合内服汤药提高疗效，疗效卓著。喜取"反者并用，其功益烈"之对药，处方中常加海藻、甘草同用，以激其溃坚、速其消瘤[6-7]。

名老中医李瑞岚，对眼科疾病的治疗有着丰富的临床经验，辨证灵活，用药精确、大胆，敢闯用药禁区，在辨证处方的基础上，均加入海藻甘草，治疗视网膜中央静脉阻塞、玻璃体混浊、静周炎、糖尿病性视网膜病变等眼病，效果甚佳而未出现过敏及中毒反应。认为藻草同用，具有软坚散结、利水消肿、祛浊化痰、消瘀血之作用，可缩短疗程、提高疗效。扩宽了眼病治疗的新思路[8]。

名老中医王庆国，应用海藻-甘草药对配伍多见于肿瘤类疾病、内分泌代谢类系统疾病、结节类疾病，除了常见的中医类瘿瘤（甲状腺结节）、瘰疬（淋巴结肿大）等疾病，其他多为现代常见疾病如子宫肌瘤、肝囊肿、肺结节等。王庆国临床运用海藻-甘草药对的主要着手点为"病位在少阳，病机在痰凝气滞血瘀"，最常配伍方剂为柴胡桂枝汤和小柴胡汤，甘草仍多以生甘草为主，海藻-甘草药量以2∶1、3∶2、1∶1为常用剂量比。海藻用量多大于甘草用量，甘草用量多较低可能与其浊腻之性有关，剂量过大容易引发药后欲吐不适感[9]。

国医大师阮士怡在中医药治疗胸痹心痛方面用药独特、疗效显著。临证多年，大胆将反药海藻-甘草药对应用于胸痹心痛（冠心病心绞痛）治疗中，二者相伍以软坚散结化久积之痰瘀等顽疾，正与东垣"化坚积之病"之治疗理念相合。且炙甘草甘温益脾，脾属土为心之子，补子而实母，可缓心脾之急而复脉[10]。

名医林通国应用反药治疗各种疑难杂病。用川乌（炙）、瓜蒌、法半夏、白蔹、白及、川贝母、藜芦（炙）、大戟（炙）、海藻、甘草、黄连、黄芩、防风、五灵脂等组成拮抗丸，对于治疗各种疑难病尤其恶性肿瘤效果显著，且未见严重不良反应发生。林老认为半、蒌、贝、蔹、及、乌、藻、戟、芫、遂、草，诸参、辛、芍、藜之间的相反，除了增强药效威力外，还具有温经散寒，涤痰逐饮，宽胸行气，活血祛瘀，软坚散结，醒脾益气，抗病消瘤的作用[11-13]。

国医大师刘柏龄用海藻甘草合剂（夏枯草8钱，白芥子、甘草各2钱，海藻、当归、元参、知母、生牡蛎各4钱，陈皮3钱）配合贴膏治疗颈淋巴结核疗效较好。刘老认为"方中甘草虽与海藻配伍相反，盖以坚积之病，非和下之药所能取捷，必令反夺以成其功也"。多年临证体会，"凡结核坚硬如石，消溃艰难，或此没而彼起者，非取其反，不足以攻凝结之坚痰，并用之从无不良反应，比以往应用消核散、海菜丸等药之功效尤卓"。在应用时，刘老指出应当掌握其正确比量，即四与二之比（海藻四份、甘草二份），或五与二之比均可，此乃取其守不胜攻之意，应用于临床也未见不良反应发生[14]。

通过整理和分析"十五""十一五"期间国家名老中医临床门诊病例资料，从中选出海藻-甘草反药组合的处方37例，其中"十五"12个，"十一五"25个。结果表明：①所治疾病种类：以治疗中医外科的乳癖居多（8例，占总数的21.62%），其次是中医内科的瘿病、中医外科瘿、痰核、瘰疬、皮痹等。②炮制品种：甘草（33例，占总数的89.19%）、海藻（27例，占总数的100%）均多以生品入药。③用量情况：甘草用药剂量为3～45g，以6g居多，2010年版《中华人民共和国药典·一部》中规定甘草入药范围2～10g，其中符合药典用量的共31个处方，占83.78%；超过药典用量的处方共6个，占16.22%，其中2个处方用量分别为30g和45g，是煎膏服用，每晨以沸水冲饮1匙。海藻用药剂量为9～90g，以15g居多，2010年版《中华人民共和国药典·一部》中规定海藻入药范围6～12g，其中符合药典用量的共15个处方，占40.54%；超过药典用量的处方共22个，占59.46%，其中两个处方用量分别为30g和90g，是煎膏服用，每晨以沸水冲饮1匙。④配伍比例：二者临床常用配伍比例有14种情况，从1∶5到8∶5不等，以3∶5配伍比例使用频率最高（12例，占总数的32.43%）。⑤入药剂型和给药途径：以入汤剂，水煎服，口服为主。⑥常配伍其他药物情况：乳癖、瘿病、瘿、痰核、瘰疬等多因肝郁、气滞、痰凝、血瘀等因素导致，故同方中常配伍昆布（17/37）、夏枯草（14/37）、牡蛎（11/37）等以软坚散结，柴胡（16/37）、香附（9/37）、青皮（7/37）等疏肝解郁，白芍（14/37）、当归（16/37）等以养血柔肝，陈皮（11/37）、半夏（10/37）、茯苓（12/37）等健脾理气、燥湿化痰，丹参（12/37）、桃仁（10/37）、红花（10/37）等活血化瘀，黄芪（10/37）、白术（11/37）、党参（6/37）等健脾益气。对海藻-甘草组合应用治疗疾病最多的中医外科的乳癖（8例）进一步分析发现，甘草所用品种为"生甘草"，甘草的用量为3～15g，超过药典用量有1个处方；海藻的用量为10～15g，超过药典用量者有2个处方[15]。

## 2. 现代临床应用

《中华人民共和国卫生部药品标准·中药成方制剂》1～20册收载的4052个成方制剂中有43个含十八反反药组合，其中内消瘰疬丸、内消瘰疬片和消核片中均含海藻-甘草同用[16]。《国家基本药物中成药制剂品种目录》（2004年版）共收载的1260个成方制剂中有8个含十八反反药组合，其中内消瘰疬丸中含海藻甘草同用[17]。《中华人民共和国药典临床用药须知·中药卷》（2005年版）收载的1423个成方制剂中有9个含十八反反药组合，其中内消瘰疬丸和消核片中均含海藻甘草同用[18]。《国家基本医疗保险、工伤保险和生育保险药品目录》（2009年版）收载的987个成方制剂中有5个含十八反反药组合，其中内消瘰疬片、内消瘰疬丸和宫瘤宁颗粒（胶囊、片）中均含海藻甘草同用[19]。以上中成药应用于临床疗效评价研究开展得较多，如内消瘰疬片治疗甲状腺囊肿的临床观察、消核片治疗乳腺增生的临床观察、宫瘤宁胶囊治疗子宫肌瘤的疗效和机制研究等[20-22]，因文献数量较多，方法近似，仅列举说明，不一一赘述。针对药物安全性的不良反应报道，消核片治疗肝损伤临床病例报道和相关研究较多见，经统计肝损害主要表现为消化道症状，皮肤、巩膜黄染以及肝功能异常，多为可逆性肝损害，但也有肝功能衰竭死亡案例，原因之一可能与方中甘草和海藻属于"十八反"配伍禁忌范围有关，但未见深入研究的报道[23-24]。

在具体临床应用方面，现代临床也有诸多文献报道两者同用治疗临床多种疾病，可见临床上确有两者同用的情况存在。通过系统检索使用十八反中海藻-甘草组合的临床研究文献，对1002篇临床文献进行统计分析。结果表明[25]：

（1）临床治疗中医疾病方面：有666篇文献给出明确的中医诊断病名。海藻-甘草组合同用主要治疗中医外科疾病（占治疗疾病总数的40%），其次是中医内科（占治疗疾病总数的27%）和中医妇科（占治疗疾病总数的16%）疾病，其他科别治疗记载相对较少。①在中医外科疾病中（269篇文献），海藻-甘草同用主要用于治疗乳房疾病（占外科疾病总数的58%），其中治疗乳癖最多（占乳房疾病总数的85%）；其次是治疗疮疡类疾病（占外科疾病总数的15%），其中治疗瘰疬最多（占疮疡类疾病总数的85%）；瘿类疾病及皮肤性病传播学疾病均占外科疾病总数的10%，分别主要用于治疗肉瘿（占瘿类疾病总数的86%）和粉刺（占皮肤性病传播学疾病总数的61%）。②在中医内科疾病（177篇文献）中以肝胆病证治疗应用最多（占中医内科疾病总数的58%），主要用于治疗瘿病（占肝胆病总数的69%），其他内科疾病具体应用记载较少。③在中医妇科疾病（106篇文献）中以癥瘕治疗应用最多（占妇科疾病总数的82%）。④其他各科别方面，中医眼科主要治疗视瞻昏渺和暴盲；耳鼻喉科主要治疗喉痹；儿科主要治疗疳腮；骨伤科主要治疗附骨疽；恶性肿瘤科主要治疗肺癌。可见临床上两者同用主要治疗机体某些部位的增生性疾病或是增生性改变，这些疾病的病因病机多是由各种原因导致的痰湿、痰火、气机等有形或无形之邪凝结瘀滞而成，与海藻"消痰软坚散结"以及甘草"祛痰、解毒"的功效相符合。

（2）用药剂量方面：①有858篇文献明确给出了海藻-甘草同用时规则的甘草用药剂量，甘草以规则形式入药的剂量共有23种，从1g到1000g不等，其中甘草多以6g、10g、5g和3g这4种剂量入药。有77%的文献在2012版《中华人民共和国药典》（以下简称《药典》）规定甘草用药范围内（5~10g），且以 6g 使用频率最高（占此类的 49%）；其次是 10g（占此类的 22%）。有 14% 的文献低于《药典》范围底限，以 3g 使用记载最多（占此类的 87%）。有 9% 的文献高于《药典》范围高限，但各种剂量文献记载均较少。②有 762 篇文献明确给出了海藻-甘草同用时规则的海藻用药剂量，海藻以规则形式入药的剂量共有 26 种，从 3g 到 1500g 不等，其中海藻多以 15g、10g、30g 这 3 种剂量入药。有 38% 的文献在《药典》规定海藻用药范围内（6~12g），且以 10g 使用频率最高（占此类的 55%）。有 0.7% 的文献低于《药典》范围底限，但各种剂量文献记载均较少。有 61% 的文献高于《药典》范围高限，以 15g 使用记载最多（占此类的 45%）。

（3）常用配伍比例方面：有 755 篇文献能够明确计算出两者的配伍比例情况。海藻-甘草临床常用配伍比例有 31 种情况，从 15∶1 到 3∶10 不等，以 2∶1 比例配伍的使用频率最高（占总数的 16%）；其次是以 5∶3、3∶1 和 5∶2 的比例配伍（分别占总数的 13%、13% 和 12%）；其他配伍比例出现的情况相对较少。

（4）临床入药剂型和给药途径方面：有 960 篇明确给出了入药剂型和给药途径，两者同用时常制成"汤剂""口服"使用（分别占记载剂型文献总数的 94%、记载给药途径总数的 98%）。

（5）临床炮制用药方面：两者多以未经炮制加工的生品即"生甘草""生海藻"入药（分别占甘草类文献的 87.7%、海藻类文献的 99.9%）。此外也有以"蜜炙甘草""制海藻"炮制入药者（分别占甘草类文献的 12.3%、海藻类文献的 0.1%）。

（6）不良事件方面：仅有 149 篇文献提及。其中有 83% 的文献给出反药同用理论依据，认为两者可同用，有 27% 的文献同时指出两者同用无不良事件发生或是产生的不良事件与两者同用无关，即认为两者可同用且安全有效。其中认为海藻-甘草反药可同用且安全有效的文献治疗疾病包括：乳腺囊性增生病、子宫肌瘤、支气管哮喘、眼病（视网膜静脉阻塞、眼内出血、视网膜周围炎、糖尿病性视网膜病变、玻璃体混浊）、急性乳腺炎、渗出性胸膜炎、淋巴结结核、高脂血症、乙型肝炎、甲状腺腺瘤、前列腺增生症[26]。诸多研究者的描述如"海藻与甘草并非反药，二药为伍安全有效"[27]"海藻、甘草"二药为"十八反"之忌，但临床应用无毒副作用，而软坚散结，消瘀除癥确有良效"[28]，"海藻、甘草共用增大软坚散结之功，使全方药力增加"[29]"在临床中将海藻、甘草、昆布三药配伍应用，可相互降低副作用而增强化痰、软坚、化瘀、通络、清热解毒之功效，虽然违反十九畏，十八反，笔者在应用中未发现毒副作用发生，并且应用疗效明显提高[30]""海藻与甘草，属十八反之列，已有明训，但经自身试服及大量临床运用，不仅未发现不良事件，反而发现海藻配甘草，以成其功，大大提高了临床疗效[31]"甘草与海藻"相反"，但据笔者临床应用有协同功能，符合"相反相成"之意，有提高消坚化结的疗效[32]

等均指出海藻-甘草虽属十八反之列,但经临床运用发现,两者临床同用不仅未发现毒性反应,反而相反相成,相激相左,产生协同作用,增强软坚散结之功从而提高临床疗效。

(三) 海藻-甘草合用实验研究

目前对于海藻-甘草合用的实验研究主要集中在:①海藻玉壶汤加减方对甲状腺疾病模型的治疗及相关机制的研究。②海藻-甘草反药组合的药效/毒性研究。分述如下:

**1. 海藻-甘草合用治疗甲状腺疾病的实验研究**

**1.1 治疗甲状腺肿大及其相关机制**

高天舒等[33]研究发现治疗缺碘性甲状腺肿大使用碘含量相同的海藻玉壶汤组和单纯碘过量组在相同的治疗时间中都出现了甲状腺功能亢进症,但海藻玉壶汤组损伤更为轻微,海藻玉壶汤组血清 $T_3$ 升高和 TSH 下降的程度均轻于碘过量组;同时认为海藻和甘草配伍使用,能使升高的 TPOAb、TgAb 降低,从而减小抗体破坏甲状腺细胞,可能是该方治疗机制之一。高天舒等[34-35]从氧化应激角度探讨了海藻玉壶汤与碘过量对于碘缺乏致甲状腺肿的治疗机制。实验结果发现,光镜及电镜下观察甲状腺组织显示海藻玉壶汤组较碘过量组甲状腺肿恢复较好,甲状腺肿大恢复完全;海藻玉壶汤组大鼠血清 SOD、GSH-Px 升高,甲状腺细胞内 PRDX5 表达免疫组化及蛋白升高,抗氧化能力增强,碘过量组机体和甲状腺内氧化应激损伤程度较高,海藻玉壶汤组氧化应激损伤相对较轻,海藻玉壶汤可通过氧化应激恢复碘缺乏甲状腺肿大,并且未导致甲状腺细胞损伤。杨文学[36]等研究了海藻玉壶汤对碘缺乏大鼠甲状腺滤泡上皮细胞凋亡及调控基因的影响。实验结果表明,碘缺乏甲状腺肿大与细胞凋亡相关,海藻玉壶汤降低了碘缺乏甲状腺肿大大鼠的细胞凋亡数量,Bd-2、Fas/FasL 可能参与了细胞凋亡的调控。刘明阳等[37]实验研究发现,海藻玉壶汤可以使丙硫氧嘧啶复制模型的甲状腺肿大大鼠血清 $T_3$ 升高、TSH 降低,且可以在一定程度上恢复甲状腺细胞,保护甲状腺细胞结构。李怡文等[38-41]选用海藻玉壶汤中海藻与甘草不同配比对丙硫氧嘧啶所致甲状腺肿大大鼠的药效及机制进行实验研究,根据 SOP 均匀设计法,将药典中最小剂量定为低限,将急性毒性试验确定的剂量定为高限,按 2 因素 7 水平的原则,设置海藻与甘草配伍的 7 个配比组,实验结果发现方中海藻与甘草不同配比均有调节甲状腺激素水平、改善甲状腺肿大的作用。与甲状腺肿大模型组比较,配比 5 组 (8.32∶0.135) 的 TPO mRNA 表达升高。海藻玉壶汤配比 1 组 (6.24∶14.522)、5 组、6 组 (4.16∶29.040) 的 Tg mRNA 表达水平升高。对于甲状腺肿大的纠正方面以配比 1 组、3 组 (0.54∶19.363)、6 组效果最为明显,其作用机制可能与 TPO 与 Tg 基因转录的增强相关。并且根据七个配比组实验结果,使用中药组方优化软件进行分析,得出适宜条件为海藻∶甘草在 10∶9~11∶24 之间,且海藻与生甘草配伍比例在 5.5∶9 时效果最佳。在此配比条件下进行了生甘草与炙甘草的比较，生甘草与炙甘草组均能改善大鼠体重、体温、食水量及相关甲状腺激素水平，各组间无显著差异。但炙甘草组对大鼠血液系统、肝、肾有较大影响，毒性靶器官主要为肝、肾。刘云翔等[42-43]研究发现，优选配比条件下，海藻玉壶汤全方组对甲状腺肿大的甲状腺组织形态、甲状腺系数以及甲状腺功能相关激素水平等各项指标回调效果优于全方去海藻、去甘草或同时去海藻甘草组（该实验所用海藻品种为海蒿子）；同时发现当使用甘草的炮制品炙甘草时，海藻玉壶汤全方组对于甲状腺肿大的治疗效果要优于去海藻组。王思睿等[44]比较了不同剂量（含接近临床常用剂量）的海藻和甘草对甲状腺肿大大鼠的治疗作用，以及不同品种海藻（海蒿子、羊栖菜）对治疗作用的影响。实验结果表明，海藻玉壶汤各组对甲状腺肿大大鼠的甲状腺激素异常均有回调作用，其中以海藻玉壶汤高剂量组（海藻24g、甘草20g）效果最佳，且不同品种海藻的海藻玉壶汤对甲状腺肿大治疗效果无显著差异。修琳琳等[45]研究发现，海藻玉壶汤全方海蒿子组与全方羊栖菜组对甲状腺肿大大鼠的治疗作用明显优于优甲乐及加减反药组合的各拆方组，并且全方海蒿子与羊栖菜组均能抑制甲状腺肿大大鼠升高的TPO、Tg的基因表达。李玉婷等[46]通过全基因组表达谱检测、网络药理学数据分析和实验验证相结合的方法，探究了海藻玉壶汤治疗大鼠缺碘型甲状腺肿大的作用机制。首先获得139个疾病相关hub基因和426个可能与海藻玉壶汤药效相关的差异表达基因。构建疾病基因及海藻玉壶汤作用靶点的相互作用网络，经过计算得到77个重要hubs，进行生物学通路富集分析，结果发现海藻玉壶汤中可能通过9个候选靶标缓解缺碘型甲状腺肿，进而调控甲状腺激素合成通路；海藻-甘草反药组合可能通过对8个候选靶标组合的信号轴，进而调节甲状腺激素合成过程。最后经实验验证，结果表明：海藻玉壶汤可以改善大鼠甲状腺肿大，作用机制可能与调节Adcy1、Adcy2、Tpo等候选靶标，进而调控甲状腺激素合成通路有关；并且发现海藻-甘草反药组合在海藻玉壶汤治疗甲状腺肿大的过程中发挥着重要作用。

### 1.2 治疗甲状腺功能亢进及其相关机制

时杨等[47]研究发现，海藻玉壶汤能降低甲亢大鼠血清甲状腺$T_3$、$T_4$水平，对甲状腺组织形态有一定恢复作用，甲状腺滤泡上皮细胞高度、滤泡腔面积稍有改善，未见明显损伤。

### 1.3 治疗自身免疫性甲状腺炎及其相关机制

陈然峰等[48]对海藻玉壶汤加减方自身免疫性甲状腺炎（EAT）大鼠进行实验研究，结果表明，海藻玉壶汤加减方高、低剂量组降低EAT模型大鼠TgAb活性；回调EAT大鼠甲状腺系数；海藻玉壶汤加减方高剂量组降低EAT模型大鼠血清$T_4$含量。贾燕丽[49]等实验发现，海藻玉壶汤加减方高剂量应用于EAT模型大鼠时，对凋亡蛋白Fas/FasL的表达起到了一定抑制作用，提示海藻玉壶汤加减方可能通过抑制凋亡蛋白表达的方式减少甲状腺细胞的凋亡，从而保护甲状腺组织。冯涛等[50]通过实验研究发现，海藻玉壶汤可调节 EAT 模型大鼠血清 TgAb、TPOAb、$T_3$、$T_4$ 水平，并且可以减轻甲状腺病理损伤。

**1.4 治疗甲状腺肿瘤及其相关机制**

张勤良等[51]实验研究发现，海藻玉壶汤高低剂量组对甲状腺荷瘤大鼠有一定治疗作用，与模型组比较，海藻玉壶汤组大鼠肿瘤生长缓慢，并且对趋化因子受体 CXCR4 的基因表达与蛋白合成有下调作用，该影响呈一定的浓度依赖性。

**2. 海藻-甘草反药组合的药效/毒性研究**

"十八反"是金元时期提出的对重要配伍禁忌的概括，是指反药组合合用会产生或增加药物的毒副作用或降低药效。海藻甘草虽属"十八反"范畴，但临床仍有许多应用报道。且二者单独应用均不属于有毒性的药物，这在"十八反"中也是唯一存在，而两种无毒药物合用是否会产生"相反"的现象，存在颇多争议。近年来，有关海藻甘草这一反药组合的实验研究较多，如毒理研究、药理研究、作用机制研究等。其研究思路及方法不同，实验结果也不尽相同，至今尚未形成较为统一的结论。上述实验研究均表明，反药组合能否同用受配伍剂量、配伍比例、煎煮方法和给药途径等多种因素的影响[39]。

**2.1 海藻-甘草不同剂量配伍对药效/毒性的影响**

中药的配伍剂量不同，在组方中会起到不同的作用，对药效也会有不同的影响，可能会改变药物的药效、作用方向及毒性作用，甚至会起到相反的作用。

海藻-甘草不同剂量配伍对药效或毒性的不同影响，可能是由于两药不同剂量配伍后导致成分不同所致。刘颖等[52]检测海藻与甘草不同剂量配伍（其中海藻药材粉末分别为 3g、2g、1g、0.5g、0.33g、0g，甘草药材粉末 1g）共煎液中主要化学成分甘草酸的变化，发现海藻剂量大于甘草时，随着海藻含量的降低，甘草酸含量降低；而海藻剂量小于甘草时，随着海藻含量的降低，甘草酸含量增加，并且溶液中总多糖含量减少，说明海藻-甘草反药组合以不同剂量配伍后会影响海藻多糖及甘草酸的含量，即导致配伍后的成分变化，从而可能影响其药效或毒性。

海藻甘草配伍，甘草用量不同，对其配伍后毒性影响不同。丁选胜等[53]观察不同剂量浓度海藻与甘草配伍后的水提物对肝脏毒性的影响，发现低剂量浓度甘草水煎液组（含生药 0.0025g/mL）未见肝毒性，而高剂量浓度组（含生药 0.01g/mL）有肝毒性。金恩波等[54]研究认为，海藻与甘草配伍使用，甘草伍用剂量小，对毒性并无影响，随着甘草伍用剂量增加，其毒性增强。综上，海藻-甘草反药组合配伍时的毒性作用与甘草用量有关，但毒性增强是相对的，一般小剂量配伍对毒性影响很小，剂量加大，毒性随之增强。

海藻甘草配伍，海藻用量不同，也会影响配伍后毒性。刘颖等[55]对海藻-甘草 HPLC 指纹图谱研究发现，不同剂量的海藻与甘草配伍，甘草指纹图谱中 21 个共有峰的峰面积会因加入海藻量的变化而不同程度发生改变，但研究中没有发现新物质的色谱峰。不同剂量海藻与甘草配伍对小鼠的急性毒性试验结果显示，海藻剂量为临床最大用量的 11.6 倍时，开始出现毒性反应，小鼠半数致死量（LD50）值为临床最大用量 15.6 倍，根据毒性分级为小毒[56]。同时，二者不同配伍剂量的变化会导致海藻玉壶汤毒性和药代动力学特征改变，随着海藻剂量增大，全方的毒性增强，不仅显著影响了药物的吸收速率和吸收程度，也很大程度地改变了药物在体内的分布和消除。以上表明海藻-甘草反药组合的毒性，与海藻剂量密切相关[57]。

综上，随着海藻-甘草配伍剂量不同，会导致配伍后有效成分发生变化，影响海藻多糖及甘草酸的含量，从而可能影响其药效或毒性。其毒性作用与剂量有关，毒性增强是相对的，一般小量的适量配伍对毒性影响很小，海藻或甘草的剂量加大，毒性随之增强。初步认为，海藻剂量为《药典》规定最大剂量的 11.6 倍为禁忌条件。

### 2.2 海藻-甘草不同比例配伍对药效/毒性的影响

在二者某些配伍比例情况下会产生毒性，甚至随着比例变化毒性增强。何敏等[57]研究发现，海藻玉壶汤毒性和药代动力学特征会随着海藻与甘草配伍比例变化而变化，海藻与甘草配伍比例为 3∶1 时，药时曲线下面积明显减小，吸收半衰期、表观容积和达峰时间清除率均明显增大，平均滞留时间延长，提示毒性增强，不仅显著影响药物的吸收速率和吸收程度，也改变了药物在体内的分布和消除。颜辉等[58]观察海藻与甘草不同比例（1∶1、2∶1、3∶1）配伍对大鼠的毒性作用，发现海藻与甘草配伍对大鼠血液系统、肝功能、心肌酶、肾功能、肝药酶产生的影响与配伍比例密切相关。海藻-甘草 3∶1 配伍时白细胞上升超出正常，提示可能对造血功能产生了一定的毒性；肌酸激酶和尿素氮水平均上升但未超出正常水平，提示对心肌、肾功能有一定的影响，可能产生毒性作用。

适当配伍比例情况下，二者配伍毒性减轻，甚至未见明显毒性。海藻与甘草不同比例配伍（3∶1、2∶1、1∶1、0.5∶1、0.33∶1）后对大鼠离体肝脏毒性的实验证明，海藻-甘草 1∶1 合煎组未见对肝细胞有损伤，其余比例合煎及单煎后混合液对肝细胞均有损伤。二者 1∶1 配比时，显示出降低肝脏组织中丙二醛（MDA）含量及提高肝脏组织谷胱甘肽过氧化物酶（GSH-Px）活性的作用效应，提示其可通过维持组织氧化-抗氧化能力的平衡达到肝脏保护作用。海藻-甘草 4∶1 配伍应用比 2∶1 比例配伍应用对肝脏的损伤作用更强，同时肝脏组织过氧化程度更明显，而抗氧化能力更低，提示二者配伍出现的肝脏功能损害，可能与肝脏组织中氧化-抗氧化平衡的紊乱相关[59]。

叶敏等[60]观察海藻-甘草不同比例配伍组别水煎液对 $CCl_4$ 致急性肝损伤小鼠转氨酶的影响，结果海藻与甘草以 1∶1 和 1∶3 配伍合用对急性肝损伤有一定的保护作用，有治疗效能，而不适宜的比例配伍合用可能表现在影响某些治疗效能上。许立等[61]研究了海藻、甘草煎剂以不同比例配伍对小鼠肝药酶的影响，结果表明，二者配伍比例为3∶1和1∶3时能显著提高小鼠肝匀浆细胞色素P450酶含量，对肝药酶有诱导作用。

观察海藻-甘草不同比例配伍合煎液对甲状腺肿大动物甲状腺功能和形态的影响，发现海藻-甘草配伍在治疗甲状腺肿大上具有一定疗效，二者1∶2配伍时可以改善甲状腺细胞的功能和形态[62]。丁选胜等[63]实验研究发现，海藻-甘草合煎液和单煎后的混合液能降低丙硫氧嘧啶所致甲状腺肿大动物的甲状腺指数，以1∶1合煎组配伍效果最为显著。同时在观察海藻-甘草对丙硫氧嘧啶致甲状腺肿大鼠模型的甲状腺激素及其抗体影响的实验中发现，海藻、海藻-甘草合煎液及单煎后混合液均可降低甲状腺微粒体抗体（TMAb）和TgAb的含量，其中TMAb降低的幅度大于TgAb，以海藻-甘草比例1∶1合煎时最明显，但合煎液对甲状腺激素无显著影响[64]。

综上所述，海藻-甘草反药以不同比例配伍，对其药效和毒性产生的影响不同。其中，初步认为海藻-甘草1∶1、1∶2、1∶3比例配伍为适宜条件，对急性肝损伤有一定的保护作用，且对肝药酶有诱导作用，对甲状腺肿大有治疗作用。海藻-甘草3∶1以及大于3∶1配伍为禁忌条件，药物在体内滞留时间延长，可能产生心肝肾毒性，并且随着海藻剂量增加，毒性增强。

### 2.3　海藻-甘草不同煎煮方法对药效/毒性的影响

金恩波等[54]进行急性毒性实验比较海藻-甘草不同煎煮方法的毒性，结果表明海藻-甘草合煎组LD50比单药分煎组相应下降，毒性增强。孙亚彬等[65]使用Ussing Chamber技术研究海藻-甘草配伍对空肠肠黏膜多药耐药蛋白P-糖蛋白（P-gp）的影响。结果表明，与单煎液相比，二者合煎液对P-gp产生一定的抑制作用，引起海藻和甘草中P-gp底物的一些毒性成分吸收增加，这可能是两者配伍产生毒性的机制之一。

海藻-甘草合煎液和单煎后混合液对丙硫氧嘧啶所致甲状腺肿有治疗作用，合煎液的作用大于单煎后混合液[63]。在对大鼠离体肝脏毒性的实验中证明，单煎后混合液对肝细胞有损伤，且随海藻含量增加毒性增强[53]。研究海藻与甘草单煎剂，两者单煎后及单煎后混合液均未能提高小鼠肝匀浆中CYP450酶含量。海藻、甘草分煎后混合与合煎对药物代谢的影响不同，分煎后混合，不同配伍比例对肝药酶含量未见明显影响，而合煎时，肝药酶含量明显增加[66]。

袁永久等[67]以大型蚤为受试生物，采用静水试验法评价了五种中草药的单独与相互配伍后药物的毒性效应，结果表明海藻与甘草配伍后对大型蚤的毒性较单独用药时均增强。

黄文权等[68-69]对海藻与甘草配伍进行实验研究发现，海藻-甘草配伍组对实验动物各系统的损害及对脏器组织、血管、肝功能、心肌酶谱等的影响较海藻或甘草单味药组增强。

综合上述实验可知,初步认为,海藻与甘草分煎后混合与合煎对药物代谢影响不同,合煎后对甲状腺肿的治疗作用增强,且能提高肝药酶含量,同时,由于体内吸收增加,急性毒性实验中,合煎后毒性较单煎强。

### 2.4 海藻-甘草不同给药途径对药效/毒性的影响

海藻-甘草不同给药途径对药效影响方面的实验研究的报道较少。杨致礼等[70]实验结果表明,海藻与甘草等量(按大鼠体质量5g/kg)配伍,其煎剂、水浸剂灌服小鼠后观察72小时无死亡,改用腹腔注射,24小时内死亡率为100%,口服用药比注射用药安全。

初步认为,在海藻甘草反药组合给药途径方面,腹腔注射是禁忌条件,但此方面研究较少,需要更多的实验支持。

### 2.5 海藻-甘草不同给药时间对药效/毒性的影响

从肝药酶活性和基因水平观察海藻-甘草合用对细胞色素P450亚酶2E1(CYP2E1)的作用,结果表明:海藻甘草合用可以诱导CYP2E1的酶活性。甘草与海藻长期配伍使用,由于对细胞色素P450亚酶3A(CYP3A)的诱导作用使机体对药物的吸收代谢产生影响,因而可能产生药物配伍长时间使用后的不良反应[71-72]。

海藻与甘草不同比例配伍后对大鼠离体肝脏毒性的实验证明,甘草水煎液高浓度长时间会造成肝脏损伤。海藻水提液能导致肝细胞损伤,与浓度和时间呈依赖关系[53]。

由上述实验,甘草短时间给药,不会造成肝脏损伤,海藻甘草对肝细胞的损伤随着时间增长而加重。即海藻甘草给药时间方面,短时间给药是适宜条件,长时间给药是禁忌条件。但该方面研究较少,有待更多的实验研究支持。

### 2.6 海藻-甘草配伍应用于复方海藻玉壶汤

海藻甘草临床多应用于复方海藻玉壶汤中,海藻玉壶汤为治疗气滞痰凝瘿瘤代表方,此方面的实验研究在"(三)海藻-甘草合用治疗甲状腺疾病的实验研究"已有论述。综合上述实验,含有海藻-甘草反药组合的海藻玉壶汤应用于甲状腺肿等特定病理模型中,尚未观察到明显的毒副作用;而且其抗氧化能力增强,可治疗甲状腺肿,降低甲状腺组织损害;海藻-甘草二者配伍协调,可能起到调节免疫的作用。

## 二、富碘中药与其他中药配伍规律研究

在临床应用中,海藻、昆布等富碘中药较少单独使用,在不同疾病不同证型中多配伍其他化痰软坚、清热、理气、化瘀、温里等药物共同应用。

洪勇涛等[73]基于历代文献,对古代治疗瘿气方剂的药物组成进行归纳总结,分析其组方规律。共纳入48首古代治瘿方剂,海藻、昆布的使用频次明显高于其他药物,系统聚类得出4个聚类方:①海藻、昆布。②海蛤壳、半夏。③松萝、木通、

肉桂。④杏仁、槟榔、甘草。进一步分析古代文献对瘿气治疗方剂的组方规律：①海藻、昆布：二药为富碘中药，均具消痰软坚散结、利水消肿之功效，味咸性寒，可以清热，在方中剂量之大，一两至八两不等。②海蛤壳、半夏：二药亦为化痰散结药，海蛤壳性寒，半夏性温，二药合用，寒热互抵，加强诸方中化痰散结之力。③松萝、木通、肉桂：瘿气心火亢盛，心阴亏虚，三药同入心经，松萝、木通清心经之热，肉桂引火归原，使妄动之相火归其原位。④杏仁、槟榔、甘草：瘿气的病机关键是气的升降出入失常，气机顺则气滞可化，血瘀可散，痰凝可消。杏仁、槟榔二药降气、甘草调和，使气机得畅，瘿气得愈。以上结果表明，海藻、昆布等中药在古代治疗气瘿方面具有重要作用，配伍其他化痰软坚、清热、理气等药物，能散结消瘿，疗效确切。

勿日汗等[74]对昆布在古代方剂中的配伍应用情况进行研究。通过检索清代以前的55本方书，收集方剂共180首，涉及12种病证、14部方书、20类药物。古代昆布方剂主治病证涉及12类，其中以治疗瘿瘤、噎膈、瘰疬、阴囊肿、水肿为主，其病因病机大部分与痰凝、气结有关。古代昆布的应用方中常与清化痰热药、温里药、理气药的配伍应用较多，在单味药中昆布的最常配伍是清化痰热药海藻，其次为温里药肉桂、理气药木香、攻下药大黄、温化寒痰药半夏、止咳平喘药杏仁、温里药干姜。进一步分析：①配伍清热化痰药：昆布常配伍海藻、海蛤壳。昆布与海藻、海蛤壳同属清化痰热药，消痰散结之功效相类似，从七情配伍的角度看，昆布与清化痰热药配伍属于相须配伍，配伍后可加强昆布的功效。②配伍温里药：昆布常配伍肉桂、干姜。从四气配伍看，昆布与温里药同用属寒热配伍，其意义为：①寒热并用，相反相成，用于寒热兼杂的病证。如《外台秘要》麦门冬丸用麦门冬、干姜、细辛、蜀椒、桂心、昆布、海藻、海蛤壳治疗肺虚感寒而肺失宣降，津液代谢不畅，聚痰化热之咳逆。②反佐。如《圣济总录·卷第一百二十五》羚羊角丸中羚羊角屑、昆布、木通、大黄、桂心同用治疗瘿瘤，大量寒凉药物配伍少量温热药肉桂，以消除格拒。③配伍理气药：昆布常配伍木香、陈皮，共奏化痰散结兼行气之功。

王思玉等[75]探讨海藻在临床抗肿瘤方剂中的组方用药规律。对广东省中医院2017年7月至2018年6月的临床含海藻方剂4030首，筛选得到含海藻抗肿瘤方剂940首。分析结果表明，940首方剂治疗肿瘤共47种，前列腺癌最多，其次是肺癌、乳腺癌等。方中海藻配伍牡蛎、莪术、甘草使用最多，且常与清热药、补虚药、化痰止咳平喘药同用，此与肿瘤痰凝瘀阻、气滞血瘀、正气不足的病机相符。组方中核心药物组合为海藻、牡蛎、莪术和甘草，均具化痰软坚散结、活血化瘀及益气健脾之功，除此之外再配伍白花蛇舌草、猫爪草、山慈姑、黄芩等清热解毒；党参、白术、黄芪等补气健脾，固本护卫；浙贝母、法半夏、昆布、芥子等化痰除痞，消肿散结；桃仁、石见穿、丹参、郁金等活血化瘀止痛，均与肿瘤扶正固本、清热解毒、化痰散结的治法相符。

**参考文献**

[1] 王利敏, 王青华, 关新军, 等. 反药药对甘草海藻古方合用分析 [J]. 浙江中医杂志, 2018, 53 (06): 463.

[2] 蒲志孝. 蒲辅周轶事 [J]. 山东中医杂志, 1985 (2): 29-31.

[3] 孙其新. 养正消积治肿瘤——李可学术思想探讨之二十三 [J]. 中医药通报, 2010, 9 (5): 17-24.

[4] 孙其新. 李可攻癌2号方——李可学术思想探讨之二十四 [J]. 中医药通报, 2010, 9 (6): 14-18.

[5] 孙其新. 李可攻癌2号方补遗——李可学术思想探讨之二十五 [J]. 中医药通报, 2013, 12 (01): 23-27.

[6] 朱良春, 何绍奇. 为"十八反"平反 [J]. 中国中医基础医学杂志, 1998, 4 (4): 17-18.

[7] 邱志济, 朱建平, 马璇卿. 朱良春治疗妇科肿瘤的经验和特色选析——著名老中医学家朱良春教授临床经验（30）[J]. 辽宁中医杂志, 2002, 29 (2): 315-316.

[8] 徐惠, 李瑞岚. 海藻甘草同用治疗眼病经验 [J]. 内蒙古中医药, 1999, 18 (3): 3-5.

[9] 连雅君, 王庆国, 程发峰, 等. 王庆国应用海藻甘草反药的临床配伍规律探讨 [J]. 中医药导报, 2020, 26 (01): 54-57.

[10] 程坤, 张军平. 国医大师阮士怡治疗胸痹心痛之经验撷要 [J]. 江苏中医药, 2018, 50 (5): 14-16.

[11] 林通国. 中药"十八反"之研究——二五〇例拮抗丸的应用分析 [J]. 成都中医学院学报, 1981 (3): 58-61.

[12] 林通国, 李傲尧, 赵呈明, 等. 中药"十八反"之研究——附拮抗丸的应用及初步实验报告 [J]. 福建中医药, 1982 (5): 51-53.

[13] 林通国. 拮抗丸治疗恶性肿瘤273例的临床观察 [J]. 辽宁中医杂志, 1988 (6): 15-16.

[14] 刘柏龄. 海藻甘草合剂治疗颈淋巴腺结核的初步报告 [J]. 中医杂志, 1962 (4): 26-27.

[15] 陈绍红, 钟赣生, 刘佳, 等. 国家级名老中医临证应用海藻甘草反药组合的处方特征 [J]. 中国临床医生杂志, 2015, 43 (6): 89-93.

[16] 王茜, 钟赣生, 刘佳, 等. 卫生部药品标准中药成方制剂中含反药药对成方制剂收载情况与分析 [J]. 科技导报, 2011, 29 (2): 59-64.

[17] 王茜, 钟赣生, 刘佳, 等.《国家基本药物中成药制剂品种目录》（2004年版）中含反药配伍成方制剂的收载情况及其配伍规律研究 [J]. 中华中医药杂志, 2011, 26 (5): 1082-1086.

[18] 王茜, 钟赣生, 刘佳, 等.《药典临床用药须知·中药卷》（2005年版）中含反药药对成方制剂收载情况与分析 [J]. 北京中医药大学学报, 2011, 34 (1): 27-30+72.

[19] 李怡文, 钟赣生, 柳海艳, 等.《国家基本医疗保险、工伤保险和生育保险药品目录》含十八反十九畏药对的成方制剂及临床应用分析 [J]. 中国实验方剂学杂志, 2013, 19 (9): 353-357.

[20] 林子晶. 内消瘰疬片治疗甲状腺囊肿的临床效果观察 [J]. 中国现代药物应用, 2016, 10 (10): 250-251.

[21] 康中英, 张敬姜, 周明辉, 等. 消核片治疗乳腺增生症远期疗效观察 [J]. 四川中医, 1992 (7): 11-12.

[22] 季晋艳, 傅海燕, 傅文君, 等. 宫瘤宁对子宫肌瘤患者性激素及细胞因子水平的研究 [J]. 中国中药杂志, 2008, 33 (10): 1200-1201.

[23] 张绪清, 王宇明, 毛青. 中药消核片所致药物性肝炎的临床与病理特点 [J]. 第三军医大学学报, 2002, 24 (7): 825-827.

[24] 张力, 杨晓晖, 郭朋, 等. 消核片相关肝损害回顾性研究及风险控制措施探讨 [J]. 中国中药杂志, 2010, 35 (16): 2199-2203.

[25] 刘佳, 费宇彤, 钟赣生, 等. 十八反中甘草海藻反药组合临床同用文献的文献特征分析 [J]. 中华中医药杂志, 2013, 28 (5): 1449-1453.

[26] 刘佳, 钟赣生, 柳海艳, 等. 十八反中海藻甘草配伍使用临床研究文献中所涉及不良事件与反药同用情况分析 [J]. 北京中医药大学学报, 2015, 38 (1): 22-24+28.

[27] 陈新, 艾敏. 周平安教授益气活血化痰法治疗肺结节病经验介绍 [J]. 辽宁中医药大学学报, 2010, 12 (5): 153-154.

[28] 李凤军. 中西医结合序贯治疗子宫肌瘤160例 [J]. 河南中医, 2005, 25 (1): 59-60.

[29] 徐福成, 穆秀俊. 自拟消核散治疗乳腺增生病98例 [J]. 内蒙古中医药, 2007, 26 (1): 11.

[30] 刘莉. 清营汤化裁治疗视网膜静脉阻塞 [J]. 中西医结合眼科杂志, 1997, 15 (4): 16-17.

[31] 李艳君. 自拟乳痈汤治疗急性乳腺炎186例 [J]. 实用中医内科杂志, 2001, 15 (4): 45.

[32] 姚玉堃. 瘿瘤证治心得[J]. 江苏中医, 2001 (3): 12.

[33] 高天舒, 崔鹏, 李红梅, 等. 海藻玉壶汤对碘缺乏致甲状腺肿大鼠甲状腺功能和形态的影响[J]. 中国中医基础医学杂志, 2008, 14 (2): 113-116.

[34] 高天舒, 齐腾澈. 海藻玉壶汤及其拆方对大鼠碘缺乏致甲状腺肿的干预作用[J]. 中医杂志, 2012, 53 (19): 1671-1676.

[35] 齐腾澈, 高天舒. 碘与海藻玉壶汤对碘缺乏致甲状腺肿干预机制的比较研究[J]. 中华中医药学刊, 2012, 30 (6): 1211-1214+1445-1446.

[36] 杨文学. 富碘复方海藻玉壶汤对碘缺乏甲状腺细胞凋亡及凋亡调控基因表达的影响[D]. 沈阳: 辽宁中医药大学, 2008.

[37] 刘明阳. 海藻玉壶汤对实验性甲状腺肿大鼠的影响[D]. 沈阳: 辽宁中医药大学, 2011.

[38] 李怡文, 于雪, 钟赣生, 等. 海藻玉壶汤中海藻与甘草不同比例配伍对甲状腺肿大模型大鼠药效及其机制探讨[J]. 中草药, 2014, 45 (21): 3124-3130.

[39] 李怡文. 含海藻与甘草反药组合的海藻玉壶汤应用于甲状腺肿大大鼠模型配伍宜忌条件研究[D]. 北京: 北京中医药大学, 2013.

[40] 李怡文, 钟赣生, 柳海艳, 等. 基于均匀设计的海藻玉壶汤中海藻与甘草不同比例配伍对甲状腺肿大大鼠模型肝脏功能及病理形态的影响[J]. 中华中医药杂志, 2013, 28 (5): 1295-1300.

[41] 李怡文, 钟赣生, 柳海艳, 等. 基于均匀设计的海藻玉壶汤中海藻、甘草不同比例配伍对甲状腺肿大大鼠模型心、肾功能影响的实验研究[J]. 中华中医药学刊, 2014, 32 (5): 1011-1015.

[42] 刘云翔, 钟赣生, 柳海艳, 等. 优选配比条件下海藻玉壶汤加减海藻甘草反药组合对大鼠甲状腺肿大的治疗作用[J]. 科技导报, 2015, 33 (15): 87-91.

[43] 刘云翔. 含反药组合的海藻玉壶汤不同条件下加减海藻甘草对甲状腺肿大大鼠效—毒影响的实验研究[D]. 北京: 北京中医药大学, 2014.

[44] 王思睿, 修琳琳, 刘殿娜, 等. 含不同品种海藻与甘草反药组合的海藻玉壶汤对甲状腺肿大大鼠模型的影响[J]. 环球中医药, 2017, 10 (6): 641-645.

[45] 修琳琳. 含反药组合的海藻玉壶汤中海藻不同品种与甘草加减对甲状腺肿大大鼠生物效应影响及机制探讨[D]. 北京: 北京中医药大学, 2017.

[46] 李玉婷. 基于全基因组表达谱探索海藻玉壶汤治疗大鼠甲状腺肿大的作用机制[D]. 承德: 承德医学院, 2017.

[47] 时杨, 高天舒, 杨柳. 富碘中药复方对甲亢大鼠甲状腺功能和形态的影响[J]. 辽宁中医药大学学报, 2009, 11 (9): 186-188.

[48] 陈然峰, 田港, 张小燕, 等. 海藻玉壶汤加减方对自身免疫性甲状腺炎模型大鼠的保护作用[J]. 中国药房, 2014, 25 (3): 215-217.

[49] 贾燕丽, 田港, 唐晓霞, 等. 海藻玉壶汤加减方对实验性自身免疫性甲状腺炎凋亡蛋白 Fas/FasL 表达的影响[J]. 中华中医药学刊, 2014, 32 (10): 2456-2458.

[50] 冯涛, 李晶. 海藻玉壶汤对实验性自身免疫甲状腺炎大鼠激素和抗体水平影响[J]. 辽宁中医药大学学报, 2017, 19 (3): 35-37.

[51] 张勤良, 关琪. 海藻玉壶汤对甲状腺癌荷瘤小鼠趋化因子受体 CXCR4 的影响研究[J]. 中国生化药物杂志, 2014, 34 (2): 42-44.

[52] 刘颖, 武传文, 赵春杰, 等. 高效液相色谱法测定甘草海藻配伍后甘草酸含量变化[J]. 医药导报, 2011, 30 (4): 498-500.

[53] 丁选胜, 李欧, 阚毓铭. 海藻、甘草及其不同比例配伍后的水提取物的肝毒性研究[J]. 南京中医药大学学报, 2003, 19 (1): 28-31.

[54] 金恩波, 姜名瑛, 黄启福, 等. 中药十八反的药理研究——芫花、大戟、甘遂、海藻与甘草配伍时的相互作用[J]. 中成药研究, 1982 (2): 30-33.

[55] 刘颖. 甘草海藻配伍前后化学成分变化及指纹图谱研究[D]. 沈阳: 辽宁中医药大学, 2011.

[56] 纪美琳, 许瑞, 王梦, 等. 海藻、甘草单用及配伍不同比例对小鼠急性毒性的影响[J]. 南京中医药大学学报, 2012, 28 (5): 452-456.

[57] 何敏, 李英伦. 海藻玉壶汤及其加味的药代动力学研究[J]. 中兽医药杂志, 2005, 24 (6): 3-6.

[58] 颜辉,王国基,陈坚. 不同比例海藻与甘草配伍对大鼠的毒性研究 [J]. 中国中药杂志, 2007, 32 (16): 1700-1703.
[59] 王昕,姚凝,刘建鸿,等. 甘草与海藻配伍对小鼠肝脏的毒理作用及氧化-抗氧化平衡研究 [J]. 时珍国医国药, 2012, 23 (4): 879-880.
[60] 叶敏,赵一鸣. 海藻甘草配伍对小鼠急性肝损伤的影响 [J]. 现代中药研究与实践, 2006, 20 (5): 30-32.
[61] 许立,孙晓进,王志刚,等. 甘草-海藻及其相伍用对小鼠肝药酶的影响 [J]. 辽宁中医杂志, 1998, 25 (2): 37-38.
[62] 朱春根,谢东浩,徐卫东,等. 海藻甘草不同比例配伍对甲状腺肿大鼠甲状腺功能和形态的影响 [J]. 齐齐哈尔医学院学报, 2011, 32 (22): 3610-3612.
[63] 丁选胜,李欧. 海藻、甘草及其不同比例配伍后的水提取物对实验性大鼠甲状腺肿的影响 [J]. 中药药理与临床, 2001, 17 (6): 32-33.
[64] 丁选胜,阚毓铭,李欧. 海藻甘草对甲状腺肿模型大鼠甲状腺激素及其抗体的影响 [J]. 中草药, 2003 (1): 57-59.
[65] 孙亚彬,李国锋,刘思佳,等. 应用 Ussing Chamber 技术评价甘草与海藻的配伍对大鼠肠黏膜 P-gp 的影响 [J]. 中国药学杂志, 2010, 45 (8): 585-589.
[66] 丁选胜,阚毓铭,黄建强,等. 海藻、甘草及其相伍用对小鼠肝药酶的影响 [J]. 南京中医药大学学报(自然科学版), 2002, 18 (1): 33-36.
[67] 袁永久,施心路. 中药"十八反"中部分禁忌中药对大型蚤的毒性试验研究 [J]. 中国现代医生, 2007, 45 (115): 3.
[68] 黄文权,罗羽. 甘草与甘遂、大戟、海藻、芫花配伍对大鼠心、肝、肾功能的影响 [J]. 中国临床康复, 2004 (18): 3682-3683.
[69] 黄文权,程相岭,肖鸿,等. 中药十八反中部分禁忌中药的毒理实验研究 [J]. 成都中医药大学学报, 2001 (1): 45-47.
[70] 杨致礼,王佑之,吴成林,等. 中药"十八反"在小白鼠上的毒性试验中药"十八反"研究报告之一 [J]. 甘肃农大学报, 1982 (1): 46-52.
[71] 徐芝秀,石苏英,金科涛,等. 甘草与海藻 大戟 芫花配伍对大鼠肝脏 CYP2E1 酶活性及 mRNA 表达的影响 [J]. 中国药物与临床, 2007 (7): 493-495.
[72] 徐芝秀,石苏英,金科涛,等. 甘草与海藻提取液合用对 CYP3A1/2 酶活性及 mRNA 表达的影响 [J]. 中国药师, 2007 (6): 515-518.
[73] 洪勇涛,段志园,高天舒. 古代文献中应用富碘中药治疗瘿气的规律研究 [J]. 中医药导报, 2019, 25 (14): 60-61+65.
[74] 勿日汗,年莉. 昆布在方剂中的配伍应用研究 [J]. 江西中医药, 2014, 45 (8): 27-30.
[75] 王思玉,赵树洁,郑凯旋,等. 基于临床的含海藻抗肿瘤方剂用药规律分析 [J]. 中药新药与临床药理, 2019, 30 (11): 1398-1402.

# 第九章　富碘中药的药效成分研究

## 一、海藻

中药海藻来源于马尾藻科植物海蒿子 Sargassum pallidum (Turn.) C. Ag. 或羊栖菜 Sargassum fusiforme (Harv.) Setch. 的干燥藻体，分别称为"大叶海藻""小叶海藻"，主产于辽宁、山东、浙江、福建、广东等，归肝胃肾经，功效为消痰软坚散结、利水消肿，应用于瘿瘤、瘰疬、睾丸肿痛、痰饮水肿[1-2]。

海藻中富含多糖类、多酚类、萜类、蛋白质、氨基酸、甾醇类、环状多硫化合物、大环内酯类、微量元素等活性物质，为海藻提供了多种的生物学功能，如抗氧化、抗菌、调节免疫、抗肿瘤、抗凝血、降低血脂、降血糖等[3]。

**1. 化学成分**

（1）海藻多糖：多糖是所有生命机体的重要组分，在控制细胞分裂、调节细胞生长以及维持生命机体正常代谢方面具有重要作用。海藻多糖是海藻中的重要结构物质，是构成海藻的主要成分，在维持海藻的生理生态方面起着重要作用。海藻多糖成分复杂，是由多个相同或者不同的单糖基通过糖苷键（一般为 C 1, 3-和 C 1, 4-键）相连形成的高分子碳水化合物。目前已从海藻中分离纯化得到多种海藻多糖，主要包括褐藻多糖、红藻多糖、绿藻多糖和蓝藻多糖等。褐藻多糖主要来自海带、鼠尾藻、昆布、羊栖菜等，是一类含有一定数量岩藻糖和硫酸基的水溶性杂聚糖，是褐藻特有的一种化学组分[4]。红藻多糖主要有琼胶、卡拉胶、紫菜多糖等，均是以半乳糖为单位结合的半乳聚糖。绿藻多糖主要存在于细胞壁中，不易溶于水；少量存在于细胞质中，主要为水溶性的硫酸多糖。蓝藻多糖主要是指螺旋藻多糖，是从螺旋藻藻体、螺旋藻培养液中提取分离出来的水溶性多糖，是由多种单糖基通过 β-型糖苷键连接组成的复杂多糖[5]。

（2）蛋白质、氨基酸类：海藻是丰富的蛋白质来源，海藻蛋白的氨基酸组成与陆生植物大豆的基本一致，有利于人体的消化吸收[6]。藻类蛋白大多具有降压、调节血脂平衡及促进免疫系统的功能。藻蓝蛋白是一种水溶性蛋白，存在于蓝藻、红藻等海藻中，是重要的捕光色素蛋白藻胆蛋白的组成部分。海藻中存在一些以游离或小肽的形式存在的非蛋白质类氨基酸。海藻非蛋白质氨基酸根据结构可分为酸性、碱性、中性氨基酸和含硫氨基酸[7]。

（3）多酚类：海藻多酚是海藻中主要的具有生物活性的一种天然功能因子。海藻多酚按其酚性羟基的数量可分为简单酚类和多酚类。简单酚类为单酚类化合物，主要包括卤代单酚和不含卤素的单酚。目前已经明确的卤代多酚有 30 多种，主要为溴代单酚、溴代单酚衍生物和溴代二酚化合物[4]。不含卤素的单酚主要是从一些红藻和褐藻中分离出的简单酚的衍生物和带有脂肪链的酚类,主要为羟基苯乙酸、烷化间苯三酚和烷化间苯二酚等。海藻多酚中重要的成分为间苯三酚及其衍生物。由于酚类的特殊性质,其在藻类体内极易进行聚合形成极其复杂的多酚化合物。多酚的聚合方式主要有环对环 C-C 链相连的多羟基联苯酚、醚链链接的多羟基苯醚、多羟基二联苯和多羟基苯醚混合型多羟基联苯多苯醚、多邻位羟基苯醚[8-10]。

(4) 萜类:萜类化合物是海藻保护自己所产生的最具代表性的次生代谢物,海藻中含量丰富、种类繁多,根据其化学结构主要分为卤代萜类化合物和芳香族萜类化合物。从蜈蚣藻中分离出萜类化合物,包括 20 个新结构的倍半萜、6 个新结构三萜化合物。凹顶藻萜类化合物具有抗乳腺癌以及保护酒精性肝损伤的作用[11-13]。

(5) 脂类:多不饱和脂肪酸(PUFA)大量存在于藻类中,PUFA 是由 18~22 个碳原子组成的直链脂肪酸,含有两个或两个以上双键。其中最具代表性的是二十碳五烯酸(EPA)和二十二碳六烯酸(DHA)。对大连沿海 3 种大型速生海藻(角叉菜、孔石莼、海黍子)的营养组成分析研究表明,其中 3 种海藻的不饱和脂肪酸含量很高,平均占脂肪酸含量的 61%[14]。

(6) 微量元素:海藻中含碘和碘化物,另外还含有铁、铜、锰、锌等元素。研究表明,马尾藻中碘含量为陆生植物的 $10^3 \sim 10^4$ 倍,对海水中碘的富集系数为 $10^4 \sim 10^5$,远高于陆生植物相对土壤溶液的富集系数,表明马尾藻对碘有较强的富集能力[15]。

(7) 其他:此外海藻中尚含有许多其他的有效成分。如王秀英[16]用高效液相色谱法测得海藻中含有丰富的水溶性维生素;有研究者在藻类中分离出具有降低胆固醇浓度的生物碱类,此外还在藻类中发现了硫杂环类、大环内酯类、甾醇类等物质,这些结构特殊的化合物存在于藻类中,有着广泛的生物功能[4]。

**2. 药理作用**

(1) 对甲状腺的作用:目前海藻广泛用于甲状腺功能亢进症、甲状腺结节、亚急性甲状腺炎、甲状腺癌以及其他疾病的治疗中(详见第十二章至第十九章实验研究部分)。

(2) 抗氧化作用:海藻中的褐藻多糖和多酚具有较强的抗氧化活性,能抑制活性氧自由基的产生并促进其清除。褐藻多糖硫酸酯对超氧离子具有一定的抑制作用;Kang 等实验研究表明,褐藻多酚具有较强的抗氧化能力,能够清除 DPPH 和提高三价铁的还原抗氧化能力。海藻多酚能通过降低小鼠的体内丙二醛(MDA)的含量,提高超氧化物歧化酶(SOD)、谷胱甘肽过氧化物酶(GSH-Px)活性,提高小鼠抗氧化能力。褐藻多酚具有明显的抗氧化活性;海藻酸钠寡糖具有较好的抗氧化活性,能够清除超氧离子和羟自由基,并且有较好的剂量效应[17-22]。

(3) 抗菌作用:郭奇等[23]对不同分子量的多酚抗菌活性进行了研究,结果表明，海藻多酚抗菌活性与分子量有关，低分子量的海藻多酚具有较高的抗菌活性。Stabili 等[24]在长松龙须菜中提取出的不饱和脂肪酸（主要成分是棕榈酸）具有很强的抗菌效果，是天然的抗生素来源。Rechter 等[25]从节螺旋藻粉中含有具有明显抗病毒活性的海藻多糖。Sara 等[26]研究了海藻提取物的抗菌活性，研究表明海藻提取物对大肠埃希菌和金黄色葡萄球菌等都具有良好的抗菌效果；酸藻的水相提取物和孔石莼的有机相提取物对大肠埃希菌和金黄色葡萄球菌均具有抑制作用。海藻酸钠寡糖对肠炎沙门氏菌、绿脓假单胞菌、大肠埃希菌、金黄色葡萄球菌、嗜水气单胞菌、白色念球菌、鳗弧菌等都具有良好的抑菌效果[27]。

（4）降血脂作用：海藻中的活性物质具有明显的降低血脂作用，对高血脂引起的动脉粥样硬化、肥胖、冠心病都有显著的效果。熊霜等[28]研究表明，海藻膳食纤维能显著降低小鼠血清中总胆固醇、甘油三酯和低密度脂蛋白胆固醇的水平，升高高密度脂蛋白胆固醇的水平；褐藻多糖硫酸具有显著降低血脂的功效，褐藻中的多酚物质可以有效抑制油脂氧化水平[29-30]。

（5）降血糖作用：海藻中的有效成分可作为降血糖的药物。褐藻多糖硫酸可显著降低血糖。褐藻中的多酚物质可以通过抑制淀粉酶和葡萄糖酶，协同作用控制淀粉分解和血糖水平。松节藻、肠浒苔和扁江蒿的提取物能有效抑制 β-葡萄糖苷酶的活性[21,31,32]。

（6）抗凝血作用：抗凝血剂通过灭活或抑制凝血因子的激活，从而实现延迟或阻止血液的凝固。藻类是天然的抗凝血剂，海藻的抗凝血活性主要表现在褐藻中的硫酸酯多糖可激活抗凝血酶Ⅲ，从而抑制抗凝血因子的活性[33]。褐藻多糖的抗凝血活性与硫酸基含量和相对分子量（Mr）有关，并且不同来源的褐藻多糖硫酸酯的抗凝血活性也存在很大的差异[34]。彭波等[35]研究表明，褐藻多糖硫酸酯能有效延长小鼠凝血时间，且存在剂量依赖性。汪艳秋等[36]研究表明，刺松藻多糖能显著延长家兔的凝血时间，抑制血小板的凝集。

（7）免疫调节作用：海藻中的活性物质具有免疫调节活性（详见第十四章）。

（8）抗肿瘤作用：海藻可通过提高机体免疫功能来实现抗肿瘤的功效。海藻中的活性物质与巨噬细胞和脾细胞作用产生细胞因子和趋化因子，增强机体的免疫功能，从而间接抑制肿瘤细胞的生长[37]。海藻多糖可以促进免疫细胞活化和成熟，诱导巨噬细胞、中性粒细胞产生肿瘤坏死因子，发挥抑制肿瘤生长的作用[38]。研究表明，褐藻多糖硫酸酯通过增强细胞与分子免疫应答水平，调节细胞因子分泌，从而抑制小鼠肝癌细胞的生长[39]。Yamamoto Y 等实验表明，海藻酸钠寡糖可诱导细胞20种细胞因子分泌的增加，提高机体的免疫能力[40]；徐秀丽等[21]研究发现枝软骨藻、松节藻、鸭毛藻、小黏膜藻、点叶藻的甲醇提取物对 KB 细胞和 HT-29 细胞具有选择性细胞毒活性，其中小黏膜藻具有最高的抗肿瘤活性。除此之外，海藻功能因子还可以直接抑制一些肿瘤细胞的生长。Hyun JH 等[41]研究发现，褐藻多糖硫酸酯处理的细胞出现了 DNA 断裂、染色体凝聚、G1 期亚二倍体细胞增加等细胞凋亡的情况，表明其能抑制 HCT-15 结肠癌细胞的生长。Iwamoto Y 等[42]发现海藻酸钠寡糖可诱导人白血病 U-937 细胞形态的变化，产生细胞凋亡。

## 二、昆布

昆布为海带科植物海带 Laminaria japonica Aresch. 或翅藻科植物昆布 Ecklonia kurome Okam. 的叶状体。主产于山东、辽宁、浙江等地。归肝肾经，功效为消痰软坚、利水消肿，应用于瘿瘤、瘰疬、睾丸肿痛、痰饮水肿，常同海藻相须为用[43-44]。

昆布主要含有多糖、氨基酸、无机盐、蛋白质、维生素等多种活性成分，具有多种药理作用，如降血压、调节血脂、降血糖、抗凝血、抗菌、抗病毒、免疫调节、抗肿瘤、抗放射、抗氧化、抗疲劳、耐缺氧等。

**1. 化学成分**

(1) 昆布多糖：昆布药理作用在很大程度上与其多糖成分有关。目前认为，昆布多糖主要有以下 3 种类型：①褐藻酸盐：又称褐藻胶，褐藻酸钠是常见的褐藻胶。由 α-1,4-L-古罗糖醛酸（G）和 β-1,4-D-甘露糖醛酸（M）为单体构成的高分子化合物，不含蛋白质，含量相对最丰富，约为 19.7%。②褐藻淀粉：又称海带多糖、褐藻多糖、海藻硫酸多糖，海带中含量约为 1%。由 β-D-吡喃葡萄糖通过1,3-糖苷键结合而成，同时有少量 β-D-吡喃葡萄糖以 1,6-糖苷键连结，还含有少量甘露醇。褐藻淀粉有难溶性和可溶性 2 种。难溶性褐藻淀粉可溶于热水，可溶性褐藻淀粉则可溶于冷水。褐藻淀粉溶解性与分子内支链有关，即支链越多越易溶于冷水。研究表明，褐藻淀粉的结构、质量分数与海带种类、生存环境等条件密切相关。Kim 等[43]研究表明，褐藻淀粉的相对分子质量为 $(5\sim10)\times10^3$。③褐藻糖胶：或称岩藻聚糖硫酸酯、褐藻多糖硫酸酯、岩藻糖胶，是狭义的海带多糖，在海带中含量约 2.46%。主要成分为岩藻多糖，即 α-L-岩藻糖-4-硫酸酯的多聚物，还伴有少量半乳糖、葡萄糖醛酸、阿拉伯糖和蛋白质，是一种高度不均一的多糖。褐藻糖胶的分子量变化大，不仅有品种差异，还受海藻的生长地点、时间、提取方式等的影响。

(2) 海带多酚：海带多酚是由简单酚单元通过各种不同的方式结合形成的具有多种分子量的多酚混合物。褐藻多酚（包括海带多酚）是从褐藻中提取出的多酚类化合物的总称，根据组成可分为海藻简单酚类、多酚类化合物，是一类重要的褐藻多酚化合物和结构较特殊的单宁质。这类物质分子量约 $(1\sim2)\times10^3$，甚至更高，有抗菌、抗肿瘤、抗病毒等功能。康静等[44]研究发现，海带中的多酚化合物能有效降低小鼠肝脏和血清中丙二醛的含量，提高超氧化物歧化酶、谷胱甘肽过氧化物酶的活性，表明海带多酚可以显著提高动物的抗氧化能力。

(3) 蛋白质、氨基酸：褐藻蛋白质是褐藻含氮类化合物中的重要物质。褐藻海带科中的粗蛋白含量为5%~20%，其中海带中的含量较高，为15%~20%。由于有效分离海带蛋白质的方法尚未确立，目前对其蛋白质的研究甚少。李伟等[45]在进行海带蛋白的提取和活性的研究中用时间飞行质谱测得蛋白质质荷比为872~7705，其对高血压模型大鼠灌胃具有良好的降压作用。同时，抑菌试验更进一步表明，海带蛋白对大肠埃希菌、金色葡萄球菌、产气杆菌均有抑制作用。此外，含有海带氨酸、谷氨酸、天门冬氨酸、脯氨酸、蛋氨酸、组氨酸和半胱氨酸等

(4) 脂肪酸：海带中含有多种脂肪酸成分。罗盛旭等[46]采用索氏提取器对海带脂肪酸进行提取，并应用GC-MS技术对其进行成分分析，发现可从中提取出9种脂肪酸成分，脂肪酸含量极高，其中18碳2烯酸和花生4烯酸乙酯等多不饱和脂肪酸的总量占脂肪酸总量比其他物质更高。

(5) 无机盐：含碘和碘化物，另外还含有钙、铁、钠、钾、镁和铝等元素。

(6) 维生素：维生素$B_1$、维生素$B_2$、维生素C、维生素P等。

(7) 其他：尚含有甘露醇、半乳聚糖、1-古罗糖醛酸、胡萝卜素、硫胺素、核黄素、烟酸以及抗坏血酸。

**2. 药理作用**

(1) 对甲状腺的作用：目前昆布广泛用于甲状腺功能亢进症、甲状腺结节、亚急性甲状腺炎、甲状腺癌以及其他疾病的治疗中（详见第十二章至第十九章实验研究部分）。

(2) 降血压作用：海带含有昆布氨酸、牛磺酸、钾盐、膳食纤维以及钙元素等，其中褐藻酸钾能够调节钠钾平衡、降低人体对钠的吸收，具有一定的降压作用[47-48]。胡颖红等[49]对自发性高血压（SHR）大鼠喂饲海带后血压变化进行实验对照，对22例高血压患者服用海带后降压效果进行观察。结果显示，海带能有效降低SHR大鼠动脉收缩压，能温和、有效地降低高血压病患者的收缩压和舒张压。提示海带可以作为高血压病的辅助降压药物。

(3) 降血脂作用：海带在肠道中能将食糜中的脂肪带出体外，能够清除附着在血管壁上的胆固醇，促进胆固醇的排泄，具有良好的降脂、降胆固醇的功效，而没有降脂药物的副作用，研究认为其组分褐藻胶、海带淀粉和褐藻糖胶都是重要的功能因子。于竹芹等[50]通过对照试验发现，海带有类似辛伐他汀药物的功能。昆布多糖可使血浆中胆固醇含量减少13%~17%，低密度脂蛋白含量降低20%~25%，高密度脂蛋白含量增加16%，还可使动脉粥样硬化指数减少，血浆中脂质过氧化物浓度降低，其调脂作用与洛伐他汀比较无明显差异[51-52]。原泽知等[53]在探究海带多糖的工业提取工艺及其降血脂活性中也发现海带多糖有显著的降血脂作用，且高血脂小鼠的甘油三酯和总胆固醇水平的降低程度与海带多糖的剂量和纯度有关。同时高血脂试验动物注射海带多糖后动脉内膜粥样硬化斑块面积和内膜病变程度明显减

少[54]。由此表明，海带多糖对降低血脂，抑制动脉粥样硬化的形成有较好的防治作用。此外，陈向凡等[55]研究表明，海带多糖对高脂饲料诱导的大鼠动脉粥样硬化有保护作用，作用机制可能与其调节血脂和细胞黏附因子分泌有一定关系。

(4) 降血糖作用：海带多糖的降糖机制可能与以下机制有关：①促进胰岛细胞分泌胰岛素。姜文等[56]采用高脂饲料喂养小鼠并对其注射四氧嘧啶制备2型糖尿病动物模型，研究海带多糖对模型干预的降糖机制，结果显示：海带多糖组与模型组相比，其血糖浓度明显降低，胰岛素和胰淀素水平明显升高，推论海带多糖通过促进胰岛细胞分泌胰岛素，从而缓减糖尿病。②提高肝脏和胰腺胰岛素受体（InsR）蛋白表达，减轻胰岛素抵抗。于竹芹等[57]研究结果显示，与模型组相比，海带多糖组的动物血清FBG水平显著降低、肝脏和胰腺InsR着色均显著增强、InsR蛋白表达水平显著升高、InsR蛋白的mRNA丰度表达水平显著升高。提示海带多糖可能通过提高肝脏和胰腺InsR蛋白表达，减轻胰岛素抵抗，从而发挥降糖作用。③调节蛋白质代谢，降低血糖。赵文等[58]认为海带多糖能参与糖代谢，调节糖尿病小鼠的蛋白质代谢，降低血糖，缓解糖尿病病情；同时海带多糖能促进胰岛细胞分泌胰岛素，减轻四氧嘧啶对小鼠胰岛B细胞的损伤，达到保护胰岛细胞的效果。④提高肝脏和胰岛细胞中降钙素受体样受体（CrlR）蛋白的表达，减轻胰岛素抵抗。帅莉等[59]研究结果显示，与模型组相比，海带多糖组的动物血清FBG水平显著降低；肝脏和胰岛细胞中的CrlR蛋白表达水平显著升高。提示海带多糖可能通过提高肝脏和胰岛细胞中CrlR蛋白的表达，减轻胰岛素抵抗，从而发挥降糖作用。⑤增强机体抗氧化作用，促进胰岛细胞分泌功能的恢复。于竹芹等[60]结果显示，与模型组相比，海带多糖组的血清胰岛素水平明显升高；血清MDA和NO水平明显降低；血清SOD和GSH-Px活性明显升高。提示海带多糖可能通过增强个体的抗氧化作用，促进胰岛细胞分泌功能的恢复而发挥降血糖作用。⑥降低体内游离脂肪酸水平。机体中内脏脂肪的代谢活性很高，会释放出较多的游离脂肪酸进入胰腺，蓄积到一定程度会破坏胰岛B细胞，从而会影响胰岛素的正常分泌。同时，脂肪细胞还会加重机体炎症因子的负荷，这也是造成胰岛素抵抗的重要机制之一。于竹芹等[61]表明与模型组相比，海带多糖组动物血清三酰甘油（TG）、胆固醇（TC）和低密度脂蛋白（LDL）水平显著下降。提示海带多糖可能通过增强脂蛋白脂酶和肝脂肪酶的活性，降低体内游离脂肪酸水平，达到降脂的目的。推断海带多糖降糖的作用机制可能与其降血脂的作用有关。

(5) 抗凝血作用：昆布中含有的岩藻聚糖和岩藻多糖都具有抗凝血作用。Nishino等[62-65]从昆布中纯化了4种岩藻聚糖（B-Ⅰ、B-Ⅱ、C-Ⅰ、C-Ⅱ），发现C-Ⅰ、C-Ⅱ有很高的抗凝活性，其中C-Ⅰ有相当于肝素约81%的抗凝活性，C-Ⅱ则高达85%。对C-Ⅱ的抗凝活性进一步研究，指出C-Ⅱ在血浆和纯化系统中显著抑制凝血酶的产生，在血浆中的抑制效果比纯化系统中的效果更明显，在血浆中C-

Ⅱ能很好地抑制 Xa 因子的产生。他们又进一步对 C-Ⅱ和其他硫酸多糖的抗凝机制做了研究，研究表明：①C-Ⅱ结合到前凝血酶被蛋白水解酶 Xa 水解的位点附近，从而阻止前凝血酶被 Xa 因子活化，但 C-Ⅱ并没有抑制 Xa 因子的酰胺水解活性。②C-Ⅱ抑制凝血酶原酶（Va）的形成，但这种抑制作用效果很微弱。C-Ⅱ还可能轻微地影响凝血酶原激活物的形成和活化或Ⅶ因子的活化。同时 C-Ⅱ还能激活肝素功能因子Ⅱ（HCⅡ）抑制凝血酶。对岩藻聚糖中硫酸盐浓度及分子质量对凝血活性影响的研究，发现分子质量越高，硫酸盐浓度越高，抗凝血活性越高。Chevolot L 等[66]认为，岩藻聚糖的抗凝活性与 2 号位硫酸盐和 2、3 号位双硫酸盐的浓度有关。

岩藻多糖也有抗凝血功能，但对其凝血机制存在不同的看法。Collies 等[67]研究得出，岩藻多糖 F2 是在 ATⅢ存在的情况下加强了对Ⅱa 因子的抑制。Church 等[68]发现，岩藻多糖是通过 HCⅡ而不是 ATⅢ发挥抗凝血酶作用的。昆布多糖在体内外均具有抗凝血作用，其抗凝活性每 1mg 相当肝素 7 单位。

（6）抗肿瘤作用：①海带多糖对肿瘤细胞具有直接抑制作用。体内或体外实验发现，海带多糖对小鼠 Heps 肿瘤、S180 肉瘤、H22 实体瘤、Lewis 肺癌和 B16 黑色素瘤细胞具有抑制作用。体外实验表明，海带多糖对人类的胃癌细胞 NKM-45、肝癌细胞 SMMC-7721 和慢性髓系白血病细胞 K562、卵巢癌细胞 SK-OV、食管癌细胞 TE-13、宫颈癌细胞 Hela 具有抑制作用。研究发现，海带多糖可能对 NKM-45 和 SMMC-7721 细胞的 DNA、RNA 和蛋白质的合成有抑制作用[69]。孙文忠等[70]报道了海带多糖能够通过调控凋亡细胞相关基因 Bax 和 Bcl-2 的表达，促进人鼻咽癌 HONE1 细胞凋亡。孙冬岩等[71]研究结果显示，海带多糖对人宫颈癌细胞 Hela 的生长具有明显的抑制作用，使肿瘤细胞增殖能力降低，细胞周期受到阻滞，并通过影响 bcl-2、NF-kBp65 基因蛋白的表达促进宫颈癌细胞凋亡。另外，海带硫酸多糖对大鼠胶质瘤细胞增殖也具有显著抑制效果，并能够将肿瘤细胞阻滞在 $G_0/G_1$ 期，促进大鼠胶质瘤细胞凋亡[72]。②海带多糖具有增强机体的免疫功能的作用。实验表明海带多糖可以激活小鼠腹腔巨噬细胞，对巨噬细胞的吞噬功能具有增强的作用[73,74]。王庭欣等[75]探究结果显示，海带多糖对正常和免疫抑制小鼠 T 淋巴细胞增殖能力具有明显的增强作用，且可以使自然杀伤细胞（NK）的活性增强。另有实验得出海带多糖具有增强小鼠细胞免疫和体液免疫的作用。海带多糖对小鼠环磷酰胺导致的白细胞减少症状具有明显改善作用；海带硫酸多糖（LSP）能够刺激小鼠分泌 IL-1 和诱导胸腺细胞的增生，促进免疫细胞增殖及增强免疫功能，同时，海带硫酸多糖也可以明显激活实验小鼠腹腔巨噬细胞，并且对 S180 肿瘤细胞有较强的杀伤作用。海带多糖在增强机体免疫功能方面的作用机制是：海带多糖与组织巨噬细胞上的甘露糖受体结合，以此来激活巨噬细胞、促进巨噬细胞分泌肿瘤坏死因子和通过对淋巴细胞的影响释放细胞毒性因子，致敏的淋巴细胞又可以促进吞噬细胞对肿瘤的杀伤作用[76]。③海带多糖抑制肿瘤转移。研究表明，海带多糖分子结构中具有硫酸基团，对肝素酶降解硫酸乙酰肝素蛋白多糖具有明显抑制作用，并且能够通过阻碍肿瘤细胞入侵基底膜与阻碍形成肿瘤灶来达到抑制肿瘤细胞转移的作用[69]。④海带多糖可减轻肿瘤化疗药物耐药性，抑制自由基产生、加快自由基清除，显示抗突变、抗辐射作用，这可能也会在一定程度上抑制肿瘤细胞的生长及预防肿瘤的发生。此外，海带多糖对抗肿瘤化疗药物有增效作用，减轻抗肿瘤化疗药物的毒副作用；对放疗所致机体免疫细胞的损伤也显示一定对抗作用，可以作为临床抗肿瘤辅助治疗药物[77-78]。

（7）抗氧化作用：海带多酚及海带多糖是海带抗氧化活性的主要成分。刘晓丽等[79]通过测定海带多酚对1,1-二联苯基-2-苦肼自由基（DPPH）、羟自由基（·$OH^-$）、超氧阴离子自由基（·$O_2^-$）清除率，结果表明海带多酚具有较强的抗氧化活性，是一类潜在的海洋生物天然抗氧化剂。徐银峰等[80]发现，海带乙酸乙酯提取物清除多种自由基能力均高于抗氧化剂2,6-二叔丁基，且呈剂量依赖性。此外，有报道发现，海带多糖也具有抗氧化活性。程仕伟[81]等考察海带多糖对·$O_2^-$及·$OH^-$自由基的清除作用，以及在模拟胃液条件下对$NO_2$的清除作用，实验结果表明，海带中岩藻多糖提取物具有较强的体外抗氧化性能，且呈剂量依赖性。鞠国泉等[82]从海带中提取褐藻糖胶，并考察其抗氧化活性，结果发现，褐藻糖胶对·$OH^-$自由基具有较强的清除能力，且呈剂量依赖性关系。王晶等[83]将海带多糖乙酰化，后考察乙酰化衍生物的清除·$O_2^-$、·$OH^-$和DPPH有机自由基的能力，结果发现乙酰化衍生物的抗氧化能力显著增强。解秋菊等[84]利用试剂盒法测定了真姬菇液态发酵海带废渣后发酵上清液中多糖的抗氧化能力，结果发现：真姬菇发酵海带废渣后获得的多糖抗氧化活性比未发酵海带废渣中的多糖抗氧化活性显著提高。Jing Wang等[85-86]研究发现海带中的三种多糖硫酸盐（F1，F2，F3）体外试验均具有抗氧化作用，且其作用强度与硫酸盐的含量有关；从海带中提取获得岩藻低聚糖，并成功合成6个低分子量的岩藻低聚糖衍生物，试验反应发现均具有抗氧化活性，且衍生物的抗氧化活性均比较强。

（8）抗辐射作用：海带多糖的抗辐射作用机制之一可能是通过抑制免疫细胞凋亡来实现的。海带多糖使凋亡抑制基因Bcl-2表达水平上调和促凋亡基因Bax蛋白表达水平下调，导致Bcl-2/Bax比值明显增大，从而防止脾淋巴细胞发生凋亡，有助于恢复免疫细胞的功能。海带多糖对受辐射线照射的大鼠脾淋巴细胞凋亡具有明显抑制作用，致使细胞的凋亡反应下降，从而对辐射引起的免疫功能损伤起到一定的保护作用。海带多糖能够对抗$^{60}Co$ γ射线照射对T、B淋巴细胞增殖的抑制作用。海带多糖可以显著增加照射后巨噬细胞数目，提高巨噬细胞吞噬功能[87-88]。

### 3. 指纹图谱

中药指纹图谱，是指中药材或中药制剂经适当处理后，采用一定的分析手段，得到的能够标示该中药特性的色谱或光谱图。它能基本反应中药全貌，使其指控指标由原有的对单一成分含量的测定上升为对整个中药内在品质的检测，体现了对中药内在质量的综合评价和全面控制。

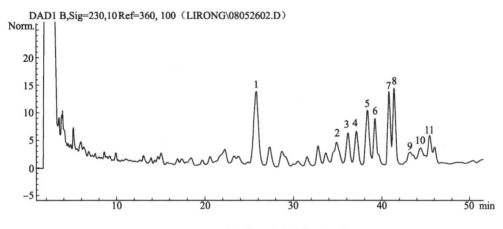

图 9-1　昆布药材的参考指纹图谱

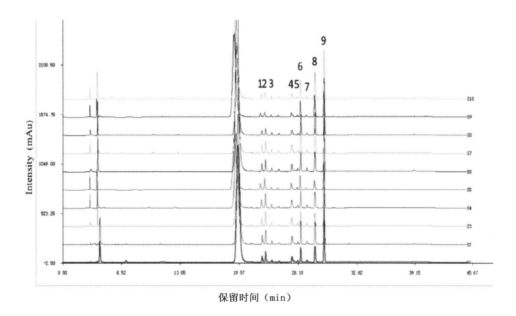

图 9-2　10 批 UF 水解物的高效液相色谱图

1 号峰为甘露糖，2 号峰为甘露糖醛酸，3 号峰为鼠李糖，4 号峰为葡萄糖醛酸，5 号峰为葡萄糖，6 号峰为半乳糖，7 号峰为木糖，8 号峰为岩藻糖，9 号峰为脱氧核糖（内标）

李蓉等[89]首次建立的昆布 HPLC 参考指纹图谱用于昆布药材的真伪鉴别。以从不同购买地购进的 15 批昆布样品为研究对象，运用 SPSS 聚类分析，从 15 批中去除了第 4、7、12 批次差异较大样品，以 12 批差异较小的样品为基础，通过国家药监局推荐使用的"中药色谱指纹图谱相似度评价系统（A版）"分析，选择相似度最高的2号样品指纹图谱作为实际运用的昆布药材参考指纹图谱（图9-1），并经验证具有较好的代表性和科学性，可用于昆布药材的真伪鉴别。

张齐等[90]对海带低硫酸化杂多糖（UF）的指纹图谱进行初步研究。通过理化指标测定并结合高效液相色谱等分析方法，对UF理化性质进行了研究，从单糖组成上可以看出，UF样品中岩藻糖和半乳糖的比例最大，其次是甘露糖醛酸、甘露糖、葡萄糖醛酸、鼠李糖、葡萄糖、木糖，表明UF是一种分子量较大、硫酸化含量较低、以岩藻糖和半乳糖为主的单糖组成复杂的杂多糖。采用高效液相色谱法初步建立了UF的指纹图谱质量控制技术，对UF水解后的单糖组成色谱图进行分析，共标示出8个特征共有峰，分别是D-甘露糖、D-甘露糖醛酸、L-鼠李糖、D-葡萄糖醛酸、D-葡萄糖、D-半乳糖、D-木糖及L-岩藻糖（图9-2）。且全谱相似度评价进一步证实了该方法应用于UF样品质量控制的可行性。

**参考文献**

[1] 国家药典委员会. 中华人民共和国药典（一部）[M]. 北京：中国医药科技出版社，2010：277.
[2] 钟赣生. 中药学 [M]. 9版. 北京：中国中医药出版社，2013：314-315.
[3] 韩玲，张淑平，刘晓慧. 海藻生物活性物质应用研究进展 [J]. 化工进展，2012，31（8）：1794-1800.
[4] 潘敏翔，马天翔，郭丽，等. 海藻活性物质研究概况及抗辐射研究进展 [J]. 解放军药学学报，2010，26（2）：165-169.
[5] 刘晋，郭长江，刘嘉喜. 海藻多糖免疫调节作用的研究进展 [J]. 中国食物与营养，2007（5）：49-51.
[6] 陶冉，位正鹏，崔蓉，等. 藻类色素蛋白的资源开发和应用研究 [J]. 食品工业科技，2010，31（4）：377-380.
[7] 荣辉，林祥志. 海藻非蛋白质氨基酸的研究进展 [J]. 氨基酸和生物资源，2013，35（3）：52-57.
[8] 李冰心，李颖畅，励建荣. 海藻多酚的提取及其生物活性研究进展 [J]. 食品与发酵科技，2012，48（5）：12-15+22.
[9] 杨会成，董士远，刘尊英，等. 海藻中多酚类化学成分及其生物活性研究进展 [J]. 中国海洋药物，2007，26（5）：53-59.
[10] Keusgen M, Glombitza KW. Phlorethols, fuhalols and their derivatives from the brown alga Sargassum spinuligerum [J]. Phytochemistry, 1995, 38（4）：975-985.
[11] 杨军丽. 四种中药的萜类化学成分研究 [D]. 兰州：兰州大学，2012.
[12] 董春景，梁惠，贺娟，等. 海藻萜类化合物对二甲基苯蒽诱导的大鼠乳腺癌的抑制作用 [J]. 营养学报，2007，29（2）：197-198.
[13] 张艾玲，梁惠，逄丹，等. 海藻萜类化合物对大鼠急性酒精性肝损伤的保护作用研究 [J]. 中国食品学报，2008，8（3）：23-27.
[14] 陶平，贺凤伟. 大连沿海3种大型速生海藻的营养组成分析 [J]. 中国水产科学，2000，7（4）：60-63.
[15] Hou X, Yan X. Study on the concentration and seasonal variation of inorganic elements in 35 species of marine algae [J]. Science of the Total Environment, 1998, 222（3）：150-156.
[16] 王秀英. 高效液相色谱法测定天然海藻中的多种水溶性维生素 [J]. 色谱，1993，11（6）：364-366.
[17] 刘振峰，戴圣佳，吕卫金，等. 褐藻多糖硫酸酯的生物活性与提取技术研究进展 [J]. 食品与药品，2015，17（1）：71-75.
[18] 冯珍鸽，王力，吴永沛，等. 褐藻中岩藻聚糖的化学成分及其对超氧离子的抑制作用 [J]. 食品研究与开发，2010，31（3）：66-68.
[19] Kang K, Park Y, Hwang HJ, et al. Antioxidative properties of brown algae polyphenolics and their perspectives as chemopreventive agents against vascular risk factors [J]. Arch Pharm Res, 2003, 26（4）：286-293.
[20] 康静，李萌，冯冲，等. 海带多酚的分离提取及对小鼠抗氧化能力的影响 [J]. 食品科技，2011，36（7）：178-181.
[21] 徐秀丽，范晓，宋福行. 中国经济海藻提取物生物活性 [J]. 海洋与湖沼，2004，35（1）：55-63.

[22] 张玉娟, 罗福文, 姚子昂, 等. 海藻酸钠寡糖生物活性的研究进展 [J]. 中国酿造, 2014, 33 (1): 5-8.

[23] 郭奇, 魏玉西, 殷邦忠, 等. 鼠尾藻多酚分级组分的抑菌活性研究 [J]. 渔业科学进展, 2010, 31 (1): 117-121.

[24] Stabili L, Acquaviva MI, Biandolino F, et al. The lipidic extract of the seaweed Gracilariopsislongissima (Rhodophyta, Gracilariales): a potential resource for biotechnological purposes [J]. New Biotechnol, 2012, 29 (3): 443-450.

[25] Rechter S, König T, Auerochs S, et al. Antiviral activity of Arthrospira-derived spirulan-like substances [J]. Antiviral Res, 2006, 72 (3): 197-206.

[26] Sarah SA, Nevein AR, Hend AE, et al. Antibacterial substances from marine algae isolated from Jeddah coast of Red Sea, Aaudi Arabia [J]. Sad J Bio Sci, 2014, 21 (1): 57-64.

[27] Yan GL, Guo YM, Yuan JM, et al. Sodium alginate oligosaccharides from brow algae inhibit Salmonella enteritidis colonization in broiler chickens [J]. Poultry Sci, 2011, 90 (7): 1441-1448.

[28] 熊霜, 肖美添, 叶静. 复合型海藻膳食纤维功能食品的降血脂作用 [J]. 食品科学, 2014, 35 (17): 220-225.

[29] Philippis RD, Paperi R, Sili C. Heavy metal sorption by released polysaccharides and whole cultures of two exopolysaccharide-producing cyanobacteria [J]. Biodegradation, 2007, 18 (2): 181-187.

[30] Iwa K. Antidiabetic and antioxidant effects of polyphenols in brown alga ecklonia stolonifera in genetically diabetic KK-AY Mice [J]. Plant Food Hum Nut, 2008, 63 (4): 163-169.

[31] 李涛, 吉爱国. 褐藻多糖硫酸酯的药理活性及作用机制研究进展 [J]. 中国生化药物杂志, 2008, 29 (3): 216-219.

[32] Nwosu F, Morris J, Lund VA, et al. Anti-proliferative and potential anti-diabetic effects of phenolic-rich extracts from edible marine algae [J]. Food Chem, 2011, 126 (3): 1006-1012.

[33] 李哲, 罗静海, 杜晓俊, 等. 海带褐藻多糖提取方法改进及抗凝血探究 [J]. 江苏农业科学, 2010, 30 (4): 297-298.

[34] Morozevich GE, Ustiuzhanina NE, Bilan MI, et al. Anticoagulant activity of fucoidans from brown algae [J]. Biomed Khim, 2007, 54 (5): 597-606.

[35] 彭波, 赵金华. 褐藻多糖硫酸酯的抗凝和纤溶活性 [J]. 中草药, 2001, 32 (11): 1015-1018.

[36] 汪艳秋, 刘宪丽, 刘东颖, 等. 刺松藻多糖抗凝血及抗血栓作用的研究 [J]. 安徽医药, 2011, 15 (7): 804-806.

[37] 陈宏硕, 李晓颖, 冯鹏棉, 等. 螺旋藻多糖抗H22肿瘤作用研究 [J]. 食品研究与开发, 2014, 35 (5): 120-123.

[38] 孙抗, 林江, 张婷, 等. 海藻多糖抗肿瘤机制研究综述 [J]. 广西中医学院报, 2012, 15 (2): 103-105.

[39] 刘宪丽, 刘东颖, 汪艳秋, 等. 褐藻多糖硫酸酯免疫调节和抗肿瘤活性研究 [J]. 中国微生态学杂志, 2010, 22 (12): 1074-1076.

[40] Yamamoto Y, Kurachi M, Yamaguchi K, et al. Stimulation of multiple cytokine production in mice by alginate oligosaccharides following intraperitoneal administration [J]. Carbohyd Res, 2007, 342 (8): 1133-1137.

[41] Hyun JH, Kim SC, Kang JI, et al. Apoptosis Inducing activity offucoidan in HCT-15 colon carcinoma cells [J]. Biol Pharm Bull, 2009, 32 (10): 1760-1764.

[42] Iwamoto Y, Xu X, Tamura OT, et al. Enzymatically depolymerizedalginate oligomers that cause cytotoxic cytokine production in human mononuclear cells [J]. Biosci, Biotech Bioch, 2003, 67 (2): 258-263.

[43] Kim KH, Kim YW, Kim HB, et al. Anti-apoptotic Activity of Laminarin Polysaccharides and their Enzymatically Hydrolyzed Oligosaccharides fromLaminaria japonica [J]. biotechnology letters, 2006, 28 (6): 439-446.

[44] 康静, 李萌, 冯冲, 等. 海带多酚的分离提取及对小鼠抗氧化能力的影响 [J]. 食品科技, 2011, 36 (7): 178-181+186.

[45] 李伟, 邬丽君, 肖妍君, 等. 海带蛋白的提取和活性研究 [J]. 水产科学, 2008 (10): 530-532.

[46] 罗盛旭, 梁振益, 陈佩. 海带脂肪酸的提取及其成分分析 [J]. 海南大学学报 (自然科学版), 2005, 23 (3): 220-223.

[47] 陈日益. 海带的药用功能 [J]. 解放军健康, 2015, 16 (1): 40.

[48] 西泽一俊, 刘长发. 海藻的生理活性物质 [J]. 中国海洋药物, 1993, 12 (01): 47-51.

[49] 胡颖红, 李向荣, 冯磊. 海带对高血压的降压作用观察 [J]. 浙江中西医结合杂志, 1997, 7 (5): 266-267.

[50] 于竹芹, 刘宗宝, 龚少兰, 等. 海带对实验性高脂血症大鼠降血脂作用及其机制 [J]. 青岛大学医学院学报, 2010, 46 (5): 419-421+424.

[51] Chang-Mok. Effects of sea tangle (Laminaria japonica) extract and fucoidan components on lipid metabolism of stressed mouse [J]. Journal of the Korean Fisheries Society, 2000, 32 (2): 124.

[52] 孙炜,王慧铭.昆布多糖对高脂血症大鼠降胆固醇作用及其机理的研究[J].中国中药杂志,2004,29(10):90-91.
[53] 原泽知,程开明,黄文,等.海带多糖的提取工艺及降血脂活性研究[J].中药材,2010,33(11):1795-1798.
[54] 李春梅,高永林,李敏,等.海带多糖对实验性高血脂鹌鹑的降脂及抗动脉粥样硬化作用[J].中药材,2005,28(8):676-679.
[55] 陈向凡,王玉琴,陈建忠,等.海带多糖预防大鼠动脉粥样硬化的研究[J].中药药理与临床,2012,28(5):84-87.
[56] 姜文,王亚男,于竹芹,等.海带多糖对2型糖尿病小鼠血糖水平的影响[J].临床医学工程,2012,19(9):1465-1466.
[57] 于竹芹,帅莉,李晓丹,等.海带多糖对糖尿病小鼠胰岛素受体表达的影响[J].青岛大学医学院学报,2015,51(2):141-145.
[58] 王庭欣,赵文,蒋东升,等.海带多糖对糖尿病小鼠血糖的调节作用[J].营养学报,2001,23(3):137-139.
[59] 帅莉,李晓丹,郭瑜璇,等.海带多糖对糖尿病小鼠降钙素受体样受体表达的影响[J].天然产物研究与开发,2014,26(7):1103-1107+1126.
[60] 于竹芹,李晓丹,徐新颖,等.海带在四氧嘧啶糖尿病大鼠模型中的降糖作用[J].中国药理学通报,2011,27(5):651-655.
[61] 于竹芹,刘宗宝,龚少兰,等.海带对实验性高脂血症大鼠降血脂作用及其机制[J].青岛大学医学院学报,2010,46(5):419-421+424.
[62] Nishino T, Kiyohara H, Yamada H, et al. An anticoagulant fucoidan from the brown seaweed Ecklonia kurome [J]. Phytochemistry, 1991, 30 (2): 535-539.
[63] Nishino T, Aizu Y, Nagumo T. Antithrombin activity of a fucan sulfate from the brown seaweed Ecklonia kurome [J]. Thrombosis Research, 1991, 62 (6): 765-773.
[64] Nishino T, Fukuda A, Nagumo T, et al. Inhibition of the generation of thrombin and factor Xa by a fucoidan from the brown seaweed Ecklonia kurome [J]. Thromb Res, 1999, 96 (1): 37-49.
[65] Nishino T, Aizu Y, Nagumo T. The influence of sulfate content and molecular weight of a fucan sulfate from the brown seaweed Ecklonia kurome on its antithrombin activity [J]. Thromb Res, 1991, 64 (6): 723-731.
[66] Chevolot L, Foucault A, Chaubet F, et al. Further data on the structure of brown seaweed fucans: relationships with anticoagulant activity [J]. Carbohydr Res, 1999, 319 (1-4): 154-165.
[67] Colliec S, Fischer AM, Tapon-Bretaudiere J, et al. Anticoagulant properties of a fucoidan fraction [J]. Thrombosis Research, 1991, 64 (2): 143-154.
[68] Church FC, Meade JB, Treanor RE, et al. Antithrombin activity of fucoidan. The interaction of fucoidan with heparin cofactor II, antithrombin III, and thrombin [J]. J Biol Chem, 1989, 264 (6): 3618-3623.
[69] 王琪琳,桑青,曲爱琴.海带多糖在诱导肿瘤细胞凋亡机制方面的研究[J].安徽农业科学,2009,37(9):4128-4130.
[70] 孙文忠,魏媛媛,曾曼丽,等.海带多糖对人鼻咽癌HONE1细胞裸鼠移植瘤的抑制及凋亡相关基因的调控[J].实用医学杂志,2013,29(4):535-537.
[71] 孙冬岩,林虹,史玉霞.海带硫酸多糖对人宫颈癌细胞株增殖和凋亡的影响[J].实用医学杂志,2005,21(12):1241-1243.
[72] 李晓,徐承水,赵云峰.海带硫酸多糖对胶质瘤细胞增殖的抑制作用[J].中国生化药物杂志,2012,33(4):399-401.
[73] Ruairi R, Guihéneuf Freddy, Bojlul B, et al. The Anti-Inflammatory Effect of Algae-Derived Lipid Extracts on Lipopolysaccharide (LPS)-Stimulated Human, THP-1 Macrophages [J]. Marine Drugs, 2015, 13 (8): 5402-5424.
[74] Wei Z, Tatsuya O, Qing Y, et al. Fucoidan from Macrocystis pyrifera Has Powerful, Immune-Modulatory Effects Compared to Three, Other Fucoidans [J]. Marine Drugs, 2015, 13 (3): 1084-1104.
[75] 王庭欣,夏立娅,吴广臣,等.海带多糖对小鼠T淋巴细胞及NK细胞活性的影响[J].河北大学学报(自然科学版),2008,28(6):656-658.
[76] José Alberto Aguilar-Briseño, Cruz-Suarez LE, Jean-François Sassi, et al. Sulphated polysaccharides from Ulva clathrata and Cladosiphon okamuranus seaweeds both inhibit viral attachment/entry and cell-cell fusion, in NDV infection [J]. Marine Drugs, 2015, 13 (2): 697-712.

[77] Ale MT, Mikkelsen JD, Meyer AS. Important determinants for fucoidan bioactivity: a critical review of structure-function relations and extraction methods for fucose-containing sulfated polysaccharides from brown seaweeds [J]. Mar Drugs, 2011, 9 (10): 2106-2130.

[78] 王琪琳, 桑青, 曲爱琴. 海带多糖对环磷酰胺所致白细胞减少保护作用的实验研究 [J]. 山东医药, 2009, 49 (11): 48-49.

[79] 刘晓丽, 吴克刚, 柴向华, 等. 海带多酚的纯化及其抗氧化活性研究 [J]. 食品工业科技, 2010, 31 (5): 160-163.

[80] 徐银峰, 于春光, 王斌, 等. 海带抗氧化多酚的制备及活性研究 [J]. 浙江海洋学院学报（自然科学版）, 2010, 29 (1): 44-48+80.

[81] 程仕伟, 陈超男, 冯志彬, 等. 海带岩藻多糖的水提制备及其抗氧化活性研究 [J]. 食品科学, 2010, 31 (6): 101-104.

[82] 鞠国泉, 李敬. 海带中褐藻糖胶的提取及其对自由基清除能力的研究 [J]. 食品研究与开发, 2007, 28 (2): 151-154.

[83] 王晶, 张全斌, 张忠山, 等. 乙酰化海带褐藻多糖硫酸酯的制备及其抗氧化活性研究 [J]. 中国海洋药物, 2008, 27 (1): 50-54.

[84] 解秋菊, 闫培生, 池振明. 真姬菇发酵海带废渣制备多糖的抗氧化活性 [J]. 食品工业科技, 2011, 32 (2): 115-117.

[85] Wang J, Zhang QB Zhang ZS, et al. Antioxidant activity of sulfated polysaccharide fractions extracted from Laminaria japonica [J]. International Journal of Biological Macromolecules, 2008, 42 (2): 127-132.

[86] Wang J, Wang F, Zhang Q, et al. Synthesized different derivatives of low molecular fucoidan extracted from Laminaria japonica and their potential antioxidant activity in vitro [J]. International Journal of Biological Macromolecules, 2009, 44 (5): 379-384.

[87] Ale MT, Mikkelsen JD, Meyer AS. Important determinants for fucoidan bioactivity: a critical review of structure-function relations and extraction methods for fucose-containing sulfated polysaccharides from brown seaweeds [J]. Mar Drugs, 2011, 9 (10): 2106-2130.

[88] 罗琼, 吴晓旻, 杨明亮, 等. 海带多糖的抗辐射作用与淋巴细胞凋亡关系研究 [J]. 营养学报, 2004, 26 (6): 471-473.

[89] 李蓉, 唐旭利, 张敏, 等. 海洋药用生物系列 HPLC 化学指纹图谱研究 I. 海带药材的 HPLC 化学指纹图谱 [J]. 中国海洋大学学报（自然科学版）, 2009, 39 (S1): 37-41.

[90] 张齐. 海带低硫酸化杂多糖（UF）的指纹图谱及药代动力学初步研究 [D]. 北京: 中国科学院大学（中国科学院海洋研究所）, 2018.

# 第十章 富碘中药治疗亚急性甲状腺炎

## 一、概述

亚急性甲状腺炎（Subacute thyroiditis，SAT，简称亚甲炎）是一种与病毒感染有关的甲状腺炎症性疾病，临床主要表现为发热、甲状腺肿痛及甲状腺功能异常。本病临床常见，占甲状腺疾病的0.5%~6.2%，发病率有逐渐增高的趋势，年发病率达4.9/10万[1]。本病多见于中年及年轻女性，女性与男性之比为3∶1，好发年龄在30~50岁。本病通常于流感或普通感冒后1~2周发病，起病较急，为自限性疾病，病程一般持续2~3个月，少数患者可迁延至1~2年。本病预后良好，患者甲状腺功能一般均能恢复正常，5%~10%的患者发生永久性的甲状腺功能减退；如疗程不足或擅自停药，约33.3%患者出现病情复发[2]；少数病例可发展为慢性淋巴细胞性甲状腺炎或毒性弥漫性甲状腺肿。

## 二、西医常规处理及特殊治疗

### 1. 一般治疗和对症治疗

亚急性甲状腺炎是一种自限性疾病，症状较轻者无须特殊处理，可适当休息，并给以非甾体类消炎镇痛剂。

### 2. 糖皮质激素治疗

糖皮质激素具有抗炎和缩短甲亢期的病程等作用。全身症状较重、持续高热，甲状腺肿大伴压痛明显者，可采用糖皮质激素治疗。

### 3. 甲减的治疗

有甲减表现者可给予L-$T_4$，但一般应在使用6个月后停用，因为绝大多数甲减可逐渐恢复。如停用L-$T_4$后，再发生甲减，提示为永久性（5%~10%），需终身给予甲状腺激素替代治疗。

### 4. 手术治疗

本病一般不需手术治疗，但难治性病例和长期反复发作病例可采用手术切除病灶。

## 三、亚急性甲状腺炎的病名溯源

古代医籍中虽无关于亚甲炎的记载，但根据亚急性状腺炎的临床特点，可将其归于"瘿病""痛瘿""瘿痈"等范畴。根据临床症状可分为急性期、缓解期、恢复期。关于瘿病的记载，最早可追溯至战国时期的《庄子德充符》中，"瘿"同

"婴"有缠绕之意,因其围绕颈喉部而生,状如瘿核而得名。《说文解字》曰:"瘿,颈瘤也。"宋代的陈无择在《三因极一病症方论·瘿瘤证治》中,根据瘿病局部证候特征的不同,又将其进行分类,如"坚硬不可移者,名曰石瘿""皮色不变者,即名肉瘿""筋脉露结者,名筋瘿""赤脉交络者,名血瘿""随忧愁消长者,名气瘿"。

现代医家对亚急性甲状腺炎的命名也有各自观点,高天舒认为本病的发生主要表现为甲状腺区域的"痛、肿、热",而疼痛是亚甲炎最早出现,且贯穿全病程和衡量疗效的主要症状,因此可以考虑命名为"瘿痛"或"痛瘿"。宋景贵[3]则认为外感温热时毒是亚急性甲状腺炎的病因特点,结合其发病部位,故中医将其命名为"瘿毒"更为适宜。对于亚甲炎后期出现甲状腺功能减退症状,属中医学中"瘿病虚劳"范畴。

## 四、病因病机

中医学认为其发病主要为情志内伤和饮食及水土失宜,以致气、痰、瘀、壅结于颈前而成瘿。现代医家认为,本病的发病与外感风温、疫毒之邪和内伤七情有关。其病因病机较为复杂,主要观点如下[4-6]:

**1. 本虚标实,气虚为本,热毒、痰、瘀为标**

亚急性甲状腺炎患者由于正气不足,外邪侵入肺卫,致卫表不和,肺失宣肃而见发热、恶寒、咽喉肿痛、咳嗽、头痛、汗出、周身酸楚等症状。肺失其职则炼液为痰,痰凝则气结,以致气血凝结于颈部,郁而化热,出现少腹胀闷,胸胁串痛、善太息等气机不畅症状。根据五行属性,肝属木,脾属土,木克土,肝气不疏,则影响脾的生理功能,脾失运化,则聚湿生痰,痰随气升,痰气交阻于颈部,发为此病。气滞、痰凝相互促进,气为血之帅,气行则血行,气滞则行血无力,久则出现血瘀,瘀久又能化热,热灼津液,炼液为痰。瘀血与痰、热互相胶着,随气而行,互阻于颈部而发病。后外邪入里,郁而化热,或热毒直接壅滞于颈前,则见瘿肿而痛;结聚日久以致气血阻滞而不畅,形成痰、瘀,热毒伤阴,灼津为痰,痰瘀毒邪互结,则见瘿肿坚硬而痛。热毒伤阴,阴虚火旺,可见心悸、失眠、心烦。肝阳上亢,肝风内动可见双手颤抖、急躁易怒等。肝失疏泄,冲任失调,故女子可见月经不调、经量异常等。"百病多因痰作祟",且痰致病具有变幻多端、病证错综复杂的特点,故亚甲炎早期临床症状可变化多端。病情初期以标实的症状为主。随着病情的恢复,热毒渐退,正气逐渐恢复,标实的症状逐渐减少,可见气虚的症状,故见乏力、动则汗出、畏寒怕冷等,呈现虚实夹杂。后期则以虚证为主,热毒伤津耗气,热毒伤阴,日久阴损及阳,可出现气虚、肾阳虚的症状。

**2. 情志内伤**

忿郁恼怒或忧愁思思虑日久,使肝气失于条达,气机郁滞,则津液不得正常输布，易于凝聚成痰，气滞痰凝，壅结颈前，则成瘿病。正如《诸病源候论·瘿候》云："瘿者，由忧恚气结而生。""动气增患。"《济生方·瘿瘤论治》云："夫瘿瘤者，多由喜怒不节，忧思过度，而成斯疾焉。大抵人之气血，循环一身，常欲无滞留之患，调摄失宜，气凝血滞，为瘿为瘤。"

### 3. 饮食水土失宜

饮食失调，或水土失宜，一是影响脾胃的功能，使脾失健运，不能运化水湿，聚而生痰；二是影响气血的正常运行，致使气滞、痰凝、血瘀壅结颈前则发为瘿病。

### 4. 体质因素

妇女的经孕产乳等生理特点与肝经气血有密切关系，遇有情志、饮食等致病因素，常引起气郁痰结、气滞血瘀及肝郁化火等病理变化，故女性易患瘿病。另外，素体阴虚之人，痰气郁滞之后易于化火，灼伤津液，更加伤阴，常使病机复杂，病程缠绵。

### 5. 肝失疏泄、风热毒邪为先，气滞与痰凝夹杂

初始风热毒邪蕴于瘿络，致使气血壅滞。久则肝郁热蕴，瘿络瘀滞，或热毒伤阴，阴虚内热，或热伤气阴，痰气瘀结，颈络失宣，气血痰热互结于颈前而发。外感风热邪毒侵表犯颈，侵表而见表证，热毒壅盛结于颈前，甲状腺局部气血热毒壅盛凝滞，则局部发热肿大痛甚，因其助肝疏泄，疏泄失调，郁而化火，血脉壅塞，使局部热毒更加炽盛，肿痛剧烈，热为阳邪，壮火食气，易出现伤气耗阴而见气虚、阴虚之证，热盛动风之证，多为女性发病，而情志不畅为多，丹溪说一有佛郁，诸病生焉。所以肝疏泄失调在先，有气郁或气郁化热之基，郁则气结血凝，生热化火，加之外感风热之邪，同气相求而发，火热愈炽因而成痈，外感及局部症状彰著。

综上所述，亚急性甲状腺炎的病因主要与情志内伤、体质因素、饮食及水土失宜、感受风热毒邪等密切相关。基本病机是气滞、痰凝、血瘀壅结颈前，该病初期多为气机郁滞，津液凝聚，痰气搏结颈前所致，日久引起血脉瘀阻，气、痰、瘀三者合而为患。本病的病位在颈前，累及主要在肝脾肾心。本病初期多为邪实，后期多为正虚。

## 五、应用富碘中药治疗亚甲炎依据

### 1. 清热之用

富碘中药以海藻、昆布为首，味咸，气寒，咸能软坚，寒可清热。可取其清热之用，用于本病的急性发作期。本病早期甲状腺局部炎症反应较重，出现甲状腺区域转移性疼痛、发热，炎症剧烈者甚至引起全身高热等表现。

### 2. 富碘中药对甲状腺的作用

中药中的碘与西药中的碘化物当属同一种物质，但富碘中药方剂的使用与单纯

摄入大剂量的无机碘不同，中药中还包括蛋白、糖类、无机盐、甘露醇等其他成分，比单纯的碘化物复杂[7]。中药复方煎煮时会发生一系列化学变化，各种成分互相协同[8]，故含碘中药复方并不完全等同于化合物中单一的碘剂；同时中药治疗甲状腺疾病以复方为主，并不单纯依靠其中的含碘成分，而是通过配伍应用起到综合效应。但应用富碘中药应注意，虽然单剂中药的含碘量不多，但服用时间长，故需要监测患者尿碘水平，关注富碘中药治疗甲状腺疾病中累积剂量产生的不良反应。

**3. 抗病毒作用**

海藻、昆布和海带能促进炎性渗出以及病理产物的吸收，促使病态组织崩溃以及溶解，有研究[9]表明海藻提取物具有体外抗 RSV、HSV-I、COXB3、COXB5、EV71 活性的作用。针对由病毒感染引起的甲状腺炎，海藻在中药汤剂中可起到抑制病毒感染作用。

**4. 抗炎作用**

海藻可通过多种途径发挥其抗炎作用。海藻多糖能够通过抑制核转录因子激活蛋白-1（AP-1）激活等机制下调 iNOS 及 COX-2 的表达，从而抑制炎症介质 NO 及 PGE2 的释放，发挥其抗炎作用[10-12]。研究表明，海藻多糖不仅能够减少 TNF-α[13]、IL-1β[14]、IL-6[13]及 IFN-γ[15]等促炎因子的分泌，还能促进抗炎因子 IL-10[13]的产生以及 TGF-βmRNA 的表达[16]，从而恢复细胞因子的平衡，起到抗炎的作用。Park 等[17]的研究发现，海藻多糖不仅能够抑制 NF-κB p65 转入到 LPS 诱导的 BV2 小胶质细胞核中，而且还能阻断 IκB 的降解。亦有研究结果显示，海藻多糖能够在缺血-再灌注大鼠模型中下调 p-IκB-α 和 pNF-κB 的表达[13]。海藻多糖的抗炎效应已经在角叉菜胶诱导的大鼠急性炎症模型中被证实。同时，研究发现，当用 ZnPP IX（一种 HO-1 特异性抑制剂）预处理后，海藻多糖在角叉菜胶诱导的大鼠爪水肿模型中的抗炎作用被阻断，表明海藻多糖可通过 HO-1 发挥抗炎作用[18,19]，与此同时，表明海藻多糖还能够促进 Nrf2 从细胞质转移到细胞核中，进而产生更多的 HO-1 来增强其抗炎作用[20]。研究表明，在由 LPS 激活的 BV2 小胶质细胞中，相较于对照组，用海藻多糖处理的实验组细胞中，p-AKT 的表达明显下降，说明海藻多糖可以通过下调 p-AKT 的表达来发挥其抗炎作用[17]。研究表明，在由 IFN-γ 诱导的 C6 脑胶质瘤细胞中，相较于对照组，用海藻多糖处理的实验组中，p-JAK2 及 pSTAT1 的表达明显下降，提示海藻多糖还能够通过下调 JAK-STAT 信号通路来抑制炎症反应[21]。

## 六、富碘中药治疗亚甲炎

**1. 应用富碘中药治疗亚甲炎的医家观点**

夏小军[22]从毒、郁、痰、瘀四个方面进行亚急性甲状腺炎辨证论治。①从毒论治：亚甲炎在发病上，邪毒致病起急而势猛，传变较快，若治疗不当则邪毒致病之力必成燎原之势。当此之时遏其发展，阻其传变，挫其病势，以清解邪毒为首要。对于亚甲炎初期阶段的治疗常以银翘散为主方，加以黄芩、夏枯草、板蓝根、蒲公英等清热解毒之药，将透表与解毒相结合。一则辛凉宣通，透发在表之邪；二则以一派苦寒清解之力，直折邪毒内郁化火之势，表里双解，内外同治，从而达到清除毒邪的目的。②从郁论治：郁是导致亚甲炎发病的主要因素之一，从郁论治是该病辨治之关键。常以柴胡疏肝散、丹栀逍遥散、四逆散等方剂化裁，用药如柴胡、香附、陈皮、半夏、川楝子、延胡索、苏梗、厚朴等。肝郁伐脾者，以柴胡疏肝散加党参、白术、茯苓、山药等健脾益气；肝郁化火者，以丹栀逍遥散加龙胆草、夏枯草、黄连等清泻肝火；肝郁夹痰者，以柴胡疏肝散加浙贝母、牡蛎、橘核、荔枝核化痰软坚。③从痰论治：在亚甲炎治疗过程中从痰论治当是其辨治的重要环节。夏小军对亚甲炎痰湿凝聚证的治疗，常以二陈汤合消瘰丸为主方，加昆布、海藻、白术、薏苡仁、厚朴、苏梗等理气健脾化痰之药。咽喉部黏稠胶着之顽痰，乃结聚有形之物，故治疗常加昆布、海藻、猫爪草、生牡蛎等软坚散结之品。且常以白术、薏苡仁健脾利湿，健脾以杜生痰之源，利湿以助化痰之力而相得益彰。④从瘀论治：在亚甲炎发病过程中，或风温疫毒而壅肺，或情志不畅而郁肝，或炼液成痰而阻络，最终均导致气滞络阻、瘀血阻滞于颈前，不通则痛发为本病。在亚甲炎的发病后期，多因瘀而致病，且病情复杂多变，迁延难愈。因此，夏小军常从瘀论治难治性亚甲炎，以桃红四物汤合半夏厚朴汤加减治疗，前者补血而不滞血，活血而不伤血，补中有行，破中有收，是治疗各种血瘀证的基础方。后者辛苦并用，辛能助前者活血散结，苦能燥湿化痰以利咽喉，与前方合用不仅能行气活血以治本，且能化痰利咽而达标。

魏子孝[23]将亚急性甲状腺炎分四个阶段进行论述。①疾病初期清热解毒、利咽散结为先，此时宜清热解毒、利咽散结为主，处方以银翘散合五味消毒饮加减。伴体温较高、发热者，配以银翘白虎汤，适当加以知母、石膏；长期低热，加青蒿、鳖甲；舌苔厚腻，加苏叶、厚朴；疼痛明显，配虎杖并玄胡粉冲服。②伴见暂时性甲亢，治疗分标本先后，治疗上此时常用导赤散加栀子、黄连、莲子心清心除烦配以远志、益智仁、石菖蒲安神定志；肝火旺，性情急躁、手颤，双目胀痛、便秘者，常用栀子、夏枯草、丹皮、菊花、生龙骨、牡蛎清肝泻火平肝，配合白芍、麦门冬、玄参、生地滋养阴液；胃火旺者口臭、消瘦、善饥，用泻黄散清泻胃火，配合石斛、玉竹等滋养胃阴；瘀血阻滞者则有舌质紫暗、小腹刺痛、月经不调，配以香附、丹参、陈皮、延胡索、益母草等理气活血；肝气郁结者常情绪激动、心情抑郁、并伴胁肋胀痛，用药以顺气为首，用逍遥散加郁金、香附等，以疏肝解郁；痰郁化热者，失眠、苔黄腻、脉弦滑，用黄连温胆汤配竹茹、夏枯草、玄参等清散结热化痰。③甲状腺功能减退阶段益气温阳为主，一般选用肾气丸类方剂治疗，水肿选济生肾气丸；骨痛，加桑寄生、杜仲、补骨脂、续断，以补肾强筋壮骨，止痛；肢体肌肉痉挛、疼痛，加当归、鸡血藤、白芍、甘草，养血柔肝止痛。④甲状腺肿大，宜健脾化痰、行气解郁。此时应先清泻肝胆之火。对于甲状腺肿大患者，以半夏厚朴汤合四逆散为底方化裁。甲状腺肿大、有压迫感明显，可选用浙贝母、生牡蛎、海藻、夏枯草，加强散结化痰之力；甲状腺疼痛，酌加玄胡粉冲服，牛蒡子、郁金行气活血止痛；凡舌苔厚腻者，更要增强化湿之力，以健脾益气，以防止气机阻滞。

**2. 应用富碘中药治疗亚甲炎的临床研究**

### 2.1 单纯富碘中药复方

#### 2.1.1 临床疗效和安全性研究

陈岩[24]认为，亚急性甲状腺炎的治疗应以疏肝泄热、化痰软坚为其治疗大法。将亚急性甲状腺炎病人80例按数字表法随机分为治疗组40例，对照组39例，两组患者在性别、年龄、病程、甲状腺肿大程度、血沉、$T_3$、$T_4$、TSH指标方面无统计学意义（$P>0.05$）。对照组予口服强的松10mg，每日3次，症状缓解后减量，每周递减5mg。甲亢者口服普萘洛尔；甲减者口服甲状腺素片。治疗组口服自拟中药化瘿煎。基本方：海藻10g，昆布10g，黄芩10g，青蒿10g，连翘15g，丹皮10g，竹茹7g，海浮石12g，法半夏12g，牡蛎15g。加减：疼痛较甚者加延胡索10g，郁金12g；热甚伤津者加天花粉12g。每日1剂，水煎取汁300mL，分2次服用。总疗程1~2个月。结果显示治疗组与对照组治愈时间比较，治疗组治愈时间最短者15日，最长44日，平均（23.7±5.3）日；对照组治愈时间最短者20日，最长60日，平均（47.9±7.3）日。两组治愈时间经$t$检验，差异有统计学意义（$P<0.01$）；治疗组治愈27例，好转11例，无效2例，总有效率95.0%；对照组治愈26例，好转10例，无效3例，总有效率92.3%。治疗组总有效率高于对照组但两组比较差异有统计学意义（$P>0.05$）。结果表明，富碘中药复方组在血沉、$T_3$、$T_4$、TSH指标改善及总有效率方面均优于单独应用西药组。

王文[25]用清热化痰，益气活血，软坚散结的方法。18例患者停用抗生素和激素，予自拟方瘿瘤消汤内服治疗，方药组成为海藻15g，柴胡15g，黄芩15g，太子参30g，牡蛎30g，法半夏15g，夏枯草20g，黄芪30g，当归15g，浙贝母20g，郁金15g，莪术15g，鳖甲15g，天葵子15g，水蛭10g，玄参20g，连翘15g，白花蛇舌草20g，炒川续断20g，灵芝15g，制首乌20g，热甚夏枯草加量至30g，知母10g，丹皮15g，疼痛甚时加桔梗10g、射干10g、重楼10g，方中柴胡、黄芩、夏枯草、连翘、白花蛇舌草、玄参、法半夏、浙贝母、天葵子清热化痰；黄芪、当归、太子参、玄参、灵芝、川续断、莪术、水蛭、何首乌益气活血，牡蛎、天葵子、莪术、水蛭、浙贝母、鳖甲、海藻软坚散结。另据现代药理研究，柴胡具有解热止痛、疏肝散结作用；连翘具有解毒散结，调节甲状腺机能的作用；夏枯草解毒散结，对动物移植性肿瘤有抑制作用；黄芪能降低血清$T_3$、$T_4$含量，改善甲状腺功能。诸药合用，使亚急性甲状腺炎临床症状和体征在短期内得以消失，并无任何毒副作用。疗程30

天。结果显示，18例中，治愈17例，无效1例，治愈率为94.4%。

### 2.1.2 生活质量和复发率研究

丁继存[26]将早期亚急性甲状腺炎患者90例随机分为治疗组和对照组，两组病例性别、年龄、病程无显著差异（$P>0.05$），具有可比性。治疗组予黄芩消甲汤（方药组成为黄芩15g，海藻12g，牛蒡子15g，柴胡12g，蒲公英15g，赤芍10g，虎杖15g，郁金20g，胆南星10g，丹参20g，陈皮15g，炙甘草15g。方中黄芩、柴胡、蒲公英、牛蒡子、虎杖清热解毒散结；黄芩既善清上焦之火、肌表之热，治壮热头痛，又能消痈肿清咽；牛蒡子疏散风热、消肿解毒、利咽之功，善治头面风热；虎杖性味苦寒，具活血祛瘀、清热解毒、消肿定痛之功。现代药理研究表明，虎杖对多种细菌、病毒均有较强抑制作用，并有良好的消炎镇静作用。海藻、陈皮消瘿散结，郁金、胆南星、赤芍、丹参理气化痰，凉血活血散结，诸药共奏清热解毒、行气化痰、活血软坚、消肿散结的作用）。对照组用双氯芬酸钠缓释片（商品名：扶他林，75mg/片）1片，1次/日，口服。疗程4周。结果显示治疗组总有效率为95.00%，对照组总有效率为86.67%，两组总有效率差异有统计学意义（$P<0.05$）。治疗后7日两组血沉相比有显著性差异（$P<0.05$），提示治疗组在降低血沉水平方面快于对照组。两组疼痛消失时间、甲肿消肿时间相比有显著性差异（$P<0.05$），提示治疗组止痛消肿作用优于对照组。治疗后两组$FT_3$、$FT_4$比较差异有显著统计学意义（$P<0.05$），提示治疗组改善甲功优于对照组。治疗组无明显不良反应，对照组3例（3/30）出现胃肠道症状。随访12周，治疗组复发1例（1/60），对照组复发4例（4/30），复发率相比有显著性差异（$P<0.05$）。研究结果表明，富碘中药复方治疗早期亚急性甲状腺炎在总有效率、降低血沉速度、止痛消肿时间、甲功改善及安全性和复发率等方面均优于单纯西药治疗。

张富英[27]等将95例亚急性甲状腺炎患者随机分为两组，对照组49例，治疗组47例。两组患者性别、年龄、病程及病情无明显差异（$P>0.05$）。对照组给予口服消炎痛1次25mg，每日3次；强的松1次10mg，每日3次。7日后强的松逐渐减量。治疗组给予自拟清热解毒消瘿汤内服，方药组成为：海藻10g，昆布15g，黄连10g，黄芩12g，金银花15g，连翘15g，牛蒡子12g，玄参15g，夏枯草30g，板蓝根15g，重楼10g，浙贝母15g，僵蚕10g，马勃6g，甘草8g，每日1剂，水煎分早晚2次服。方中重用黄连、黄芩清热泻火解毒为君。金银花、连翘、牛蒡子疏散邪热；玄参养阴清热；配马勃、板蓝根具有加强清热解毒之功共为臣。海藻、昆布（含碘）具有抑制甲状腺功能之效，配夏枯草、浙贝母、重楼、僵蚕软坚化痰散结以消瘿肿；甘草缓急止痛，调和诸药以为使。诸药合用，共奏清热解毒、化痰散结、消肿止痛之功。1个月为1个疗程。1个疗程后两组总疗效比较：治疗组总有效率100%，对照组总有效率89%。两组总有效率比较有显著性差异（$P<0.05$）。观察发现两组患者的退热时间、甲状腺肿痛、压痛消失时间、肿大甲状腺回缩时间及血沉

下降率比较无显著差异。停药后 8 周内治疗组无 1 例复发,对照组复发 6 例,复发率 13%。研究结果表明,富碘中药复方组在总有效率及复发率方面优于西药组。

### 2.2 富碘中药复方联合西药

黄荣春等[28]将 32 例亚急性甲状腺炎患者随机分为两组,对照组 16 例,治疗组 16 例,2 组患者年龄、性别、病程比较无显著性差异($P>0.05$)。对照组予醋酸泼尼松片每日 30mg,分 1~2 次口服,血沉正常后开始逐渐减量;发热、颈痛明显者,加消炎痛 25mg,每日 3 次口服。治疗组在对照组基础上加用散结消瘿汤(方药组成为海藻 12g、海带 10g、夏枯草 15g、玄参 15g、生牡蛎 30g、当归 10g、陈皮 6g、浙贝母 12g、板蓝根 30g、山豆根 12g、黄药子 12g、牛蒡子 10g、甘草 6g,上呼吸道感染诱发者加蒲公英 15g、连翘 2g;劳累诱发者,加黄芪 30g、白术 12g,方中夏枯草、玄参泻火散结,海带、海藻、生牡蛎化痰软坚、消瘿散结,当归养血活血,陈皮、浙贝母理气化痰散结,板蓝根、山豆根、牛蒡子、黄药子清热解毒、消肿止痛、凉血清瘿)。两组均以治疗 1 个月为 1 个疗程。结果显示,治疗组总有效率为 93.8%,对照组总有效率为 75.0%。两组总有效率差异有统计学意义($P<0.05$)。其中治疗组治愈患者 12 个月后随访均未见复发,甲状腺肿大均在 14 日内消退,甲状腺疼痛及触痛明显减轻时间平均($6.6±2.5$)日。研究结果表明,富碘中药复方联合西药治疗亚急性甲状腺炎疗效优于单纯西药治疗。

徐梦园等[29]将 60 例亚急性甲状腺炎患者采用随机数字表法分为对照组和治疗组各 30 例。两组患者性别、年龄、病程等一般资料比较,差异均无统计学意义(均 $P>0.05$)。两组患者均嘱清淡饮食,注意休息,在此基础上,对照组予布洛芬缓释胶囊每次 0.3g,每日 1~2 次。若患者连续 3 日体温超过 39℃,或者疼痛难以忍受,加用醋酸泼尼松片,剂量从 20mg/d 起始,每日分 3 次口服,根据患者病情调整激素用量。治疗组在对照组基础上,加用化浊解毒方中药颗粒剂加减,方药组成:夏枯草 30g、郁金 12g、鸡内金 12g、延胡索 12g、五灵脂 12g、乳香 10g、没药 10g、金银花 20g、蒲公英 20g、白花蛇舌草 20g、茯苓 15g、薏苡仁 20g、白扁豆 15g、清半夏 9g、陈皮 12g、桃仁 12g、赤芍 12g。根据患者症状体征、疾病发展阶段的不同调整中药处方。甲状腺疼痛较重者,可加用威灵仙、虎杖;甲状腺肿大明显者,可加海藻、昆布软坚散结;血瘀者,可加用丹参、川芎活血化瘀;心悸失眠者加用酸枣仁、柏子仁、远志养心安神。上述中药每日 1 剂,水煎取汁 200mL,分早晚 2 次温服。两组患者均以 4 周为 1 个疗程,观察 2 个疗程。结果显示,治疗组总有效率为 96.67%,对照组总有效率为 83.33%($P<0.05$);治疗第 4 周、第 8 周,两组患者主要中医症状体征积分均较前降低,差异有统计学意义($P<0.05$)。治疗组在治疗第 4 周、第 8 周,各项积分均明显低于同时期对照组($P<0.05$);经 8 周治疗后,两组患者 TSH 均较治疗前升高,$FT_3$、$FT_4$ 均较治疗前降低($P<0.05$)。治疗组治疗后 TSH、$FT_3$、$FT_4$ 改善情况明显优于对照组,差异有统计学意义($P<$

0.05）；治疗组加用激素患者共2例；发生腹泻患者1例，经过调整中药处方，症状缓解，不影响继续治疗。对照组加用激素患者共28例；发生恶心呕吐2例、头痛3例。两组加用激素例数对比明显，差异有统计学意义（$P<0.05$）；治疗后对两组患者进行3个月的随访，其中治疗组无1例患者复发，对照组有6例患者复发，两组复发率对比明显，差异有统计学意义（$P<0.05$）。

卢志刚[30]将60例亚急性甲状腺炎患者随机分为两组，对照组28例，治疗组32例。两组病例一般资料经处理差异无统计学意义（均$P>0.05$），具有可比性。对照组每日口服强的松30mg，连用2周，继而每日口服强的松20mg，连用2周，以后每日用量每周减5mg，至症状消失，体征恢复正常，用药8周。有甲状腺功能亢进（甲亢）症状者，每次口服心得安10mg，每日3次至症状消失，夜间失眠者加服安定或阿普唑仑，对少数出现甲状腺功能减低（甲减）的患者予甲状腺片或优甲乐片口服，进行短期替代治疗。治疗组在对照组治疗的基础上，均以丹栀逍遥丸加味为主随症加减，水煎服，每日1剂。基本处方如下：柴胡15g，郁金15g，夏枯草20g，牡丹皮12g，栀子12g，当归12g，白芍12g，茯苓12g，白术12g，甘草10g。甲状腺肿大疼痛显著加鳖甲30g，生牡蛎30g，海藻30g；发热咽喉疼痛加金银花10g，连翘10g，木蝴蝶10g。2周为1个疗程，观察8周。并追踪停药后8周内的复发率。结果显示，治疗组总有效率为90.63%，对照组总有效率为71.57%（$P<0.05$）；甲状腺疼痛、触痛消失时间，治疗组为（1.64±0.58）日，对照组为（3.67±0.69）日；甲状腺肿大缩小时间，治疗组为（9.12±2.56）日，对照组为（13.27±4.29）日；发热消退时间，治疗组为（1.45±0.38）日，对照组为（2.89±0.92）日。以上各项指标治疗组明显优于对照组（$P<0.01$）；治疗前治疗组ESR（mm/h）为（50.2±19.8），对照组为（42.5±7.1）；两组治疗4周分别为（23.8±3.3）、（20.2±3.7），治疗8周分别为（13.3±2.5）、（16.9±4.0），组间比较差异无显著性（$P>0.05$），治疗4周、8周与各组治疗前比较ESR改变差异有显著性（$P<0.01$）。两组治疗8周ESR恢复正常的例数占总例数的比例差异无显著性（$P>0.05$）。治疗8周后，治疗组27例$FT_3$、$FT_4$、TSH恢复至正常，3例$FT_4$高于正常，2例$FT_4$低于正常。对照组24例$FT_3$、$FT_4$、TSH恢复至正常，2例$FT_3$略高于正常，2例TSH低于正常。两组治疗8周后$FT_3$、$FT_4$、TSH恢复正常的例数占总例数的比例差异无显著性（$P>0.05$）；追踪停药后8周内复发率：治疗组2例为6.25%；对照组5例为17.85%。研究结果表明，富碘中药联合西药组较单独应用西药组在总有效率，甲状腺疼痛、触痛消失时间，发热消退时间，复发率等方面疗效显著。

### 2.3 中药内服联合富碘中药外敷

韩辅[31]等将100例亚急性甲状腺炎（火郁痰阻型）患者随机分为两组各50例。两组间一般资料差异均无显著性（$P>0.05$）。治疗组采用口服中草药汤剂+中药外敷法。①中草药汤剂组成：穿山甲10g，三棱10g，莪术10g，川芎10g，丹参

15g,夏枯草20g,丹皮10g,玄参10g,赤芍10g,甘草10g。上方水煎取汁300mL,日1剂,早晚分服。②外敷药物组成:夏枯草15g,海藻10g,牡蛎10g,黄药子10g,栀子10g,连翘10g,半夏10g。将上方研成末,连同蜜糖10mL,倒入治疗碗中,然后一手倒开水,一手用压舌板搅拌,直至变成均匀的糊状。摊平玻璃纸,将调好的药物平摊在玻璃纸上,制成长15cm,厚1cm,周围用棉花围起的敷贴。将敷贴置于操作者前臂内侧试温,觉温度可接受,便将敷贴置于受试者颈部,受试者觉可接受便轻敷颈部,然后用绷带包扎固定。对照组予口服中草药汤剂,方药组成及服用方法同治疗组。临床疗效结果显示治疗组总有效率为99%,对照组总有效率为88%。两组总有效率差异有统计学意义($P<0.05$)。主要证候疗效(积分)显示治疗组:①治疗前:甲状腺痛5.07±1.17;发热2.82±1.85;甲状腺肿3.24±1.42。②治疗后:甲状腺痛0.67±0.96;发热0.22±0.58;甲状腺肿0.51±0.88。对照组:①治疗前:甲状腺痛4.42±1.18;发热2.42±1.78;甲状腺肿3.01±1.55。②治疗后:甲状腺痛1.43±1.10;发热0.82±1.01;甲状腺肿1.09±1.17。研究结果表明,中药内服联合富碘中药外敷较单纯中药内服治疗亚急性甲状腺炎(火郁痰阻型)从总有效率、止痛消肿时间、发热时间等方面均有优势。

### 2.4 富碘中药复方内服联合中药外敷

卓菁[32]用普济消毒饮加海藻重楼汤内服,治疗亚甲炎84例,方药组成为海藻10g,黄芩10g,黄连10g,牛蒡子10g,甘草5g,桔梗5g,板蓝根15g,马勃5g,连翘10g,玄参10g,升麻3g,柴胡3g,陈皮3g,僵蚕10g,薄荷3g,重楼10g,浙贝母10g,独角膏局部外敷(每3日换药1次)。方中重用黄连、黄芩清热泻火,解上焦热毒为君;以牛蒡子、连翘、薄荷、僵蚕辛凉疏散上焦风热为臣;玄参、马勃、板蓝根有加强清热解毒之功;配甘草、桔梗以清利咽喉;陈皮理气疏壅,以散邪热郁结;浙贝母、海藻、黄药子、僵蚕软坚散结;海藻(含碘)能抑制甲状腺功能;重楼、独角膏止痛、消肿,使邪热退、高热除、肿痛消、郁结散,共为佐药;升麻、柴胡疏散风热,并引诸药上达头面,且寓"火郁发之"之意,功兼佐使之用。诸药配伍,共奏清热解毒、疏风散结,故对颈部的瘿肿治疗有效。疗程1个月。结果显示:1个月内退热的84例,甲状腺肿痛完全消失的80例,甲状腺肿痛基本消失的84例,血沉恢复正常的82例,CRP恢复正常的84例,TG恢复正常的84例,白细胞总数恢复正常的84例,药物不良反应的6例。治愈率为95%,显效率为97%,总有效率100%,药物不良反应率为7%。

### 2.5 富碘中药及西药内服联合中药外敷

左莹莹[33]将80例早期亚急性甲状腺炎患者随机分为治疗组50例,对照组30例。两组在性别、年龄、病程等方面均未见明显差异($P>0.05$),具有可比性。对照组予吲哚美辛75mg/d,分3次口服;泼尼松30mg/d,分3次服用。4周后开始减量,每周泼尼松减量5mg,吲哚美辛减量25mg直至停药,8周为1个疗程。有甲状腺毒症症状者，加普萘洛尔60mg，分3次口服。有甲状腺功能减退者加用左旋甲状腺素片50μg，每日1次。治疗组在对照组西药治疗的同时，予凉血解毒化瘀法。药用：黄芩、牛蒡子、蒲公英、虎杖、陈皮、炙黄芪各15g，黄连3g，赤芍、延胡索、昆布、半夏、半枝莲各10g，海藻12g，炙甘草5g。每日1剂，水煎400mL，分两次口服，连服8周。同时予以夏枯草和土豆和泥外敷患处，每次60分钟，1天2次，持续8周。8周后结果显示，治疗组总有效率88%，对照组总有效率80%，两组总有效率比较无显著性差异（$P>0.05$）；治疗组较对照组甲状腺压痛、肿胀及上呼吸道感染症状消失时间短，且$P<0.001$，差异有统计学意义；治疗组血沉及甲功改善优于对照组，但$P>0.05$；两组治疗后12周随访治疗组复发率13.7%；对照组复发率20.8%，两组比较有显著差异（$P<0.05$）。研究结果表明，富碘中药及西药内服联合中药外敷治疗早期亚急性甲状腺炎效果优于单纯西药治疗。

**2.6 富碘中药内服外敷联合西药**

陈敏龙[34]等将亚急性甲状腺炎患者86例，按就诊顺序随机编号，分配选取的随机数字，按随机数字表法分为联合组与基础组各43例。两组性别、年龄、病程、血沉、发病至就诊时间、病位等比较，差异均无统计学意义（均$P>0.05$）。基础组给予患者西医综合疗法进行治疗，基础治疗：对患者实行严格的饮食起居与节律运动控制，并避免接触任何疑似的过敏原，具体时间由疾病恢复程度决定。药物治疗：给予患者口服复方乙酰水杨酸片，每次1片，每日3次；在患者临床症状不能得到缓解时，给予口服醋酸泼尼松片，初始剂量为10mg/次，每日3次，在经过7日治疗后，根据患者的具体病情减量服用，直至减量到每日5mg，共维持治疗60日。对症治疗：可根据患者具体的甲状腺功能情况，给予调整甲状腺功能的药物进行治疗。联合组在除基础组的治疗外，予解肌消瘿汤内服，消肿止痛散外敷。解肌消瘿汤组成为：牛蒡子10g，葛根15g，桔梗10g，法半夏5g，昆布10g，川芎15g，红花10g，生地黄10g，麦门冬10g，川楝子5g，酸枣仁10g，甘草5g。每日1剂，水煎浓缩200mL，早晚各服1次，每次100mL。消肿止痛散的中药组成为：延胡索5g，夏枯草5g，黄药子3g，姜黄5g，海藻5g，冰片10g，将诸药研磨为粉剂混合均匀，并使用75%的医用酒精调和为糊状，将调和后的药物完全覆盖在颈部肿胀处，并用TDP神灯照射药物覆盖处30分钟，每日1次。两组患者的急性期治疗均以7日为1个疗程，共治疗2个疗程；而恢复期维持性治疗均以30日为1个疗程，共治疗2个疗程；在治疗前、治疗后7日、治疗后14日、维持性治疗完成后、维持性治疗完成后6个月时观察临床症状记录结果，随访并建立档案。解肌消瘿汤，方中君药牛蒡子辛散苦泄之性，使其升散之中兼有清降之能，既可疏散风热，又可宣肺祛痰，利咽消肿；再辅以臣药葛根与桔梗，既能增强君药解肌、宣肺、祛痰、利咽之力，又能内清郁热；同时以法半夏、昆布、川芎、红花、生地黄、麦门冬、川楝子、酸枣仁为使药，其中半夏与昆布两药配合可祛痰消瘿散结；川芎与红花相配，行气活血；生地黄与麦门冬相配，滋阴降火；川楝子与酸枣仁相配宁心柔肝；甘草为使，既可缓解诸药之毒性，又可调和诸药。消肿止痛散以延胡索为君药，其辛散温通，可行气、活血、止痛；夏枯草与黄药子为臣，两药合用共达清热化痰、软坚散结之效；姜黄与海藻为使，两药合用共同增强君臣药物止痛、行气、消瘿、化痰之力；冰片为使，既可增强诸药止痛之力，又可用其辛香走窜之力而引导诸药透肤入里。结果显示治疗2个疗程后，两组甲状腺功能相关生化指标与治疗前相比均有改善（均$P<0.05$ 或 $P<0.01$），且联合组改善程度均优于基础组（均$P<0.05$）；联合组疼痛消失时间、肿胀消失时间、ESR恢复时间、体温恢复时间均短于基础组（均$P<0.05$）；两组VAS评分与治疗前比较均改善（均$P<0.01$）；且第1疗程、第2疗程治疗后，联合组VAS评分均优于基础组（均$P<0.05$ 或 $P<0.01$）；治疗后联合组总有效率高于基础组（$P<0.01$）；两组不良反应发生率比较，均差别不大（均$P>0.05$）。两组治疗后6个月内复发率4.88%低于基础组28.12%（$P<0.05$）。

## 七、非富碘中药治疗亚甲炎

**1. 医家辨证施治治疗亚甲炎**

林兰[35]根据亚甲炎的自然病程提出了四个主要证候，依证施治，变证者随证加减。

（1）风热外袭，热郁毒结，起病急，发热恶寒，头痛咽痛，全身不适或周身肌肉酸痛，颈部肿胀，瘿肿疼痛，有压痛，吞咽时轻微疼痛，苔薄黄，脉浮数。治法：疏风清热，泻火解毒，佐以消肿止痛。方药以银翘散加减：金银花、连翘、芦根、薄荷、荆芥、防风、浙贝母、牛蒡子、玄参、蒲公英、甘草。加减：咽喉肿痛较重者加射干、桔梗；热甚加黄芩、栀子；颈痛者加乳香、没药。

（2）热毒壅瘿，表里合病，颈前瘿肿疼痛明显，触痛拒按，疼痛向颌下、耳后及枕部放射，吞咽时疼痛明显而吞咽困难、转侧不利。局部肤色微红，高热寒战、头痛，周身酸楚，咽干而痛，口渴喜冷饮，咳嗽，痰黏而少；胸胁胀满，烦躁易怒。舌红、少津苔黄或黄燥，脉弦而数。治宜清热解毒，消瘿止痛，佐以疏风清热。清瘟败毒饮加减：黄芩、黄连、牛蒡子、连翘、薄荷、玄参、马勃、板蓝根、桔梗、甘草、陈皮、升麻、柴胡。加减：高热加生石膏、知母；痛剧者加延胡索、没药；烦躁易怒加薄荷、郁金；失眠加夜交藤、生龙骨。

（3）毒热炽盛，阴伤风动，颈前肿胀疼痛，咽喉干痛，咳嗽痰少，心悸心烦，胸胁胀满，急躁易怒，多汗手颤，口苦咽干，口渴喜饮，失眠多梦，头目眩晕，遇恼怒而诸症加重，潮热盗汗或自汗，五心烦热，声音嘶哑，神疲气短，倦怠乏力。舌红少苔或苔薄黄，脉弦细数，治宜清肝降火，滋阴熄风，佐以消肿止痛。方用柴胡清肝汤加减：柴胡、夏枯草、大青叶、黄芩、牛蒡子、连翘、板蓝根、金银花、浙贝母、鳖甲、龟甲。加减：烦躁不寐者加炒枣仁、茯神；结节者加浙贝母、生牡蛎；急躁易怒、胸胁胀满者加生牡蛎、郁金；头晕目眩者加菊花、天麻；心悸、手颤者加天麻、钩藤。

（4）邪去正虚，肾阳亏虚，形寒肢冷喜暖，腰膝酸软，面色无华，毛发干枯，声音低沉，少气懒言，倦怠乏力，喜静多寐，眩晕嗜睡，腹胀纳呆，颜面或肢体水肿，女子月经稀少或闭经，男子阳痿、滑精、性欲减退，心悸怔忡，夜尿频多，颈部瘿肿痛减，隐痛或只肿不痛，或无肿痛，舌体淡体胖大边有齿痕、苔白滑或薄腻，脉沉缓无力。治以温阳化痰、软坚散结。方用金匮肾气丸加减：熟地黄、山药、山茱萸、泽泻、茯苓、牡丹皮、白术、生姜、桂枝、炮附子、肉苁蓉、鹿茸、黄芪、当归加减；纳少便溏者加白术、党参；水肿甚者加猪苓、泽泻；腰膝酸软者加桑寄生、淫羊藿；遗精梦交者加龙骨、牡蛎；有结节者加夏枯草、穿山甲。

刘喜明[36]将亚甲炎分为三期。

（1）活动期——邪郁少阳，此期起病急骤，以发热为主者，一般为低热，也可以出现高热，颈部一侧疼痛，可伴有身痛，疲乏无力，口微渴，咽部隐痛，食欲不振、淋巴结肿大，或伴喑哑、吞咽不适等症状；以疼痛为主者，表现为甲状腺部位的肿大、压痛、疼痛拒按，常从一侧开始，逐渐转移到另一侧，或始终局限于一侧，疼痛常向颌下、颈部或耳后等处放射，咀嚼、吞咽时加重，舌淡红，苔薄黄或黄腻，脉弦数。辨证属邪郁少阳，枢机不利。治法疏解少阳，散邪退热。方选小柴胡汤或蒿芩清胆汤为主方。药用柴胡、黄芩、党参、法半夏、青蒿、秦艽、地骨皮、连翘、炙甘草等。胆火内郁，易夹痰火，加浙贝母、天竺黄、竹茹清化痰热。痰火互结于颈前，故见甲状腺肿大，加连翘、浙贝母、天花粉等清热化痰散结。夹湿者，合六一散，茵陈以利湿。颈前咽部疼痛明显者，加醋延胡索、牛膝、射干、马勃清热利咽止痛。颈前胀痛，酌加旋覆花、炒枳实、瓜蒌皮、醋香附疏理气机。

（2）甲亢期——肝胃火盛，此期发热已不明显，或伴有轻微甲状腺部位疼痛，多伴有甲状腺功能亢进表现，可见急躁易怒、精神兴奋、心悸心慌、怕热多汗、口干口渴、易饥、肢体颤抖，舌质红，苔黄，脉弦数。辨证属肝胃火盛。治当清肝火，泄胃热。方仿栀子清肝饮。药用焦栀子、牡丹皮、生石膏、知母、连翘、莲子心、钩藤、炒白芍等。见口渴热盛伤阴，加芦根、天花粉。

（3）恢复期——热邪伤阴，余热未尽，此期发热已退，而见乏力倦怠、口干口渴、甲状腺局部轻微不适，舌质淡嫩，苔薄黄少津，脉细数重按乏力。辨证属亚甲炎日久，热邪伤阴，余热未尽。治疗当益气养阴，佐以辛凉清解，化痰散结。方用沙参麦冬汤或竹叶石膏汤。药用北沙参、麦门冬、百合、生黄芪、淡竹叶、功劳叶、青蒿、生石膏、知母、浙贝母、金银花、连翘等清解余邪不伤阴。

陈如泉[37]根据亚急性甲状腺炎的自身特点，将其概括为外感风热、肝郁热毒、阳虚痰凝三个主要证型。外感风热证采用急则治其标，治宜透邪解表，清热解毒，活血止痛之法。方选银翘散化裁（金银花、连翘辛凉透邪清热；薄荷、牛蒡子、板蓝根疏风清热、解毒利咽；猫爪草化痰散结、解毒消肿；延胡索、川楝子疏肝清热、活血止痛；柴胡伍黄芩，使邪热外透内清，和解少阳；荆芥虽为辛温之品，但温而不燥，利于透邪散邪，还不悖辛凉之旨，甚为精妙；甘草清热解毒，调和诸药）。肝郁热毒证治宜疏肝清热，解毒活血，以小柴胡汤合金铃子散为基本方化裁（柴胡、黄芩疏肝泄热，以冀热毒清解；川楝子伍玄胡，既能疏肝泄热，又能活血止痛，以上两组药对，选药精当，配伍精准，共奏疏肝清热、活血止痛之效。同时，伍以连翘、重楼、忍冬藤、猫爪草、板蓝根、土贝母等清热泻火解毒药直折火邪，赤芍清热活血止痛，甘草清热解毒、调和诸药）。阳虚痰凝证治疗当温阳补血，化痰散结，活血止痛之法，以阳和汤为基本方加减化裁（方中重用熟地温补营血，填精益髓；肉桂温阳散寒，通利血脉；辅以麻黄辛温宣散，发越阳气，以散寒邪；白芥子善消皮里膜外之痰，山慈菇消痰散结，紫背天葵、七叶一枝花虽为寒凉之品，与温补药物合用，去性取用，既能活血止痛，又能制约温补药物的燥性；延胡索、川楝子疏肝泄热，活血止痛；郁金活血行气，使补而不滞；甘草调和诸药。全方温阳补血以治其本，温经散寒、除痰通滞以疗其标）。

陆灏[38]根据亚急性甲状腺炎的临床表现及转归，将其分为初期、热毒炽盛期、恢复期3期，并提出根据疾病的不同时期分别辨证施治，随证加减。初期治疗上主要以疏风解表，清热解毒为主。方以银翘散为底透邪外出，药见金银花、连翘、淡竹叶、荆芥、牛蒡子、淡豆豉、薄荷、生甘草、桔梗、芦根等。临证加减变化中，若见咽喉肿痛重者加射干、马勃等清热利咽之品；若颈痛重者加丹参、三七等活血止痛之品。热毒炽盛期的治法在清热解毒的基础上重用理气化痰祛瘀之品，可使颈部壅塞之气得以疏散。方以黄连解毒汤为底，并在清热解毒的基础上多用、重用青陈皮、白芥子、海浮石、僵蚕、制半夏、鳖甲、浙贝母、莪术、夏枯草、三七粉、丹参、赤芍、牡丹皮等破气、软坚、散结、化瘀之品。临证加减变化中，若高热持续不退，可予大剂量石膏、知母退热，若心悸、汗出、急躁、易怒等甲亢表现较为严重，可予柴胡、生栀子、决明子等清肝之品，若出现盗汗、手足心热、失眠等阴虚之象，可予生地黄、枸杞子、玄参、酸枣仁、远志等养阴安神。若甲状腺肿大、触痛明显，可配合中药金黄膏外敷消肿止痛。恢复期应在理气化痰祛瘀的基础上，重用益气养阴扶正之药，方药在热毒炽盛期的白芥子、海浮石、僵蚕、制半夏、鳖甲、浙贝母、莪术、夏枯草、三七粉、丹参、赤芍、牡丹皮等基础上，重用黄芪、党参、白芍、玄参、北沙参等益气养阴之品，并可适当投以牛膝、杜仲等补肾之品以扶正，顾护正气，避免病情反复。临证加减变化中，少数患者可出现乏力、畏寒等表现，此时多因疾病日久，甲状腺破坏严重，出现永久性甲状腺功能减退，故治疗在破气、软坚、散结基础上，投以益气温阳之品，如肉桂、附子、干姜、肉苁蓉、锁阳、巴戟天、淫羊藿等。若以纳差、大便稀溏、不欲饮食为主要表现，可予白术、茯苓、佛手、香橼等理气健脾之品。

许芝银[39]将亚急性甲状腺炎分为三期六型辨证论治。外感风热证治以疏风泄热，解毒凉营。方药：银翘散化裁：金银花10g，连翘10g，牡丹皮10g，赤芍10g，丹参10g，丝瓜络10g，生甘草5g。加减：若热邪壅盛，症见热甚，甲状腺肿痛加重者，常配伍板蓝根、大青叶以加强清热解毒之功；若咽痛甚者，常配伍桔梗以利咽化痰，或配伍玄参以清热利咽；若甲状腺疼痛显著者，常配伍徐长卿、醋延胡索以行气活血止痛，并重用牡丹皮、赤芍、丹参各15g，以加强凉血散瘀止痛之效；若甲状腺肿胀甚者，常配伍郁金、青皮、橘叶以理气消肿，或配伍夏枯草、皂角刺以清热散结消肿。外感风寒证治以疏散风寒，和营消肿止痛。方药：麻黄桂枝汤合荆防败毒散化裁：麻黄10g，桂枝10g，荆芥10g，防风10g，牡丹皮10g，赤芍10g，丹参15g，徐长卿20g，生甘草5g。加减：若正虚不能驱邪外出，除症见上述表现外，并伴倦怠乏力，舌边有齿痕，脉沉无力或浮大而无力者，可适当配伍少量补气药，如党参、绞股蓝等以扶正解表。肝郁蕴热证治以清肝泻热为主，辅以和营解毒，理气止痛。方药：栀子清肝汤化裁：黄芩10g，夏枯草10g，黑山栀子10g，牡丹皮10g，赤芍10g，丹参10g，郁金10g，青皮5g，板蓝根15g，徐长卿20g，生甘草5g。加减：若肝气不舒，郁郁寡欢者，常配伍醋柴胡、川楝子以条达肝气；若湿热偏盛者，常配伍车前子、泽泻以清利湿热，使湿热从水道排除；若肝火旺盛，热盛生风，症见手抖甚则肢体颤动者，常配伍白蒺藜、双钩藤以清肝熄风止痉；若症见心悸、心烦、易汗等表现，证属肝火上炎扰动心神者，常配伍黄连以泻火宁心；若因火热之邪损气伤津者，常配伍生脉散以益气敛阴，宁心止汗；若出汗甚者，常配伍碧桃干、浮小麦以收敛止汗；若伴烦躁不寐者，常配伍酸枣仁、夜交藤、木灵芝以养心安神，或配伍灵磁石以镇心安神。气阴两虚，瘀热互结证治以益气养阴为主，辅以清热凉血，理气化瘀止痛。方药：生脉散化裁：太子参20g，党参15g，天门冬10g，麦门冬10g，五味子5g，牡丹皮10g，赤芍10g，丹参10g，郁金10g，徐长卿20g，生甘草5g。加减：若热毒炽盛，耗伤阴液，阴虚内热，症见低热或烘热汗出，舌红少津或无苔者，常配伍山茱萸、制首乌、地骨皮等以滋阴清热。脾肾阳虚，痰瘀互结证治以温阳通滞，化痰散结。方药：阳和汤化裁：党参15g，黄芪15g，制附片5g，桂枝10g，郁金10g，青皮5g，法半夏10g，茯苓10g，陈皮5g，牡丹皮10g，赤芍10g，丹参15g，桃仁10g，红花5g，皂角刺20g，夏枯草10g，生甘草5g。加减：若面目水肿甚者，常配伍猪苓、车前子、泽泻、生薏苡仁以利水消肿。气滞血瘀，痰气交阻证治以理气破瘀，化痰散结。方药：血府逐瘀汤合二陈汤化裁：郁金10g，青皮5g，牡丹皮10g，赤芍10g，丹参15g，陈皮5g，法半夏10g，茯苓10g，桃仁10g，红花5g，皂角刺20g，夏枯草10g，生甘草5g。加减：若肿块坚硬者，常配伍三棱、莪术、片姜黄以行气破血消肿，或配伍生牡蛎以化痰软坚，散结消肿。

衡先培[40]将亚急性甲状腺炎分为三期九型辨证论治，初发期分为风寒束表、上焦风热、感受寒湿三型。风寒束表证治以解表散寒，祛风通络止痛。处方用自拟散寒消瘿方化裁。基本方：荆芥6~10g，防风10g，茯苓15g，独活10g，柴胡10g，川芎10g，羌活10g，白芷10g，虎杖10g，陈皮10g，甘草6~10g。咳嗽者加桔梗；肢节酸疼痛者加威灵仙；项部肿大疼痛显著者加山慈姑、山豆根。上焦风热症治以解表清热，和营消肿止痛。处方用自拟疏热消瘿方化裁。基本方：薄荷6g，菊花6g，柴胡10g，连翘10g，射干10g，马勃10g，夏枯草10g，葛根15g，蒲公英15g，黄芩10g，栀子10g，甘草6g。热甚且舌质红少苔者加石膏；颈痛严重者倍增甘草加白芍，甚或加全蝎通络止痛。感受寒湿症治以散寒通络，化湿健脾。处方仿羌活胜湿汤、当归四逆汤加减。基本方：羌活15g，独活15g，川芎10g，白芷15g，防风10g，细辛6g，桂枝10g，芍药15g，佩兰10g，藿香10g，甘草6g。骨节酸痛重者加附子；头身困重加滑石；脘痞食差加砂仁、白豆蔻。缓解期分为痰湿郁阻、痰郁气滞、痰瘀互结三型。痰湿郁阻症治以健脾化湿，祛痰通络散结。处方用平成汤加减。基本方：陈皮10g，法半夏10g，厚朴6g，苍术15g，茯苓10g，藿香10g，佩兰10g，僵蚕10g，独活10g，薤白10g，白芥子10g，薏苡仁15g。头重如蒙加滑石；咳嗽加桔梗、枇杷叶。痰郁气滞症治以理气宽胸，化痰通络消瘿。处方仿四逆散、二陈汤加减。基本方：柴胡10g，香附10g，枳壳10g，法半夏10g，陈皮10g，白芥子10g，白芷10g，薤白10g，桔梗10g，茯苓10g。腹胀加佛手；胸闷加瓜蒌、川芎。痰瘀互结症治以化瘀祛痰，软坚散结消瘿。处方用桃红饮、消瘰丸加减。基本方：桃仁10g，红花10g，川芎10g，黄芩10g，威灵仙15g，莪术10g，浙贝母10g，制半夏10g，玄参10g，牡蛎15g，僵蚕10g。迁延期分为痰瘀痹阻、正虚邪结、脾肾不足三型。痰瘀痹阻症治以化痰行瘀，蠲痹通络消瘿。处方用经验方芎蒌方及消瘰丸化裁。基本方：桃仁10g，僵蚕10g，薤白10g，川芎10g，赤芍15g，茯苓10g，半夏10g，白芥子10g，独活10g，威灵仙15g，秦艽15g，浙贝母10g，牡蛎15g，玄参10g。正虚邪结症治以补肝肾，化痰瘀，通络消瘿。处方仿独活寄生汤化裁。基本方：独活10g，桑寄生10g，川牛膝15g，杜仲10g，防风10g，秦艽10g，细辛6g，川芎10g，茯苓10g，昆布10g，远志6g。面浮体壅、阳痿者加桂枝；经血少加红花；心烦或尿黄加栀子。脾肾不足症治以健脾益气，补肾通络。方用自拟补肾强筋方化裁。基本方：黄芪20g，山药10g，茯苓10g，砂仁6g，杜仲10g，续断10g，川牛膝15g，益智仁10g，补骨脂10g，威灵仙15g，独活10g。气虚重可加太子参甚或红参；肢冷加桂枝；便溏加薏苡仁、炮姜；喜热食加吴茱萸、干姜。

**2. 非富碘中药治疗亚甲炎的临床研究**

洪嘉婧[41]等以疏风清热、解毒消瘿治则，将84例中医辨证为风热袭表、热毒炽盛证的亚急性甲状腺炎患者随机分为治疗组和对照组各42例。对照组予强的松片（醋酸泼尼松片，规格：5mg×100片），第1周20mg/d，第2周10mg/d，第3周5mg/d，第4周停药，发热疼痛明显的患者加服布洛芬缓释片（芬尼康，规格：

0.3g×20片），每次0.3mg，2次/d，疼痛缓解时停药。治疗组予消瘿解毒汤（方药组成为：夏枯草30g，柴胡15g，牛蒡子10g，栀子15g，牡丹皮10g，金银花30g，连翘20g，赤芍15g，玄参20g，浙贝母20g，生牡蛎30g，黄芩15g，乳香6g，没药6g，炙甘草6g）口服。方中夏枯草味苦，性寒，具有清热泻火、散结解毒的作用。金银花性寒，具有清热解毒、疏散风热的作用，二药重在清热解毒为君药；经云："诸痛痒疮，皆属于心"，连翘具有清热泻火、散结解毒之功，为"疮家圣药"。柴胡疏风清热，黄芩、栀子清热泻火，四药共为臣药；牛蒡子、牡丹皮、赤芍、玄参、浙贝母、生牡蛎、乳香、没药，清热散结、活血化瘀，共为佐药；炙甘草调和诸药，为使药。现代一些研究发现，金银花提取物在细胞外有明显的抑制柯萨奇病毒、埃可病毒的作用。全方具有抗病毒、解热镇痛等作用。中药外敷（夏枯草30g，玄参30g，生牡蛎20g，浙贝母20g，山慈菇29g，连翘30g，蒲公英20g，石见穿20g，姜黄15g，三棱10g，莪术10g，冰片1g），上药研末，加白醋100mL调匀，外敷甲状腺，1次/d，每次30分钟。全方具有消肿散结，解毒化瘀之功。疗程4周。结果显示，治疗组总有效率97.62%，对照组总有效率83.33%，治疗组疗效明显优于对照组（$P<0.05$）。两组患者血沉明显下降，与本组治疗前比较，差异有统计学意义（$P<0.05$）。两组患者$FT_3$、$FT_4$明显下降，TSH明显升高，与治疗前比较均有显著性差异（$P<0.05$）；与对照组比较，治疗组在治疗4周后患者的$FT_3$、$FT_4$明显下降（$P<0.05$），TSH明显升高（$P<0.05$）。两组治疗后甲状腺长、宽、高均较治疗前显著减少（$P<0.01$），治疗组治疗后甲状腺体积缩小程度优于对照组（$P<0.01$）。治疗组有1例患者出现皮肤过敏，对照组有7例患者出现体质量增加，1例出现胃痛，其后患者症状自行消失，未影响试验进程。结果显示，消瘿解毒汤联合中药外敷安全性良好。

李红[42]等以清热解毒、凉血活血为治则，将62例亚甲炎患者采用随机、对照试验设计方法，分为观察组及对照组各31例。对照组予醋酸泼尼松片（强的松）口服，每次剂量10mg，每日3次，维持1~2周后，根据症状、体征及血沉变化缓慢减量，至痊愈停药。治疗组予亚甲方：白花蛇舌草30g，金银花9g，蒲公英30g，紫花地丁15g，赤芍15g，玄参15g，桃仁15g，炙鳖甲15g，青蒿30g。方中白花蛇舌草清热解毒利湿，用治热毒所致诸证；金银花清热解毒，疏散风热，协助白花蛇舌草共达清热解毒之功，两者共为君药。现代药理研究发现，白花蛇舌草具有增强免疫抗炎、加强吞噬细胞作用；金银花提取物能够抑制柯萨奇病毒和埃可病毒的活性。蒲公英与紫花地丁共用，具有清热解毒、消肿散结之功效，此两味为臣药。赤芍清热凉血，散瘀止痛；玄参清热凉血，泻火解毒；桃仁活血祛瘀，诸药合用，共达活血祛瘀之功效。现代药理研究发现，赤芍具有抗炎止痛作用；玄参具有抗炎、镇痛、抗菌、抗氧化、增强免疫作用；桃仁具有抗炎、抗过敏、提高免疫的作用。炙鳖甲滋阴潜阳，软坚散结，协助蒲公英加强散结消肿之功效。青蒿具有清透虚热，凉血除蒸的功效，与金银花共用，加强退热之功效。此五味即为佐药。诸药合用，共奏清热解毒、凉血活血之功。疗程4周。结果显示，观察组治疗后各项中医症状均有改善，其中甲状腺肿、乏力、多汗、震颤、肢体酸痛、食欲不振的改善优于对照组（$P<0.05$）；发热、甲状腺痛、咽痛与对照组比较，两组差异无统计学意义（均$P>0.05$）。观察组总有效率93.55%，对照组总有效率87.10%（$P<0.01$）。治疗前后组内比较，两组ESR水平均明显下降，差异有统计学意义（$P<0.01$）；组间比较，两组差异无统计学意义（$P>0.05$）。治疗前后组内比较，两组$FT_3$、$FT_4$、TgAb、TG下降，TSH升高，试验组TPOAb下降，差异均有统计学意义（$P<0.01$或$P<0.05$）；治疗前后组间比较，$FT_3$、$FT_4$、TgAb、TPOAb、TSH差异均无统计学意义（$P>0.05$）。观察组可有效降低TG水平，结果优于对照组（$P<0.05$）。治疗前后组内比较，两组C3、C4、B因子降低，观察组IgA、IgG、IgM降低，差异均有统计学意义（$P<0.05$或$P<0.01$）；治疗前后组间比较，C3、C4、B因子、IgG、IgM差异均无统计学意义（$P>0.05$），试验组能有效降低IgA，优于对照组（$P<0.05$）。观察组服用中药以后均无不良反应。对照组出现与激素服用相关的不良反应6例，其中胃部不适3例，失眠2例，体质量增加1例。两组不良反应发生率比较差异有统计学意义，观察组优于对照组（$P<0.05$）。疗程结束后对两组患者进行3个月随访，治疗组无复发病例，对照组复发病例11例，复发率为35.48%。两组复发率差异有统计学意义，观察组优于对照组（$P<0.001$）。

都静[43]等以清热解毒为治则，将72例亚甲炎患者采用随机、对照试验设计方法，分为治疗组和对照组各36例。对照组予阿司匹林0.5g，日3次口服，疗程2~3周。全身症状明显、持续高热、甲状腺肿大伴压痛明显者，配合糖皮质激素治疗，予泼尼松20~40mg/d，治疗7日左右甲状腺疼痛减轻或消失，糖皮质激素应继续1~2个月。治疗组以清热解毒为治疗大法，佐以理气化痰祛湿，并临症加减。主药大青叶30g，板蓝根30g，金银花30g，连翘30g，穿山甲50g，皂角25g，延胡索15g，香附25g，炙甘草10g。急性期一般疗程2~3周并嘱患者注意休息，适当饮水。方中穿山甲性平，味苦，功效为祛风除湿、化痰散结、活血通络、消肿止痛。现代研究表明，穿山甲含有多种甾体皂苷，其影响体内甲状腺激素合成与释放，降低血清$T_3$、$T_4$的作用，还具有明显的消炎镇痛作用，可清除机体内大量炎症介质，从而减轻对机体正常组织和细胞的破坏，促进损伤组织的修复，具有治疗甲状腺肿大作用，临床用量为50~60g。延胡索辛散温通，攻克气血瘀滞诸痛证，其主要化学成分为生物碱，具有良好的镇痛、镇静和催眠作用，对多种疾病都具有较好的临床效果。板蓝根、大青叶为清热解毒之良药，现代药理研究有明确的抗病原微生物作用，解毒，提高机体免疫力的功能。黄连、黄芩、金银花、连翘可退热，抗菌抗病毒，并能抑制炎症递质的产生与释放，大量清热解毒火药直折火邪，透邪外出，诸药合用达到清热解毒，行气活血，散结止痛的作用。结果显示，治疗组治愈25例

（69.4%），有效9例（25%），总有效率为94.4%；对照组平均病程（15.90±9.75）d，其中治愈17例（47.2%），有效11例（30.5%），总有效率为77.8%。两组比较有显著性差异（$P<0.05$）。两组在退热时间上无显著性差异（$P>0.05$），在甲状腺肿消退时间、疼痛消失时间、疗程有显著性差异。治疗组患者治疗期间有1例发生不良反应，不良反应发生率2.8%，治疗后随访12个月，复发1例，复发率为2.8%；对照组患者治疗期间有6例发生不良反应，包括恶心呕吐者4例，头痛者2例，不良反应发生率为16.7%；治疗后随访12个月，复发7例，复发率为19.4%，两组比较有显著性差异（$P<0.05$）。

谷晶[44]将亚甲炎患者分为40例对照组和60例治疗组。两组患者均嘱其防寒保暖，清淡饮食，控制情绪，规律作息，保持良好心态。对照组予地塞米松5mg/1mL+利多卡因0.2mL局部注射，注射至硬结小于1cm×1cm质地变软而且基本无疼痛、血沉下降到24mm/h及以下时停止。每周2~3次。逐情减量。治疗组予银甲散加减。方药组成为：黄连3g，白芍20g，天花粉10g，浙贝母10g，连翘10g，银花10g，山慈菇15g，茯苓15g，夏枯草10g，生甘草3g等。方中重用金银花以清热解毒为君药；黄连、连翘清心火；天花粉、夏枯草清肝火以正本清源共为臣药，且天花粉、夏枯草善于疏散肝经郁结之气；猪苓、茯苓、薏苡仁、泽泻健脾化痰、淡渗利湿使邪有出路；山慈菇、雷公藤、皂角刺、浙贝母、牡蛎解毒散结，化瘀软坚，以消痰毒共为佐药；甘草、白芍则同为使药。其中雷公藤、夏枯草、天花粉、金银花、猪苓、白芍等均有抑制免疫的作用。结果显示，中医证候总有效率对照组92.50%，治疗组96.61%；西医疗效总有效率对照组97.5%，治疗组100%，$P>0.05$，无显著性差异。提示两种治疗在疗效上无统计学差异，均有效；两组治疗均可以在治疗1~4日内体温、疼痛明显缓解，$P>0.05$，无统计学差异；但比较两组体温稳定所需时间，$P<0.05$，有统计学差异，但治疗组较对照组能更快进入平稳的病情阶段；不良反应率对照组20.0%，治疗组5.1%；副反应率对照组5.0%，治疗组0%。两组患者均无明显的肝肾功能等损害。说明两组方案均安全可行，治疗组较对照组有更少的不良反应，且预后较好。

## 八、本课题组运用"火郁发之"理论治疗急性期亚甲炎的研究进展

### （一）"火郁发之"理论用于热毒炽盛型急性期SAT治疗的理论研究

"火郁发之"首次出现在《素问·六元正纪大论》[45]中，"帝曰：郁之甚者，治之奈何？岐伯曰：木郁达之，火郁发之，土郁夺之，金郁泄之，水郁折之，然调其气，过者折之，以其畏也，所谓泻之。"其理论本意为天地五行之气的郁发与人体疾病的关系和治疗方法。后世医家在不断实践总结中，认为其蕴含因势利导的深刻含义，目前已成为治疗火热病证的主要治则之一。历代医家结合《黄帝内经》及自

身临床经验对其进行了实践和理论扩充，将"火郁发之"理论从内经运气学说扩展到治疗外感六气化火、情志化火、食郁化火、痰湿化火、血瘀化热等诸多火热证，并结合病证特点创制了诸多经典方剂，为后世诊治提供了方向和方法。现代医家也在此基础上延续了"火郁发之"的理论，并广泛应用于火热证中，取得了很好的疗效。通过查阅"火郁发之"的理论文献发现，目前尚没有对该法理论较为系统翔实的论述，因此本文将对"火郁发之"的内涵、历史源流、代表方剂做系统总结，再结合对SAT病机的认知，阐述吾师运用"火郁发之"理论治疗SAT的临床思路，以期对拓展和深化医者对于"火郁发之"理论的认知和丰富SAT的诊治思路有所裨益。

**1. 火郁发之理论的内涵释义**

**1.1 火的含义**

中医对于"火"的认知有着悠久的历史，"火"也同样被赋予着深刻的含义。人类祖先最早认识自然界的燃烧之火，即"有形之火"，感受到其发光发热可以温养万物，也可以焚燃万物。人类对于火的熟练应用使人类区别于其他生物，成为万物灵长的重要开端。《说文解字》[46]中指出："火，燬也，南方之行，炎而上，象形，凡火之属皆从火。"解释了火有燃烧、向上的特性。"火"在于医学的应用中，早在出土的战国至先秦时期的《五十二病方》《阴阳十一脉灸经》[47]等书中有所记载，用于描述食药材的加工方式、病重的程度及灸火的外治方法。《黄帝内经》对于火的论述非常丰富，奠定了中医有关火的理论基础，其中"水火者，阴阳之征象""水为阴、火为阳""火主戊癸""心属火""火者，木之子也""壮火之气衰，少火之气壮；壮火食气，气食少火""诸热瞀瘛，皆属于火"等对于火的论述，为火的阴阳、五行、脏腑属性以及病理生理方面进行了系统地阐释，为后世医学"火"理论之开端。《伤寒杂病论》中对于"火"的辨证论治，延伸到六经及脏腑之中，延伸出太阳经火、阳明经火、少阳经火等六经之火，并对于脏腑之火在疾病的演变中进行了论述。金元时期，医学思想百家争鸣，火的概念有了极大的拓展。刘完素为寒凉派代表，其核心思想为"六气化火"理论，治法上多应用寒凉药物，其火热理论[48]将火的病证提高到了50余种。六气中虽寒与火是对立存在的，但刘完素提出"或冷热相并，而反阳气怫郁，不能宣散，怫热内作，以成热证者，不可亦言为冷，当以成证辨之[49]"，解释了感受寒邪在表，阳气郁闭，即可寒化为火。临床中首先提出应用连翘、豆豉、石膏等辛凉解表药，采取辛凉发散之法，从而表寒自除。张元素将病理之火论述为火邪，将火分为虚实之火，在治疗方面《脏腑标本虚实寒热用药式》[50]中提出"泻实火则用苦寒，泻虚火则用甘寒"，在治疗过程中注重因势利导，提出汗、吐、下三法的应用，并根据火邪的轻重采取"火强泻之、火弱补之"。"阴火"概念是此时期的著名医家李东垣首次提出，在《脾胃论》《内外伤辨惑论》中均有记载，"脾胃气衰，元气不足，而心火独盛。心火者，阴火也。起于下焦，其系系于心，心不主令，相火代之。相火、下焦胞络之火，元气之贼也。火与元气不两立，一胜则一负。脾胃气虚，则下流于肾，阴火得以乘其土位[51]"。阴火的提出极大地丰富了内伤病机所致火热病证的机制，其产生与饮食内伤、七情不遂以及劳役损伤均有关，提出治疗阴火应用甘温之品，合以辛散之品，其创制补中益气汤、升阳散火汤为后世火郁发之的经典方剂。明清时期，医家对于火的认知进入鼎盛时期。此时期根据虚实病性将虚火、实火进行系统梳理，提出有形之火、无形之火；根据藏象、命门理论扩展肾与命门之火、龙雷之火、肺火等的论述；根据致病因素，侧重痰火、湿火、温病致火、伏火等致病因素；根据疾病的病机，血证与火、痘疹与火等得到了扩展；根据药物的炮制，火的修治改变药物的属性，并提出中药学"参芪不惟补火还能泻火"等理论。

直至今日，火的理论也在不断地扩展之中，对于病理之火的认知已经延伸到各个疾病的论述中。纠其病理之火的本源，其产生可有外感六气、内伤饮食、情志及痰瘀等多种因素，其致病具备自然炎上的属性，同时易于导致痈疽、疮疡、出血、耗伤阴津的表现。临床当中应注重实火、虚火之分，注重脏腑之火的定位，从而对于火邪采取泻火、发散、滋阴等的治法，抑或是兼法而用。

## 1.2 郁的含义

郁，古字通"鬱"，《说文解字》曰："鬱，木丛生也。"为草木繁盛、茂密的意思，引申为蕴结积聚的意思。最早用于对于医学的描述为《吕氏春秋·达郁篇》[52]曰："血脉欲其通也，筋骨欲其固也，心志欲其和也，精气欲其行也。若此则病无所居，而恶无由生。病之留、恶之生也，精气郁也。"病的产生根源与精气郁结不通有关。《素问·六元正纪大论》"木郁达之，火郁发之，土郁夺之，金郁泻之，水郁折之"中首次提出"五郁"，其产生与五行之气太过、不及相关，影响自然界气候变化和五脏症状，是对于郁的第一次比较系统的论述。对于郁的解释，随着时代的进展，历代医家也有很多见解。刘完素在《素问玄机原病式·热类》记载："郁，怫郁也。结滞壅塞而气不通畅，所谓热甚则腠理闭密而郁结也。如火炼物，热极相合，而不能相离，故热郁则闭塞而不通畅也。"说明热壅塞郁结致气机不畅，而更使郁热在里，此为"怫热郁结"，此为六气化热的病机关键所在。李东垣《内外伤辨惑论》提出"脾者土也，热伏地中……又有胃虚过食冷物，郁遏阳气于脾土之中……"对于火郁证进行进一步的补充，脾胃气虚，中焦升降失调，气机蕴塞，是导致内伤郁热的重要病机。朱丹溪在《丹溪心法》[53]中指出："气血冲和，百病不生，一有怫郁，诸病生焉。故人身诸病，多生于郁。"并将郁分为六郁，即气郁、热郁、痰郁、湿郁、血郁、食郁等病证，提倡治疗当以顺气为主。对于郁的认识，朱丹溪可谓是继《黄帝内经》后的集大成者，后世阐述因郁致病的病机大都是基于六郁基础之上，提出"郁者，结聚而不得发越也。当升者不得升，当降者不得降，当变化者不得变化也。此为传化失常，六郁之病见矣。"认为气机发越是治疗本病的关键，同时提出郁结出现在中焦导致升降不调较为常见。明清时期，王纶[54]《明医杂著》认为气、血、痰、郁皆可致病，气、血、痰、郁常兼夹发病，常有老痰、痰热、郁痰，在治疗痰热等疾病时侧重行气散郁之药物，是治疗内伤杂病之本。清代叶天士《临证指南医案》中论了许多有关于郁的医案，其重点主要包括"情志致郁""脾胃受损，气郁血瘀"为病。历代医家对于郁的论述可谓百家争鸣，现代学者也在对于郁的概念进行不断修订。郁证[55]作为疾病而言是由于情志不舒、气机郁滞所致，以心情抑郁、情绪不宁、胸部满闷、胁肋胀痛，或易怒易哭，或咽中如有异物梗塞等症为主要表现的一类病症；作为病机而言，主要责之在气机郁滞，但主要包含外感郁表，气机闭塞；情志失宜，气机郁滞；饮食过冷，脾胃虚弱，中焦受郁等；作为病理因素，可由于气、痰、火、湿、食、瘀等因素导致，也可以相互兼夹。由此可见，郁的内涵极其广泛，是导致杂病的重要因素之一。

### 1.3 发的含义

"发"的动词用法在《说文解字》中意为"射发"的意思，是原意为弓箭武器的放出，后引申为向外、向上的动作，如发泄、发表、发动等。如《孟子·梁惠王上》："今王发政施仁，使天下仕者皆立于王之朝"中意为发布、宣告。唐·王冰注《黄帝内经》："发谓汗之，令其疏散也。"认为"发"的意思为发汗解表。唐以前医家，虽没有专门论述发字，但基本认为发即为发汗。金元时期，刘完素也基本继承了此种观点，但与《伤寒论》中应用辛温宣解的方式不同，其首先采取了辛凉解表，应用发汗之法来治疗六气化火的疾病。李东垣在治疗热证的名方"升阳散火汤"中加用辛凉散的升麻、柴胡的应用体现了发散郁热的思想，但此时的"发"与发汗之意出现了不同。明代王肯堂[56]《证治准绳·杂病·诸气门·郁》将"发"的含义拓展"发者，汗之也，升举之也。如腠理外闭，邪热怫郁，则解表取汗以散之。又如龙火郁甚于内，非苦寒降沉之剂可治，则用升浮之药，佐以甘温，顺其性而从治之……凡此之类，皆发之法"。将"发"的含义从发汗解表，扩展到升举也为"发"。清·张介宾在[57]《类经·五郁之发之治》说："发，发越也。凡火郁之病，为阳为热之属也。其脏应心主、小肠、三焦，其主在脉络，其伤在阴分。凡火所居，其有结聚敛伏者，不宜蔽遏，故当因其势而解之、散之、升之、扬之，如开其窗，如揭其被，皆谓之发，非独止于汗也。"对"发"的理论由单纯的发越、汗法转变为具有行气散结、因势利导治法的重要转变。

现代医家结合也在不断实践中扩充对于"发"的认知，包括发汗、疏解、升阳、散火、消导、宣化等，其临床应用也越加广泛，是治疗火热之邪的常见治疗方式，其内涵中包含因势利导的重要思想。在针对火的性质治疗而言，除阴火外，大部分以实火为主，采用清火与辛散、行气相结合的方式，发其气郁，使气通则火自疏。

## 2. "火郁发之" 理论源流

### 2.1 《黄帝内经》对"火郁发之"的理论奠基

《黄帝内经》中首次提出"五郁",即为五行之郁。在人体应五脏,在天则应春、夏、长夏、秋、冬五种季节,五郁其主要内容为天地之气的郁发导致的五脏疾病,是一种天人合一的思想阐述。火郁的原因主要为火受水制,以下四种情况是发生火受水制的情况:水运太过,阻止火气司天;水运太过,阻止火气降地;火运不及,被司天寒水之气抑伏;在二三之气,受太阳寒水客气所制。当火郁之年发生,春夏出现冰雪反常,因火被寒郁,以烈日当空,在南方沼泽之地亦感到炎热为郁发先兆。气候突转暴热,物候见土地发白,盐碱上泛,井水干枯,草木焦黄。其记载"火郁发之……民病少气,疮疡痈肿,胁腹胸背,面首四肢,䐜(chēn)愤,胪胀,疡痱,呕逆,骨痛,节乃有动,注下温疟,腹中暴痛,血溢流往,精液乃少,目赤心热,甚则瞀闷懊憹,善暴死。刻终大温,汗濡玄府,其乃发也"。说明了当人感受火郁之气,可耗气,病发痈肿疮疡,易发于在面部、胸胁、腹部,出现四肢疼痛,温热,疟疾等病,这一方面由于火性炎上,也因郁而在里导致热毒。在火郁的治疗方面,郁微时当"安其运气"以预防,"折其郁气"以治疗,"资其化源"为治中之防。内经对于五郁治疗的核心认识为顺其时,调其气的治疗方法。再结合《素问·阴阳应象大论》中"其在高者,因而越之;其下者,引而竭之;中满者,泻之于内"。等因势利导的治疗思想,在上部、表皮的火热性病邪,当以"发"为主要治法。

### 2.2 《伤寒杂病论》中"火郁发之"理论应用

研究《伤寒杂病论》中病机、病证,有郁热之理的条文不在少数,且有诸多"发之"的治法。如《伤寒论》[58]第39条"伤寒脉浮缓,身不疼但重,乍有轻时,无少阴证者,大青龙汤发之"。其意义在于太阳伤寒,寒邪趋向入里,但表闭未开,寒邪束表,内有郁热,因此采用大青龙汤"发之"。发的含义继承了《黄帝内经》的发越、发汗的思想。在《伤寒论》中主要论述外感风寒之邪化病传变的过程,类似火郁的病机比比皆是,大致可以分为两种:①寒邪客居于表或半表半里,阳气被郁而化为火。②寒邪入里合水湿之邪,导致气机失畅,阳郁化热。第一种情况如麻杏石甘汤、小柴胡汤之属。"发汗后,不可更行桂枝汤,汗出而喘,无大热者,可与麻黄杏仁甘草石膏汤"。肺合皮毛,热郁于肺,因此汗出;里热壅盛,热在里但不在表,见无大热之证,因此应用麻黄配伍石膏,是谓宣散中配伍辛凉,以清宣肺热。小柴胡汤和解转枢之剂,其病机为正气相对不足,外邪郁于少阳经脉,导致少阳火郁。手少阳三焦者,决渎之官。火郁足少阳胆经,逆传三焦,则水路不通,饮停心下,则出现呕不欲食、心烦、胁满等症,其证和或然证均与火郁、痰郁有关。第二种情况:"伤寒瘀热在里,身必黄,麻黄连翘赤小豆汤主之。"指出伤寒郁热与胃中水湿互结,热郁水结,出现皮肤发黄,用麻黄发表宣散,连翘、桑白皮辛凉清热,赤小豆行水以除黄。"少阴病,四逆,其人或咳,或悸,或小便不利,或腹中痛,或泄利下重者,四逆散主之"。此为少阴火郁之证。四逆乃阳郁而不达四末之表现,足少阴肾经乃寒水之脏,母病及子,导致足厥阴肝经疏达不利,出现腹中痛,泄利等症状。四逆散中柴胡升发阳气,和解之功。《金匮要略》[59]中对于肺胀、阴阳毒、肝着病、痰饮和肠痈等的论述,其组方思路中也有对于行气、宣散、升阳的思想。

《伤寒杂病论》中虽无直接论述火郁发之相关理论,但其"火郁发之"之理在六经疾病的治疗中均有踪迹,其中热郁在表应用为发汗、解表,如辛散之麻黄、桂枝,辛寒之石膏;而热郁于半表半里则应用和解,柴胡等;如需升阳之品,多为升麻、葛根之属;侧重中焦脾胃气机升降,则宜泻心汤之类。其治疗思想为后世医家所继承,为后世六气化热、阴火等学说的提出均有启迪的作用。

### 2.3 金元时期"火郁发之"的理论飞跃

金元时期是医家辈出,是中医理论发展黄金时期。刘完素为寒凉派代表,在热病认知中造诣极深。"如一切怫热郁结者,不必止以辛甘热药能开发也。如石膏、滑石、甘草、葱、豉之类寒药,皆能开发郁结,以其本热,故得寒则散也",采用辛凉之法,其中辛能行散郁热,凉能清热,因此热病得除。张元素作为攻邪派的倡导者,首先提出"伏火"一说,《医学启源·六气方治》[60]"治脾胃中伏火,大便秘涩,或干燥不通,全不思食,此乃风结秘、血结秘,皆令闷塞也。"说明了伏火使气机不通。伏火之意为潜藏的火,其火邪慢性缠绵、潜伏、反复,但不能应用苦寒直折,提倡选用宣散的方法。除此之外,张元素还创立砭石出血法治疗血热壅盛于上诸症,提出"出血之与发汗,名虽异而实同",是最早明确指出"火郁发之"思想的外治法。李东垣在认识"阴火"的基础上,对于"火郁发之"理论有很多实践经验,如治疗阳郁中焦的"升阳散火汤",辛散透达、发泄火郁的"火郁汤",治疗风热疫毒,郁于头面的"普济消毒饮",还有治疗胃热、牙龈肿痛的"清胃散"。这些方中应用升麻、柴胡等药,起到透达宣散郁热之作用。

金元时期,由于"火"理论的丰富,使得"火郁发之"的治疗思想得以更广泛的应用。从单纯的外感六气风寒邪郁闭生热,转变为六气皆可成郁而化热;从主要适用于以发汗治疗外感疾病之意拓展到内伤杂病调节中焦气机。此一时间的治疗方法及用药,也从辛温行散转变为辛凉、辛温行散均可,由单纯内服药物治病转为内外兼有的治疗方法。尤为值得一提的是,内伤杂病中热性疾病治疗加入升阳宣散法是"火郁发之"的重大贡献。

### 2.4 明清时期"火郁发之"的鼎盛时期

明清时期,医家对于"火郁发之"理论的认知已深刻,其中张景岳认为:"火郁之病,当因其势而解之,散之,升之,扬之,如同开其窗,如揭其被,皆谓之发,非独止于汗也",这句火郁发之形象的描述非常经典,也指出本法因势利导的含义,上升到治则的概念，可以采用升散、和解、宣发，不拘泥于汗法。李梴《医学入门》[61]中记载："暑毒痰湿，窒塞胸中，量体虚实吐之，火郁发之之义也。"此是运用吐法来达到"火郁发之"之意。李时珍《本草纲目》[62]云："火郁微，则山栀、青黛以散之，甚则升阳解肌以发之。"论述了火郁轻重，采取行散和升阳法的不同。李用粹《证治汇补》[63]曰："火郁治法，如腠理外闭，邪热内郁，则解表取汗以散之；又如生冷抑遏，火郁于内，非苦寒沉降之品可治，则用升浮之品，佐以甘温，顺其性而治，势穷则止，此皆发之之义。"

此时期，温病学派将火郁发之理论贯穿着整个卫气营血的辨病体系，对于郁与火、气与热的认识上升了一个台阶。吴鞠通在《温病条辨·原病篇》[64]中认为"肺病先恶风寒者，肺主气，又主皮毛，肺病则气责郁不得捍卫皮毛也"。认为卫气被郁，开阖失施是本卫分证主要的主要病机。治疗应宗"火郁发之"之旨，法用柳宝诒《温热逢源》[65]"以辛凉清散为主，热重者兼用甘寒清化"，银翘散或桑菊饮等辛凉之剂是主要方剂。银翘散方中金银花、连翘辛凉透邪，清热解毒；荆芥穗、淡豆豉辛温升发之意，有开皮毛而逐邪之意。对于血分证的治疗，叶天士指出"入血就恐耗血动血，直须凉血散血"，治疗应在凉血止血基础上予以宣畅气机，使血分郁热得以疏散，也有"火郁发之"之意。吴又可在《温疫论·服寒剂反热》[66]中指出"百病发热，皆由于壅郁，然火郁而又根于气，气尝灵而火不灵，火不能自运，赖气为之运，所以气升火亦升，气降火亦降，气行火亦行，气若阻滞，则火屈曲，惟是屈曲，热斯发矣，是气为火之舟楫也"。这段话阐述了温病在治疗无论卫分、气分、营分、血分都要注重气机的通畅，发散郁火。"火郁发之"的含义在明清时期的发挥更加具象。在此期间"火郁发之"理论除外感、内伤杂病外，也应用到眼科（《银海精微》），还有疮疡斑疹痘等外科中来。《景岳全书》[67]曰："郁热之火，宜散而解之。如外邪郁伏为热者，宜正柴胡饮、小柴胡汤，或升阳散火汤之类主之。若郁热在经而为痈疽、为疮疹者，宜连翘归尾煎，或芍药蒺藜煎，或当归蒺藜煎之类主之，或于本门求法治之。此皆火郁发之之谓也。"《片玉痘疹》[68]曰："上焦主头面至胸，中焦主肚至脐，下焦主腿至足，毒火蕴于三焦，则荣卫不行，上下不通而死矣……若热甚，腹胀气粗，烦躁闷乱，大便秘结者，此毒火内蓄，急以消斑承气汤解之。"此中有大黄、枳实之味，也有连翘、栀子等有"火郁发之"之意。不仅如此，如杨栗山《伤寒温疫条辨》中"升降散"这样的"火郁发之"经典代表方剂也是创制于此时期。

本时期是"火郁发之"理论的完备时期，也是应用最为广泛的时期，是现代医家应用"火郁发之"理论的蓝本。此阶段，火郁发之可以广义地定义为因势利导的治疗火热病的治法，包括清热解表、疏散枢机、升阳发散，甚至是疏肝解郁、清化痰热、活血化瘀在内均可视为本治法的具体体现。

## 3. "火郁发之"代表方剂与临床应用

### 3.1 "火郁发之"经方的代表

经方中具备"火郁发之"思想的组方较多,本部分将会按照《伤寒论》三阳经、三阴经以及《金匮要略》的代表方剂而言之。

#### 3.1.1 《伤寒论》三阳经

太阳经因寒邪郁于肌表,病邪尚轻,病位尚浅,因此本经证常用发汗之法解表,因此本经中蕴含"火郁发之"思想的方剂也较多,其中代表方剂如大青龙汤、麻杏石甘汤等。"太阳中风,脉浮紧,发热恶寒,身疼痛,不汗出而烦躁者,大青龙汤主之"。论述了寒邪郁闭极重,致汗液无法排泄,且里热已盛导致烦躁的证候,应用大青龙汤,麻黄、桂枝、生姜辛温发汗以散风寒,石膏兼清里热的配伍方式,宣清并用;麻杏石甘汤主治肺热炽盛,外有寒邪,其中麻黄宣肺开腠理,石膏清郁热,辛凉行散兼生津辅助麻黄宣透。此外麻黄汤也有宣肺,透邪,祛除郁热的意义,其意与大青龙汤及麻杏石甘汤相类,故不赘述。此外,在太阳病误治之证中,"发汗吐下后,虚烦不得眠,若剧者,必反复颠倒,心中懊憹,栀子豉汤主之"。此证为汗吐下之后,邪热扰胸膈,火热郁胸,应用栀子清透郁热,解郁除烦;豆豉解表宣热,二者清宣相合,火郁发之。

阳明经证邪热偏于入里,是热邪较盛阶段,其中"阳明病外证云何?答曰:身热、汗自出,不恶寒,反恶热也"。由于邪热在里,因此出现身热恶热,迫津外出,但已没用表证恶寒的特点。阳明经为多气多血之经,因热盛在经,里热蒸腾,迫汗外出伤及津液则壮热口渴。本经的"白虎汤"是治疗壮热、口渴、汗出、脉洪大的代表方剂,也可以治疗因郁热在里,气机不通所产生的肢厥。方中重用石膏辛甘大寒之品来清热透邪,辅助以知母苦寒润之,共同清胃之热,有火郁发之之意。

少阳经证代表方剂当属小柴胡汤,"伤寒五六日,中风,往来寒热,胸胁苦满,嘿嘿不欲饮食,心烦喜呕,或……小柴胡汤主之"。本证当属外感寒邪有太阳经传于半表半里之间,因无法祛邪外出,因而郁热于少阳经。足少阳胆经郁热则胸胁苦满、呕而不欲食,手少阳三焦经郁热则出现水路不通,因生痰饮。小柴胡汤是和解剂之宗,有和解少阳、调节中焦气机之功,君药柴胡有解郁透热,升阳散气之功效。因此后世中诸多火郁发之的方剂中,柴胡较为常见。

#### 3.1.2 《伤寒论》三阴经

太阴经是太阴脾土之脏,为纯阴之脏,因此本经多为中阳不足,寒湿在脏为病,而极少出现热化。因此本经火郁之证较少,太阴经感寒之证可见桂枝汤外、太阴腹痛证的桂枝加芍药汤外,多用四逆辈药物。此外,"太阳病,外证未除,而数下之,遂协热而利,利下不止,心下痞硬,表里不解者,桂枝人参汤主之"。此方为理中汤合桂枝,桂枝通经而解表,使理中汤温中同时气机以升散,可以治疗太阴(脾虚寒)外感之证。

少阴经病传变至此，其阳气已亏虚，是较为危重的阶段，出现了精神萎靡。少阴可寒化、可热化，也可以出现少阴病复感寒之证，"少阴病，始得之，反发热，脉沉者，麻黄细辛附子汤主之"。此为太少两感证可运用此方治疗，其中麻黄辛温发汗解表，附子辛热温肾阳，细辛归肺肾二经，善于走窜，既能帮助麻黄发表，也能鼓舞肾中阳气。全方发解表郁而不伤阳，有发郁之意。另外，四逆散中也有柴胡疏解郁热，枳实理气降气，使气郁得散，阳气达于四末，也有火郁发之之意。

厥阴经病多寒热错杂，阴阳胜复之证。足厥阴肝经，为一阳升发之经，阳气较弱，最易受挫，出现寒凝肝脉。又因肝体阴而用阳，疏泄不及，易于形成火郁，因此本经常出现寒热错杂之证。本经中，"火郁发之"的代表方剂当属麻黄升麻汤，"伤寒六七日，大下后，寸脉沉而迟，手足厥逆，下部脉不至，咽喉不利，吐脓血，泄利不止者，为难治，麻黄升麻汤主治。"本方为表邪未解先大下之，邪陷于里，阳气不伸，上热下寒，虚实并见。方中重用麻黄、升麻为君，发越郁阳，判定疗效也为"汗出愈"。此外，佐以石膏、黄芩、知母、葳蕤、天门冬、当归、芍药等育阴补肝体，防止发越太过而伤阴。

### 3.1.3 《金匮要略》代表方剂

《金匮要略》的论述中也包含了很多"火郁发之"之意的条文，"病者一身尽疼，发热，日晡所剧者，名风湿。此病伤于汗出当风，或久伤取冷所致也，可与麻黄杏仁薏苡甘草汤"。本证属于湿与风侵袭人体，湿为阴邪，但风为阳邪，侵袭肌表气机郁而不通则化热，因此应用麻黄、杏仁宣发肺气，宣散肺气。阳毒病中"阳毒之为病，面赤斑斑如锦文，咽喉痛，吐脓血。五日可治，七日不可治，升麻鳖甲汤主之"。方中升麻升阳清热之功，取宣散热毒之意。"肺胀，咳而上气，烦躁而喘，脉浮者，心下有水气，小青龙加石膏汤主之"。本证为肺胀，外感风寒，内有饮邪郁热所引起，应用麻黄、桂枝发汗解表，宣肺，石膏清热除烦，与麻黄共同发越水气。"肝着，其人常欲蹈其胸上，先未苦时，但欲饮热，旋覆花汤主之"。肝着本为气血瘀滞不行之证，以旋覆花通阳散结，行气活血；葱十四茎以辛温通阳散结，以发其郁。此外在肠痈篇中也有论述"肠痈之为病，其身甲错，腹皮急，按之濡，如肿状，腹无积聚，身无热，脉数，此为肠内有痈脓，薏苡附子败酱散主之"。此证中营血在肠郁热，阳气不足，正不胜邪，因而脉数无力，方用薏苡仁、败酱草排脓，附子振奋阳气，辛热散郁。

"火郁发之"之理常寓见于经方之中，应用之中有外邪中三阳经郁表之证；也有三阴经中寒热错杂或复感外邪之证；也有杂病阳热之邪与气滞痰湿相和导致阳郁之证。治疗时仲景结合郁热程度、本经的自身特点，采用的药味不同，如麻黄（太阳）宣散之功强于柴胡（少阳）、升麻（阳明），而三阳经郁热在里常可结合石膏等辛寒之品以清宣结合；三阴经证时，多在本经方剂基础之上合用桂枝通阳，干姜、细辛、附子等辛热走散的形式，郁热过重时也有应用麻黄、升麻之品宣散，但同时也辅以滋阴之品,防宣散太过。

### 3.2 "火郁发之"临床验方的应用

#### 3.2.1 清热剂

"火郁发之"本为清火热之病证的主要治则,历代医家验方中清热剂中有很多关于此类,本段在这里介绍代表方剂。普济消毒饮出自李东垣,"大头天行,初觉憎寒体重,次传头面肿盛,口不能开,上喘,咽喉不利,口渴舌燥……汤调,时时服之。或蜜拌为丸,噙化。"本方清热解毒、疏风散邪,治疗风热上攻头面目而形成"大头瘟毒"。君药为黄芩、黄连等药物清热解毒,苦寒清降,配伍升麻、柴胡引药上行,以清头面,调节升降。汪昂《医方解集》[69]曰:"升麻、柴胡苦平,行少阳、阳明二经之阳气不得伸。"同样出自李东垣的"清胃散",运用升麻配伍黄连,与普济消毒饮有异曲同工之妙。此外,温病经典方剂清营汤中有透热转气之意、青蒿鳖甲汤有透血分郁热之功,温病学派清热剂中大多含有"清中有散,火郁发之"的思想,应用辛散行之品配合苦寒、甘寒等药物相得益彰。

#### 3.2.2 理气剂

理气剂中一般热象不甚明显,但行气解郁的意为更强。代表方剂当属杨栗山的升降散,全方共四位药,僵蚕、蝉蜕升阳中之清阳;姜黄、大黄降阴中之浊阴。一升一降,内外通和。本方被国医大师李士懋誉为治郁热之总方,可以根据火、痰、瘀、食郁的不同进行加减,应用范围十分广泛;其次朱丹溪的越鞠丸,其中栀子清热治疗热郁、神曲消食导滞化食郁、香附走窜行气郁、苍术化湿郁、川芎行气活血化血瘀,全方针对六郁而用,可以治疗气郁兼热之证。

#### 3.2.3 其他

在其他功用方剂中,升阳散火汤出自李东垣,本方属于补益剂,主要用于脾胃气虚,阴火上乘之证。全方与"升阳散火"之名相合,应用柴胡散少阳之火;防风、羌活散太阳之火;葛根、升麻散阳明之火;配合甘温益气敛阴之品,全方补而不滞,益中气、升清阳、疏郁火。开窍剂中如安宫牛黄丸、至宝丹等"凉开"方剂中,其证为温热邪陷心包,方药组成中应用丁香、麝香等芳香走窜,如吴鞠通说:"使邪火随诸香一齐俱散。"也有宣郁闭、清内热之功。

总而言之,"火郁发之"其内涵思想以因势利导为核心,治疗上多用清热、行气、升阳、解表、宣散等法,尤其对于发生在上部、在体表的实证或虚实夹杂的热性疾病尤为适宜。临床用药中可以选择辛温之品配合苦寒之品以达到行气透达,升阳清热之功效,是临床中应用十分广泛的治则之一。

### 4. 高天舒运用"火郁发之"理论用"升阳清热"法治疗急性期亚急性甲状腺炎(Subacute granulomatous thyroiditis, SAT)的临床思路

从亚急性甲状腺(SAT)西医发展过程来看,该病早期甲状腺局部炎症反应较重,出现甲状腺区域转移性疼痛、发热,炎症剧烈者甚至引起全身高热等表现。随

着炎症进展，甲状腺组织遭到炎症攻击，甲状腺滤泡细胞破坏，甲状腺激素大量释放入血，形成一过性甲状腺毒症，出现心慌、情绪急躁易怒、焦虑失眠等症状，此阶段是 SAT 急性发作期。急性发作期一般在本病确诊的 2~6 周之内，是症状最明显阶段，也是患者就诊最多的时期。本时期的治疗得当与否与甲状腺功能恢复、SAT 病程和预后也密切相关。因此急性期阶段控制本病至关重要。

西医治疗本病急性发作期主要为控制甲状腺炎症反应，常用非甾体解热镇痛药和糖皮质激素等治疗，其疗效虽然明显，但副作用也较多，如消化性溃疡、库欣综合征、糖代谢紊乱、骨质疏松、甚至精神亢奋等。目前有很多国外学者试图应用局部注射的方式治疗本病以减少全身用药，但由于药物半衰期可能需要反复注射，造成治疗负担增加，目前国内尚未大范围推广。除因副作用影响无法耐受外，很多患者主观畏惧副作用而减少药量、停服药物，造成病情反复，严重影响患者对疾病康复的信心及对医者的信赖。

高天舒认为好的疗效根源来自对疾病的深刻认知和反复的临证。疾病的认知中不仅要包括定义、病因、病机和分型论治，也要包括西医的病理生理变化和治疗机制的探究。因为中西医就认识某"疾病"单个客体而言虽存在思维方式的不同，但其认识内容必然有相通相近之处，因此互相借鉴优势加深疾病的理解十分必要。吾师虽中西汇通，但仍强调在运用中医理论要"晓其理、法其意"，用西医医学认知扩充中医理论，用中医视觉看待疾病证机是现代中医发挥"以人为本"治疗优势的根本。

SAT 属于中医"瘿病"的范畴，"瘿病"之名可以概括所有甲状腺肿大的疾病，显得过于笼统。高天舒认为，本病的发生主要表现为甲状腺区域的"痛、肿、热"，因此可以考虑命名为"瘿痛"或"瘿痈"。痈字虽然可以表达 SAT 的表现，但《素问·生气通天论》有云："营气不从，逆于肉理，乃生痈肿。"说明痈本质的含义是邪毒聚集于内，营血运转不畅，酿热成脓，血败肉腐，其不符合 SAT 的病理发展变化，而更类似于化脓性甲状腺炎的表现，临床易于混淆，故不赞成"瘿痈"之名。疼痛是 SAT 最早出现，且贯穿全病程和衡量疗效的主要症状，因此根据中医命名的规则，对应"气瘿""血瘿"等已有之名，认为称本病为"痛瘿"更为合适。

对于本病病因病机的认知，传统学者认为本病的发生与外感因素、地域环境因素、情志体质因素相关。观察本病的发生发展，绝大部分患者在发病前 1~2 周有上感的表现，而后出现甲状腺区转移性疼痛和局部肿大，此类患者又多性格紧张焦虑或正处于压力状态，抑或家族曾患此类疾病，因此高天舒认为本病发生发展与外感因素、情志、体质等因素密切相关。SAT 呈现季节流行，其高发季节在春季或节气变化之间，因而从六气而言应与风邪关系较为密切。从病机而言，高天舒认为风邪夹寒温之气侵入体表腠理，正气充足本当可以驱邪外出，但 SAT 患者多半卫气不足加之素体情志或体质等因素，外邪中表后难以驱邪外出，进入于半表半里之境，造成枢机不利，外气疏畅受阻，内有气郁之闭，同气相求逐渐郁而化火。病初虽有郁火，但由于受到正气充足的压制而不能立即显现，因此患者在1~2周内表现为无症状阶段，此时疾病处于爆发前的酝酿阶段。待内火已成，壮火食气，正气削弱，气机受火势影响更加郁滞，火热之势逐渐显现，进入本病的急性发作期。吾师提出"热郁于膺，风火相煽"为该阶段的重要病机，即火随厥阴风木之经上窜于颈部，导致颈部局部火毒炽盛，出现灼热肿痛，因其有风邪善行之势，所以早期甲状腺疼痛可出现转移性疼痛，火随风势走窜，风随火势上炎，二者相兼火炽之势越演越烈。火势燔炽全身进而出现高热、心慌、急躁易怒、乏力等症。本阶段鲜有恶寒、恶风之表现，因其火郁之热已完全在里，因此高天舒对于本病初期外感风热、风温等证分型多存在疑议，虽然起病有外感因素，但SAT病位在瘿，按表现应为热毒炽盛之证，与外感证型无直接关联。

在治则治法方面，本病病位在颈前喉结两旁，其位高；病理因素主要为火与郁。其病机演变而言，急性发作期是本病病机关键环节，控制本期的发展，其一，能极大地减轻后续的病理演变；其二，能够迅速缓解患者不适症状。高天舒基于此病机主张SAT应尽早中药干预，应采取"火郁发之"之法，并提出"能清一分火，便救得一分瘿"的理论。又根据《黄帝内经》"其高者，因而越之"之意，提出当选用"升阳清热"之法来治疗本病。"升阳"即应用升阳之品来发散，使郁火就近而出；"清热"便是针对火热证选用辛凉、苦寒之品来清热解毒。高天舒认为本病急性期是与热、郁密切相关的实证阶段。热之邪当清、当发，而郁之理当升、当散。本病气火搏结而产生甲状腺肿大热痛，因其病程尚短，热在气分，不会导致痰瘀和热入营血等的情况；又因化痰之品多温燥，化瘀之品多辛窜，用之不当反易助热，因此吾师认为不能唯肿便使用化痰散瘀之法，应辨证求因，审因论治，方可治疗。因此高天舒认为"升阳清热"法才是治疗本病的大法，不提倡使用化痰散结及活血化瘀的治法。

在选方用药方面，高天舒理法方药一脉相承，经过30余年临床经验摸索总结，取普济消毒饮、小柴胡汤、升降散等经典方剂之意独创瘿痛饮，意在升阳清热、解毒消瘿起到"火郁发之"之功效。瘿痛饮其主方由升麻、柴胡、僵蚕、薄荷、黄连、酒黄芩、牛蒡子、生甘草、桔梗、板蓝根、连翘、玄参、蝉蜕、姜黄等14味药物组成。其中以升麻、柴胡为君，辛寒透邪起到升阳清热解毒之功效，用量最大；臣以连翘、金银花、大青叶、板蓝根、黄连、黄芩等清辛凉、苦寒之品清热解毒，用量次之，佐以蝉蜕、僵蚕、姜黄、桔梗、玄参、牛蒡子、薄荷等品发散风热、疏郁、利咽喉；使以生甘草以调和诸药。柴胡、升麻等品性浮向上，升麻入阳明、柴胡入少阳，取其升阳散郁之意；黄连、黄芩性寒味苦，清火解毒之力强，其性易泄，反制他药升浮太过；僵蚕性平辛咸，气味轻薄，善升清散火，祛风除湿，清热解郁，配合姜黄，味辛苦性寒，善行气解郁定痛，与蝉蜕相合而取升降散之意；方中柴胡、黄芩搭配又能解少阳，调枢机；玄参甘咸，善治咽喉肿痛且能防升散所致阴伤，散中寓补；桔梗载药上行，与甘草合为甘草桔梗汤善治咽喉肿痛之证。本方配伍精妙，紧扣病机，共奏发火郁、清热毒、调枢机，散清相兼、升中有降，蕴含"火郁发之"之意。

**（二）"升阳清热"法治疗热毒炽盛型急性期 SAT 的临床疗效观察**

本课题组采取随机、对照的临床试验方法，将纳入符合诊断标准的急性期亚甲炎患者 62 例分配至中药组和强的松组。两组均对入组患者进行健康宣教，嘱咐患者避免劳累，注意休息，控制情绪，保持良好的心态，预防感冒。强的松组在一般治疗基础上采用醋酸泼尼松片干预。初始剂量 10mg，每日 3 次口服；每周根据患者发热、疼痛症状酌情减量，直至 5~10mg，每日 1 次口服，并维持此剂量至疗程 4 周结束。中药观察组在一般基础上，每日 1 剂中药复方汤剂瘿痛饮，具体组成为：升麻 15g，柴胡 15g，僵蚕 12g，薄荷 9g，黄连 15g，酒黄芩 15g，牛蒡子 15g，生甘草 12g，桔梗 15g，板蓝根 15g，连翘 15g，玄参 15g，蝉蜕 12g，姜黄 12g。嘱患者服药期间清淡饮食、忌烟忌酒、忌海鲜发物。2 组用药疗程均为 4 周，随访时间为 12 周。结果显示，中医症状量化评分：经治疗 4 周后，两组中医证候量化评分与基线相比均显著降低，其中中药组分值下降（24.067±7.046）分，强的松组分值下降（19.57±7.88）分，$P<0.01$，两组治疗前后差异均有统计学意义，提示治疗后两组中医症状均存在明显缓解。而治疗 4 周后，中药组中医症状评分明显低于强的松组，$P<0.01$，差异有统计学意义，即中药组在改善中医症状评分方面疗效显著优于强的松组。中医证候疗效：治疗前后中药组临床痊愈 9 例（30%），显效 15 例（50%），有效 5 例（16.7%），无效 1 例（3.33%），总有效率 96.70%；强的松组临床痊愈 3 例（10%），显效 10 例（33.33%），有效 14 例（46.67%），无效 3 例（10%），总有效率 90.00%，$P<0.05$，即中药组针对中医证候疗效有效率高于强的松组，差异有统计学意义。甲状腺功能：治疗后：①$FT_3$ 水平：两组治疗后中药组 $FT_3$ 下降 7.42±5.38（pmol/L）、强的松组下降 8.95±6.40（pmol/L），两组 $FT_3$ 水平均较前明显下降，$P<0.05$，差异均有统计学意义；而治疗后两组相比 $FT_3$ 水平无显著差异，$P>0.05$。第 16 周时，两组 $FT_3$ 水平与 4 周时无显著差异，两组间也显著无差异。②$FT_4$ 水平：两组治疗后中药组 $FT_4$ 下降 10.53±8.28（pmol/L）、强的松组下降 12.47±7.63（pmol/L），两组 $FT_4$ 较前均明显下降，$P<0.05$，差异均有统计学意义；而治疗后两组比较 $FT_4$ 水平无显著差异，$P>0.05$。第 16 周时，两组 $FT_4$ 水平与 4 周时无显著差异，两组间也显著无差异。③TSH 水平：两组治疗后中药组 TSH 上升 2.14±1.07（μIU/mL）、强的松组上升 1.84±1.20（μIU/mL），两组 TSH 较前均明显上升，$P<0.05$，差异均有统计学意义；而治疗后两组比较 TSH 水平无显著差异，$P>0.05$。第 16 周时，两组 TSH 水平与 4 周时无显著差异，两组间也显著无差异。血沉：治疗 2 周时，两组较治疗之前 ESR 均有显著下降，其中中药组下降 41.30±

15.59，($P\leq 0.01$)，强的松组下降 38.33±15.42（$P\leq 0.01$），表明 2 周时各组药物即存在显著疗效；两组组间相比，中药组 ESR 为 25.03±10.01（mm/h），虽低于强的松组，但 $P>0.05$，差异无统计学差异，表明两组在治疗 2 周时疗效接近。治疗 4 周时，中药组 ESR 较入组时降低 56.17±14.38（mm/h）（$P\leq 0.01$），较 2 周时降低 14.87±7.69（mm/h）（$P\leq 0.01$）；强的松组 ESR 较入组时降低 53.00±17.455（$P\leq 0.01$），较 2 周时降低 14.667±9.51（$P<0.01$），差异均存在统计学意义，表明治疗 4 周时两组均有显著疗效。而两组组间比较，中药组 ESR 为 10.17±5.63（mm/h），虽低于强的松组，但 $P>0.05$，差异无统计学差异，表明两组在治疗 4 周时疗效接近。复发率、甲减发生率：中药组复发例数为 0、复发率 0%，强的松组复发 1 例、复发率 3.3%，$P>0.05$，差异无统计学意义；中药组甲减发生 2 例、甲减发生率 6.7%，强的松组发生 3 例、甲减发生率 10%，$P>0.05$，差异无统计学意义。结果表明中药复发率和甲减发生率方面与强的松组相比接近。理化指标：入组和第 4 周时，绝大多数患者血、尿、肝肾功能、心电图指标均在正常范围内，部分患者体检指标轻微变化可能与检测当时生活状态有关，仅有少数指标处于异常而无临床意义状态，根据临床意义对指标进行分段后对构成比进行统计学分析，结果表明，各中药组指标分段构成比无统计学差异，安全性良好；而强的松组治疗后出现 WBC 水平升高（正常范围内），但指标升高无临床意义。不良事件比较：研究期间，共有 1 例受试者发生不良事件，其中中药组 0 例，强的松组 1 例，不良事件为非严重不良事件且无特殊损害结局，与药物因果关系均判定为无关，处理方案给予"观察，不中止试验药物"。不良事件发生率 $P>0.05$，两组不良事件发生率无统计学差异。两组患者依从性均良好且无差异。

（三）"升阳清热"法干预腺病毒致 Nthy-roi3-1 细胞感染的焦亡过程的体外研究

本课题组在体外研究中已阐释了"升阳清热"法治疗急性期亚甲炎的作用机制，具有"升阳清热"作用的中药瘿痛饮能够降低甲状腺滤泡上皮细胞死亡率，下调细胞上清 $T_3$、$T_4$ 表达水平、Tg 和 TPO mRNA 水平、IL-1β 和 IL-18 细胞因子表达、焦亡相关蛋白（Caspase-1、ELAVL-1、GSDMD-N、NLRP-3）表达水平（图 12-1）和焦亡相关分子（Caspase-1、NLRP3、ELAVL-1）mRNA 转录水平并能降低 AnnexinV（+）/PI（+）细胞比例（图 12-2）。即中药瘿痛饮能够通过抑制焦亡途径上游 ELAVL-1 蛋白的表达，抑制 NLRP3 炎症小体活化（图 12-3），下调 Caspase-1 活化程度，减少 pro-IL-1β 和 pro-IL-18 切割活化，抑制炎性细胞因子 IL-1β 和 IL-18 释放，降低炎症反应；同时下调 GSDMD-N 水平，减少细胞膜破坏，抑制细胞焦亡，降低细胞坏死率，减少 $T_3$、$T_4$、Tg 和 TPO 释放，从而发挥治疗作用。

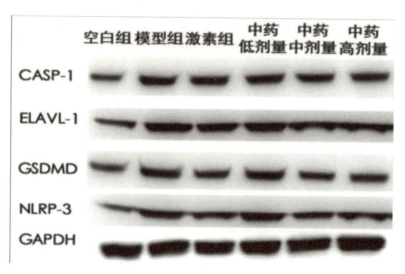

图 12-1　Western blot 检测细胞 GSDMD-N、caspase-1、NLRP-3、ELAVL-1 蛋白表达

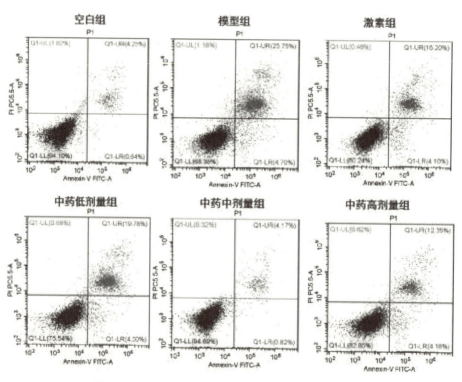

图 12-2　AnnexinV-FITC PI 染色流式细胞仪测试结果

# 第十章 富碘中药治疗亚急性甲状腺炎

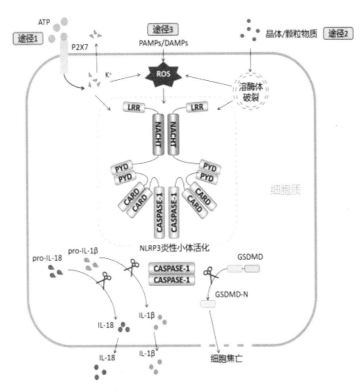

图 12-3 NLRP3 炎性小体激活模式

## 九、典型病案

高天舒验案摘选：

黄某，女，55 岁

初诊：2017 年 4 月 12 日

主诉：颈前肿大 1 周，加重伴发热 2 日。

现病史：患者 1 周前因颈前肿大就诊于某医院查甲功：TSH：0.18pmol/L，TPOAb：214.5IU/mL，TRAb：0.415IU/mL，AST：37U/L，GGT：47U/L，CRP：51.3mg/L，ESR：45mm/h，甲状腺彩超示：甲状腺回声、双颈部淋巴结肿大，超声结构正常。被诊断为"亚急性甲状腺炎"。并予强的松 5mg，日 1 次口服，依托考昔片（具体剂量不详）以抗炎治疗，效果不佳。2 天前无明显诱因出现上述症状加重伴发热，今为求中医治疗来笔者所在医院门诊。刻诊：颈前肿大，甲状腺触痛，发热，咳黄痰量多，乏力，饮食可，睡眠可，大小便正常。

查体：体温：38.1℃，甲状腺Ⅲ度肿大，质硬，甲状腺压痛（+）。舌暗，苔白厚，右关滑数，左尺滑细。

中医诊断：瘿痛证。

西医诊断：亚急性甲状腺炎。

处方：牛蒡子 15g，酒芩 10g，黄连 5g，生甘草 15g，桔梗 30g，板蓝根 15g，玄参 15g，升麻 15g，柴胡 20g，陈皮 15g，僵蚕 15g。7 剂，100mL 水煎服，每日 1 剂，分 3 次口服。

二诊：2017 年 4 月 26 日。患者颈前肿大等症状较前好转，偶有咳嗽，无发热，胃脘胀痛，纳差，眠差，舌苔黄腻，脉滑数。

处置：在原方的基础上加紫苏 15g，鸡内金 15g，白芍 10g。14 剂，煎法同上。

三诊：2017 年 5 月 10 日。患者颈前肿大较前好转，甲状腺触痛（-），无咳嗽，胃脘胀痛较前缓解，饮食不佳，睡眠尚可，舌质淡，苔根黄，双关实数。

处置：上方去紫苏，加神曲 15g，麦芽 15g。7 剂，煎法同上。

四诊：2017 年 5 月 25 日。患者症状逐渐好转，舌质暗，苔黄，脉缓。复查肝功正常，甲功：$FT_3$：4.2pmol/L，$FT_4$：9.55pmol/L，TSH：55.85μIU/mL。

处置：组方改为：炙甘草 15g，生甘草 15g，炒白术 15g，炙黄芪 35g，升麻 15g，柴胡 15g，防风 15g，僵蚕 15g，马勃 15g，蒲公英 30g。14 剂，煎法同上。

服药 2 周后患者颈前肿大消失，无不适症状。

按语：患者为中年女性，病史为 1 周，平素生活压力大。感受风热邪气，加之情志不畅，热毒壅盛，发于颈前致颈前肿大、疼痛；热毒瘀积而发热，卫表不固，肺失宣降则咳嗽；饮食不节，脾气虚弱，故见乏力；舌暗，苔白厚，右关滑数，左尺滑细，均为热毒壅盛之征象。故予普济消毒饮加减。黄连、黄芩、板蓝根清热解毒；牛蒡子、僵蚕疏风散热；生甘草、桔梗清热解毒利咽。连服 7 剂，着力清热解毒以散邪气，迅速缓解疼痛症状。二诊患者热毒渐衰，故症状较前缓解。方中重用寒凉药物，损伤脾胃，胃失和降，故胃脘胀痛，纳差。脾胃受损，壅遏于中，邪热上扰心神则眠差。故在原方的基础上加入紫苏行气宽中，鸡内金健运脾胃，白芍与甘草缓急止痛。三诊患者脾胃得升降，症状好转，唯饮食欠佳未见明显好转，去行气之药，加神曲、麦芽以健脾醒胃。四诊热毒后期，余邪渐消，恐伤正气，故以加入平补药物以益气生津，后加防风、羌活与之共奏扶正祛邪之效。四诊过后，患者症状悉数消失。嘱患者畅情志，避风寒，注意休息。

姜兆俊验案摘选[70]：

患者，男，43 岁

初诊：1998 年 8 月 20 日

主诉：颈前疼痛 2 个月。

现病史：患者无明显原因出现颈前部剧烈疼痛，并灼热感，可向耳枕部放射，病情严重时辗转不安，大汗淋漓。伴咽部不适、疼痛，发热 38℃。在其他医院以"慢性侵袭性甲状腺炎"给予治疗未见好转，纳差，二便可。

查体：颈前双侧甲状腺弥漫性肿大（Ⅲ度），以左侧明显，质硬韧，压痛明显，边界不清，随吞咽上下移动。咽部充血，颈部淋巴结（-）。苔白厚腻，脉细弦。

辅助检查：血 $T_3$、TSH 正常，$T_4$ 升高。

诊断：亚甲炎（急性期）。

处置：柴胡 9g，夏枯草 12g，连翘 15g，蒲公英 30g，浙贝母 9g，金银花 30g，雷公藤 9g，赤芍 12g，白芍 12g，虎杖 12g，生牡蛎 18g，僵蚕 9g，全蝎 6g，生甘草 6g，板蓝根 15g，山慈菇 6g。12 剂，水煎服，日 1 剂。

二诊：服药 12 剂后，颈前疼痛明显减轻，体温降至正常，但甲状腺时有肿大，压痛。

处置：上方去赤芍、白芍、生甘草，加黄连 6g，海藻 15g，昆布 21g，丹参 15g，威灵仙 15g，以加强活血通络、化痰散结作用。

继服 12 剂后，颈前疼痛消失，双侧甲状腺逐渐缩小变软至恢复正常。停服中药，口服散结片维持 1 周，随访至 1999 年 3 月未复发。

综上所述，富碘中药治疗瘿病历史悠久，其对亚急性甲状腺炎的治疗主要是从清热、对甲状腺的影响以及抗炎抗病毒等方面发挥作用。现有的临床研究表明富碘中药复方单独治疗或联合西药治疗亚急性甲状腺炎相较西医单纯治疗而言，具有明显优势。主要表现在治疗的总有效率、降低血沉速度、止痛消肿时间、甲功改善及安全性和复发率等方面。但富碘中药治疗亚急性甲状腺炎仍存在不足或亟待改进和完善的问题：①目前的研究多局限于临床疗效观察，缺乏大样本多中心的临床研究及严谨的科研设计。②研究无法明确富碘中药治疗作用的靶点和具体机制。③目前的治疗以富碘中药治疗为主，偶尔联合外用药物，治疗范围手段较窄，可充分发挥中医针灸、砭石等。

**参考文献**

[1] Fatourechi V, Aniszewshi JP, Fatourechi GZ, et al. Clinical features and outcome of subacute thyroiditis in an incidence cohort: OlmstedCountry, Minnesota, study [J]. The Journal Clin Endocrinology Metab, 2003, 88 (5): 2100-2105.

[2] 马德权. 中西医结合治疗亚急性甲状腺炎疗效观察 [J]. 辽宁中医杂志, 2006, 33 (4): 455.

[3] 宋景贵. 甲状腺炎性疾病的中医命名 [J]. 山东中医药大学学报, 1996 (3): 169-170.

[4] 伯癉, 董建华, 周仲瑛. 中医内科学. [M]. 5 版. 上海: 上海科学技术出版社, 2010: 218.

[5] 陈如泉. 陈如泉教授医论与临床经验选萃 [M]. 北京: 中国医药科技出版社, 2007: 199.

[6] 盛丽. 亚急性甲状腺炎的病机探讨 [J]. 内蒙古中医药, 2015 (2): 144-145.

[7] 王旭, 陈金锭. 略论含碘中药在治疗"甲亢"中的运用 [J]. 江苏中医, 2000, 21 (4): 35-36.

[8] 朱重光, 徐开州, 晁岳汉, 等. 治疗甲状腺机能亢进症的临床体会 [J]. 河南中医, 1993, 13 (1): 11-14.

[9] 陈亚乔, 侯林, 崔清华, 等. 海藻不同方法提取物体外抗病毒活性研究 [J]. 西部中医药, 2018, 31 (3): 5-8.

[10] Brito TV, Neto JP, Prudencio RS, et al. Sulfated-polysaccharide fraction extracted from red algae Gracilaria birdiae ameliorates trinitrobenzenesulfonic acid-induced colitis in rats [J]. J Pharm Pharmacol, 2014, 66 (8): 1161-1170.

[11] Yang JW, Yoon SY, Oh SJ, et al. Bifunctional effects of fucoidan on the expression of inducible nitric oxide synthase [J]. Biochem Biophys Res Commun, 2006, 346 (1): 345-350.

[12] Sanjeewa KK, Fernando IP, Kim EA, et al. Anti-inflammatory activity of a sulfated polysaccharide isolated from an enzymatic digest of brown seaweed Sargassum horneri in RAW 264.7 cells [J]. Nutr Res Pract, 2017, 11 (1): 3-10.

[13] Li C, Gao Y, Xing Y, et al. Fucoidan, a sulfated polysaccharide from brown algae, against myocardial ischemia-reperfusion injury in rats via regulating the inflammation response [J]. Food Chem Toxicol, 2011, 49 (9): 2090-2095.

[14] Araujo IW, Chaves HV, Pacheco JM, et al. Role of central opioid on the antinociceptive effect of sulfated polysaccharide from the red seaweed Solieria filiformis in induced temporomandibular joint pain [J]. Int Immunopharmacol, 2017, 44: 160-167.

[15] Hong SW, Jung KH, Lee HS, et al. Suppression by fucoidan of liver fibrogenesis via the TGF-beta/Smad pathway in protecting against oxidative stress [J]. Biosci Biotechnol Biochem, 2011, 75 (5): 833-840.

[16] Jose GM, Kurup GM. The efficacy of sulfated polysaccharides from Padina tetrastromatica in modulating the immune functions of RAW 264.7 cells [J]. Biomed Pharmacother, 2017, 88: 677-683.

[17] Park HY, Han MH, Park C, et al. Anti-inflammatory effects of fucoidan through inhibition of NF-kappaB, MAPK and Akt activation in lipopolysaccharide-induced BV2 microglia cells [J]. Food Chem Toxicol, 2011, 49 (8): 1745-1752.

[18] de Sousa OVE, de Araujo IW, Quindere AL, et al. The involvement of the HO-1 pathway in the anti-inflammatory action of a sulfated polysaccharide isolated from the red seaweed Gracilaria birdiae [J]. Inflamm Res, 2011, 60 (12): 1121-1130.

[19] Ribeiro NA, Abreu TM, Chaves HV, et al. Sulfated polysaccharides isolated from the green seaweed Caulerpa racemosa plays antinociceptive and anti-inflammatory activities in a way dependent on HO-1 pathway activation [J]. Inflammation Res, 2014, 63 (7): 569-580.

[20] Ryu MJ, Chung HS. Fucoidan reduces oxidative stress by regulating the gene expression of HO1 and SOD1 through the Nrf2/ERKsignaling pathway in HaCaT cells [J]. Mol Med Rep, 2016, 14 (4): 3255-3260.

[21] Do H, Kang NS, Pyo S, et al. Differential regulation by fucoidan of IFN-gamma-induced NO production in glial cells and macrophages [J]. J Cell Biochem, 2010, 111 (5): 1337-1345.

[22] 刘守海, 连粉红, 夏小军, 等. 夏小军从毒、郁、痰、瘀辨治亚急性甲状腺炎经验 [J]. 中国中医基础医学杂志, 2018. 24 (3): 409-410.

[23] 张广德, 魏子孝. 魏子孝辨治亚急性甲状腺炎的经验 [J]. 北京中医药, 2010, 29 (8): 592-593.

[24] 陈岩. 自拟化瘿煎治疗亚急性甲状腺炎疗效观察 [J]. 中国热带医学, 2008, 8 (11): 2043.

[25] 王文. 自拟瘿瘤消汤治疗亚急性甲状腺炎18例 [J]. 云南中医中药杂志, 2006, 27 (3): 79.

[26] 丁继存. 黄芩消甲汤治疗亚急性甲状腺炎60例临床研究 [J]. 中医学报, 2009, 24 (6): 48-49.

[27] 张富英, 石华序, 王明花. 清热解毒消瘿汤治疗亚急性甲状腺炎48例 [J]. 中国民间疗法, 2009, 17 (8): 31.

[28] 黄荣春, 邓新但. 中西药联用治疗亚急性甲状腺炎16例临床观察 [J]. 江苏中医药, 2012, 44 (2): 34.

[29] 徐梦园, 戎士玲, 李晓晓, 等. 化浊解毒方治疗亚急性甲状腺炎临床研究 [J]. 中国中医急症, 2020, 29 (5): 823-826.

[30] 卢志刚. 中西医结合治疗亚急性甲状腺炎32例 [J]. 中医杂志, 2008, 49 (10): 912-913.

[31] 韩辅, 韩笑. 中药外敷法治疗亚急性甲状腺炎的临床观察 [J]. 中国医药指南, 2013, 11 (34): 214-215.

[32] 卓菁. 普济消毒饮治疗亚急性甲状腺炎84例 [J]. 实用中医内科杂志, 2008, 22 (9): 72.

[33] 左莹莹. 凉血解毒化瘀法配合中药外敷治疗亚急性甲状腺炎 [J]. 山西中医, 2014, 30 (5): 15-28.

[34] 陈敏龙, 马军杰. 中医内外结合治疗亚急性甲状腺炎的临床观察 [J]. 中国中医急症, 2018, 27 (8): 1464-1467.

[35] 任志雄, 李光善, 倪青. 林兰教授谈亚急性甲状腺炎的中医诊治 [J]. 天津中医药, 2013, 30 (8): 453-454.

[36] 公方雪, 刘喜明. 刘喜明教授辨治亚急性型甲状腺炎经验撷菁 [J]. 世界中医药, 2016, 11 (1): 104-106.

[37] 陈继东, 左新河, 陈如泉, 等. 陈如泉教授治疗亚急性甲状腺炎的经验 [J]. 时珍国医国药, 2015, 26 (6): 1506-1507.

[38] 张晟, 陆灏. 陆灏治疗亚急性甲状腺炎的学术思想介绍 [J]. 中国中医急症, 2016, 25 (3): 435-437.

[39] 罗志昂, 许芝银. 许芝银教授治疗亚急性甲状腺炎临证思辨特点 [J]. 中华中医药杂志, 2014, 29 (12): 3736-3738.

[40] 柯娜娜, 衡先培. 衡先培论亚急性甲状腺炎临床经验 [J]. 中华中医药杂志, 2017, 32 (7): 3033-3035.

[41] 洪嘉婧, 阙俊明, 杨东雨, 等. 消瘿解毒汤联合中药外敷治疗亚急性甲状腺炎临床研究 [J]. 中华中医药杂志, 2019, 34 (8): 3832-3834.

[42] 曾娟花, 李红, 黄洋. 亚甲方治疗亚急性甲状腺炎 (热毒壅盛、血热夹瘀证) 的临床疗效及对免疫功能的影响 [J]. 中国中医急症, 2019 (12): 2122-2125.

[43] 都静，张晓明，吴姗姗. 从热毒辨治亚急性甲状腺炎急性期临床疗效 [J]. 中华中医药学刊，2019, 37（1）：236-238.
[44] 谷晶. 银甲散加减治疗亚急性甲状腺炎的临床观察 [D]. 南京：南京中医药大学，2015.
[45] 王冰. 黄帝内经素问 [M]. 北京：人民卫生出版社，2012.
[46] 许慎，徐铉. 说文解字附音序、笔画检字 [M]. 北京：中华书局，2013.
[47] 李琳珂. 中医火理论的文献研究 [D]. 南京：南京中医药大学，2019.
[48] 刘完素. 素问玄机原病式 [M]. 北京：人民卫生出版社，2005.
[49] 刘完素. 黄帝素问宣明论方 [M]. 北京：中国中医药出版社，2007.
[50] 郑洪新，任艳玲，任路. 张元素医学全书 [M]. 北京：中国中医药出版社，2006.
[51] 李东垣. 内外伤辨惑论 [M]. 北京：中国中医药出版社，2007.
[52] 吕不韦. 吕氏春秋-中华经典名著全本全注全译丛书 [M]. 陆玖. 北京：中华书局，2011.
[53] 朱震亨. 丹溪心法 [M]. 北京：人民卫生出版社，2005.
[54] 王纶. 名医杂著 [M]. 北京：人民卫生出版社，2007.
[55] 周仲瑛. 中医内科学 [M]. 北京：中国中医药出版社，2007.
[56] 王肯堂. 证治准绳（一）杂病 [M]. 北京：人民卫生出版社，1991.
[57] 张介宾. 类经 [M]. 北京：人民卫生出版社，1965.
[58] 张仲景. 伤寒论 [M]. 北京：人民卫生出版社，2005.
[59] 张仲景. 金匮要略 [M]. 北京：人民卫生出版社，2005.
[60] 张元素. 医学启源 [M]. 北京：中国中医药出版社，2008.
[61] 李梴. 医学入门 [M]. 北京：人民卫生出版社，2006.
[62] 李时珍. 本草纲目 [M]. 北京：人民卫生出版社，2004.
[63] 李用粹. 证治汇补 [M]. 北京：中国中医药出版社，1999.
[64] 吴瑭. 温病条辨 [M]. 北京：人民卫生出版社，2005.
[65] 柳宝诒. 温热逢源 [M]. 北京：人民卫生出版社，1982.
[66] 吴有性. 瘟疫论 [M]. 北京：人民卫生出版社，2007.
[67] 张介宾. 景岳全书 [M]. 北京：人民卫生出版社，2007.
[68] 万全. 万氏秘传片玉痘疹 [M]. 湖北：湖北科技出版社，1986.
[69] 汪昂. 医方集解 [M]. 北京：人民卫生出版社，2006.
[70] 杨毅. 姜兆俊诊治亚急性甲状腺炎经验 [J]. 山东中医杂志，1999（7）：3-5.

# 第十一章 富碘中药治疗甲状腺功能亢进症

## 一、概述

甲状腺功能亢进症（Hyperthyroidism，简称甲亢）是由于甲状腺腺体本身功能亢进，合成和分泌甲状腺激素增加，导致血循环中甲状腺激素过多，引起以神经、循环、消化等系统兴奋性增高和代谢亢进为主要表现的一组临床综合征[1]。本病的患病率欧洲为0.5%~0.8%[2]，美国为1.2%[3]，中国为3.7%[4]。男女比率为1：4，各种年龄均可发病，但以中青年发病者最多[5]。甲亢是一种难治性、顽固性内分泌疾病，可合并全身多系统严重损伤，临床上应予以重视。

## 二、西医常用治疗方法及不足

### 1. 抗甲状腺药物（ATD）

我国常用丙硫氧嘧啶（Propylthiouracil，PTU）和甲巯咪唑（Methimazole，MMI），起始剂量为PTU 300~450mg/d或者MMI 30~40mg/d，分2~3次口服。ATD治疗GD临床疗效确切，但是也存在治疗失效、不良反应、停药复发等不足。在药物应用过程中，最常见的不良反应为白细胞减少，严重者可见粒细胞缺乏，此外还可见药物性甲减、药物性肝损害、ANCA相关性小血管炎等。

### 2. RAI

RAI适用于甲状腺肿大Ⅱ度以上；ATD失效、不耐受或治疗后复发；手术禁忌、拒绝或术后复发；合并白细胞减少、血小板减少或全血细胞减少；伴高功能结节；GO：轻度或者稳定期的中、重度GO可以单独应用RAI，活动期患者可以联合糖皮质激素；非妊娠期妇女接受RAI后应该避孕6个月，若治疗后3个月内怀孕，应终止妊娠。妊娠及哺乳期妇女禁止RAI，儿童和青少年GD患者RAI不作为首选。近期并发症包括一过性甲减、放射性甲状腺炎甚至诱发甲状腺危象；远期并发症包括永久性甲减、原发性甲旁亢、加重活动性GO等。

### 3. 手术治疗

手术治疗适用于中、重度甲亢，长期ATD治疗无效或停药后复发；依从性差，不愿意坚持服药；甲状腺肿大显著，有压迫症状；胸骨后甲状腺肿；结节性甲状腺肿伴甲亢；细针穿刺证实或怀疑恶性病变；妊娠妇女需要在妊娠$T_2$期进行，因$T_1$和$T_3$期流产风险高且存在麻醉剂致畸作用。手术治疗的并发症包括暂时性或永久性甲减、手术损伤导致的甲旁减和喉返神经损伤。

## 三、甲亢中医病名

甲亢，中医学归属于"瘿病"范畴。早在《山海经》里就有关于"瘿"的记载，"天帝之山……有草焉，其状如葵，其臭如蘼芜，名曰杜衡，可以走马，食之已瘿""苦山……有草焉，员叶而无茎，赤华而不实，名曰无条，服之不瘿"。"瘿病"一名最早记载见于隋·巢元方《诸病源候论》。现代医学认为"瘿病"是以颈前喉结两旁结块肿大为基本临床特征的一类疾病的总称，即甲状腺疾病均可归属于瘿病，而根据甲亢的典型临床症状，与中医学中的"气瘿""忧瘿""食亦""中消""瘿气"等相关。此外根据其伴随症状，还可归属于"内伤发热""心悸""汗证""郁证"等，此节不一一赘述。

中医古籍中对于"气瘿"的论述最为丰富：《诸病源候论》中描述"瘿者，由忧恚气结所生……恚气结成瘿者，但垂核捶捶，无脉也……又云有三种瘿：有血瘿，可破之；有肉瘿，可割之；有气瘿，可具针之。""气瘿之状，颈下皮宽，内结突起，腿腿然亦渐大，气结所致也。"《医宗金鉴》中论述："瘿有五种：肉色不变者，为肉瘿；其筋脉现露者，名筋瘿；若赤脉交络者，名血瘿；随喜怒消长者，名气瘿；坚硬推之不移者，名石瘿。"《圣济总录·气瘿》亦云："瘿之初结，胸膈满闷，气筑咽喉，噎塞不通，颈项渐粗，囊结不解，若此之类，皆瘿初结之证也。"《外科大成》云："瘿者，筋骨呈露；血瘿者，赤脉交结；肉瘿者，皮色不变；气瘿者，随喜怒而消长；石瘿者，坚硬不移，此五瘿也。"这里的气瘿根据其临床表现，与甲亢颈前肿大、急躁易怒等特征相符合，但是并不能完全鉴别甲亢与单纯性甲状腺肿。

"忧瘿"之名论述不多，唐·孙思邈《千金要方》《千金翼方》中将瘿病分为"气瘿""土瘿""劳瘿""忧瘿""石瘿"等五类，其中所论"忧瘿"与"气瘿"有别，究其本意当属与地方性甲状腺肿相鉴别的甲亢范畴，《中医词典》对此进行解释为："孙氏分瘿为五种，忧瘿即其之一。指因忧思气结，情志不遂，郁滞于颈而致。"张介宾·《景岳全书》云："中消者，多食易饥，不为肌肉而日加消瘦，其病在脾胃，又谓之消中也。"《素问·气绝论》中记载："大肠移热于胃，善食而瘦，谓之食亦。"均与甲亢多食易饥、消瘦的临床表现相吻合，并丰富了其临床证治。

"瘿气"之名见于宋·《太平圣惠方》，云："夫瘿气咽喉肿塞者，由人忧恚之气在于胸膈，不能消散，搏于肺脾故也。"《杂病源流犀烛·瘿瘤》："瘿瘤者，气血凝滞，年数深远，渐长渐大之症。何谓瘿，其皮宽，有似樱桃，故名瘿，亦名瘿气，又名影袋。"朱震亨所著《丹溪心法》《丹溪治法心要》中也加载了多个治疗瘿气的方剂。1997年颁布的《中医临床诊疗术语·疾病部分》对"瘿气"进行了规范，定义为：以颈前肿大、善饥消瘦、急躁心悸、畏热多汗、手颤、眼突等为主要表现的瘿病类疾病，与甲亢的特征相契合，《实用中医内科学》中也提到"瘿气，是以颈前轻度或中度肿大，其块触之柔软光滑，无结无根，可随吞咽而活动，并见急躁易怒，眼球外突，消瘦易饥等为特征的颈前积聚之病征"，故甲亢的中医病名以"瘿气"最为合适。

## 四、富碘中药治疗甲亢古代文献及历史沉浮

应用富碘中药治疗甲状腺疾病最早见于东汉时期《神农本草经》，书中记载海藻"味苦，寒，无毒。治瘿瘤气，颈下核，破散结气、痈肿、癥瘕、坚气，腹中上下鸣，下十二水肿"。此后，晋·陶弘景在《名医别录》中记载了昆布"味咸，寒，无毒。主十二种水肿，瘿瘤聚结气，瘘疮"为富碘中药复方治疗甲亢奠定了基础。

晋·葛洪在《肘后备急方》中首次提出应用海藻玉壶汤、四海舒郁丸治疗瘿病，也是现如今最具有代表性的富碘中药复方。此外，书中还记载了海藻酒能"疗颈下卒结囊，渐大欲成瘿"并详述其用法用量："海藻（一斤，去咸）清酒（二升），上二味，以绢袋盛海藻，酒渍，春夏二日，一服二合，稍稍含咽之，日三，酒尽更以酒二升渍，饮之如前，滓曝干末，服方寸匕，日三，尽更作，三剂佳。"

至唐代，富碘中药治疗瘿病得到了进一步的发挥。孙思邈《备急千金要方》中将瘿分为石瘿、气瘿、劳瘿、土瘿、忧瘿五种，并处以"五瘿丸"："海藻海蛤龙胆通草昆布礜石（一作矾石）松萝（各三分）麦曲（四分）半夏（二分）上九味，治下筛，酒服方寸匕，日三。禁食猪、鱼、五辛、生菜，诸难消之物。十日知，二十日愈。"书中记载了应用海藻、海蛤、昆布等含碘中药治疗瘿病的方剂共13首（海藻7首，昆布5首，海蛤3首），并多用酒送服。《千金翼方·瘿病第七》中也记录了以"五瘿丸"为基础方加减应用的处方。王焘于《外台秘要》对瘿病进行了详细地论述，并记录治疗瘿病方18首，气瘿方10首，五瘿方8首，并再次提出了海藻酒能治瘿病。记载了昆布丸方"疗气瘿气，胸膈满塞，咽喉项颈渐粗""又疗冷气筑咽喉噎塞兼瘿气"。同书还记载了"疗气妨塞方、疗瘿细气方、深师：苏子膏、疗气瘿方"。并在酒服外提出了"蜜丸如弹子，细细含咽汁"等用法。

宋金元时期学术争鸣，对富碘中药的运用也更加丰富。王怀隐《太平圣惠方》中记载将海带、昆布、海藻等制成"治瘿气经久不消，神效方"。赵佶《圣济总录》中收录治疗瘿病的内服方30余首，以海藻、昆布等富碘中药，洗去咸炙干，或温酒调下，或炼蜜和丸，含化。陈无择在《三因极一病证方论》提出了新的分类方法，将瘿瘤分为石瘿、肉瘿、筋瘿、血瘿、气瘿五种，称"五瘿皆不可妄决破，决破则脓血崩溃，多致夭枉"。并以海藻、海蛤、昆布等软坚散结药为主治石瘿、气瘿、劳瘿、土瘿、忧瘿等证，创破结散。金元四大家对富碘中药治疗瘿病也有一定的记录，李杲赞昆布"瘿坚如石者，非此不除"。张从正在《儒门事亲》中提到"颈如险而瘿，水土之使然也……又可以海带、海藻、昆布三味，皆海中之物，但得二味，投之于水瓮中，常食亦可消矣"，还记载了用海带、海藻、海蛤、昆布等富碘

中药配伍连翘制作的化瘿丹。《丹溪心法》《丹溪治法心要》中均记载了应用海藻等富碘中药治疗瘿气。张元素称"海藻，治瘿瘤马刀诸疮坚而不溃者。《黄帝内经》云，咸能软坚。营气不从，外为浮肿，随各引经之药治之，无肿不消，亦泄水气"。日本医家丹波康赖在《医心方》总结的治诸瘿良方以海藻、昆布、海蛤等富碘中药应用最多。元·罗天益撰《卫生宝鉴》记载了海带丸"治瘿气久不消"，以及海藻、海带、昆布配伍莪术、青盐等制成海藻溃坚丸"治瘿气火盛，久不消散"。

明清时期对富碘中药治疗瘿病进行总结和发扬。明·朱橚等博引历代各家方书、笔记、杂说及道藏佛书，辑古今医方，撰《普济方》，汇集治瘿病的85首处方，其中以海藻、昆布、海蛤等富碘中药频次最多。李时珍的《本草纲目》对常见的富碘中药的产地、形态、性味归经、主治等进行了详细介绍。陈实功《外科正宗》云："夫人生瘿瘤之证，非阴阳正气结肿，乃五脏瘀血、浊气、痰滞而成……痰聚也，行痰顺气……通治瘿瘤初起，元气实者，海藻玉壶汤。"成为至今临床最为著名的富碘中药治疗瘿病基础方。而另一基础方四海舒郁丸则出自清·顾世澄《疡医大全》，以海蛤、海藻、海螵蛸、海带等软坚散结的海洋类富碘中药，配以柴胡、陈皮、佛手、赤芍舒肝解郁。研究显示，基于数据挖掘分析明清医家治疗瘿病用药规律，单味药中海藻、昆布用药频次远高于其他药物；组方规律中"海藻+昆布"亦位于首位。

20世纪80年代起，随着对碘在甲状腺疾病中发挥作用的认识不断深入，富碘中药是否可以应用于治疗甲亢引起了广泛的争议，并至今尚无定论，其观点有四：第一种是以现代医学为依据，主张摒弃富碘中药；第二种沿袭传统，主张使用富碘中药；第三种主张使用含碘较少的中药；第四种是根据病情辨证选用含碘中药。一些专家认为，古代文献中的瘿病为由缺碘所致的单纯性甲状腺肿，与现代医学中的甲亢并不等同，因此并不能作为富碘中药治疗甲亢的证据。部分学者认为，中药中所含碘元素与碘化物相同，治疗甲亢可能引发病情反跳，即使在辨证指导下仍然弊大于利，因此主张仅在以甲状腺肿为主的轻度患者及在甲亢危象治疗中短期使用来暂时控制甲亢症状，常规治疗不主张应用富碘中药，应选择不含碘或低含量中药为主，并认为甲亢患者平时应减少甚至禁忌碘的摄入[6-10]。但是仍有众多医家认为古人应用富碘中药治疗瘿病历史悠久，疗效肯定，以中医理论为指导，可以继续应用，且疗效颇佳。其临床依据在于，随着对碘与甲亢关系的不断认识和富碘中药治疗甲亢机制的深入研究，一者碘在甲亢的治疗中并非禁忌，二者富碘中药治疗甲亢并非单纯依靠其碘成分，而是多种成分相互作用的共同效应。首届国医大师张琪教授就明确提出"甲亢不宜用海藻、昆布"之法值得商榷，临证之时以软坚消积散结之海藻、昆布，配合健脾补中之白术、山药，益气补肾之太子参、何首乌，达到攻补兼施之效[11]。路志正认为，虽然要汲取现代医学科研成果，但是在辨证论治前提下，合理运用含碘中药可收良效，其在甲亢合并突眼病程的不同阶段辨证均选用了软坚散结之海藻、昆布等,发现既未影响疾病的治疗,也未引起疾病的加重和恶化[12]。甲亢初期或见症状难以控制时,魏子孝主张加用海藻[13]。吕绍光治疗痰阻气郁型甲亢,以"甲亢方"中加用海藻、昆布等配合使用,起效迅速,效果显著[14]。鲁贤昌治疗肝郁痰凝之甲亢,认为临证之时可以海藻、昆布、海浮石等与其他中药配合酌情应用,对甲亢合并腺瘤、术前准备者亦可用以控制症状[15]。章真如治疗甲亢痰湿凝结者,与海藻玉壶汤、育阴制亢汤(海藻、昆布、海浮石、海螵蛸等)以化痰软坚[16]。陈如泉从痰瘀辨治甲状腺疾病,重视瘿病痰瘀并重当兼顾合治,分消其势,使其不致互相狼狈为患。其软坚散结消瘿法运用软坚化痰之海藻、昆布、海带、海浮石、海蛤等作用于局部的结聚或结块[17]。许芝银亦善于应用海藻、昆布、海螵蛸等咸寒之品,入肝肾经,起软坚散结之效[18]。

## 五、富碘中药治疗甲亢循证研究

富碘中药因其丰富的碘含量在治疗甲亢上具有一定的争议,但不可否认其在临床应用中具有优秀的治疗效果。传统的中医药应用富碘中药治疗甲状腺疾病具有悠久的历史,且疗效显著,并且在一定程度上也验证了其安全性,合理应用富碘中药并不会增加甲亢治疗中的风险。

**1. 随机临床对照研究(RCT 研究)**

根据检索结果显示,应用富碘中药治疗甲亢的随机临床对照试验共计 27 项[19-45](表 13-1),其中 3 项研究[26,30,44]为单纯富碘中药与 ATD 对照研究,其余研究均为在对照组 ATD 治疗基础上联合应用富碘中药。研究结果显示,应用富碘中药在提高临床疗效、改善甲状腺功能、调节促甲状腺素受体抗体(Thyrotropin receptor antibody,TRAb)水平、降低复发率、减少不良反应等多种方面均具有一定的优势。

洪勇涛[20]的研究结果证明,富碘中药治疗 Graves 病(GD)起效迅速并且安全性好。富碘中药在治疗病情较轻、血清 $FT_4$<50pmol/L、甲状腺不甚肿大或 ATD 不耐受的 GD 患者具有优势。研究显示,对 GD 患者起始治疗 2 周后,富碘中药组的血清 $FT_3$、$FT_4$ 值明显低于对照组,TSH 值无明显差异;治疗 4 周后,血清 $FT_3$、$FT_4$ 值及 TSH 值均低于对照组;治疗 8 周后,血清 $FT_3$ 值低于对照组,$FT_4$、TSH 无明显差异;治疗 12 周后,血清 $FT_3$、$FT_4$、TSH 比较均无显著差异。由此可见,应用富碘中药治疗 2 周患者血清甲状腺激素即有明显降低,证明富碘中药能够缩短疗程。与对照组 ATD 治疗相比,富碘中药组治疗后未见肝损害和粒细胞缺乏,证明其安全性好,为 ATD 不耐受患者的治疗提供了新的选择。在甲状腺自身抗体方面,富碘中药可以明显降低血清 TRAb 水平,从病因学角度对 GD 进行治疗,而同时甲状腺球蛋白抗体(Thyroglobulin antibody,TgAb)和甲状腺过氧化物酶抗体(Thyroid peroxidase antibody,TPOAb)水平治疗后有所下降,但无统计学差异。

李聪等[21]在研究中将试验对象设计为气郁质甲亢患者,认为肝郁气滞、郁久化

## 第十一章 富碘中药治疗甲状腺功能亢进症

表 13-1 RCT 研究

| 发表年度 | 第一作者 | 治疗组 | 干预措施 效果* | 对照组 | 疗程 | 研究结果 |
|---|---|---|---|---|---|---|
| 2019 | 李娜 | 富碘中药+ATD | √ | ATD | 12周 | ①②③⑤ |
| 2019 | 洪勇涛 | 富碘中药+ATD | √ | ATD | 12周 | ①②③⑤⑥⑧ |
| 2018 | 李聪 | 富碘中药+ATD+β受体阻滞剂 | √ | ATD+β受体阻滞剂 | 3个月 | ①②③⑤⑥⑦ |
| 2018 | 黎敏姬 | 富碘中药+ATD | √ | ATD | 3个月 | ①②④ |
| 2018 | 马新宇 | 富碘中药+ATD | √ | ATD | 6~12个月 | ①② |
| 2018 | 刘艳 | 富碘中药+ATD | √ | ATD | 4月 | ①②⑦ |
| 2017 | 彭镭 | 富碘中药+ATD+β受体阻滞剂+维生素B | √ | ATD+β受体阻滞剂+维生素B | 12周 | ①②④⑤ |
| 2017 | 张梅 | 富碘中药 | √ | ATD | 3个月 | ②④⑤ |
| 2017 | 郑晓东 | 富碘中药+ATD | √ | ATD | 24周 | ①② |
| 2017 | 陈徐栋 | 富碘中药+ATD | √ | ATD | 6个月 | ①② |
| 2017 | 张颖 | 富碘中药+ATD | √ | ATD | 8周 | ①②③⑤ |
| 2016 | 王若俊 | 富碘中药 | √ | ATD | — | ①⑥ |
| 2016 | 高禄 | 富碘中药+ATD | √ | ATD | 6~12个月 | ①② |
| 2016 | 康伟勤 | 富碘中药+ATD+β受体阻滞剂+升白药 | √ | ATD+β受体阻滞剂+升白药 | — | ①② |
| 2015 | 潘春华 | 富碘中药+ATD+β受体阻滞剂+维生素B | √ | ATD+β受体阻滞剂+维生素B | 14天 | ①②⑤ |
| 2015 | 张华军 | 富碘中药+ATD+β受体阻滞剂 | √ | ATD+β受体阻滞剂 | 3个月 | ①②④⑤⑥ |

续表

| 发表年度 | 第一作者 | 干预措施 治疗组 | 效果* | 对照组 | 疗程 | 研究结果 |
| --- | --- | --- | --- | --- | --- | --- |
| 2015 | 吴西芳 | 富碘中药+ATD | > | ATD | 3个月 | ① ② ④ ⑤ |
| 2015 | 邵振艳 | 富碘中药+ATD | > | ATD | 1个月 | ① |
| 2014 | 王剑 | 富碘中药+ATD | > | ATD | 2个月 | ① ② |
| 2014 | 向建军 | 富碘中药+ATD | > | ATD | 1.5年 | ① ⑤ |
| 2014 | 张立清 | 富碘中药+ATD | > | ATD | 2月 | ① ② |
| 2011 | 陈龙云 | 富碘中药+ATD+β受体阻滞剂+升白药 | > | ATD+β受体阻滞剂+升白药 | — | ① ② |
| 2010 | 仇绍晨 | 富碘中药+ATD | > | ATD | 30天 | ① ② |
| 2008 | 许进林 | 富碘中药+ATD+β受体阻滞剂+维生素B | > | ATD+β受体阻滞剂+维生素B | 3～5个月 | ① ④ ⑤ ⑦ |
| 2006 | 姚平 | 富碘中药+ATD | > | ATD | 3个月 | ① ② |
| 2005 | 詹世超 | 富碘中药 | > | ATD+β受体阻滞剂+维生素B | 3个月 | ① |
| 2000 | 吴秀毅 | 富碘中药+ATD+β受体阻滞剂 | > | ATD+β受体阻滞剂 | 60天 | ① |

注：*效果：>，即治疗组优于对照组

①临床疗效；②甲状腺功能；③TRAb水平；④复发率；⑤不良反应；⑥中医证候积分；⑦甲状腺体积；⑧尿碘水平

火是本病的主要发病机制，除通过临床疗效及甲状腺功能等，还通过观察各单项中医证候积分及其总分值比较两组之间差异，显示富碘中药辅助 ATD 治疗甲亢疗效显著，能够有效改善患者中医证候，同时表明了从中医体质角度治疗甲亢具有临床推广价值。

以海藻牡蛎消瘿汤、海藻玉壶汤作为研究对象的多项研究探讨了富碘中药对甲亢患者甲状腺激素水平、复发及安全性的影响，研究结果显示，海藻牡蛎消瘿汤能够有效缓解患者症状，调节甲状腺激素水平，减少再复发和不良反应的发生。含富碘中药服方可以通过疏肝理气、化痰通络、活血化瘀的治疗方法，有效针对甲亢的气滞、痰凝、血瘀三大基本病机，取得显著的疗效。其中，黎敏姬[22]采用柴胡疏肝散联合海藻玉壶汤治疗育龄期妇女甲亢，也是现阶段唯一针对育龄期妇女这一特殊人群的试验研究。

郑晓东[27]的研究结果纳入了骨代谢指标和骨密度测定，聚焦于甲亢患者伴有的矿物质代谢紊乱及骨质疏松症。随着甲亢病程的进展，过量的甲状腺激素直接刺激破骨细胞活性，显著增加骨转换率，导致骨量丢失。与对照组相比，富碘中药组甲状腺水平和各项骨代谢指标均优于对照组，同时因骨质疏松所导致的骨痛也得到明显缓解，认为富碘中药组不仅通过降低甲状腺激素水平改善骨代谢，还可能降低由破骨细胞活性增强造成的骨吸收、骨形成的高转换状态。

王剑[37]的研究结果显示，富碘中药治疗甲亢有效且可以减少西药的用量，并提出其可能存在的机制：一是提高机体对药物的利用率或敏感度；二是调节机体免疫机制，同时调节甲状腺功能。这一研究结果为临床治疗中 ATD 药物减量甚至停用提供了科学依据。

对上述 27 项研究进行系统评价，其中 7 项研究[19,20,23,24,33-35]采用了随机数字表、抛硬币及抽签的方法来产生随机数列，2 项研究[27,29]采用了治疗方法和入院顺序进行随机分配，其余仅报道了随机；所有研究均未涉及盲法；仅 1 项研究[34]在报告中提到有 4 例患者退出了试验，但研究结果并未受到影响；所有研究均未见选择性报告及数据结果丢失。荟萃分析结果显示，富碘中药治疗甲亢，在提高临床疗效、改善甲状腺功能、降低复发率和不良反应、降低 TRAb 抗体水平方面均优于对照组。

富碘中药治疗甲亢的有效性和安全性已经得到临床验证，为甲亢患者尤其是 ATD 不耐受者的治疗带来了新的思路。目前研究的局限性在于尚未见多中心、大样本、长周期、双盲法的临床随机对照研究，并且对 TRAb 抗体水平的研究重视不足，期待未来的研究可以着眼于这一领域。

**2. 非 RCT 研究**

5 项自身前后对照研究[46-50]显示，富碘中药治疗甲亢，无论是否联合 ATD，与对照组相比，总有效率均具有统计学差异，并且未增加严重不良反应。其中，高映瓯[47]等研究显示，对120例甲亢患者与富碘中药联合ATD治疗，大部分患者在2~4个月内所有的临床症状体征开始明显好转，$TT_4$、$FT_4$比治疗前大幅度降低，直至降至正常范围，肿大的甲状腺4~6个月消退至外观正常大小，少数突眼明显好转。经上述治疗方案治疗1.5年后，随访2年，结果显示：治愈109例，有效2例，复发9例，未出现治疗无效或甲减病例。治愈率为90.8%，总有效率为92.5%，复发率为7.5%，不良反应发生率为4.17%，证明富碘中药治疗甲亢疗效确切，随访2年复发率较低，不良反应发生率较低，值得临床研究推广。

2项病例对照研究[51-52]显示富碘中药联合ATD可以提高总有效率，与对照组单纯ATD治疗相比有显著差异。吴月娥将甲亢后期辨证属邪伤气阴、痰瘀互结，治宜益气养阴、化痰活血、消瘿散结。研究显示，在治疗过程中，西药对照组最短3周，其症状可改善，一般1.5个月病情可得到控制，最长服药者达2.2年。中西医治疗组最短2周症状改善，一般4周病情可控制，治疗最长者为1.2年，表明富碘中药起效迅速，可以有效缩短疗程，与上文洪勇涛[20]的研究具有一致性。

考察上述非RCT试验，一般发表年度较早，临床试验结果较为单一，仅报道有效率和不良反应发生率，对甲状腺功能的评价较为不足，但是分析显示，此类文献重视长期治疗与随访，并且其试验结果与后续的RCT试验结果具有较好的一致性，可以作为富碘中药治疗甲亢的临床依据。

## 六、富碘中药治疗甲亢机制研究

富碘中药治疗甲亢机制研究不仅证实了富碘中药治疗甲亢的有效性和安全性，同时证明了富碘中药治疗甲亢的作用机制不能单纯用现代医学中对碘剂的认识来揭示，其治疗作用并非单纯依赖于碘含量，要重视其协同作用；同时要关注有机碘和无机碘对于甲状腺的作用和在机体内代谢途径的不同，深入剖析富碘中药治疗甲亢的机制。

高天舒课题组一直致力于富碘中药治疗甲亢相关研究，并且发表了多项基础研究成果，为探讨富碘中药治疗甲亢的机制提供了重要的支撑。早在2009年，课题组即报道了富碘中药能明显降低甲亢大鼠血清$TT_3$、$TT_4$水平，且形态学观察未见明显损伤，该实验同时选用他巴唑与富碘中药进行平行对照研究，从血清$TT_3$、$TT_4$水平，饮水量和进食量等指标来进行比较，他巴唑与海藻玉壶汤之间差异无显著性意义，提示海藻玉壶汤对甲亢初期大鼠有与他巴唑相似的治疗作用，但海藻玉壶汤在改善甲状腺形态方面要优于他巴唑组[53-54]。另外几项研究显示，富碘中药可增加PTU致甲状腺肿大鼠甲状腺内碘含量，甲状腺形态学以及甲状腺功能改善均优于碘过量，且未见碘甲亢的发生[55]。在自身免疫甲状腺炎易感个体和非易感个体中，富碘中药治疗碘缺乏甲状腺肿均优于单纯碘过量，并且明显减轻碘补充过程中的氧化应激损伤[56-57]，其机制可能与抑制碘补充过程中甲状腺内IL-23、IL-17高表达有关[58]。同时，对碘的短期吸收水平比较发现，富碘中药吸收速度较单纯碘过量缓慢，避免了大剂量碘摄入带来的氧化应激损伤，提高了补碘的安全性[59]。

王翠平[60]等研究海带有机碘（3，5-二碘酪氨酸，DIT）与无机碘（碘化钾，KI）对甲亢形成中的 Wistar 大鼠血清游离三碘甲状腺原氨酸（$FT_3$）、血清游离甲状腺素（$FT_4$）和尿碘水平的影响。研究结果显示，与甲亢模型组相比较，DIT 各组血清 $FT_3$、$FT_4$ 水平降低，低剂量组显著下降（$P<0.05$），KI 各组无明显差异；DIT 各组与对应的 KI 剂量组比较，血清 $FT_3$、$FT_4$ 水平都显著降低（$P<0.05$）。与甲亢模型组相比较，DIT 各组、KI 各组尿碘水平明显上升（$P<0.05$）；DIT 各组与对应的 KI 剂量组比较，尿碘水平明显上升，其中中剂量组和高剂量组出现统计学差异。DIT 在甲状腺片诱导大鼠甲亢过程中，一定程度上可降低血清 $FT_3$、$FT_4$ 水平，对甲状腺片所致甲亢产生一定的拮抗作用；而无机碘组仅有尿碘排出增加，KI 对血清 $FT_3$、$FT_4$ 水平无影响。综上所述，DIT 可缓解甲状腺片引起的高甲状腺素水平，对甲状腺片导致的甲亢产生一定的拮抗作用，并可能不参与甲状腺激素的合成，减轻了机体和甲状腺的负担，其具体机制仍需进一步探讨。这项研究结果为富碘中药治疗甲亢的疗效机制提供了新的证据，即有机碘与无机碘的代谢途径不同。文章中提出，DIT 可能因为没有携带甲状腺内生成的酪氨酸碘化衍生物所具有的 tRNA，因此不能被甲状腺直接摄取利用，进而不会直接参与甲状腺激素的合成，减轻了机体和甲状腺的负担。而 DIT 和血清中 $FT_3$、$FT_4$ 同属含碘酪氨酸衍生物，其血清浓度的增加可能通过下丘脑-垂体负反馈调节甲状腺功能，从而降低甲状腺激素，解释了富碘中药治疗甲亢临床有效并且未见碘脱逸现象的原因。

## 七、富碘中药治疗甲亢并发症及合并症

**1. 富碘中药治疗甲亢危象**

甲亢危象，又称为甲状腺危象，是甲状腺毒症病情极度增重、危及患者生命的严重并发症，临床不常见，患病率为每年 0.2/10 万，但死亡率高，为 9.5%～11%。常见诱因有感染、手术、创伤、精神刺激等。严重甲亢治疗不及时或不充分是甲亢危象的主要病因。临床表现为原有甲亢症状加重、高热或过高热、大汗、心悸、恶心、呕吐、腹泻、烦躁甚至谵妄，严重者可出现心力衰竭、休克。患者一般死于高热虚脱、水电解质紊乱、充血性心力衰竭、肺水肿、呼吸衰竭、弥漫性血管内凝血（Disseminated intravascular coagulation，DIC）等。

现阶段针对甲亢危象的治疗方式为：①针对诱因治疗。②ATD：首选 PTU 600mg 口服或经胃管注入，继用 200mg，每日 3 次口服，待病情稳定后改用一般治疗量，如果没有 PTU 也可以改用 MMI。③碘剂：大剂量碘剂可以迅速抑制 $T_4$ 转化为 $T_3$，已作为常规治疗手段。④糖皮质激素。⑤β 受体阻滞剂。⑥透析及血浆置换：主要用于 GD 伴有急性肾衰竭、肝衰竭和甲亢危象者，可以迅速降低血 TH 浓度。

甲亢危象属于中医学"厥证""脱证"的范畴,其病机为素体阴虚火旺,失治误治,致阴虚阳亢,或感受外邪、情志刺激,致阴损及阳,阴竭阳脱。临床上辨证论治,对于以高热烦躁、心悸多汗为主证者,辨证属肝阳暴张,与清瘟败毒饮加减,必要时可以安宫牛黄丸、紫雪丹口服或鼻饲,或应用清开灵注射液静点;对于以大汗淋漓、呕吐腹泻、四肢厥逆为主证者,辨证为阴竭阳脱,与生脉饮、参附汤、四逆汤加减,必要时可以选择参附注射液、生脉注射液等静点。

富碘中药治疗甲亢危象尚无明确循证,但张宝珠认为甲状腺危象可采用富碘中药治疗[61],可作为临床治疗选择的方向。

### 2. 富碘中药治疗甲亢性心脏病

甲亢性心脏病是一种有心脏扩大、心力衰竭、心律失常和心绞痛等一系列心血管表现的一种内分泌性代谢紊乱性心肌病。甲状腺毒症通过增强心脏β受体对儿茶酚胺的敏感性、作用于心悸收缩蛋白增强心肌正性肌力作用、引起氧化应激反应以及 TH 导致外周血管扩张,心脏输出代偿增加等作用机制导致心动过速、心律失常和心力衰竭。

(1)甲亢性心力衰竭一般分为两种,一种主要发生于年轻人,因心动过速、心排出量增加导致;另一种多见于老年人,因甲亢诱发或加重已有或潜在的缺血性心脏病导致,为心脏泵衰竭。前者甲亢控制后,心力衰竭可恢复,后者则很难。

(2)甲亢引起的心律失常多为室上性。临床上有15%的不能解释的房颤是本病引起的,是影响心功能的中药因素之一,多见于老年甲亢和病史长、控制不佳者,但是甲亢控制后心功能可以有效改善甚至恢复。

甲亢性心肌病治疗时不主张长期应用 ATD,但是在 RAI 前要足量,尽快将血 $T_3$ 和 $T_4$ 降至正常,以尽早行 RAI;其余治疗可参考高输出量心脏病治疗原则,但在考虑应用强心苷和β受体阻滞剂时应尤其谨慎。临床上已见单用胺碘酮[62-66]、单用乙胺碘呋酮[67-68]或胺碘酮联合$^{131}$I[69-71]治疗甲亢合并房颤报道。

中医学治疗甲亢性心脏病可以参考"心悸""喘证"等,患者临床表现为心气不足、阴血不充,或心火亢盛、心阳虚竭之象,证属本虚标实,病之初起多以标实为主,主要表现为气结、火旺、痰聚、瘀血等标实证,日久则大多表现为元气亏虚,总体表现为心肾等脏腑的气、血、阴、阳之不足的虚证。根据患者典型临床症状进行辨证论治,主要分为以下4种证型:①心气不足,心悸,常兼见自汗、乏力等气血虚弱之象,此证临床常以黄芪生脉饮加减。②心阴不足,心悸,兼有发热、口干,舌红苔少,脉细数等阴血亏虚之象,因宜选用炙甘草汤加减。③心阳虚衰者,兼有畏寒、肢冷等水气凌心之象,宜用真武汤加减。④心火亢盛、心神不安者,大多由心肝火旺引起,兼有肝火证,应选用朱砂安神丸加减[72]。

现阶段已有研究显示富碘中药治疗甲亢伴房颤效果良好[73-74],而在甲亢伴心力衰竭方面还有待进一步研究。

**3. 富碘中药治疗 Graves 眼病**

Graves 眼病（Graves ophthalmopathy，GO）是一种与甲状腺功能紊乱有关的自身免疫性疾病，是 GD 常见的甲状腺外表现。GO 的发病机制尚未明确，一般认为其危险因素包括遗传因素、甲状腺自身抗体、TH 水平、吸烟、环境因素等相关。

GO 具有一定的自限性，其治疗原则根据严重程度和是否处于活动期而有所不同：对于轻度 GO 采用一般治疗（戒烟、禁酒、抗甲状腺药物、眼部保护等）并定期观察即可；对于非活动期 GO，在一般治疗的基础上，可以配合 β 受体阻滞剂、抗氧化、抗炎等治疗，RAI 疗效确切，同时加用糖皮质激素可以提高疗效；对于活动期 GO，则禁用 RAI，一般选择口服糖皮质激素进行治疗，严重者建议用甲泼尼龙冲击疗法；伴有视神经压迫症状者，需要在综合治疗的基础上加用冲击疗法，若无效需紧急行眶内减压术。

中医学将 GO 归属于"鹘眼凝睛""目珠突出"等，为肝郁化火，肝火上炎，夹痰夹瘀，上壅清窍所致。中医辨证参考《中药新药治疗甲状腺功能亢进症临床研究指导原则》，其发展进程基本围绕肝脾肾三脏相关，早期以肝火亢盛为主，中期以脾虚痰阻为主，后期以肝肾阴虚为主，痰瘀阻络贯穿疾病始终。辨证分为肝火亢盛、脾虚痰阻、肝肾阴虚、痰瘀阻络四型。治疗上以调理肝脾肾为本，重在明目散结，早期以清肝泻火、疏肝明目为主，中期以补脾益气，化痰散结为主，后期以滋补肝肾，养肝明目为主，兼夹痰瘀者，治以活血化瘀、化痰明目。其中肝火亢盛者，治以清肝泻火、疏肝明目，与龙胆泻肝汤或丹栀逍遥散加减，突眼、目胀肿痛甚者，可加羚羊角或生石膏、知母、黄连等；精神紧张、急躁易怒者，可加丹皮、丹参、生龙骨、生牡蛎等；双手颤抖者，可加珍珠母、钩藤等；脾虚痰阻者，治以补脾益气、化痰散结，与四君子汤合二陈汤加减，伴眼肌无力、眼睑下垂者，重用黄芪，加升麻、桔梗；伴腰膝酸软者，加牛膝、杜仲等；伴胸胁痞闷者，加郁金、枳壳、香附等。肝肾阴虚者，治以滋补肝肾，养肝明目，与杞菊地黄丸合二至丸加减，见潮热盗汗、五心烦热、口干舌燥等火旺者，加黄柏、知母等；见神疲气短者，加黄芪、党参、太子参等；腰膝酸软、形寒肢冷者，可用右归丸；痰瘀阻络者，治以活血化瘀，化痰明目，与桃仁红花煎合二陈汤加减，瘀血甚者，加水蛭、地龙等；胸胁痞闷者，加郁金、香附、佛手等。除中药治疗外，还可以配合中医特色外治法，如中药雾化配合穴位、眼针、电针、药线点灸等。

诸多医家的临床经验和临床研究表明用富碘中药治疗甲亢突眼均有良效[75-85]。Calissendorff 等[86]采用 LS 治疗 27 例 ATD 不耐受的甲亢患者，其中 4 例（15%）甲状腺相关眼病 CAS 评分≥3 分，经 5~9 日的碘治疗后，患者甲状腺激素和心率明显下降，副作用小且无严重并发症。

**4. 富碘中药治疗甲亢合并胫前黏液性水肿**

胫前黏液性水肿也称为 Graves 皮肤病变，GD 患者中约 5% 可见典型的对称性胫前黏液性水肿,多见于小腿胫前下 1/3 处,也可见于足背、踝关节、肩部、手背或手术瘢痕处,偶见于面部,常与浸润性突眼先后或同时发生,二者与杵状指共同被认为是 GD 的典型甲状腺外表现。

胫前黏液性水肿病程长,有些患者可自愈,另一部分则反复发作,治疗困难。可采用倍他米松软膏晚一次外用,疗效肯定,但停药后易复发;抗肿瘤药物环磷酰胺等对皮损也具有一定的作用;对于药物治疗无效,皮损较为局限者,也可以采取手术切除治疗。

中医对本病的报道不多,认为本病属于痰肿,病机为痰邪内生,结于胫前而肿,其病因既有先天禀赋不足,又有后天调理失度,更有外邪侵袭,是以内伤虚损为基础,复加外邪侵袭,形成以痰为主患的本虚标实之证[87]。在治疗方面,中医学可以发挥优势,采用口服联合穴位注射、穴位封闭等外治法,增强临床疗效。陈如泉治疗胫前黏液性水肿,擅用水蛭破血逐瘀通经,配合益母草、泽兰等活血利水消肿,取得了良好的效果。富碘中药在本病的应用尚未见报道,但其性味咸寒,咸能软坚逐水,寒能清热消肿,临床辨证施治,当大有可为。

**5. 富碘中药治疗甲亢性肌病**

甲亢患者可出现多种类型的肌病,甲亢性肌病主要包括一般性肌病、甲亢性周期性麻痹、甲亢伴重症肌无力、特发性炎性肌病、突眼性眼肌麻痹等,有时可同时合并多种肌病。本节重点叙述甲亢性周期性麻痹和甲亢伴重症肌无力。

(1) 甲亢性周期性麻痹,又称甲亢性低血钾性周期性麻痹(Thyrotoxic hypokalemic paralysis, TPP),主要见于 GD,偶见于甲状腺炎、TSH 瘤等。TPP 患者多因饱餐、寒冷、情志刺激等诱因引起突然发生的肌肉无力和瘫痪,血清低钾明显,其症状与甲亢无关,但是可随甲亢治愈而缓解。治疗上首先去除诱因,及时补钾,积极控制甲亢,对于反复发作者可长期口服 β 受体阻滞剂以预防。

(2) 甲亢伴重症肌无力主要累积眼部肌群,表现为眼睑下垂、眼球运动障碍和复视。甲亢并不直接引起重症肌无力,两者均属于自身免疫肌病,可以同时或先后出现。

中医学将周期性麻痹归属于痿证的范畴,认为本病的病变部位在筋脉肌肉,但其根源在五脏虚损,重在脾肾,且需要重视风、湿、热、瘀在其中的重要作用。在治疗上应分期辨证施治:急性发作期当及时补钾,缓解症状,以免危及生命;缓解期以扶正补虚为主,兼以清热化湿、疏风活血。缓解期可以根据临床症状辨证论治,肺热津伤者,宜清热润燥,养阴生津,加沙参、麦门冬、玉竹、百合等药物;脾胃虚弱者,宜健脾益气,加黄芪、党参、当归、白术等药物;肝肾亏虚者,宜滋养肝肾,加怀牛膝、熟地黄、桑寄生等药物[88]。

中医历代文献中未见重症肌无力的病名记载及症状描述,根据其症状可归属于"睑废""痿证"等范畴。邓铁涛认为本病属"脾胃虚损,五脏相关",指出脾胃虚损是根本,但多延及五脏而出现临床诸症[89]。在治疗上,李庚和将其归纳为脾虚气弱、气阴两虚、脾肾阳虚、血虚络阻及元气虚脱五型。分别治以补中益气升阳、益气补肾滋阴、益气补肾温阳、养血通络、回阳救逆固脱[90]。

研究显示,运用富碘中药或联合当归注射液穴位注射治疗甲亢性肌病(Thyrotoxic Myopathy, TM)患者,疗效较好[91]。史华民、赵立明、李雯等运用富碘中药联合氯化钾治疗甲亢合并低钾性周期性麻痹,痊愈率高、复发率低[92-95]。也有部分报道在碘充足地区因摄入含碘保健品和碘化钾过多而导致TPP[96],临床应予以关注。

**6. 富碘中药治疗甲亢合并肝损害**

甲亢伴肝功能障碍在临床上较为常见,需要同时兼顾甲亢和肝病两方面。临床上甲亢伴肝功能障碍有两种情况,一种是甲亢合并肝损害,为本段主要论述内容;另一种是ATD致肝损害,在本书第十节进行论述。GD合并肝损害时,应慎重考虑药物治疗方案。对于首次接受药物治疗者,应选用MMI,从小剂量开始,严密检测患者肝功能状态;若患者原来应用PTU,立即停用并改用MMI加β受体阻滞剂。若出现肝酶明显升高,则立即停药,积极治疗肝损害。

一项Meta分析结果显示,中医药治疗甲亢合并肝损害具有良好疗效,能辅助西药控制甲亢指标,并改善患者肝功能及中医证候,且能有效减少不良反应的发生[97]。中医尚无"甲亢合并肝损害"对应病名,陈如泉认为其多属于"瘿病""黄疸""胁痛"等疾病范畴,其发病主要责之于肝,其次与脾、胃、胆等脏腑相关,病理性质早期以实证为主,中期呈虚实夹杂之象,后期气阴两虚,阴损及阳,以虚证为主。陈如泉将本病分为肝胆湿热、肝火亢盛、气阴两虚等主要证型。其中肝胆湿热型,多出现胁痛、腹胀、黄疸、舌红、脉弦数等证候,治宜清利湿热法,常选用茵陈蒿汤合五苓散加减;肝火亢盛型,多见急躁易怒、身热、目赤、多汗、心慌等证候,治宜清肝泻火法,常选用龙胆泻肝汤或丹栀逍遥散加减;气阴两虚型,多见心悸、乏力、多汗等证候,治宜益气养阴法,常用生脉散合二至丸加减。此外,还可见兼夹肝风内动、瘀血阻滞、痰热阻窍等证型[98]。

研究显示,富碘中药治疗甲亢与ATD对比,可以降低肝功能损伤发生率,虽然现阶段尚无应用富碘中药治疗甲亢合并肝损害的临床报道,但是其无疑为这类患者提供了新的治疗思路。

**7. 富碘中药治疗甲亢合并白细胞减少/粒细胞缺乏**

甲亢合并白细胞减少/粒细胞缺乏,有两种情况,一种是由甲亢本身引起的,另一种是由于药物引起的。甲亢诊断明确,伴有白细胞少于$4×10^9$/L,中性粒细胞少于$1.5×10^9$/L为甲亢伴白细胞减少;伴有中性粒细胞少于$0.5×10^9$/L为甲亢伴粒细胞缺乏。本病的发病机制尚不完全清楚,可能与免疫调节异常相关,其中粒细胞减少的发生率为5%~12%,而粒细胞缺乏的发生率为0.1%~0.6%[99]。在本病的治疗中，升高白细胞药物的应用最为关键，可以缩短感染进程，增加机体防御能力，且不可忽视抗感染治疗的关键性。由药物引起的白细胞减少/粒细胞缺乏，应立即停用ATD，一旦患者出现发热，应立即与广谱抗生素治疗，并及时做血、尿等相关培养。

中医学将本病归属于"虚劳""外感发热"之范畴，临床上各医家对其病因病机论述各不相同，但总认为本病责之于素体阴虚，阴损及气，气血两虚，虚阳外浮，其治疗关键在于补血益气养阴。临床辨证也复杂多样，见气血两虚、气阴两虚、肝肾阴虚、阴虚阳亢等多种证型。此外，多种中药提取物在本病的治疗中具有显著的效果，如苦参碱、鸡血藤提取物总黄酮、雷公藤多苷等[100-102]。此外，在辨证指导下，还可以联合针灸、穴位注射等治疗。

与ATD对研究可见，富碘中药治疗甲亢可以降低本病的发生率，目前尚无应用富碘中药治疗本病的循证医学证据，但是无论是在甲亢本身引起的白细胞减少/粒细胞缺乏患者中预防ATD的进一步损伤，还是ATD不耐受停用后的支持治疗，富碘中药都将开辟新的治疗思路，并发挥巨大的优势作用。

## 八、富碘中药治疗特殊类型甲亢

### 1. 富碘中药治疗育龄期甲亢

育龄期GD患者如计划妊娠，建议在甲状腺功能正常，病情平稳的状态下，即在不改变原治疗方案的情况下，两次间隔1个月以上的甲功测定结果处于正常范围内。ATD、RAI、手术各有利弊，临床应当针对患者施行个体化方案。需要注意的是GD患者若选择RAI治疗，治疗前48小时需要做妊娠实验；TRAb高滴度者建议手术优于RAI，因为RAI治疗后，TRAb的高滴度仍可保持数月之久，对胎儿可能造成影响；无论是手术还是RAI，建议治疗6个月后再妊娠。

育龄期妇女应用富碘中药治疗未见禁忌，且研究显示海藻玉壶汤配合柴胡疏肝散治疗育龄期甲亢妇女，疗效、甲功控制情况及复发率均优于对照组[22]，提示育龄期女性可以考虑富碘中药治疗，但仍需要更加有利的循证医学证据。

### 2. 富碘中药治疗妊娠期甲亢

妊娠期甲亢的患病率为1%，85%的妊娠期甲亢是由GD引起的，包括妊娠前和新发GD，妊娠期甲状腺功能状态与妊娠结局直接相关。由于ATD具有致畸性，正在应用ATD备孕患者一旦妊娠试验阳性，可暂停ATD并立即检测甲功及甲状腺自身抗体，并结合临床表现决定是否继续用药，尽量在致畸关键期之前停药。有些患者在妊娠早期停用ATD后可能出现甲亢复发或加重，因此要注意以下风险因素：妊娠期ATD治疗<6个月、TSH水平低、ATD需求量大（PTU>100~200mg/d或MMI>5~10mg/d）、活动性GO、高水平TRAb和巨大甲状腺肿等[103]。在ATD选择上，PTU优于MMI（妊娠早期首选PTU，而在$T_2$和$T_3$期，目前尚无证据支持继续应用

PTU 还是 MMI）。原则上妊娠期不采取手术治疗，如果必要，最佳时机为 $T_2$ 期。

妊娠期由于甲状腺激素合成增加，肾碘排泄增加、胎儿碘需求量增加，导致碘需求量显著增加。轻中度碘缺乏地区在妊娠早期补碘可以改善儿童神经发育。Yoshihara 等比较了 KI 与 MMI 治疗妊娠期 GD 的疗效与妊娠结局，提示至少在碘充足地区，GD 妊娠早期应用碘有更好的安全性[104]。富碘中药不作为妊娠期间的禁忌用药，可以是妊娠期 GD 的一个选择，仍尚缺乏足够的循证医学证据。

**3. 富碘中药治疗哺乳期甲亢**

产后 GD 使用 ATD 治疗，需要考虑哺乳问题。PTU 和 MMI 均可经过乳汁分泌，多项研究显示 PTU 和 MMI 患者母乳喂养并不会影响婴儿甲状腺功能，服用低至中等剂量 ATD 对母乳喂养婴儿是安全的，但是仍建议在哺乳后服药，或者服药后 3 小时再进行哺乳，推荐最大剂量为 MMI 20mg/d 或 PTU 300mg/d，以不影响后代的甲状腺功能。

碘可以通过乳汁，对于大多数母乳喂养的新生儿来说，母乳是饮食碘的主要来源，因此哺乳期妇女也需要增加碘的摄入量。指南推荐，备孕、妊娠和哺乳期妇女每天要保证摄碘至少 250μg，但同时不可忽视妊娠和哺乳期每天摄碘>500μg 有导致胎儿甲减的风险[109]。目前临床未见应用富碘中药治疗哺乳期 GD 的报道。

**4. 富碘中药治疗新生儿甲亢**

新生儿甲亢有两种类型，一种是由于母体 TRAb 透过胎盘屏障进入胎儿循环，引起新生儿甲亢，这类患者治疗疗程短，1~3 个月 TRAb 消失后即可停药；另一种是 TSHR 基因突变所致，治疗效果差，易复发，目前倾向于甲状腺全切术。ATD 无效或者难治性新生儿 GD 可以给予 LS 或复方 KI 治疗[105]。Wit、Maragliano、Zuppa 等应用 LS 或复方 KI 治疗新生儿 GD，停药后患儿甲功正常，甲亢症状消失，生长发育良好[106-109]。目前未见富碘中药在新生儿 GD 的应用。

**5. 富碘中药治疗儿童、青少年甲亢**

儿童、青少年甲亢的发病高峰在 10~15 岁，起病缓慢，常因突眼或甲状腺肿大被发现，最主要的危害是发育障碍和骨密度降低，药物治疗分为长疗程和超长疗程 ATD 治疗，长疗程治疗基本等同于成年人 GD，药物治疗首选 MMI，对 MMI 不耐受者才选择 PTU，但需密切监测肝功能变化。对 ATD 严重过敏、药物治疗后复发、严重甲状腺肿影响呼吸及结节性甲状腺肿致甲亢者可采取手术治疗。<5 岁儿童应避免 RAI 治疗，5~10 岁儿童接受 [131]I 活度<10mCi。

2016 年日本甲状腺学会（Japan Thyroid Association，JTA）儿童 GD 诊疗指南中指出，对于不能行 ATD 治疗的患者可在医生指导下予无机碘治疗[110]。郑荣亚等通过对用富碘中药联合减少 30% 常规剂量 [131]I 治疗方案的 43 例青少年 GD 患者，与 40 例常规剂量 [131]I 患者相比，富碘中药配合 [131]I 治疗，可减少 [131]I 用量，明显减轻其早期毒副作用[111]。

### 6. 富碘中药治疗淡漠型甲亢

老年人甲亢临床表现常不典型，表现为乏力、心悸、厌食、抑郁、嗜睡、体重明显减少，称为"淡漠型甲亢"（Apathetic hyperthyroidism）。本病其病隐匿，高代谢症状、甲状腺肿和眼征均不明显，可伴有房颤、肌肉震颤、肌病等。本病病因并不十分清楚，可能与机体严重消耗有关，也可能与交感神经对甲状腺激素不敏感或儿茶酚胺缺乏有关。对老年淡漠型甲亢首选 ATD 治疗，必要时也可以应用 RAI。

中医学认为老年人正气衰减，精气不足、阴阳气血亏虚，平衡失调，虚实夹杂，病情复杂，本病的病机之根本在于脾肾两虚，阳气亏耗，故以脾肾阳虚证最为常见。治疗中以明辨虚实、补其不足为第一要务。临证之时，可参考"虚劳""心悸""郁证""厥证"等进行辨治。目前未见运用富碘中药治疗老年 GD 的相关报道。

### 7. 富碘中药治疗亚临床甲亢

亚临床甲亢（Subclinical hyperthyroidism，SHyper）是以促甲状腺激素 TSH 降低，而甲状腺激素在实验室正常范围内的疾病，患者常无典型的甲亢特征性症状和体征。SHyper 可以出现在 GD 的早期、RAI 治疗后或术后、高功能腺瘤、多结节性甲状腺肿、各种甲状腺炎的恢复期等，可以为暂时性，也可能持续存在，甚至进展为永久性甲亢，同时 SHyper 是房颤的危险因素，并可加重或诱发骨质疏松，因此需要及早治疗。2015 年欧洲甲状腺学会发布指南[112]指出，内源性 SHyper 多由 GD、甲状腺毒性腺瘤（TA）、毒性多结节甲状腺肿（MNG）引发，在碘充足地区，GD 是年轻 SHyper 患者（<65 岁）的常见病因，而 TA 和 MNG 多见于老年患者和碘缺乏地区。指南推荐应用 TSH 测定结果评估 SHyper 的严重程度并进行分级：TSH 0.1~0.39mIU/L 为 1 级，TSH<0.1mIU/L 为 2 级。在治疗方面，由于疾病的严重程度分级不同，所采取的治疗措施也不同：①年龄<65 岁的 1 级 SHyper 患者，需要确定甲状腺超声、甲状腺放射性核素检查、心电图、骨密度等有无异常，是否存在心血管和骨骼疾病的发生风险，并随访观察 3 个月后复查甲功；2 级 SHyper 患者，存在心血管相关危险因素或并发症，可根据心率，酌情予以治疗；若无上述情况，不推荐治疗，推荐随访 6~12 个月。②对于>65 岁的 1 级 SHyper 患者进行治疗时，要注意避免房颤发生风险，建议对合并冠心病、心力衰竭、糖尿病、肾功能衰竭等基础疾病者予以治疗；2 级 SHyper 患者，无论有无相关症状均推荐进行治疗，因为未经治疗的 2 级 SHyper 存在进展为临床甲亢、发生房颤、骨折等众多风险，全死亡率和冠心病死亡率升高。在治疗手段的选择上，对于<65 岁的 GD 合并 2 级 SHyper 患者及>65 岁的 GD 合并 1 级 SHyper 患者，首选 ATD；若 ATD 不耐受或疾病复发以及合并冠心病者，推荐 RAI；对于>65 岁的 GD 合并 2 级 SHyper 患者，若存在冠心病，建议应用 ATD 或 RAI；对于 TA 和 MNG 引起的>65 岁 SHyper 患者，推荐 RAI 或手术治疗；对于巨大甲状腺肿、合并压迫症状、伴甲旁亢或疑似恶性肿瘤者，推荐手术治疗；对 RAI 无效的 2 级 SHyper 患者，推荐甲状腺全切术。

中医学中没有亚临床甲亢的病名，归属于"瘿病""心悸""中消""肝火"等范畴。其病因病机较为复杂，初起多实，以气郁为先，兼有肝火亢盛、痰气凝结、瘀血阻滞，病久见虚，以气虚、阴虚、气阴两虚、阴虚火旺为主，日久阴损及阳见阴阳两虚。中医学对本病的治疗研究较少，但临床研究证明，陈如泉的复方甲亢片对于 GD、亚急性甲状腺炎、桥本甲状腺炎、多结节性甲状腺肿、外源性甲状腺激素摄入过量所导致的本病均取得较好的临床疗效[113-114]。目前尚未见运用富碘中药治疗亚临床甲亢的临床报道，但可以思考其在减少 ATD 用量、术前准备以及改善<65岁 1 级 SHyper 患者临床症状等方面是否具有广阔的前景和优势。

**8. 富碘中药治疗甲亢 ATD 不耐受**

临床上应用 ATD 治疗甲亢时可见粒细胞缺乏及白细胞减少、肝功能损害和 ANCA 阳性小血管炎等不良反应，即 ATD 不耐受，这类患者如何选择治疗方式越来越受到临床重视。Okamura、Calissendorff 等用碘剂治疗 ATD 不耐受的 GD 患者，病情明显缓解且未发生明显不良反应[84,115]，为 ATD 不耐受又拒绝 RAI 和手术的患者提供了新的思路。循证医学研究结果显示，富碘中药可以有效降低 ATD 致白细胞减少与肝功能损害发生率[20,21,26,29,34,35,38,51]，但未见 ANCA 阳性血管炎的报道。

## 九、典型病案

高天舒验案摘选[20]：

潘某某，女，52 岁

初诊：2017 年 6 月 30 日

主诉：心悸、怕热 5 个月，加重 1 周。

现病史：患者 5 个月前无明显诱因出现心悸、怕热、手抖，就诊于当地医院，查甲功三项提示甲亢，口服赛治 10mg，每日 2 次，1 个月后出现粒细胞缺乏，白细胞计数 $1.419×10^9$/L，中性粒细胞 $0.03×10^9$/L。于笔者所在医院血液科住院，予抗炎、升白治疗。1 周前上症加重，遂来笔者所在科室门诊。现症见：心悸、乏力、怕热、大便 3 次/日，便溏。

既往史：2 型糖尿病，血糖控制可。

查体：甲状腺不大，舌红，苔黄，脉细数。心率 116 次/分。

辅助检查：2017 年 6 月 28 日。甲功：$FT_3$ 11.4pmol/L，$FT_4$ 23.14pmol/L，TSH 0.008μIU/mL，TgAb 1349IU/mL，TPOAb 347.6IU/mL，TRAb 7.02IU/mL。肝功：ALT 37U/L，GGT 345U/L。血常规：WBC $3.91×10^9$/L，NE $1.97×10^9$/L。

中医诊断：瘿气并心悸（阴虚火旺，痰气互结）。

西医诊断：Graves 病，药物性肝损害，粒细胞减少症。

处置：酒石酸美托洛尔控制心率；鲨肝醇、五酯片保肝；利可君升白；

中药汤剂：龙胆6g，酒黄芩12g，夏枯草30g，龙骨15g，百合30g，知母20g，生地黄15g，鳖甲10g，玄参15g，浙贝母15g，牡蛎30g，瓜蒌15g，海藻30g，昆布30g，每日1剂，水煎服。

二诊：2017年7月14日

诸症好转。血常规、肝功均正常。甲功：$FT_3$ 6.69pmol/L，$FT_4$ 13.30pmol/L，TSH<0.004μIU/mL，TgAb 911.6IU/mL，TPOAb 565.8IU/mL，TRAb 2.34IU/mL。

处置：停保肝药、升白药，继服上方。

三诊：2017年10月27日

体重增加5kg，未见明显心慌，大便正常。$FT_3$ 5.80 pmol/L，$FT_4$ 9.76pmol/L，TSH 0.063μIU/mL，TgAb 1021.1IU/mL，TPOAb 462IU/mL，TRAb 1.81IU/mL。肝功、血常规未见明显异常。

处置：停中药，随诊。

随访：2018年1月23日

甲功：$FT_3$ 4.42pmol/L，$FT_4$ 8.05pmol/L，TSH 3.62μIU/mL，TgAb 2428IU/mL，TPOAb 470.7IU/mL，TRAb 1.01IU/mL。肝功、血常规正常。

按语：本患者为典型的Graves病，服用赛治后出现严重的粒细胞缺乏、肝损害。中医证属阴虚火旺，痰气互结，患者体型消瘦，瘦人多火，素体阴虚，加之情志不畅，肝郁化火，阴虚火旺扰及心神则心悸，肝郁气滞，痰凝气聚，治疗上给予含富碘中药滋阴降火散结方，酌加龙胆、酒芩清肝泻火，龙齿清热除烦，全方共奏滋阴泻火散结之功。服药半个月后，患者诸症好转，肝功、血常规已正常，血清$FT_3$、$FT_4$及TRAb下降。治疗3个月后，甲功及TRAb均已正常。

## 十、不足与展望

富碘中药治疗甲亢历史悠久，虽然经历了一定的波折，但是现阶段无论在临床研究还是基础研究领域，均具有丰富的循证医学证据，其疗效性和安全性可靠，并且为轻中度甲亢、甲亢合并肝损伤/粒细胞缺乏或白细胞减少、ATD不耐受和由于各种原因引起的ATD不适用又拒绝RAI和手术治疗的患者带来了新的治疗手段。当然，富碘中药的剂量、疗程、禁忌等仍有待规范和明确，其在甲亢合并症、并发症和特殊类型中的应用也证据不足，未来仍需要大样本高质量的临床RCT研究和更加深入的疗效机制探讨。

**参考文献**

[1] 中华医学会内分泌学分会《中国甲状腺疾病诊治指南》编写组. 中国甲状腺疾病诊治指南——甲状腺功能亢进症[J]. 中华内科杂志, 2007, 46 (10): 876-882.

[2] Garmendia Madariaga A, Santos Palacios S, Guillén-Grima F, et al. The Incidence and Prevalence of Thyroid Dysfunction in Europe: A Meta-Analysis [J]. The Journal of Clinical Endocrinology & Metabolism, 2014, 99 (3): 923-931.

[3] American Thyroid Association. 2016 American Thyroid Association Guidelines for Diagnosis and Management of Hyperthyroidism and Other Causes of Thyrotoxicosis [J]. Thyroid, 2016, 26 (1): 1343-1421.

[4] Shan Z, Chen L, Lian X, et al. Iodine and Prevalence of Thyroid Disorders After Introduction of Mandatory Universal Salt Iodization for 16 Years in China: A Cross-Sectional Study in 10 Cities [J]. Thyroid. 2016, 26 (8): 1125-1130.

[5] 金剑, 吴飞华. 临床药物治疗学 [M]. 上海: 上海交通大学出版社, 2015: 249.

[6] 潘文奎. 如何正确使用含碘中药治疗甲状腺机能亢进?[J]. 中医杂志, 1994, 35 (12): 752.

[7] 高洪春. 甲亢勿用海藻类药物 [J]. 四川中医, 1988, 7 (7): 54.

[8] 李常度, 李培丽. 含碘中药治疗甲状腺机能亢进症的利弊 [J]. 北京中医, 1991, 10 (3): 46-47.

[9] 王旭. 略论含碘中药在治疗"甲亢"中的运用 [J]. 江苏中医, 2000, 21 (4): 35-36.

[10] 徐蓉娟. 临床应用含碘中药治疗甲状腺疾病的思考 [J]. 上海中医药大学学报, 2009, 23 (6): 1-3.

[11] 孙元莹, 吴深涛, 姜德友, 等. 张琪教授治疗甲状腺病经验 [J]. 中华中医药学刊, 2007 (1): 23-25.

[12] 魏华, 路洁. 路志正教授治疗甲状腺机能亢进症的用药经验 [J]. 广州中医药大学学报, 2004 (05): 407-409.

[13] 魏子孝. 学用中医体会录 [M]. 北京: 人民卫生出版社, 2010: 159.

[14] 郑星宇, 吕绍光, 林桐峰. "甲亢方"配合西药治疗甲亢51例探讨 [J]. 福建中医药, 1995 (6): 12.

[15] 鲁贤昌, 张小玲. 甲状腺机能亢进症的中医辨治 [J]. 浙江中医学院学报, 1994 (3): 10-11+56.

[16] 章真如. 《章真如医学十论》[M]. 武汉: 武汉出版社, 1992, 57-59.

[17] 陈继东, 向楠. 陈如泉痰瘀辨治甲状腺病十法 [J]. 辽宁中医杂志, 2010, 37 (7): 1224-1226.

[18] 常清语, 孟达理. 许芝银教授应用柴胡疏肝散加减治疗甲状腺、乳腺疾病验案3则 [J]. 天津中医药, 2019, 36 (4): 342-345.

[19] 李娜, 段春梅, 王齐有. 疏肝消瘿方联合西药治疗甲状腺功能亢进症40例临床观察 [J]. 湖南中医杂志, 2019, 35 (10): 7-9.

[20] 洪勇涛. 含富碘中药滋阴降火散结方治疗Graves病的疗效与安全性研究 [D]. 沈阳: 辽宁中医药大学, 2019.

[21] 李聪, 李国霞. 中西医结合治疗气郁质甲亢临床疗效观察 [J]. 亚太传统医药, 2018, 14 (12): 172-174.

[22] 黎敏姬, 张绍芬, 梁积杰. 海藻玉壶汤合柴胡疏肝散联合甲巯咪唑片治疗育龄期妇女甲状腺功能亢进82例临床分析 [J]. 黑龙江中医药, 2018, 47 (3): 50-51.

[23] 马新宇. 研究甲巯咪唑联合中药方剂治疗甲亢的疗效 [J]. 世界最新医学信息文摘, 2018, 18 (25): 133+145.

[24] 刘艳, 季杰. 消瘿五海丸联合甲巯咪唑片治疗毒性弥漫性甲状腺肿临床观察 [J]. 新中医, 2018, 50 (7): 100-102.

[25] 彭瑶. 中西医结合治疗甲亢的临床效果分析 [J]. 中医临床研究, 2017, 9 (21): 4-5.

[26] 张梅, 冯良. 海藻牡蛎消瘿汤对甲亢患者甲状腺激素水平及复发的影响 [J]. 西藏医药, 2017, 38 (6): 80-82.

[27] 郑晓东. 中西医结合治疗甲状腺功能亢进症及对患者骨代谢指标和骨密度的影响 [J]. 中国医药科学, 2017, 7 (7): 27-30.

[28] 陈徐栋. 泻肝解郁消痰方辅助治疗甲亢40例疗效观察 [J]. 中国中医药科技, 2017, 24 (4): 481-483.

[29] 张颖, 申晶. 中药内服治疗甲状腺功能亢进症的临床研究 [J]. 世界中西医结合杂志, 2017, 12 (5): 703-706.

[30] 王君俊. 海藻消瘿汤联合甲巯咪唑片治疗甲状腺功能亢进临床观察 [J]. 新中医, 2016, 48 (3): 86-88.

[31] 高禄, 韩晶, 李维娜. 甲巯咪唑联合中药方剂治疗甲亢的疗效观察 [J]. 临床医药文献电子杂志, 2016, 3 (9): 1715-1716.

[32] 康伟勤. 清肝汤加味与西医结合在治疗甲亢患者中的疗效观察 [J]. 中西医结合心血管病电子杂志, 2016, 4 (19): 174.

[33] 潘春华. 辨证分型联合西药治疗甲亢随机平行对照研究 [J]. 实用中医内科杂志, 2015, 29 (12): 116-118.

[34] 张华军, 左艳敏, 周露鲁, 等. 海藻牡蛎消瘿汤联合西药治疗甲状腺功能亢进症临床观察 [J]. 上海中医药杂志, 2015, 49 (8): 44-46+52.

[35] 吴西芳. 海藻消瘿汤联合甲巯咪唑片治疗甲状腺功能亢进86例 [J]. 中医研究, 2015, 28 (4): 19-21.

[36] 邵振艳. 甲状腺功能亢进症内科治疗临床探析 [J]. 中国继续医学教育, 2015, 7 (9): 248.

[37] 王剑, 马瑞莲. 中西医结合治疗甲亢的疗效观察 [J]. 中医药导报, 2014, 20 (3): 99-100.

[38] 向建军. 中西医结合治疗甲状腺功能亢进症临床疗效观察 [J]. 湖北中医杂志, 2014, 36 (7): 9-10.

[39] 张立清. 海藻玉壶汤加减治疗甲亢的临床疗效观察 [J]. 内蒙古医科大学学报, 2014, 36 (S1): 59-60.

[40] 陈龙云. 中西医结合治疗甲亢患者40例临床观察 [J]. 中医临床研究, 2011, 3 (10): 34-35.

[41] 仇绍晨. 中西医结合治疗甲亢疗效观察 [J]. 中国实用乡村医生杂志, 2010, 17 (9): 23-24.

[42] 许进林. 消瘿胶囊治疗甲状腺功能亢进症临床观察 [J]. 光明中医, 2008, 23 (4): 467-468.
[43] 姚平, 姚茂篪, 其政. 香远合剂控制甲亢高代谢症候群的临床研究 [J]. 湖北中医杂志, 2006, 28 (1): 18-19.
[44] 詹世超, 张艳. 甲亢汤治疗甲状腺机能亢进 78 例 [J]. 河南中医, 2005 (11): 38.
[45] 吴秀毅. 中西医结合治疗甲亢 47 例疗效观察 [J]. 中国中医药科技, 2000 (2): 117.
[46] 舒军. 辨证分型治疗甲状腺功能亢进症 35 例临床观察 [J]. 实用中医内科杂志, 2014, 28 (11): 67-69.
[47] 高跃英, 王宇虹, 许卫东. 中西医结合治疗甲状腺功能亢进症的临床观察 [J]. 中国地方病防治杂志, 2013, 28 (2): 160.
[48] 曲竹秋, 卢秀鸾, 朱朝坤. 甲亢煎治疗甲状腺机能亢进 60 例临床观察 [J]. 临床荟萃, 1987 (8): 384.
[49] 刘静, 殷建, 潘敏, 等. 双海消瘿汤治疗甲状腺机能亢进症——60 例临床疗效观察 [J]. 四川医学, 1982, 3 (5): 299-300.
[50] 上海中医学院附属曙光医院"甲亢"小组. 中医中药治疗 56 例甲状腺机能亢进症的临床疗效分析 [J]. 新医药学杂志, 1974 (10): 37-39.
[51] 吴月娥, 王宏论. 中西医结合治疗甲状腺机能亢进症 46 例——附西药治疗 24 例对照 [J]. 浙江中医杂志, 2001 (10): 28-29.
[52] 周来民. 甲亢 I 号治疗甲状腺功能亢进症 52 例观察 [J]. 实用中医药杂志, 1999 (6): 25-26.
[53] 时杨. 富碘中药复方对甲亢大鼠甲状腺功能和形态的影响 [D]. 沈阳: 辽宁中医药大学, 2009.
[54] 时杨, 高天舒, 杨柳. 富碘中药复方对甲亢大鼠甲状腺功能和形态的影响 [J]. 辽宁中医药大学学报, 2009, 11 (9): 186-188.
[55] 鞠竺洋. 富碘中药与碘过量对甲状腺肿大鼠 TPO 表达的影响 [D]. 沈阳: 辽宁中医药大学, 2016.
[56] 曲金桥. 富碘中药与碘过量对碘缺乏 NOD. H-2~ (h4) 小鼠甲状腺氧化应激的比较 [D]. 沈阳: 辽宁中医药大学, 2014.
[57] 齐腾澈, 高天舒. 碘与海藻玉壶汤对碘缺乏致甲状腺肿干预机制的比较研究 [J]. 中华中医药学刊, 2012, 30 (6): 1211-1214+1445-1446.
[58] 周喜玉, 高天舒, 杨潇, 等. 富碘中药复方与碘过量对碘缺乏 NOD. H-2~ (h4) 小鼠甲状腺 Th17 细胞分化影响的比较 [J]. 时珍国医国药, 2014, 25 (6): 1520-1524.
[59] 郑曲. 富碘复方瘿宁合剂治疗结节性甲状腺肿临床经验总结及实验研究 [D]. 沈阳: 辽宁中医药大学, 2015.
[60] 王翠平, 蔺新英, 刘丹, 等. 海带有机碘与无机碘对甲亢大鼠血清 $FT_3$ 和 $FT_4$ 及尿碘的影响 [J]. 环境与健康杂志, 2016, 33 (4): 296-299.
[61] 张宝珠. 甲亢危象诊治 [J]. 山东医药, 1978 (7): 43-44+46.
[62] 王国华, 林延德. 胺碘酮对甲亢性心脏房颤的疗效观察 [J]. 中华内分泌代谢杂志, 1990 (3): 49-50.
[63] 李广兰, 贾勤惠. 胺碘酮治疗甲亢房颤一例 [J]. 右江医学, 2001, 29 (4): 276.
[64] 陆名义. 胺碘酮治疗 Graves 甲亢伴慢性心房颤动的临床疗效观察 [J]. 广西医科大学学报, 2006, 66 (5): 815.
[65] Sato K, Omi Y, Kodama H, et al. Differential Diagnosis and Appropriate Treatment of Four Thyrotoxic Patients with Graves´ Disease Required to Take Amiodarone Due to Life-threatening Arrhythmia [J]. Internal Medicine, 2008, 47 (8): 757-762.
[66] 易慧, 贾卫, 柯金梅. 小剂量胺碘酮治疗甲亢性房颤的临床观察 13 例报告 [J]. 沈阳部队医药, 2010, 23 (2): 142.
[67] 王国华, 林延德. 乙胺碘呋酮对甲亢性心脏病房颤的疗效观察 [J]. 华南国防医学杂志, 1990 (1): 17-18.
[68] 宗丽华. 乙胺碘呋酮治疗甲亢合并房颤、频发室早、心肌缺血和急性左心衰一例 [J]. 天津医药, 1993 (9): 564.
[69] 朱玲锦, 武海明, 管昌田, 等. 胺碘酮联合 [131]I 治疗 Graves 甲亢伴房颤 [J]. 中华核医学杂志, 2002, 22 (6): 57.
[70] 张玉梅, 周振虎. 胺碘酮联合 [131]I 治疗甲亢 Graves 病伴房颤 24 例分析 [J]. 山东医药, 2006, 46 (2): 14.
[71] 韩鹏, 孙芳平. 胺碘酮联合 [131]I 治疗 Graves 病伴房颤 20 例分析 [J]. 基层医学论坛, 2008, 12 (20): 665.
[72] 董晓瑞, 韩纪昌. 中医结合抗心律失常药物治疗甲亢性心脏病疗效观察 [J]. 现代中西医结合杂志, 2016, 25 (16): 1753-1755.
[73] 赵军, 李惠民, 崔崇志. 中药治愈"甲亢"合并房颤急性左心衰竭一例报告 [J]. 中医药学报, 1988, 15 (6): 24.
[74] 韩为民. 泻火理气化痰活血方辨证加减治疗甲亢合并房颤疗效研究 [J]. 中医临床研究, 2013, 5 (15): 65-66.
[75] 杨声銮. 甲亢恶性突眼一例治验 [J]. 山西中医, 1988, 4 (4): 41.
[76] 刘英. 化痰通络法为主治愈眼型 Graves 病 1 例 [J]. 中国中医眼科杂志, 1993, 3 (4): 48.
[77] 门玉华. 甲亢 II 号治疗甲亢突眼 54 例临床观察 [J]. 天津中医, 1997, 14 (4): 12-13.
[78] 李迎舒. 眼突方治疗 Graves 眼病激素治后复发 27 眼疗效观察 [J]. 新中医, 2002, 34 (5): 21-22.

[79] 姚平, 姚茂篪. 香远合剂配合"云克"治疗¹³¹I放射后Graves眼病的近期疗效观察[J]. 时珍国医国药, 2007, 18(10): 2524-2525.

[80] 黄立, 梁启伦, 黎小妮. 中西医结合治疗眼型Graves病[J]. 中国中医眼科杂志, 2000, 10(4): 40-41.

[81] 袁晓辉, 邓亚平, 谢学军. 中西医结合治疗甲状腺相关眼病[J]. 中国中医眼科杂志, 2006, 16(1): 16-19.

[82] 蔡国良, 王焕生. 王正宇甲亢汤治疗瘿病经验介绍[J]. 陕西中医函授, 1999, 18(2): 31-32.

[83] 魏华, 路洁. 路志正教授治疗甲状腺机能亢进症的用药经验[J]. 广州中医药大学学报, 2004, 21(5): 407-409.

[84] 李红, 葛芳芳, 徐蓉娟. 徐蓉娟教授辨治毒性弥漫甲状腺肿浸润性突眼经验介绍[J]. 新中医, 2005, 37(4): 21-22.

[85] 孙艳红, 韦企平. 韦企平教授治疗眼眶疾病临证经验[J]. 中国中医眼科杂志, 2013, 23(2): 145-146.

[86] Calissendorff J, Falhammar H. Rescue pre-operative treatment with Lugol's solution in uncontrolled Graves' disease[J]. Endocrine connections, 2017, 6(4): 200-205.

[87] 郭军. 中西医对黏液性水肿病机的探讨[J]. 实用中医内科杂志, 2009, 23(11): 81-82.

[88] 田丹珂, 王宝亮. 王宝亮教授治疗低钾型周期性麻痹的临床经验[J]. 中国中医药现代远程教育, 2017, 15(11): 83-84.

[89] 刘小斌. 邓铁涛教授对五脏相关理论的临床应用[J]. 中国中医基础医学杂志, 2001, 7(11): 73.

[90] 蒋方建. 重症肌无力的中医脾肾论治[J]. 中医文献杂志, 2009, 27(3): 24-26.

[91] 赵立明. 针药结合治疗慢性甲亢肌病[J]. 针灸临床杂志, 2005, 21(7): 30-31.

[92] 史华民, 李佩洲, 郭爱菊. 氯化钾配合海藻人参汤治疗甲亢合并低钾性周期麻痹46例[J]. 新中医, 2001, 33(1): 51-52.

[93] 赵立明. 中西医结合治疗甲亢并低钾性周期性麻痹11例[J]. 辽宁中医杂志, 2003, 30(8): 662.

[94] 李雯. 中西医结合治疗甲亢低钾性周期麻痹效果的临床研究[J]. 中国实用医药, 2010, 5(19): 167-168.

[95] Yun S E, Kang Y, Bae E J, et al. Iodine-induced thyrotoxic hypokalemic paralysis after ingestion of Salicornia herbace[J]. Renal Failure, 2014, 36(3): 461-463.

[96] Ober K P, Hennessy J F. Jodbasedow and Thyrotoxic Periodic Paralysis[J]. JAMA Internal Medicine, 1981, 141(9): 1225-1227.

[97] 卢园园, 闵晓俊, 陈如泉. 中药治疗甲亢合并肝损害临床疗效的Meta分析[J]. 江西中医药, 2018, 49(9): 31-34.

[98] 闵晓俊, 厉晶萍, 华川, 等. 陈如泉教授治疗甲亢合并肝损害经验述议[J]. 中西医结合肝病杂志, 2011, 21(1): 43-44.

[99] Ibanez L, Vidal X, Ballarin E, et al. Populatior based druginduced a-granulocytosis[J]. Arch Intern Med, 2005, 165(8): 869-874.

[100] 吴玉萍. 芪胶升白胶囊治疗肿瘤化疗后细胞减少症66例[J]. 陕西中医, 2008, 29(8): 1015.

[101] 应军, 肖百全, 杨威, 等. 鸡血藤提取物对环磷酰胺致白细胞低下大鼠的影响[J]. 中草药, 2011, 42(4): 755.

[102] 王长婷. 雷公藤多甙治疗甲亢合并粒细胞缺乏症1例[J]. 贵阳中医学院学报, 2010, 32(2): 60.

[103] 《妊娠和产后甲状腺疾病诊治指南》(第2版)编撰委员会, 中华医学会内分泌学分会, 中华医学会围产医学分会. 妊娠和产后甲状腺疾病诊治指南(第2版)[J]. 中华内分泌代谢杂志, 2019, 35(8): 636-665.

[104] Yoshihara A, Noh J Y, Watanabe N, et al. Substituting Potassium Iodide for Methimazole as the Treatment for Graves' Disease During the First Trimester May Reduce the Incidence of Congenital Anomalies: A Retrospective Study at a Single Medical Institution in Japan. [J]. Thyroid, 2015, 25(10): 1155-1161.

[105] Dc V D, Wasserman J D, Palmert M R, et al. Management of Neonates Born to Mothers With Graves' Disease[J]. Pediatrics, 2016, 137(4): 1-11.

[106] Wit J M, Gerards L J, Vermeulenmeiners C, et al. Neonatal thyrotoxicosis treated with exchange transfusion and Lugol's iodine[J]. European Journal of Pediatrics, 1985, 143(4): 317-319.

[107] Wit J M, Reessmith B, Creagh F M, et al. Thyroid-stimulating immunoglobulins and thyroid function tests in two siblings with neonatal thyrotoxicosis[J]. European Journal of Pediatrics, 1986, 145(1-2): 143-147.

[108] Maragliano G, Zuppa A A, Florio M G, et al. Efficacy of Oral Iodide Therapy on Neonatal Hyperthyroidism Caused by Maternal Graves' Disease[J]. Fetal Diagnosis and Therapy, 2000, 15(2): 122-126.

[109] Zuppa A A, Sindico P, Savarese I, et al. Neonatal hyperthyroidism: neonatal clinical course of two brothers born to a mother with Graves-Basedow disease, before an after total thyroidectomy[J]. Journal of Pediatric Endocrinology and Metabolism, 2007, 20(4): 535-539.

［110］ Minamitani K, Sato H, Ohye H, et al. Guidelines for the treatment of childhood-onset Graves' disease in Japan, 2016 ［J］. Clinical Pediatric Endocrinology, 2017, 26 (2): 29-62.

［111］ 郑荣亚, 刘志焕, 薄静微. 中药在 $^{131}$I 治疗青少年 Graves 病的临床应用 ［J］. 右江医学, 2012, 40 (4): 509-511.

［112］ Biondi B, Bartalena L, Cooper D S, et al. The 2015 European Thyroid Association Guidelines on Diagnosis and Treatment of Endogenous Subclinical Hyperthyroidism ［J］. European Thyroid Journal, 2015, 4 (3).

［113］ 涂晓坤, 陈如泉. 亚临床甲状腺功能亢进症 100 例临床分析 ［J］. 北京中医药, 2012, 31 (10): 756-758.

［114］ 左新河. 复方甲亢片的使用剂量和疗程对亚临床甲亢疗效的影响分析 ［J］. 湖北中医杂志, 2010, 32 (05): 25-26.

［115］ Okamura K, Sato K, Fujikawa M, et al. Remission After Potassium Iodide Therapy in Patients with Graves' Hyperthyroidism Exhibiting Thionamide-Associated Side Effects ［J］. The Journal of Clinical Endocrinology and Metabolism, 2014, 99 (11): 3995-4002.

# 第十二章　富碘中药治疗自身免疫甲状腺炎

自身免疫性甲状腺炎（Autoimmune thyroiditis，AIT）是临床比较常见的一种器官特异性自身免疫疾病，以弥漫性甲状腺肿大、甲状腺内淋巴细胞浸润与血清中甲状腺特异性自身抗体—TPOAb、TGAb 水平升高为主要特征，包括桥本甲状腺炎（HT）、萎缩性甲状腺炎（AT）、甲状腺功能正常的甲状腺炎（ET）、无痛性甲状腺炎（包括产后甲状腺炎、药物性甲状腺炎）以及桥本甲亢 5 种类型[1]。其中桥本甲状腺炎是 AIT 的经典类型。在我国 AIT 的发病率呈上升趋势，以 30~50 岁女性居多，其发病机制包括个体遗传因素、内源性、外源性易感因素以及体液免疫因素，同时免疫功能紊乱可使 90% 的 AIT 患者进展为甲状腺功能低下。TPOAb 以及 TgAb 水平的显著升高是诊断 AIT 最具意义的临床指标。目前尚无针对病因的有效疗法，西医缺乏特异性的药物治 AIT，目前主要采取补硒、应用糖皮质激素、细胞免疫等疗法治疗 AIT。这些疗法虽然有一定的效果，但是依然存在一些争议且副作用较大。中医采用辨证论治的方法对本病的治疗起到了显著疗效，在中药复方中常应用富碘中药。中医治疗 AIT 的优势[2]：减轻甲状腺肿；降低血清甲状腺自身抗体；减少抗甲状腺药副作用的发生率；有效治疗甲状腺相关眼病；明显恢复 AIT 减退的甲状腺功能和甲减致心及肾损害。本文详细地介绍了碘与自身免疫性甲状腺炎的关联以及中西医治疗自身免疫性甲状腺炎的进展，探讨了富碘中药治疗自身免疫性甲状腺炎，旨在指导临床更加合理地应用富碘中药，并进一步推广，发挥中医药优势，为患者带来更多福音。

## 一、自身免疫甲状腺炎的危害

自身免疫性甲状腺炎可引起患者甲状腺的疼痛，甲状腺生理功能的异常，还容易导致甲减。越来越多的学者开始认识到 AIT 发病并非仅累及甲状腺本身，还可能致各种甲状腺外损害[3-12]。①AIT 患者可能发生神经损害：如桥本脑病，妊娠期 TPOAb 阳性孕妇后代神经智力发育受损的风险也会增加。②妊娠时产科不良结局的发生风险增加。③育龄期妇女不孕和月经紊乱的发生风险增加：AIT 已被发现与多囊卵巢综合征（PCOS）的发生有关。④肾病风险增加：AIT 相关肾病最常见的是膜性肾病和 IgA 肾病。⑤合并其他自身免疫疾病的概率显著增高，可伴其他自身免疫病。⑥增加其他疾病的风险：骨密度降低、骨折风险增加、房颤、脑卒中高胆固醇血症、动脉粥样硬化以及心血管死亡风险增加密切相关。

## 二. 碘过量与自身免疫甲状腺炎的关系存在争议

### （一）碘过量导致自身免疫甲状腺炎的流行病学

1985—1999 年波兰甲状腺疾病诊所接受甲状腺细针穿刺的 35 000 例患者的统计分析发现：1992 年实行全民食盐碘化（USI）后自身免疫性甲状腺炎的发病率由 1.5% 上升至 5.7%。Klencki 等[13]研究发现，自实行加碘盐食用以来，自身免疫性甲状腺炎的发病率上升了 4.2%。长时间持续摄入高水平的碘有可能会影响健康甚至引起许多疾病，桥本氏甲状腺炎就是其中比较常见的一种。1997 年 Szabolcs 等[14]通过对尿碘分别为 72μg/g、100μg/g、513μg/g 肌酐的匈牙利 3 个地区老年人调查发现，随着碘摄入量增加，甲减发生呈上升趋势；导致甲减发生的主要原因是自身免疫性甲状腺炎。希腊 Zois[15]等通过对 302 例学龄儿童（6~12 岁）的观察，经过 7 年的随访，发现加碘后患自身免疫性甲状腺炎的儿童增加了 3 倍。揭示了全世界加碘食盐的实施，自身免疫性甲状腺疾病发病有增加趋势，特别是近年来随着补碘至碘超足量和碘过量，发病率明显上升；同时，对自身免疫性甲状腺炎患儿的自然病程观察，发现 5 年后，抗甲状腺球过氧化物酶（TPO）抗体与抗甲状腺球蛋白（Tg）的阳性率分别由 86% 和 59% 增长到 100% 与 69%，提示了抗甲状腺球过氧化物酶（TPO）抗体和抗甲状腺球蛋白（Tg）与器官特异性自身免疫性疾病（AITD）的联系[42]。希腊和斯里兰卡也先后报道了碘缺乏地区补碘后引起儿童自身免疫性甲状腺炎发病率的显著增加[16-17]。随着加碘盐在世界范围内的实施，甲状腺疾病发病率在局部区域有上升趋势。相关研究显示：碘摄入量与甲状腺疾病的关系呈"U"形的关系，对于具有甲状腺自身免疫遗传背景、碘缺乏背景和潜在自身免疫性甲状腺炎的人群，碘过量的危害更为突出。国内滕卫平教授[18]主持的课题组进行了五年前瞻性流行病学研究，发现临床甲减和亚临床甲减的主要原因是自身免疫甲状腺炎，碘缺乏人群是碘过量损伤的主要易感人群。碘超足量和碘过量可以增加自身免疫性甲状腺炎的发病率，且可促进自身免疫性甲状腺炎进展至甲状腺功能减退。在国际上首次证实碘摄入量增加和产后甲状腺炎的患病率增加显著相关。2007 年滕卫平等对尿碘分别为 145μg/L 和 261μg/L 的辽宁 2 个地区 3813 名居民进行横断面的流行病学调查，结果发现，碘超足量（261μg/L）地区的甲减和自身免疫性甲状腺炎患病率较碘足量（145μg/L）地区显著增高。另外，对沈阳地区 488 例妊娠妇女产后随访发现，碘摄入量增加与产后甲状腺炎的患病率增加显著相关，碘充足组和碘过量组的产后甲状腺炎患病率分别为碘缺乏组的 1.6 倍和 2.6 倍。以上结果说明，碘超足量和碘过量主要累及具有自身免疫遗传背景或甲状腺自身抗体阳性的易感人群。这个易感人群很大，估计占总人群的 15% 左右。仅女性中的甲状腺自身抗体阳性者就高达 10% 左右。Pedersen 等[19]研究发现即使小剂量增加碘摄入量（包括药物、食品中的碘化物），不仅在高碘地区，即使碘营养状态适宜地区，也会导致

AITD 的发生。有研究表明，碘过量可导致桥本氏甲状腺炎发病率的上升及病情的加重，并可伴发甲状腺癌。国内外多项报道显示，碘摄入过量可引起甲状腺功能减退的发病率升高，主要原因是自身免疫性甲状腺炎。

(二) 碘过量导致自身免疫甲状腺炎的机制

过量摄入碘可能引起甲状腺形态的异常，导致甲状腺功能减退或甲状腺结节，使甲状腺组织损害，进而导致甲状腺抗原的暴露，进一步递呈给免疫系统最终发生AIT。Pedersen 等[19]的研究结果发现，甲状腺自身抗体在谨慎补碘开始初期增长，表明即使轻度补充碘也可对甲状腺自身免疫产生影响。李晓玲[20]等对 HT 患者甲状腺组织内淋巴细胞亚群分布进行的研究结果发现，淋巴细胞亚群分布的改变在自身免疫性甲状腺疾病发病中起重要作用。碘直接刺激 B 细胞产生免疫球蛋白，促进巨噬细胞活化，刺激甲状腺上皮细胞转变为抗原呈递细胞，诱导人类白细胞 II 类抗原表达和甲状腺滤泡上皮细胞表达肿瘤坏死因子等参与自身免疫性甲状腺炎的发生发展。

**1. 碘过量诱导甲状腺细胞凋亡**

早在 20 世纪 90 年代初有人发现过多的碘妨碍了甲状腺细胞的增殖，不少学者先后发现碘处理培养的 FRTL-5 细胞、胺碘酮处理的 BB/W 和 Wistar 大鼠甲状腺滤泡细胞均存在凋亡现象。进一步研究发现凋亡在 AITD 的发病中起重要作用，在桥本氏甲状腺炎的发病中作用尤其突出。碘诱导甲状腺细胞凋亡的机制尚不清楚，可能与凋亡相关蛋白 Fas/FasL 表达增加有关。Fas/FasL 是肿瘤坏死因子 (TNF) 受体及配体家族中的一对跨膜蛋白，细胞通过其表达的 FasL 与另一细胞上的 Fas 结合使另一细胞凋亡或互致凋亡。研究表明，甲状腺的免疫特异性与 FasL/Fas 密切相关，FasL/Fas 作用的失衡可导致甲状腺内 T 细胞活化使甲状腺细胞凋亡。Negro R 等[21,22]发现正常甲状腺细胞和组织很少量地表达 Fas 和 FasL，而在桥本氏甲状腺炎患者其甲状腺组织 Fas 和 FasL 表达明显上升。NaI 可以让正常甲状腺细胞或不表达 Fas、FasL 的 Graves' 甲状腺细胞表达这两种凋亡相关蛋白，但碘诱导的甲状腺滤泡上皮细胞凋亡似乎与 p53 及 Bcl-2 家族蛋白的表达关系不大。Nakano 等[23]发现，桥本氏甲状腺炎 (HT) 患者甲状腺内$CD_4^+CD_{25}^+$Treg 数量较自身外周血中及正常对照组均降低，其中 Fas 介导的凋亡细胞比例较$CD_4^+CD_{25}^+$Treg 明显增加，说明桥本氏甲状腺炎 (HT) 患者甲状腺内的$CD_4^+CD_{25}^+$Treg 对凋亡的易感性增加，凋亡增加并导致其数目减少，从而引起免疫调节功能被抑制，自身反应性 T 细胞被活化，最终导致桥本氏甲状腺炎 (HT) 的发生。刘丽香等[24-26]用 180 只昆明种小鼠动物研究发现，不同碘剂量处理小鼠 3 个月，发现高碘组 Fas、FasL mRNA 表达较对照组有增加的趋势，Bcl-2 mRNA 表达有所下降，提示 Bcl-2 的下调可能促进 Fas/Fas 系统介导的凋亡，其作用机制可能与 Bcl-2 基因能够保护线粒体功能的完整性，延长细胞的生存期，并通过阻断凋亡信息转导干扰 Fas/FasL 系统介导的细胞凋亡作用有关；6个月时，高碘组 Bcl-2mRNA 表达有增加趋势，提示甲状腺组织通过 Bcl-2 的过度表达，部分抑制 Fas/FasL 系统介导的凋亡，以维持细胞凋亡和细胞增殖之间的平衡。

**2. 碘过量导致甲状腺球蛋白（TG）抗原性发生改变**

TG 是甲状腺内一种高度特异的抗原，它是甲状腺上皮细胞合成的主要蛋白质，用于碘的储存和甲状腺激素的合成。Saboori 等制备了可结合 TG 分子不同表位的单克隆抗体，表明 TG 在体内或体外的的碘化会改变 TG 的分子构象，碘的存在使原来的一些抗原决定簇消失，而使一些新的抗原决定簇暴露，这可能在导致甲状腺自身免疫反应的发生中起重要作用。Kong 等认为 TG 的抗原性更多地依赖于其自身的氨基酸序列，TG 的碘化可能会提高其抗原性或结合的亲和力，而 Saboori 则认为碘化会大大增加 TG 的抗原性。Berg 和 Ekholm[27]运用电镜证明：甲状腺球蛋白（Tg）的形状由于碘化会发生很大的变化，低碘甲状腺球蛋白（Tg）是一种多孔的圆柱状分子，而高碘甲状腺球蛋白（Tg）则为卵球形，这种形态学的改变可能会影响甲状腺球蛋白（Tg）分子的抗原决定簇的数量和免疫原性。Champion 等[28]研究了 T 细胞识别甲状腺球蛋白（Tg）的分子基础，认为人甲状腺球蛋白（Tg）中含 $T_4$ 的 2553 位点刺激 T 淋巴细胞的识别和繁殖。甲状腺球蛋白（Tg）的免疫性受其所含碘多少的影响。高碘甲状腺球蛋白（Tg）比低碘甲状腺球蛋白（Tg）更能诱发自身抗体的产生。于秀杰等[29]用雌性 NOD 小鼠研究碘过量和甲状腺球蛋白免疫诱发甲状腺炎病变特征发现，碘过量和甲状腺球蛋白组甲状腺滤泡大小不等，多为胶质蓄积性大滤泡，可见融合滤泡上皮细胞呈低立方或扁平状，炎性细胞浸润明显呈灶性分布，伴局部纤维化。高碘和甲状腺球蛋白联合使炎症反应加重，大量的碘摄入导致与甲状腺球蛋白（Tg）的结合增加，高度碘化的甲状腺球蛋白（Tg）发生立体化学构象的改变，导致抗原表位的丢失，产生新的含碘的表位；这些新的抗原决定簇对 T 细胞受体或抗原呈递细胞（APC）上的主要组织相容性复合物（MHC）呈递分子的亲和力增加，结果增强甲状腺球蛋白（Tg）通过抗原呈递细胞（APC）的呈递作用导致特异性 T 淋巴细胞的激活，由此启动自身免疫过程。

**3. 碘过量使甲状腺内自由基产生增多**

碘过多还可以通过不同的途径增加自由基的产生，从而损伤甲状腺。自由基参与许多基本生命过程，其致损伤机制主要是自由基引起的生物膜脂质过氧化。甲状腺是自由基产生和清除的活跃器官。碘正常情况下可通过抑制 TSH 信号传递系统而减少 $H_2O_2$ 产生，减弱碘化作用、降低细胞增殖、减轻细胞对甲状腺球蛋白的胞饮和水解，从而保护器官。但给予碘缺乏的生物体补充大量的碘会造成碘和 $H_2O_2$ 含量过多，此时甲状腺球蛋白水平相对较低，因此形成分子碘，而分子碘与 $H_2O_2$ 反应则产生自由基，当过量的自由基超过机体抗氧化系统的清除能力时，就可以氧化脂质、蛋白质，损伤细胞膜造成细胞坏死。

**4. 碘过量会诱导人类白细胞Ⅱ类抗原（HLA-Ⅱ）的表达**

国内外一些学者发现高碘可能通过诱导 HLA-Ⅱ 的表达，从而在 AIT 的发病中起重要作用。HLA-Ⅱ类抗原主要表达于免疫细胞表面，如树突状细胞、单核巨噬细胞、B 淋巴细胞、HLA-DP、DQ、DR 均具有抗原呈递作用，在某些病理情况下，一些非免疫细胞可能成为抗原呈递细胞，而抗原呈递是启动和调节免疫的重要过程。Schuppert 等研究发现，正常人的甲状腺滤泡上皮细胞并不表达 HLA-Ⅱ类抗原，而自身免疫性甲状腺炎患者甲状腺细胞 HLA-DR 已有表达，此时甲状腺细胞可能具有抗原呈递作用，高碘刺激后甲状腺细胞 HLA-DR 表达增加，高碘聚集在甲状腺可能诱导甲状腺内各种细胞 HLA-DR 表达增加从而使其具有抗原呈递作用，启动自身免疫过程，在 AIT 的发病中起一定作用。Fountoulakis 等[30,31]的研究发现桥本氏甲状腺炎（HT）患者外周血 $CD_4^+CD_{25}^+$ Treg 比例虽无明显变化，而 $CD_4^+CD_{25}^+$ high HLA-DR 细胞的比率增加，认为此现象可能是桥本氏甲状腺炎（HT）时 Treg 基因试图抑制自身免疫反应性 T 细胞而产生的一种代偿性反应。以上研究结果显示 $CD_4^+CD_{25}^+$ Treg 的数量或功能改变在桥本氏甲状腺炎（HT）进展机制中起着决定性作用，同时在维持自身免疫耐受过程中也起着不可或缺的作用。闫胜利等[32,33]采用标准化尿碘测定方法测定山东沿海地区甲状腺疾病流行病学调查桥本氏甲状腺炎患者 43 例，将碘营养状况和易感 HLA 等位基因等因素结合起来分析，结果表明，编码 HLA-Ⅱ类抗原分子 α 链第 2 位精氨酸的 DQA1*0301 等位基因与女性桥本氏甲状腺炎（HT）均成正相关，而 DR9 等位基因仅与女性桥本氏甲状腺炎（HT）呈正相关。碘的摄入量正常或稍增加，即有可能诱发桥本氏甲状腺炎（HT）发病；而不表达者，碘的摄入量明显增加时，才有可能诱发桥本氏甲状腺炎（HT）发病，即易感 HLA 等位基因和碘摄入量增多对桥本氏甲状腺炎（HT）的发生发展有正协同作用。多因素回归分析的结果显示，性别、碘摄入量、DQA1*0301 等位基因均为桥本氏甲状腺炎（HT）的危险因素。碘摄入量、DQA1*0301 等位基因同时成为桥本氏甲状腺炎（HT）发病的危险因素则更能说明桥本氏甲状腺炎（HT）的发病是遗传免疫因素和环境因素共同作用的结果。

**（三）限碘对自身免疫甲状腺炎的发生无益**

中国医科大学滕卫平的团队组织进行了一项具有全国代表性的跨领域研究[34-40]，该研究总共有来自中国 31 个省（自治区、直辖市）的 78 470 名参与者，年龄在 18 周岁及以上。这些参与者接受了问卷调查和甲状腺 B 超检查，分别测定了血清甲状腺激素、甲状腺抗体和尿碘浓度。该研究的结果：过量的碘只与高发生率的显著甲状腺功能亢进和亚临床甲状腺功能减退有关。然而，碘缺乏是大多数甲状腺疾病的危险因素，这表明碘缺乏的危险因素明显大于碘过量的危险因素。补充碘不仅可以预防碘缺乏症，而且可以降低甲状腺疾病的患病率，特别是可以降低甲状腺结节的高患病率（20.43%）。血清 TSH 水平随着碘摄入量的增加而显著增高的关联只在非自身免疫性亚临床甲状腺功能减退（甲状腺抗体阴性）中发现，而在自身免疫性亚临床甲状腺功能减退（甲状腺抗体阳性）中并没有发现这种关联，这也说明碘过量可能并不会增加自身免疫性甲状腺炎的风险。该研究的结论是长期强制的全民食盐加碘计划在预防碘缺乏症方面，似乎是安全的，对于中等碘摄取量稳定在 300μg/L 的人群来说，益处大于风险。

## 三、富碘中药治疗自身免疫甲状腺炎

西医理论认为，过量的碘吸收会引起患者甲状腺内碘有机化障碍，应适当控制碘的摄入，以改善自身免疫性甲状腺炎的预后。但治疗自身免疫性甲状腺炎的中药方剂中多为海藻、昆布等高碘药物。我国古今医学文献的初步统计结果显示[41]在《千金要方》《外台秘要》《外科正宗》《疡医大全》等书中，治疗瘿病选用海藻、昆布等富碘药物的比例高达 70%。崔鹏等[42]运用碱灰化法处理固体中药饮片、常规水煎中药及复方煎剂，并按砷铈催化分光度法测定常用软坚散结中药及复方碘含量，发现海藻、昆布等含碘较多，而夏枯草、浙贝母等含碘较少，海藻玉壶汤、消瘿瘤汤为富碘复方，碘丢失并没有在中药煎取的过程中发生。检测出常用富碘中药复方——海藻玉壶汤，方中含碘 1951.75μg/L，除外海藻、昆布、海带后，其碘含量为 51.39μg/L；消瘿瘤汤的碘含量 3829.50μg/L。王旭等[43]通过滴定法测定出含碘中药碘成分由高到低依次为海藻、昆布、牡蛎、香附、夏枯草、玄参等。王海波等[44]采用等离子质谱法对中药海藻饮片进行无机元素含量测定，其中碘元素的平均含量为 6.47mg/L。近年研究表明，小剂量的含碘中药复方可调节甲状腺细胞凋亡，保护甲亢小鼠的甲状腺细胞。因此，中西医结合治疗 HT 存在一定的用药矛盾。目前，关于富碘中药对甲状腺滤泡上皮细胞影响的研究极少，因此，确定富碘中药的使用及安全剂量是研究其对甲状腺的损害作用与治疗机制的重大课题。

（一）**富碘中药与免疫药理学**

**1. 富碘中药单药与免疫**

**1.1 昆布**

昆布，性咸，寒，归肝、胃、肾经，是海带科植物海带或翅藻科植物昆布（鹅掌菜）的干燥叶状体。功效软坚散结，消痰，利水。用于瘿瘤，瘰疬，睾丸肿痛，痰饮水肿。现代药理研究发现[45,46]，昆布含碘、多糖、天然蛋白质、脂肪、纤维素、矿物质和核酸等。其药理作用在很大程度上与其含有的多糖有关，目前认为昆布多糖主要有 3 种类型：褐藻酸盐（Alginate），如褐藻酸钠，又称褐藻胶，在昆布中含量相对最丰富，约为 19.7%；褐藻淀粉（Laminarin），又称海带多糖（BSP），褐藻多糖，海藻硫酸多糖，在昆布中含量约为 1%；褐藻糖胶（Fucoidan）或称岩藻糖胶，其主要成分是岩藻多糖，另外昆布中还含有不同比例的半乳糖、木糖、葡萄糖醛酸和少量蛋白质。具有调节免疫、抗肿瘤、抗凝血、调脂、抗氧化、抗感染等作用。昆布饮片含碘量[47]：0.343mg/g。汤剂含碘量为：1760.85μg/L。

抗原提呈细胞（Antigen presenting cells，APCs）是指能捕捉、加工、处理抗原，并将抗原提呈给抗原特异性淋巴细胞的一类免疫细胞，是产生免疫反应的第一步。APCs经加工处理后使抗原肽与MHC分子结合提呈至细胞表面，在第一、第二信号共同作用下，激活T淋巴细胞，产生特异性的免疫反应。树突状细胞（DCs）在免疫应答的首要环节抗原提呈中扮演着重要角色，是目前公认的机体内功能最强大的APCs。极少量的DC即可强烈激活T淋巴细胞，启动特异性免疫反应，其激活T细胞的能力是巨噬细胞或B细胞的100~1000倍。动脉粥样硬化（Atherosclerosis，AS）是心脑血管疾病发生的主要病理基础，既往大量研究证实炎症是AS的核心因素，大量炎症细胞和免疫细胞的介入可能是易损斑块破裂的主要因素。除了固有免疫外，越来越多证据表明抗原特异性和适应性免疫在斑块进展中也具有重要作用。DC细胞介导的免疫反应在AS的发生中起到重要作用。体外细胞实验研究发现通过氧化低密度脂蛋白（OX-LDL）诱导单核细胞源性树突状细胞（DC）成熟，使用昆布多糖干预培养后，发现DCs的$CD_{86}$的表达下调，TLR-2表达上调，DCs分泌IL-12水平较对照组下降，表明昆布多糖可以抑制DCs的成熟和功能，可能是昆布多糖抗动脉粥样硬化的机制之一[48]。

昆布提取物可上调巨噬细胞的吞噬指数，可增强免抑制状态下巨噬细胞识别，对小鼠非特异性免疫、细胞免疫及体液免疫均有增强作用，并能提高小白鼠的抗疲劳能力[49-50]。钱永昌等[51]也发现昆布多糖可使小鼠免疫器官增重，并可使免疫抑制剂处理的外周血白细胞数下降恢复正常，能显著增加正常小鼠及免疫抑制剂处理小鼠血清溶血素的含量，可增加小鼠外周血液T淋巴细胞数，增强腹腔巨噬细胞的吞噬功能，并能明显提高小鼠静脉注射碳粒廓清速率。说明昆布多糖具有明显的增强体液免疫功能并能提高外周血T细胞的数量。由此证明，昆布多糖对正常和免疫功能低下小鼠的免疫功能具有促进作用。

### 1.2 海带

海带是大叶藻科植物大叶藻的全草，又名海马兰、海带草、海带菜、鹅掌菜等。味咸，性寒，归肝、肾、胃经。《嘉祐本草》："软坚散结，行气化湿。"具有软坚化痰，清热利水功效，用于痰饮带浊，疝胀疝瘕、水肿、黄疸、脚气，瘿瘤瘰疬的治疗。海带饮片含碘量[42]：0.864mg/g。

海带多糖（BSP）由产于渤海湾的褐藻海带（Laminaria japonica）制备。詹林盛[52]研究发现，BSP对正常及免疫低下小鼠的免疫功能具有促进作用。BSP能提高正常及免疫低下小鼠胸腺、脾重量指数，以及免疫低下小鼠外周血WBC数；明显促进正常及免疫低下小鼠脾脏T、B淋巴细胞的增殖；促进正常及免疫低下小鼠脾细胞产生IL-2；同时BSP还促进正常及免疫低下小鼠血清和脾细胞溶血素的生成，对体液免疫也有促进作用。因此，海带多糖对改善机体免疫机能具有重要意义。

王庭欣等[53]选用迟发性变态反应、脾脏抗体生成细胞数、巨噬细胞吞噬功能等试验,从细胞免疫、体液免疫、非特异性免疫等多个方面研究海带多糖的免疫功能,发现海带多糖能明显提高巨噬细胞吞噬功能、增强小鼠的体液免疫、显著提高小鼠的细胞免疫力,且随剂量的增加其功能有增强趋势。

徐瑞宏[54]探讨了海带提取物的免疫调节作用。用环磷酰胺制备免疫力低下小鼠模型,并将昆明种小鼠随机分为空白组、模型组、低、高剂量海带提取物组和阳性药物(脾氨肽)组。记录小鼠活动量、体重变化,计算脾脏系数、胸腺系数,检测各组 IL-6 和 TNF-α 血清水平。结果发现,与模型组比较,海带提取物在 4.5mg/g、13.5mg/g 剂量均可使小鼠体质改善、体重增长;海带提取物高剂量组的脾脏系数增高,而低剂量组的胸腺系数增高;高、低剂量组 IL-6 均有所增高,而低剂量组的 α 肿瘤坏死因子(TNF-α)血清水平显著降低。证实海带提取物能增强免疫低下小鼠的体质同时可以提高小鼠的脾腺系数和胸腺系数。揭示海带提取物降低 TNF-α 而升高 IL-6 水平意味着具有一定的抗炎作用和调节 Th1/Th2 免疫平衡的作用。Vetvicka V 等[55]从海带里分离出了一种新型的葡聚糖,该糖可非常明显地刺激巨噬细胞的活性,而且可显著增加 IL-1、IL-6 以及 TNF-α 的合成和释放。

研究[56]发现海带多糖(BSP)能够抑制大鼠免疫细胞凋亡。将每组大鼠灌胃海带多糖 10 天后,一次性 γ 射线辐射,每只 9.0Gy,18 小时后测定各组大鼠免疫相关指标及脾淋巴细胞凋亡率。结果表明,模型组免疫指标明显低于正常对照组,海带多糖各组能显著提高辐射损伤大鼠的免疫功能,脾淋巴细胞凋亡率显著低于模型组,并呈明显的量效关系。同样的,另一项研究[57]发现,随着海带多糖含量的增加,γ 射线照射后脾淋巴细胞的 Bcl-2 蛋白表达增加而 Bax 蛋白表达下降,Bcl-2/Bax 上升。推测海带多糖抗辐射作用的可能机制是使凋亡抑制基因 Bcl-2 表达上调、促凋亡基因 Bax 蛋白表达下调,Bcl-2/Bax 比值增大,防止脾淋巴细胞凋亡,促进免疫功能恢复。

### 1.3 海藻

海藻,味苦、咸,性寒。归肝、胃、肾经,是马尾藻科植物海蒿子或羊栖菜的干燥藻体。功效:消痰软坚,利水消肿。主治瘿瘤、瘰疬、睾丸肿痛,痰饮水肿、脚气水肿。现代药理研究发现,海藻含碘、海藻酸、海藻多糖、藻胶素、蛋白酶、甘露醇等,具有提高免疫力、抗肿瘤、抗感染、止血、降脂等作用。海藻饮片含碘量为[42]:0.829mg/g;汤剂含碘量为:1951.75μg/L。

海藻多糖(PSS)能够阻滞活化细胞进入 S 期,抑制淋巴细胞增殖。PSS 各剂量组能够减少处于 $G_0/G_1$ 期的脾细胞,增加小鼠 S 期和 $G_2/M$ 期的脾细胞,表明 PSS 可通过调节免疫细胞的细胞周期进程,提高机体免疫功能而发挥免疫调节作用[58]。

Nikmal AAF 探讨了母亲补充海藻粉(SWP)对仔猪免疫状态的影响[59]。该团队将母猪从妊娠第85天至断奶期间补充海藻粉。对40天龄仔猪实施安乐死，分析淋巴细胞亚群。结果表明，经处理的母猪胸腺、淋巴结、扁桃体、外周血单核细胞、脾脏和肝脏中$CD_4^+$、$CD_8^+$、T细胞的相对数量显著高于对照组（$P<0.05$）。仔猪肝脏和脾脏$CD_8^+$和T细胞相对数量也较高（$P<0.05$）。提示母猪补充SWP对仔猪免疫状态有增强作用。

Shimazu T研究添加海藻对猪免疫和肠道菌群的影响[60]。他进行了三个独立的实验：相对幼小（20~30kg；实验1、实验2）及育肥期（70kg；实验3）所有猪（包括对照组）均饲喂相同的饲料，不含抗生素添加剂，但处理组饲料中添加1%海藻粉。实验1、实验2各组间猪的日增重、日采食量无组间差异；但是实验3中，治疗组的体重增加明显高于对照组。所有实验中，治疗组外周血自然杀伤细胞百分比均显著高于对照组，且发现海藻似乎对肠道菌群有选择性的改变，如乳酸杆菌增多，大肠埃希菌减少。提示海藻可以提高肠道健康和免疫力。

淋巴细胞和巨噬细胞是机体免疫系统重要组成部分，可能是海藻多糖实现免疫调节作用的重要途径之一。苗本村等研究表明，海洋硫酸多糖911能刺激小鼠胸腺、脾脏淋巴细胞增殖，促进刀豆蛋白（ConA）诱导的T淋巴细胞及脂多糖（LPS）诱导的B淋巴细胞增殖，具有明显的免疫调节功能[61]。实验研究证明[62]，海藻70%乙醇提取物对$CD_{3e}^+T$、$CD_4^+T$、$CD_8^+T$、$CD_{45}^+T$、$CD_{11b}^+T$树突细胞、巨噬细胞和嗜酸性粒细胞有免疫刺激作用。

武红梅等[63]探讨海藻多糖对体外培养的类风湿关节炎患者外周血单个核细胞（PBMC）中IL-37表达的影响及其抗炎机制。结果发现，海藻多糖组IL-37、iNOS mRNA及NO水平明显高于患者组（$P<0.05$），IL-10及IL-4水平均明显低于患者组（均$P<0.05$），且IL-37的升高与IL-10、IL-4降低呈负相关关系（$r=0.889$，0.572，$P<0.05$）。证明了海藻多糖对类风湿关节炎患者具有免疫调节作用，可能与上调PBMC中IL-37 mRNA、iNOS mRNA及NO表达水平，进而抑制IL-10、IL-4分泌有关。

**2. 富碘中药复方与免疫**

富碘中药复方主要指含海藻、昆布、海带的中药方剂。中医经典方剂海藻玉壶汤即为富碘中药复方，广泛应用于甲状腺疾病和一些癌症等疾病。

流行病学调查表明，碘过量可增加自身免疫甲状腺炎的患病率。轻中度碘过量对碘缺乏机体甲状腺产生毒性，且有随着碘摄入量增加，摄入时间延长，损伤越重的趋势。碘过量以剂量依赖方式引起NOD.H-$2^{h4}$小鼠甲状腺肿及甲状腺炎。机体存在一种产生IL-17的$CD_4^+T$细胞亚群Th17，该细胞亚群产生IL-17具有IL-23依赖性[64]。IL-23/IL-17轴与自身免疫病关系密切。笔者团队研究发现，富碘中药复方与碘过量对碘缺乏NOD.H-$2^{h4}$小鼠甲状腺IL-23/IL-17炎症轴具有一定影响。将低碘饲料喂养的 NOD. H-2$^{h4}$ 小鼠，成功建立自身免疫甲状腺炎易感碘缺乏甲状腺肿模型后，随机分成 4 组：正常对照组（NC）、模型对照组（MC）、富碘中药复方组 [（HIE），海藻 15g，昆布 15g，海带 7.5g，碘含量 1900.36μg/L] 和碘过量组 [（IE）含碘 1900μg/L 的去离子水，用碘酸钾配制。再给处理因素 90 日后处死小鼠。结果发现[65]，与碘过量相比富碘中药复方使碘缺乏 NOD. H-2$^{h4}$ 小鼠甲状腺 IL-23/IL-17 轴的表达明显降低，推测其机制可能与富碘中药复方能明显抑制碘补充过程中甲状腺内 IL-23、IL-17 的高表达有关。

陈然峰等[66]研究证明，海藻玉壶汤能够降低 TGAb、TPOAb 在自身免疫性甲状腺炎大鼠血清中的水平，对控制自身免疫性甲状腺炎向甲减发展具有重要意义。邓翠等[67]研究表明，富碘中药可显著降低实验性自身免疫性甲状腺炎的甲状腺抗体 TPOAb、TgAb 的水平，并且能够抑制甲状腺质量的增加，明显减轻甲状腺肿大，其疗效与海藻、昆布的剂量有关。高天舒等[68]研究也证实，海藻玉壶汤能使碘缺乏致甲状腺肿大鼠升高的 TPOAb、TGAb 降低，从而减轻抗体对甲状腺细胞的破坏。

机体是一个巨大的微生态系统，其中肠道菌群发挥着生物拮抗、免疫调节、维持微生态系统稳定等重要作用。抗生素的过量、不合理应用容易造成肠道菌群紊乱及细菌易位，进而引发机体内源性感染、免疫力低下，抗生素灌胃后导致小鼠肠道菌群失调，相关免疫细胞因子水平下降，如 IL-2、TNF-α。徐明军[69]利用抗生素建立肠道菌群失调模型，通过给予治疗组喂养海藻类配方饲料，结果发现模型组小鼠体内 Barnesiella intestinihominis 等抑制机体免疫力的菌群量明显高于正常及治疗组，治疗组小鼠乳酸杆菌等有益菌及肠道菌群多样性恢复较好且小鼠血清细胞因子 IL-2、TNF-α 浓度明显升高。揭示海藻类功能食品能够帮助恢复肠道微生态平衡，增强实验小鼠免疫功能。

富碘中药复方海藻玉壶汤具有抑制小鼠胸腺淋巴瘤生长的作用，且与免疫机制相关。研究发现[70]，海藻玉壶汤能降低小鼠胸腺淋巴瘤肿瘤血流速度、瘤组织黏度，降低 TIMP-1、VEGF、bFGF、TGF-β1 含量，升高肿瘤组 MMP-9、MMP-2 和 Fas 含量。另外，海藻玉壶汤含药血清能促进小鼠脾淋巴细胞增殖，抑制 L929 成纤维细胞增殖及 I-IV 胶原分泌。表明海藻玉壶汤可以阻止瘤内纤维化、抑制瘤内新生血管形成、阻止瘤内细胞外基质沉积、诱导肿瘤细胞凋亡和增强机体免疫功能而实现抗肿瘤作用。

五海瘿瘤丸成分由海带、海藻、海螵蛸、蛤壳、昆布、夏枯草、白芷、川芎、木香、煅海螺组成，也是富碘中药复方。周俊宇[71]观察五海瘿瘤丸联合左旋甲状腺素钠片治疗甲状腺腺瘤的疗效及对血清甲状腺激素和免疫炎性因子的影响。发现 2 个疗程后观察组症状评分改善程度、FT$_3$、FT$_4$、IFN-γ 水平均显著升高（均 $P<0.05$），TSH、血管内皮生长因子（VEGF）、IL-4 水平均显著降低（均 $P<$

0.05），均显著优于对照组（均 $P<0.05$）。证明左旋甲状腺素钠片联合五海瘿瘤丸治疗甲状腺腺瘤能够显著改善患者临床症状，增强疗效，并有效调节血清甲状腺激素，其机制可能与调节免疫炎性因子水平有关。

综上所述，富碘中药无论是单药还是复方，均可调节机体免疫功能。尤其在甲状腺疾病治疗方面，值得我们进一步深入研究。目前，关于富碘中药在治疗自身免疫性甲状腺炎的运用大致分为3种：一是单纯从中医角度辨证论治，主张运用富碘中药；二是主张短期、少量运用富碘中药；三是根据甲状腺功能的不同，根据不同的疾病状态选用或禁用富碘中药。

### （二）古代名家观点

中医从发现瘿病与饮食的关系到系统运用含碘中药诊治瘿病的过程，凝聚了古代医者的智慧与经验。中医学无"自身免疫性甲状腺炎"病名记载，《吕氏春秋》云："轻水所多秃与瘿人。"说明当时已经注意到该病的发生与地理环境有关。隋代巢元方在《诸病源候论》中指出瘿病主要与情志内伤及水土因素有关，"曰饮沙水，沙随气入于脉，搏颈下而成之"，并记载了该病的临床特点为颈前方出现状如樱桃之肿物。宋《太平圣惠方》曰："夫瘿气咽喉肿涩者，由人忧恚之气在于胸膈，不能消散，搏于肺脾故也。咽门者，胃气之道路；喉咙者，肺气之往来。今二经俱为邪之所乘，则经络痞涩气不宜通，故令结聚成瘿，致咽喉肿塞也。"对其病因病理、病位及临床特点等进行了详细描述，认识到瘿病发展到一定程度可以压迫气管和食道。自身免疫性甲状腺炎据其临床表现，可归属于中医学"瘿病""心悸""虚劳"等范畴。陈无择据瘿病局部症状的不同，将其分为石瘿、肉瘿、筋瘿、血瘿、气瘿5种，并在《三因极一病证方论》中指出："五瘿皆不可妄决破，决破则脓血崩溃，多致夭枉。"《证治要诀》曰："痰为气所激而上，气为痰所隔而滞。"《外科正宗·瘿瘤论》中提到："夫人生瘿瘤之症，非阴阳正气结肿，乃五脏瘀血、浊气、痰滞而成。"说明瘿病主要由气、痰、瘀蕴结而成。病位在甲状腺，但病根在肝脾肾三脏。肝郁气滞，郁久成火，火热伤阴，炼液成痰，痰瘀阻络，结于颈部呈瘿病，久则肝脾肾脏器功能紊乱，致气血失调，阴阳失和。"瘿者由忧恚气结所生"，明确指出了瘿病的发病主要与情志内伤有关，沈金鳌认为采用结者散之的治则，以活血软坚之法进行治疗。朱丹溪认为饮食与本病的发生有一定的关系，并提出了"瘿气先须断厚味"的理论。中医运用富碘药物治疗甲状腺疾病有着悠久的历史，早在晋代，著名医家葛洪就开始应用海藻、昆布等富碘中药防治瘿病。《神农本草经》言："海藻主瘿瘤气。"《本草经疏》言昆布："瘿坚如石者，非此不除。"明代陈实功于《外科正宗》云："夫人生瘿瘤之证，非阴阳正气结肿，乃五脏瘀血、浊气、痰滞而成……痰聚也，行痰顺气。"该书详细记载海藻玉壶汤一方，开始将海藻、昆布、海带等含碘中药运用到瘿病的治疗。《本草纲目》中用羊靥、猪靥等治疗瘿病，羊靥、猪靥中含有甲状腺素，可用于治疗先天性甲状腺功能减退[72,73]。

(三) 主张应用富碘中药治疗自身免疫性甲状腺炎的现代医家及其思想

主张应用富碘中药治疗自身免疫性甲状腺炎，尤其是治疗自身免疫性甲状腺炎的经典类型桥本甲状腺炎的医家有程汉桥、林兰、程益春、唐汉钧和邹晓玲等。他们根据自身免疫性甲状腺炎的中医辨证，根据患者的实际情况和疾病的证型和分期，适当地应用含碘中药和富碘中药，在治疗自身免疫性甲状腺炎的过程中取得了比较可观的疗效。

程汉桥[74]应用富碘中药治疗自身免疫性甲状腺炎气郁痰阻证和痰郁互结证：气郁痰阻证见颈前肿块弥漫对称，皮色如常，肿块光滑柔软，活动良好，无触痛，饮食如常，二便可，眠可，舌质淡红，苔薄白，脉弦。他提出先天不足，肝失疏泄，导致气血瘀滞；肝脾不和，脾失健运致使痰湿内生；日久则气滞、痰凝、血瘀聚于颈前成瘿。他认为病情变化与情志因素有关，治宜理气解郁、化痰消瘿。方以四海舒郁丸合柴胡疏肝散加减，药用海藻、昆布、海带、柴胡、海蛤壳、海螵蛸、海浮石、川贝母等。痰郁互结证见颈前肿块偏于一侧，或一侧较大，或两侧均大，经久不消，质地较硬或有结节，活动良好，或质地坚硬，推之不移，按之疼痛，舌质紫黯或有瘀点瘀斑，苔白腻，脉弦或涩。治宜理气化痰、活血消瘿。方以海藻玉壶汤加减，药用昆布、海藻、海带、青皮、陈皮、黄药子、木香、法半夏、当归、川芎、郁金、穿山甲、三棱、莪术等。

林兰[75]主张西医诊断疾病与中医辨证论治相结合治疗桥本甲状腺炎，提出以疾病分期、分阶段论治该病，分有证从证辨治和无证从病论治模式，将疾病分为早期、甲状腺功能亢进期、甲状腺功能减退期3期。早期多无典型症状，仅见颈前肿大、抑郁或易怒并见，治以疏肝理气、化痰消瘿，方以四逆散等方剂加减以调畅情志；甲状腺功能亢进期多为颈前肿大、质地坚硬、心悸怔忡、虚烦不寐等症状，治以滋阴清热、软坚散结，方以知柏地黄丸等方剂加减以滋养阴液；甲状腺功能减退期症状多为面白肢倦、肢冷水肿等阳气不足症状，治以滋阴清热、软坚散结，方以知柏地黄丸等方剂加减以滋养阴液；甲状腺功能减退期症状多为面白肢倦、肢冷水肿等阳气不足症状，治以温补脾肾，方以金匮肾气丸等温肾之品加减治疗。在用药方面，林兰认为膏方更适于HT的治疗，且口感更能为长期服药的患者接受，药物的浓度更易于吸收。处方当以"动静结合，阴阳并进"为原则，运用补益气血之静药配合助运化之动药；温补脾肾的方药中稍佐滋阴之品，使阴阳生化无穷。其主张分期选用含碘中药，如甲状腺功能亢进期忌用含碘中药，以防止碘脱逸；甲状腺功能减退期应选用化痰散结类含碘量少的中药；甲状腺功能正常期，可选用富碘中药。症状变化时，可联合西药及手术治疗，注重患者的情志因素对疾病的影响。另外，她还强调治未病思想，发病时根据甲状腺功能情况选用不同的治疗方法等。

程益春[76]认为桥本甲状腺炎多由情志内伤引起，急郁恼怒或忧愁思虑日久，肝气失于条达，郁结于内，则津液不得正常输布，易于凝聚成痰，气滞痰凝，壅结颈前，形成瘿瘤。另外，饮食及水土失宜影响脾胃功能，使脾失健运，不能运化水湿，聚而生痰，同时影响气血的正常运行，致气滞、痰凝、血瘀壅结颈前发为瘿病。他在诊治桥本甲状腺炎时，主张西医辨病结合中医辨证治疗，既重诊病，又须审证。在运用现代医学手段结合患者症状、体征明确诊断后，结合辨证，确立病机和治法，扶正祛邪，标本兼顾。程老认为本病病程当分早、中、后三个时期，根据各个时期患者的临床表现灵活辨证施治。程教授根据桥本甲状腺炎的病程发展演变规律，将疏肝解郁，益气祛痰活血，健脾益肾作为治疗的基本方法。程教授临床分六型辨治桥本甲状腺炎。气郁痰阻证以颈前喉结两旁结块肿大，质软不清，胸闷，善太息，兼胸胁窜痛，苔薄白，脉弦为辨证要点；痰结血瘀证以颈前喉结两旁结块肿大，按之较硬或有结节，胸闷，纳差，舌质暗或紫，苔薄白或白腻，脉弦或涩为辨证要点；肝火旺盛证以颈前喉结两旁轻度或中度肿大，一般柔软光滑，烦热，易出汗，性情急躁易怒，眼球突出，手指颤抖，面部烦热，口苦，舌质红为辨证要点；阴虚火旺证以颈前喉结两旁结块或大或小，质软，起病较缓，手指颤抖，眼干，目眩，舌质红，苔少或无苔，舌体颤动，脉弦细数为辨证要点；脾肾阳虚以颈前喉结两旁肿大，伴面色苍白，形寒肢冷，颈面四肢水肿，腰膝酸软，纳少，便溏，舌淡苔白有齿痕为辨证要点；热毒壅盛以局部肿块灼热疼痛，发热，口咽干燥，心烦寐差，或热势壮盛，久稽不退，小便短赤，大便秘结或便溏泄泻，舌质红，舌苔黄腻或薄黄少津，脉细数为辨证要点。他治疗桥本甲状腺炎的痰结血瘀型，治以补养气血，清热解毒，化痰散结，方选当归补血汤加清热散结药。若伴见下肢非指凹性水肿，或有关节酸痛，表情淡漠，舌淡胖边有齿痕、苔薄白腻，脉沉滑等痰凝症状明显者，加用富碘中药海藻、昆布以化痰散结；另酌加山栀、白花蛇舌草、猫眼草等以清热解毒散结。患者气血调和，痰消瘀化，则肿块可消[77,78]。

唐汉钧[79]依据李东垣《内外伤辨惑论·饮食劳倦》："内伤脾胃，乃伤其气……伤内为不足，不足者补之"的原则，提出治疗以扶正消瘿为法。扶正即是以益气健脾为主，常用生黄芪、太子参、白术、茯苓、陈皮、姜半夏等益气健脾化痰，其中生黄芪重用，以增强益气健脾的作用；大枣健脾补中，从而健运水谷，使气血生化机能正常，气血充盛则邪气不能胜正。同时，佐用柴胡、郁金、香附、绿萼梅、八月札以疏肝理气，使肝气升降正常，则木不克土，脾土自安。消瘿以化痰软坚、清热解毒为主，用浙贝母、玄参、海藻等化痰软坚散结；鬼针草、板蓝根、金银花、黄芩清热解毒泻火；桃仁活血以疏通经络气血。若患者甲状腺炎症明显，则以清热解毒、消肿散结治标为主，佐以健脾益气治疗。若患者病情缓和，则以健脾益气、滋阴降火治本为主，佐以清热解毒祛邪。若兼有甲亢，加生地黄、麦门冬、沙参、玉竹等养阴清热之品；若甲亢伴手颤者加天麻、石决明、钩藤、磁石等平肝息风潜阳之品。若兼有甲减者，加淫羊藿、肉苁蓉、巴戟天、何首乌、白芍等调补肝肾之品。对于甲状腺功能正常者，以健脾疏肝、消瘿化痰为主，适当配合灵芝草、淫羊藿、黄精、山茱萸、何首乌、蚕茧等平补肝肾之品，同时注重滋阴固本，常选用生地黄、玄参、天门冬、枸杞子、莲子、丹参、玉竹、白芍坚五脏之阴，以巩固疗效，提高患者的免疫力，使人体脾安肝调，气血生化机能健旺，从根本上纠正正虚邪犯的发病机制，从而防止复发。

邹晓玲[80]总结临床中主要病机为气、痰、瘀壅结而成，其主要临床表现为颈前压迫感/颈部结块疼痛、痰湿内蕴/红肿灼热、胸闷胁胀/恶寒发热、苔薄腻/舌薄黄及脉弦滑/脉滑数等，其基础病机为气虚、痰瘀互结。脾肾阳虚是气虚的基础，故基本治疗原则为健脾益气、清热解毒活血化瘀，同时进行加减辨治。邹晓玲的研究显示，与单独采用优甲乐治疗相比，联合当归六黄汤辨证加减富碘中药治疗分别在中医临床症状积分、治疗效果及甲状腺体积方面均具有显著优势（均 $P<0.05$），提示用当归六黄汤辨证加减富碘中药联合优甲乐治疗风热痰凝型或气滞痰凝型桥本甲状腺炎可有效改善临床症状，效果确切，治疗期间嘱咐患者低碘饮食。

姬晓诚[81]通过临床观察发现，桥本甲状腺炎系外感风温之邪，内因正气虚弱，虚邪客于颈前结喉，气滞血瘀，郁而化热，火热炼液灼津成痰为本病的病机所在，采用益气养阴、消痰散结、扶正消瘿法治疗桥本甲状腺炎，从而取得了较好效果。山慈姑扶正方方中山慈姑、穿山甲珠、半夏、海藻、昆布、浙贝母消痰软坚，清热化痰，消结散痛，再辅以三棱、莪术、党参、黄芪补脾肺气，补血生津，益卫固表，陈皮燥湿化痰，香附理气解郁，防己利水消肿。诸药合用，颈前之风温痰火之邪自可清解，正胜则邪祛，诸症平复。

高卫卫[82]等运用温阳化痰法治疗桥本甲状腺炎，取得了可观的临床疗效。她认为病因主要与素体不足、情志内伤、六淫邪气、饮食失调等因素关系密切，导致气血失和，气滞、痰凝、血瘀壅于颈前而成瘿，且病情迁延，耗伤正气，脾肾易亏，多有虚寒症状。同时根据对大量临床患者进行系统的中医辨证治疗也发现脾肾阳虚型占绝大多数，她认为本病的病机特点是以脾肾阳虚为本，局部以痰瘀互结为标。因此拟温阳化痰大法，用阳和汤为基础方加味治疗本病多能奏效。熟地温补营血，与鹿角片取阴中求阳，阴阳俱补之意；麻黄辛温达卫，引阳气、开散结，白芥子善消皮里膜外之痰，两者共奏通阳散滞之功；干姜、肉桂、仙茅、淫羊藿温阳散寒；海藻、夏枯草软坚散结；防己利水消肿；丹参活血通脉。

**（四）不主张应用富碘中药治疗自身免疫性甲状腺炎的医家及其思想**

张冰[83]认为，古代记载的"瘿病"多为缺碘导致的单纯性甲状腺肿。如《诸病源候论》中所述"瘿"症状为"初作与瘿核相似，而当颈下也，皮宽不急，垂捶捶然是也""饮沙水成瘿者，有核瘰瘰无根，浮动在皮中"，肿物质地较软，活动性较好。《圣济总录》对"瘿初结"的描述是"胸膈满闷，气筑咽喉，噎塞不通，颈项渐粗，囊结不解"等颈部压迫症状，与单纯性甲状腺肿形态表现基本相同。且瘿病的发病与地理环境有关,如"诸山水黑土中出泉流者,不可久居,常食令人作瘿病,动气增患",可推测瘿病多属缺碘导致的甲状腺代偿性增大,因此用海藻、昆布常可收到较好疗效。但20世纪90年代中期国务院颁布实施《食盐加碘消除碘缺乏危害管理条例》以来,我国大部分地区碘缺乏情况得到较大改善,2010年全国碘缺乏病监测情况通报显示全国碘盐覆盖率为98.6%,2014年调查结果显示碘缺乏病高危地区除孕妇尿碘总体水平偏低外,儿童尿碘水平总体适宜[84]。因此,临床上治疗桥本甲状腺炎时,张冰一般不予使用海藻、昆布等富碘中药,以防加重病情。

方邦江[85]认为桥本甲状腺炎的治疗应注重该病与他病相结合,局部与整体相结合,扶正与祛邪相结合。桥本甲状腺炎的发病机制与其他疾病、脏器有关,故治疗时应注意患者的基础病,注重分析兼症;该病的发病多与正气不足有关,不可妄用攻伐之品,以免伤及正气。方邦江认为桥本甲状腺炎的发病多与情志因素有关,且甲状腺为足厥阴肝经所过之处,故应多选用疏肝解郁类中药;甲状腺为全身含碘量最高的器官,虽然有关含碘中药在甲状腺疾病中的应用研究较多,但缺乏可靠的大样本实验数据支持,故慎用含碘中药;甲状腺功能亢进阶段忌用含碘中药,甲状腺功能减退阶段,也不能长期、大量应用含碘中药,可运用小剂量含碘较少的中药,促进激素的合成,增强软坚散结之功;注重运用增强免疫的药物,选用穿山龙、夏枯草、黄芪、芥子等中药;根据患者病情适当选用僵蚕、地龙等虫类药物。他在治疗桥本甲状腺炎的甲亢阶段放弃使用含碘量高的中药,在甲减阶段,他常喜用鳖甲(研末,一般6~9g冲服)、象贝母、山慈菇、牡蛎、玄参等含碘量少的中药。

## 四、富碘中药治疗自身免疫性甲状腺炎的实验研究和临床研究

中医药治疗AIT具有独特的优势,主要体现在降低甲状腺自身免疫性抗体及减轻甲状腺病理损伤。近年来中医药治疗自身免疫性甲状腺炎的实验研究也取得了一定进展,使其作用机制进一步明确。现代研究表明,海藻、昆布等富碘中药,具有较强的化痰软坚散结的作用,有助于消除肿大的甲状腺。对于碘缺乏的地方性甲状腺肿患者,效果显著。然而,大量研究证明,过量的碘可增加桥本甲状腺炎的发病率,故不适宜采用海藻、昆布类富碘中药治疗桥本甲状腺炎。不过,近年来相关研究表明,采用海藻玉壶汤治疗桥本甲状腺炎大鼠,不仅能够缩小肿大的甲状腺体积,还能够降低甲状腺自身抗体水平,推测海藻玉壶汤治疗瘿病的作用不仅仅因其较高的碘含量,可能还与其组方中药物之间的配伍具有重要关系。故不可盲目否认富碘中药复方对瘿病的治疗作用。

(一)富碘中药治疗自身免疫性甲状腺炎的实验研究依据

海藻玉壶汤为治疗瘿病的经典方,现代研究[86]提示其能调节实验性自身免疫性甲状腺炎大鼠的甲状腺激素及抗体的水平,同时能抑制凋亡蛋白的表达,以避免细

胞过度凋亡对甲状腺组织的破坏。实验研究中也不乏关于单味中药的研究。本课题组设计了动物实验[86]，旨在观察富碘中药海藻对碘缺乏大鼠甲状腺细胞凋亡及凋亡调控基因蛋白 Fas/FasL，Bcl-2 表达的影响。Fas（CD95/APO-1）和 FasL 系统参与诱导甲状腺细胞凋亡，该系统是目前研究诱导甲状腺细胞凋亡的热点路径。Bcl-2 是甲状腺内重要的抑制凋亡蛋白，高碘导致的甲状腺细胞凋亡主要通过 Fas/FasL 途径，且与活跃的碘分子及其形成的各种化合物密切相关。该实验发现：富碘中药海藻使碘缺乏大鼠 Fas 的表达减少，Bcl-2 表达增加。本课题组通过动物实验发现：在给予碘缺乏大鼠富碘中药复方后，血清 XOD 值虽然增高，但血清 $H_2O_2$ 含量、MDA 含量及甲状腺 4-HNE 表达均较碘过量组显著降低，血清 GSH-Px 含量明显降低，但甲状腺 PRDX5 表达显著增加，大鼠机体和甲状腺内氧自由基产生较少，抗氧化防御能力加强，因此甲状腺滤泡上皮细胞损伤较轻[87]。

近年来有学者[65]研究发现了一种新的 $CD_4^+T$ 细胞亚群，因其分泌高水平的 IL-17 而被命名为 Th17 细胞。已经证实 IL-17 在器官特异性或非器官特异性自身免疫病的发病机制中起重要作用。IL-23 参与了 Th17 细胞的分化，Th17 细胞在自身免疫性甲状腺疾病的发病机制中的重要作用与 IL-23/IL-17 轴相关。本课题组通过动物实验[64]首先比较富碘中药复方与碘过量对碘缺乏 NOD.H-$2^{h4}$ 小鼠甲状腺功能及自身免疫甲状腺炎发生率，再用分子生物学方法比较二者对 IL-23/IL-17 炎症轴的影响，来为在碘缺乏自身免疫甲状腺炎易感机体中应用富碘中药复方进行碘补充提供实验依据。该实验发现：与碘过量相比，富碘中药复方使碘缺乏 NOD.H-$2^{h4}$ 小鼠甲状腺 IL-23/IL-17 轴的表达明显降低，推测其机制可能与富碘中药复方能明显抑制碘补充过程中甲状腺内 IL-23、IL-17 的高表达有关。视磺醛酸相关的孤儿核受体（RORγt）是 Th17 细胞特异性的转录因子。信号转导和转录激活因子 3（STAT3）是 IL-6、IL-21 和 IL-23 的主要的信号转导蛋白，对于 IL-17 的产生是必不可少的，STAT3 的缺失将导致 Th17 细胞的丢失，同时也负责诱导 IL-23R 的产生。富碘中药复方是否通过 RORγt 及 STAT3 因子抑制碘缺乏 NOD.H-$2^{h4}$ 小鼠碘补充过程中甲状腺内 IL-23、IL-17 的高表达有关尚需今后深入研究。

脱碘反应是机体调节甲状腺激素的重要方式，脱碘酶的主要作用即是维持机体内甲状腺激素的动态性平衡。通过内环与外环脱碘维持机体内 $T_3$、$T_4$ 的浓度，其中 D2 与 D3 尤为重要。甲状腺功能正常与功能减退的状态下 D2 是 $T_3$ 的主要来源，而 $T_3$ 的降解则依靠 D3 的催化作用。碘过量作用下，且甲状腺功能未见明显异常的前提下，D2mRNA 的高表达的机制研究并不明确，但可以明确的是，D2mRNA 的高表达的确增加了机体甲状腺功能异常的风险。值得关注的是，同为碘过量制剂，富碘中药复方作用下的小鼠肾 D2 表达的升高趋势远低于单纯碘过量，小鼠 D2 表达的代偿性降低更说明单纯碘过量对小鼠甲状腺功能的潜在损伤远大于富碘中药复方[88]。

甲状腺过氧化物酶（TPO）是位于甲状腺上皮细胞的顶端细胞膜上的血红素样

蛋白，由甲状腺滤泡细胞合成，密集分布于滤泡腔面的微绒毛处，是催化合成甲状腺激素的关键酶。TPO 不仅在甲状腺激素合成、甲状腺功能调节方面具有重要作用，同时对于甲状腺疾病的诊断和治疗也有重要意义。在其作用下，完成了碘的活化和酪氨酸碘化即摄入滤泡上皮的碘离子，取代了甲状腺球蛋白酪氨酸残基上第 3、5 位的氢原子，生成一碘酪氨酸 MIT 和二碘酪氨酸 DIT。本实验甲状腺内 TPO 平均光密度和荧光表达结果显示，富碘中药组光密度、荧光表达均高于正常对照组，可见富碘中药在一定程度上恢复了因应用抗甲状腺药丙基硫氧嘧啶造模导致 TPO 活性以及碘有机化的抑制作用。其原因可能是富碘中药独特的碘态构成，提高了甲状腺的聚碘和储碘能力，并未限制 TPO 的表达。富碘中药复方对甲状腺肿大鼠甲状腺形态学恢复以及甲状腺功能均有改善作用[89]。本课题组的前期实验研究发现，富碘中药复方海藻玉壶汤中的海藻、昆布、海带碘含量高，且具有软坚化痰、消肿利水作用，可以促进炎性渗出物的吸收及甲状腺组织缩小，有利于自身免疫性甲状腺炎的恢复[90]。

辛彩虹等[91]研究表明，海藻、昆布等为富碘中药，可补充碘质，消瘿散结，对不同用药时间的碘缺乏机体的甲状腺滤泡上皮细胞凋亡数量、Fas 等表达量都有不同影响；同时，海藻和昆布改善血液循环，促进 $T_4$ 脱碘转化为生物活性强的 $T_3$，负反馈抑制 TSH，使肿大的甲状腺缩小。此外，海藻、昆布咸寒而苦，善走善破，能走血脉、通经络、破坚结、消痰水，为清热软坚、消瘿散结之要药。昆布消痰软坚，有助于软化和消散眼中之混浊物，以达明目除雾之效。药理研究表明，昆布的含碘成分有帮助眼中病变物吸收的功效。

有研究显示，富碘中药复方海藻玉壶汤可调节 EAT 大鼠甲状腺激素和抗体水平，具有减轻甲状腺病理损伤的作用。冯涛等[92]将 40 只 SD 大鼠造模自身免疫性甲状腺炎动物模型后，治疗组采用海藻玉壶汤灌胃，对照组和模型组采用生理盐水灌胃，研究表明海藻玉壶汤能明显减轻 TGAb、TPOAb，具有减轻甲状腺病理损伤的作用。

（二）富碘中药治疗自身免疫性甲状腺炎的临床研究依据

马治国等[93]的临床研究：研究的所有病例均来自宁夏中医院中医外科 2013 年 12 月至 2014 年 12 月门诊患者共 60 例，随机分为两组，治疗组 30 例，男 9 例，女 21 例，年龄 30~48 岁，平均年龄 38.3 岁，病程 3 月至 5 年，平均病程 14 个月。对照组 30 例，男 10 例，女 20 例，年龄 28~50 岁，平均年龄 39.1 岁，病程 1 月至 4 年，平均病程 16 个月。两组患者性别、年龄、病程等一般资料比较，差异无统计学意义（$P>0.05$），具有可比性。治疗组口服自拟软坚消瘿汤。药物组成：青皮 15g，陈皮 15g，半夏 10g，当归 15g，玄参 10g，贝母 10g，牡蛎 20g（先煎），昆布 10g，鳖甲 10g（先煎），茯苓 10g，瓜蒌 20g，桔梗 10g，三棱 10g，莪术 10g。脾虚湿热者加黄柏、苍术，阴虚者加沙参、麦门冬。肝郁疼痛者加薄荷、白芍、香附。气血虚者加黄芪、党参。水煎服，每次200mL，早晚各1次，1个月为1个疗程，连续服用3个疗程。对照组的治疗参照《中国甲状腺疾病诊疗指南》[94]，给予优甲乐（德国默克公司）口服，开始剂量每次25μg，每日1次，早晨空腹服用，6周后根据甲状腺激素水平调整剂量。连续服用3个月。疗效标准参照《中药新药临床研究指导原则》。显效：查体无甲状腺肿，甲状腺功能正常，血清TPO-Ab、TGAb正常或基本接近正常；有效：查体甲状腺肿或不肿，甲状腺功能正常，血清TPO-Ab（+）、TGAb（+），但较治疗前改善≥30%；无效：甲状腺肿大无改善，血清TPOAb、TGAb无明显改善，改善不足30%或升高。两组患者治疗3个月后疗效观察：治疗组总有效率为90.0%，对照组总有效率为76.7%，两组间差别有统计学意义（$P<0.05$）。研究结果显示两组治疗方法均有效，但治疗组明显优于对照组。在治疗期间，未见明显因药物使用引起的不良反应。

张蕊等[95]的临床研究：共35例陕西中医药大学医院门诊就诊的患者，男5例，女30例；年龄最小17岁，最大40岁。均为甲状腺自身抗体阳性者，均符合桥本甲状腺炎森田陆标准：①弥漫而坚硬的甲状腺肿大。②血清抗甲状腺自身抗体阳性。③具有桥本氏甲状腺炎的病理组织学所见。3项具备可明确诊断，具备①②或①③也可确诊。治疗药用茯苓20g，浙贝母15g，栀子15g，鳖甲10g，牡蛎20g，威灵仙10g，白芷20g，穿山龙20g，石见穿20g，蜂房6g，昆布10g，炙甘草10g。纳呆，腹胀，舌苔厚腻加鸡内金10g，焦山楂15g；伴肝气不舒，情绪易怒，脉弦加香附10g，丹皮15g；伴肾气亏虚，腰酸怕冷，脉沉加菟丝子12g，川牛膝9g，桑寄生12g。疗效标准为：显效：甲状腺无肿大，伴随临床症状消失，血清抗甲状腺自身抗体Anti-Tg及Anti-TPO恢复正常值，停药后半年未复发。有效：甲状腺肿大程度减轻，伴随临床症状基本消失，血清抗甲状腺自身抗体Anti-Tg及Anti-TPO明显下降。无效：甲状腺仍肿大，伴随症状无改变，血清抗甲状腺自身抗体Anti-Tg及Anti-TPO异常值无变化。该临床研究的结果：显效21例（60.0%），有效10例（28.6%），无效4例（11.4%），总有效率88.6%。

高卫卫等[82]的临床研究：共观察60例患者，其中男5例，女55例；年龄最大65岁，最小22岁，平均（42.31±6.13）岁；病程最长6年，最短8个月，平均（3.68±2.34）年；病理证实确诊者19例，甲状腺自身抗体阳性结合临床症状确诊者41例。采用温阳化痰法治疗基础方（阳和汤加减）：炙麻黄10g，鹿角片10g，熟地黄20g，干姜10g，白芥子10g，肉桂5g，甘草10g，仙茅10g，淫羊藿10g，海藻15g，夏枯草15g。食欲不振者加炒谷芽10g，麦芽10g，焦山楂10g；乏力者加用生黄芪15g，党参10g；皮肤水肿伴腹胀满者加防己10g，丹参15g；甲状腺肿势弥漫、坚硬伴有结节者加用三棱10g，莪术10g。4周为1个疗程，治疗12周后观察疗效。疗效标准：治愈：临床症状总积分和甲状腺肿大指数均达到正常，甲状腺自身抗体及激素恢复正常水平；显效：临床症状总积分和甲状腺肿大指数均下降超过50%，甲状腺自身抗体有明显下降或达到正常值以下，甲状腺激素水平达到正常值；有效：临床症状总积分、甲状腺肿大指数、甲状腺自身抗体水平其中之一有下降，甲状腺激素水平回升；无效：治疗后临床症状总积分、甲状腺肿大指数、甲状腺自身抗体及激素水平均无改善或有加重。研究结果：治愈2例，显效15例，有效38例，无效5例，总有效率为90.17%。显示患者症状明显改善，血清中TSH、TG、TM水平治疗后有显著性降低，同时血清$TT_4$水平升高。

姬晓诚等[81]的临床研究：全部96例均为普外科患者，门诊29例，住院67例，随机分为2组。治疗组50例，男4例，女50例；年龄最大59岁，最小22岁，平均（36.14±11.99）岁；病程最长8年，最短3个月，平均（3.52±1.06）年；病理确诊38例（其中针刺病理确诊27例，手术后确诊11例），甲状腺自身抗体阳性结合临床症状确诊16例；合并甲状腺功能亢进7例，合并甲状腺功能减退11例；颈部不适24例，疲乏无力17例；甲状腺质地：较软6例，质韧27例，质硬21例；甲状腺肿大分类：Ⅰ度肿大25例，Ⅱ度肿大28例，Ⅲ度肿大1例。对照组42例，男2例，女40例；年龄最大63岁，最小23岁，平均（42.75±2.46）岁；病程最长9年，最短3个月，平均（3.12±0.98）年；病理确诊18例（其中针刺病理确诊7例，手术后确诊11例），甲状腺自身抗体阳性结合临床症状确诊24例；合并甲状腺功能亢进7例，合并甲状腺功能减退14例；合并颈部不适23例，疲乏无力16例；甲状腺质地：较软2例，质韧20例，质硬20例；甲状腺肿大分类：Ⅰ度肿大20例，Ⅱ度肿大21例，Ⅲ度肿大1例。2组一般资料比较差异无统计学意义（$P>0.05$），具有可比性。姬晓诚认为肝郁痰凝为桥本甲状腺炎的主要病机，治疗组应用"山慈菇扶正方"（组成：山慈菇、穿山甲、陈皮、半夏、海藻、昆布、浙贝母、莪术等）治疗27例桥本甲状腺炎患者。对照组予单纯西药治疗：甲状腺片（每片含甲状腺素0.04g）10mg，每日3次口服，渐增加至30~60mg，每日3次口服。对甲状腺明显肿大且有压迫症者，联合强的松片10mg，每日3次口服，症状改善或1个月后每月递减1/3，治疗3~4个月。疗效标准：治愈：临床症状和甲状腺肿大程度均达到正常，甲状腺自身抗体及激素恢复正常水平；显效：临床症状和甲状腺肿大程度均下降超过50%，甲状腺自身抗体有明显下降或达到正常值以下，甲状腺激素水平达到正常值；有效：临床症状、甲状腺肿大程度、甲状腺自身抗体水平其中之一有下降，甲状腺激素水平回升；无效：治疗后临床症状、甲状腺肿大程度、甲状腺自身抗体及激素水平均无改善或有加重。临床研究结果为治疗组总有效率为94.44%，疗效确切；对照组总有效率为80.95%，说明中药的疗效明显优于单纯西药的疗效。

邹晓玲等[80]的临床研究：对照组给予优甲乐口服治疗，初始剂量以每日12.5μg，医师根据患者的病情酌情增加药物剂量，控制在25~150g/d。观察组在上述治疗的基础上给予当归六黄汤口服治疗，组方：炙黄芪60g，酒当归15g，生地黄

20g，熟地黄 20g，白花蛇舌草 30g，肉桂 18g，制没药 16g，制乳香 16g，淫羊藿 18g，夏枯草 15g，浙贝母 18g，半枝莲 18g，炒栀子 8g，黄连 10g，黄柏 8g，黄芩 10g。加减辨证：气滞痰凝型：在当归六黄汤组方的基础上添加芍药 10g，香附 12g，川芎 10g，陈皮 12g，柴胡 10g，炙甘草 10g；风热痰凝型：在当归六黄汤组方的基础上添加牛蒡子 6g，连翘 6g，升麻 5g，羌活 6g，海藻 5g，昆布 6g，荆芥 5g，防风 6g。水煎服，每日 1 剂，早晚分服。以上 2 组患者均连续治疗 6 个月，在治疗期间告知患者低碘饮食。观察指标：对比两组患者中医症状积分，治疗效果，甲状腺体积改变情况、$FT_3$、$FT_4$、TSH、免疫功能指标（TPOAb、TgAb、IFN-$\gamma$、TNF-$\alpha$、IL-6、IL-23、IL17A）及药物安全性分析。中医证候积分：治疗前及治疗后 6 个月参考《中药新药临床研究指南》及《中医病症诊断疗效标准》中的诊断标准进行诊断，主要包括颈前压迫感/颈部结块疼痛、痰湿内蕴/红肿灼热、胸闷胁胀/恶寒发热、苔薄腻/舌薄黄、脉弦滑/脉滑数，每项积分为 0~3 分，正常为 0 分，轻度为 1 分，中度为 2 分，重度为 3 分，得分越高表示症状越严重。治疗效果：无效：治疗后，患者中医临床症状、体征均无改善甚至加重；有效：临床症状、体征均有改善，证候积分可降低 30%~69%；显效：中医症状、体征改善明显，积分可降低 70%~90%；治愈：临床症状、体征消失或基本消失，证候积分可降低>90%。总有效率=治愈率+显效率+有效率。采用超声对桥本甲状腺炎患者甲状腺进行观察，测量甲状腺各叶最大长径、宽径及后径，对各叶体积进行计算，甲状腺总体积=左叶体积+右叶体积+峡部体积。另外，本研究采用低、中显微镜对桥本甲状腺炎患者桥本甲状腺病例进行分析。治疗后，观察组总有效率高于对照组（82.00% vs96.00%），组间比较差异有统计学意义（$X^2=5.005$，$P<0.05$）。研究结果显示，与单独采用优甲乐治疗相比，联合当归六黄汤辨证加减治疗分别在中医临床症状积分、治疗效果及甲状腺体积方面均具有显著优势（均 $P<0.05$）。

## 五、典型病案

**唐汉钧验案摘选：**

万某某，女，40 岁，2000 年 4 月 16 日初诊。因"甲状腺肿大 1 个月"来诊。患者由于工作劳累，自觉神疲乏力，经常容易感冒。1 个月来出现咽部、颈部不适。外院 B 超检查发现双侧甲状腺肿大，光点增粗。查甲状腺激素：$T_3$、$T_4$、$FT_3$、$FT_4$ 均正常，促甲状腺素（TSH）0.15μmol/L，TG-Ab53%、TM-Ab54.7%，甲状腺局部细针穿刺见淋巴细胞浸润。查体：双侧甲状腺弥漫性肿大，表面高低不平，未触及明显的结节和肿块，咽部红肿。

诊断：桥本甲状腺炎，辨证属于脾虚肝郁，风温气滞痰凝。治以健脾疏肝，疏风消瘿化痰。予六君子汤合逍遥散加减。

处方具体如下：生黄芪 30g，太子参 30g，白术 15g，茯苓 15g，柴胡 9g，郁金

9g，香附 9g，陈皮 9g，姜半夏 9g，浙贝母 9g，玄参 12g，海藻 12g，板蓝根 15g，金银花 12g，生甘草 6g。

二诊：服药后，咽部疼痛消失，颈部不适感好转。上方去陈皮、姜半夏，加绿萼梅 9g，鬼针草 12g。

三诊：自觉颈部舒适，近来未发生感冒、咽痛，为进一步提高患者的免疫力，在上方基础上加滋补肝肾的淫羊藿 12g，何首乌 15g，白芍 12g。治疗 3 个月，颈部无不适感觉，B 超甲状腺稍肿大，未见明显结节。甲状腺功能均正常。TSH 已恢复正常[79]。

自身免疫性甲状腺炎的发病率高，危害性大，但其发病机制尚不明确。有一部分研究者认为碘的过量摄入会增加自身免疫性甲状腺炎的患病率，然而最近也有研究者发现，碘过量并不会增加自身免疫性甲状腺炎的患病率。因此，碘对自身免疫性甲状腺炎的发病机制还需进一步探讨。在自身免疫性甲状腺炎的治疗上，西医目前主要采取补硒疗法、甲状腺激素替代疗法、糖皮质激素疗法、免疫疗法、激素联合运用等方法，对于甲状腺肿大有颈部压迫症状者且有恶变倾向，必要时采取手术治疗。不可否认西药在治疗本病发挥了重要的作用，然而这些方法存在一些争议和不可忽视的副作用，且远期疗效目前尚缺乏循证医学依据。中医善于从五脏六腑调理自身，根据患者自身情况、疾病不同过程，辨证论治，给予对应的治疗效果较好。中医认为自身免疫性甲状腺炎的病因主要与素体不足、情志内伤、六淫邪气、饮食失调等因素关系密切，导致气血失和，气滞、痰凝、血瘀壅于颈前而成瘿，且病情迁延，耗伤正气，脾肾易亏，多有虚寒见证。女性因经、带、胎、产等生理特点与肝经气血关系十分密切，肝失疏泄容易造成气郁痰阻、气血瘀滞等病理变化，故女性更易发病。情志失调，肝失调达而气机郁滞，气郁化火乃至心火亢盛，临床表现为机体代谢功能亢进；肝郁乘脾，脾胃虚弱，脾虚及肾，日久导致肾阳亏虚，临床则表现为机体代谢功能减低。总之，先天不足，肝失疏泄，气机不畅，气血瘀滞；肝脾不和，脾失健运，痰湿内生；久则气滞、痰凝、血瘀结于颈前而成瘿。正气不足为本病发病的关键因素，病性为本虚标实。自身免疫性甲状腺炎的经典类型桥本甲状腺炎也属中医"瘿病"范畴，历代医家在病名、病因病机等方面均有深入探析，以行气、化痰、活血为治疗总则；现代医家在此基础上结合现代医学论述，对其认识有了进一步更新，认为它为自身免疫性疾病，后天诱而发病，故创造性地提出了"伏邪致病"的观点。现代西医医学对桥本甲状腺炎处于亚临床甲减期患者尚无有效治疗方法，而中医药治疗桥本甲状腺炎可延缓病程，在缓解症状方面疗效客观[96-98]。

中医应用富碘中药治疗甲状腺疾病具有悠久的历史，很多中医医家应用富碘中药治疗自身免疫性甲状腺炎，且取得了比较可观的疗效。因此，本文收集并总结了许多古代和现代中医医家对应用富碘中药治疗自身免疫性甲状腺炎的心得和思想，还有各个研究单位对富碘中药治疗自身免疫性甲状腺炎的实验研究和临床研究。我们发现，应用富碘中药治疗自身免疫性甲状腺炎的古代文献依据，动物实验依据和临床研究依据都比较丰富。虽然仍存在碘摄入过量对自身免疫性甲状腺炎以及甲状腺功能的不良影响的争议，但是富碘中药无论是在存在形态上、吸收途径上还是使用条件上都不等同于无机碘剂。中医应用富碘中药治疗自身免疫性甲状腺炎，各个医家均有不同组方[99-101]，均能根本上调节免疫系统，安全有效，避免了应用西药治疗时产生的各种副作用，起到治疗作用，并结合饮食和运动，早期诊断、早期预防，对自身免疫性甲状腺炎的治疗和预防均有积极作用，值得我们进一步研究其作用机制，更好地掌握好用量，最佳配伍等科学内涵，为解决自身免疫性甲状腺炎，尤其是桥本甲状腺炎的治疗难题作出中医的贡献。总之，临床治疗瘿病时，不可盲目否定富碘中药，应辨病与辨证相结合，并根据中药碘含量选择合适的药物和疗程。

**参考文献**

[1] 冼秋花，雷涛，刘美志，等. 自身免疫性甲状腺炎的中西医治疗进展［J］. 现代中西医结合杂志，2019，28（21）：2391-2394.

[2] 高天舒. 自身免疫甲状腺炎的中医治疗优势［C］. 中国中西医结合学会. 5TH 全国中西医结合内分泌代谢病学术大会暨糖尿病论坛论文集. 中国中西医结合学会：中华中医药学会糖尿病分会，2012：51-52.

[3] 陈奕. 自身免疫性甲状腺炎及相关疾病流行病学研究［D］. 上海：上海交通大学，2019.

[4] 高艺洋，卢一寒，李静. 自身免疫性甲状腺炎诊治的研究进展［J］. 临床内科杂志，2018，35（8）：572-574.

[5] 张小孜，江帆，陈国芳，等. 高 IgG4 水平桥本甲状腺炎患者的临床特征研究［J］. 中华内分泌代谢杂志，2020（2）：133-138.

[6] Frohlich E, Wahl R. Thyroid Autoimmunity: Role of Anti-thyroid Antibodies in Thyroid and Extra-Thyroidal Diseases［J］. Front Immunol, 2017, 8: 521.

[7] Temboury Molina MC, Rivero Martin MJ, de Juan Ruiz J, et al. Maternal autoimmune thyroid disease: relevance for the newborn［J］. Med Clin（Barc）, 2015, 144（7）: 297-303.

[8] Lin C, Xiang Y, Li J. The contribution of thyroid autoimmunity to miscarriage in euthyroid women［J］. Minerva Med, 2016, 107（3）: 173-181.

[9] TThangaratinam S, Tan A, Knox E, et al. Association between thyroid autoantibodies and miscarriage and preterm birth: meta-analysis of evidence［J］. BMJ, 2011, 342（7806）: d2616.

[10] Ulrich J, Goerges J, Keck C, et al. Impact of Autoimmune Thyroiditis on Reproductive and Metabolic Parameters in Patients with Polycystic Ovary Syndrome［J］. Exp Clin Endocrinol Diabetes, 2018, 126（4）: 198-204.

[11] Santoro D, Vadala C, Siligato R, et al. Autoimmune Thyroiditis and Glomerulopathies［J］. Front Endocrinol, 2017, 8: 119.

[12] Elnady BM, Kamal NM, Shaker RH, et al. Prevalence and clinical significance of nonorgan specific antibodies in patients with autoimmune thyroiditis as predictor markers for rheumatic diseases［J］. Medicine（Blatimore）, 2016, 95（38）: e4336.

[13] Slowinska-Klencka D, Klencki M, Sporny S, et al. Fine-needle aspiration biopsy of the thyroid in all area of endemic guiter: influence of re-stored sufficient iodine supplementation on the clinical significance of cytological results［J］. Euro J Endocrinol, 2002, 1469（1）: 19-26.

[14] 陈雪梅，刘燚，范源，等. 碘过量与桥本氏甲状腺炎之间关系的研究进展［J］. 昆明医科大学学报，2014，35（12）：169-174.

[15] Zois C, Stavrou L, Svarna E, et al. Natural course of autoimmune thyroiditis after elimination of iodine deficiency in northwestern

# 第十二章 富碘中药治疗自身免疫甲状腺炎

Greece [J]. Thyroid, 2006, 16 (3): 289-293.

[16] Zois C, Stavrou L, Kalogera C, et al. High prevalence of autoimmune thyroiditis in schoolchildren after elimination of iodine deficiency in northwestern Greece [J]. Thyroid, 2003, 13 (5): 485-489.

[17] Premawardhana LD, Parkes AB, Smyth PP, et al. Increased prevalence of thyroglobulin antibodies in Sri Lankan schoolgirls--is iodine the cause [J]. Eur J Endocrinol, 2000, 143 (2): 185-188.

[18] Teng W, Shan Z, Teng X, et al. Effect of iodine intake on thyroid diseases in China [J]. N Ensl J Med, 2006, 354 (26): 2783-2793.

[19] Pedersen IB, KnudsenN, Carle A. Acautious iodization program bringing iodine intake to a low recommended level is associated with an increase in the prevalence of thyroid autoantibodies in the population [J]. Clin Endocrinol (Oxf), 2011, 75 (1): 120-126.

[20] 李晓玲, 王存丰, 翟亚萍, 等. 桥本甲状腺炎和格雷夫斯病甲状腺组织中淋巴细胞亚群分布及临床意义 [J]. 中华实用诊断与治疗杂志, 2013, 27 (12): 1156-1158.

[21] Negro R, Formoso G, Mangieri T, et al. Levothyroxine treatment in euthyroid pregnant women with autoimmune thyroid disease: effects on obstetrical complications [J]. J Clin Endo-crinol Metab, 2006, 91 (7): 2587-2591.

[22] Negro R, Greco G, Mangieri T, et al. The influence of selenium supplementation on postpartum thyroid status in pregnant women with thyroid peroxidase autoantibodies [J]. J Clin Endocrinol Metab, 2007, 92 (4): 1263-1268.

[23] Nakano A, Watnabe M, Lida T, et al. Apoptosis-induced decrease of intra thyroidal CD+4CD25+ regulatory T cells in autoimmune thyroid diseases [J]. Thryiod, 2007, 17: 25-31.

[24] 刘丽香, 申红梅, 乔冬菊, 等. 维生素A对碘过量小鼠甲状腺细胞凋亡相关基因表达的影响 [J]. 中国地方学杂志, 2009, 28 (3): 259-262.

[25] StellerT H. Mechanisms and genes of cellular suicide [J]. Science, 1995, 267 (5203): 1445-1449.

[26] PALAZZOFF, HAMMOND J, GOODEAW, et al. Death of the autoimmune thyrocyte: is it pushed or does it jump [J]. Thyroid, 2000, 10 (7): 561-572.

[27] Berg G, Ekholm R. Electron microscopy of low iodinated thyroglobulin molecules [J]. Biochion Biophys Acta, 1975, 386 (2): 422-431.

[28] Champion B R. Identification of a thyroxine-Containing self-Epurope of thyroglobulin with trigger thyroid Autoteactive T cells [J]. J Exp Med, 1991, 174 (2): 363-370.

[29] 于秀杰, 李庆欣, 刘凤华, 等. 碘过量和甲状腺球蛋白免疫诱发NOD小鼠甲状腺炎的病变特征.甲状腺疾病研究 [J]. 中华内分泌代谢杂志, 2009, 25 (3): 269-273.

[30] Fountoulakis S, PHILIPPOU G, TSATSEULIS A. The role of iodine in the evolution of thyroid disease in Greece: from endemic goiter to thyroid autoimmunity [J]. Hormones, 2007, 6 (1): 25-35.

[31] Fountoulakis S, VARTHOLOMATOS G, KOLAITISN, et al. HLA-DR expressing peripheral T regulatory cells in newly diagnosed patients with different fromsof autoimmune, thyroid disease [J]. Thyroid, 2008, 18 (11): 1195-1200.

[32] 闫胜利, 王斐, 王颜刚, 等. 山东沿海地区碘营养状况和易感HLA等位基因对Graves病、桥本甲状腺炎发病的影响 [J]. 中华内分泌代谢杂志, 2002, 18 (6): 44-45.

[33] 王斐, 闫胜利, 王颜刚. AITDs与DQA1*0301、DR9等位基因的相关性研究 [J]. 免疫学杂志, 2002, 18 (1): 54-57.

[34] Li Y, Teng D, Ba J, et al. Efficacy and Safety of Long-Term Universal Salt Iodization on Thyroid Disorders: Epidemiological Evidence from 31 Provinces of Mainland China [J]. Thyroid, 2020; 30 (4): 568-579.

[35] Teng X, Shan Z, Teng W, et al. Experimental study on the effects of chronic iodine excess on thyroid function, structure, and autoimmunity in autoimmune-prone NOD. H-2$^{h4}$ mice [J]. Clin Exp Med, 2009, 9 (1): 51-59.

[36] Shi L, Bi M, Yang R, et al. Defective expression of regulatory B cells in iodine-induced autoimmune thyroiditis in non-obese diabetic H-2$^{h4}$ mice [J]. Journal of Endocrinological Investigation, 2014, 37 (1): 43-50.

[37] Yamazaki K, Tanigawa K, Suzuki K, et al. Iodide-induced chemokines and genes related to immunological function in cultured human thyroid follicles in the presence of thyrotropin [J]. Thyroid Official Journal of the American Thyroid Association, 2010, 20 (1): 67-76.

[38] Sun X, Shan ZY, Teng WP. Effects of increased iodine intake on thyroid disorders [J]. Endocrinol Metab, 2014, 29 (3):

240-247.

[39] Luo YQ, Kawashima A, Ishido Y, et al. Iodine excess as an environmental risk factor for autoimmune thyroid disease [J]. Int J Mol Sci, 2014, 15 (7): 12895-12912.

[40] Song XH, Zan RZ, Yu CH, et al. Effects of modified haizao yuhu decoction in experimental autoimmune thyroiditis rats [J]. J Ethnopharmacol, 2011, 135 (2): 321-324.

[41] 朱鹏飞, 李小娟. 含碘中药治疗桥本甲状腺炎研究进展 [J]. 中国民间疗法, 2020, 28 (10): 109-111.

[42] 崔鹏, 高天舒. 常用软坚散结中药及复方碘含量的测定 [J]. 中华中医药学刊, 2007, 25 (7): 1396-1398.

[43] 王旭, 尤爱琴, 李伟, 等. 临床常用消瘿中药含碘量测定研究 [J]. 南京中医药大学学报, 2007, 49 (6): 387-388.

[44] 王海波, 包永睿, 邸学, 等. ICP-MS 测定海藻饮片中无机元素分析 [J]. 辽宁中医杂志, 2012, 39 (6): 1135-1136.

[45] 邵磊, 辛现良, 耿美玉. 昆布多糖药理作用的研究进展 [J]. 中国海洋药物, 2005, 24 (2): 57-60.

[46] 钱永昌, 朱世臣, 丁安伟. 昆布多糖的免疫药理学研究 [J]. 药学与临床研究, 1997, 6 (1): 12-15.

[47] 郑曲, 高天舒. 富碘中药碘含量的测定及影响因素分析 [J]. 中国生化药物杂志, 2014, 34 (7): 171-173+176.

[48] 陈露雨. 昆布多糖对单核细胞源性树突状细胞成熟和功能的影响 [D]. 广州: 广州医学院, 2010.

[49] 付彦君, 张效禹. 昆布提取物对小鼠免疫功能及抗疲劳能力的影响 [J]. 天津中医药大学学报, 2013, 32 (4): 214-216.

[50] 赵文杰, 陈丽红, 李晓霞. 昆布多糖对巨噬细胞识别、吞噬烟曲霉功能的影响 [J]. 中医药通报, 2019, 18 (5): 61-63+60.

[51] 钱永昌, 朱世臣, 丁安伟. 昆布多糖的免疫药理学研究 [J]. 江苏药学与临床研究, 1997, 5 (1): 12-14.

[52] 詹林盛, 张新生, 吴晓红, 等. 海带多糖的免疫调节作用 [J]. 中国生化药物杂志, 2001 (3): 116-118.

[53] 王庭欣, 赵文, 蒋东升, 等. 海带多糖对糖尿病小鼠血糖的调节作用 [J]. 营养学报, 2001, 23 (2): 137-138.

[54] 徐瑞宏, 樊亚鸣, 杨宜婷, 等. 海带提取物对免疫力低下小鼠免疫调节作用 [J]. 食品科技, 2017, 42 (9): 216-219.

[55] Vetvicka V, Yvin J C. Effects of marine β-1, 3 glucan on immune reactions [J]. International Immunopharmacology, 2004, 4 (6): 721-730.

[56] 吴晓旻, 杨明亮, 黄晓兰, 等. 海带多糖的抗辐射作用与脾细胞凋亡 [J]. 武汉大学学报 (医学版), 2004, 25 (3): 239-241.

[57] 罗琼, 吴晓旻, 杨明亮, 等. 海带多糖的抗辐射作用与淋巴细胞凋亡关系研究 [J]. 营养学报, 2004, 26 (6): 471-473.

[58] 黄震, 迟秀文, 束振华, 等. 海藻多糖对衰老小鼠的免疫调节作用 [J]. 国际检验医学杂志, 2015 (13): 7-9+12.

[59] Nikmal A A F, Ryoko M, Takeru Y, et al. Effect of maternal supplementation with seaweed powder on immune status of liver and lymphoid organs of piglets [J]. Journal of Veterinary Medical Science, 2018, 80 (1): 8-12.

[60] Shimazu T, Borjigin L, Katoh K, et al. Addition of Wakame seaweed (Undaria pinnatifida) stalk to animal feed enhances immune response and improves intestinal microflora in pigs [J]. Anim Sci J, 2019, 90 (9): 1248-1260.

[61] 苗本春, 耿美玉, 李静, 等. 海洋硫酸多糖 911 免疫增强作用的探讨 [J]. 中国海洋药物, 2002 (5): 1-4.

[62] Herath KHINM, Cho J, Kim A, et al. Differential modulation of immune response and cytokine profiles of Sargassum horneri ethanol extract in murine spleen with or without Concanavalin A stimulation [J]. Biomed Pharmacother, 2019, 110: 930-942.

[63] 武红梅, 黄震, 何圣清, 等. 海藻多糖对类风湿关节炎外周血单个核细胞中 IL-37 表达的影响及其抗炎机制 [J]. 现代中西医结合杂志, 2020, 29 (10): 1040-1044.

[64] 徐佳, 高天舒, 杨潇, 等. 富碘中药复方与碘过量对碘缺乏 NOD. H-2$^{h4}$ 小鼠甲状腺 Th17 细胞分化影响的比较 [J]. 时珍国医国药, 2014, 25 (6): 1520-1524.

[65] Harrington LE, Mangan PR, Weaver CT. Expanding the effector $CD_4T$-cell repertoire: the Th17 lineage [J]. Curr Opin Immunol, 2006, 18 (3): 349.

[66] 陈然峰, 田港, 张小燕, 等. 海藻玉壶汤加减方对自身免疫性甲状腺炎模型大鼠的保护作用 [J]. 中国药房, 2014, 25 (3): 215-217.

[67] 邓翠, 张兰, 姜维娜, 等. 含碘中药复方对实验性自身免疫性甲状腺炎血清抗体的影响 [J]. 中国中医药信息杂志, 2012, 19 (2): 28-29.

[68] 高天舒, 崔鹏, 李红梅, 等. 海藻玉壶汤对碘缺乏致甲状腺肿大鼠甲状腺功能和形态的影响 [J]. 中国中医基础医学杂志, 2008 (2): 113-116.

[69] 徐明军, 辛毅, 刘丽坤, 等. 海藻类功能食品对实验小鼠肠道菌群结构及非特异性免疫指标的影响 [J]. 中国免疫学杂志,

2019, 35 (23): 2837-2840+2847.

[70] 王业生, 杜钢军, 孙玲, 等. 海藻玉壶汤对小鼠胸腺淋巴瘤生长抑制的机制研究 [J]. 中国实验方剂学杂志, 2013, 19 (2): 191-195.

[71] 周俊宇, 师义. 五海瘿瘤丸联合左旋甲状腺素钠片治疗甲状腺腺瘤的疗效及对血清甲状腺激素和免疫炎性因子的影响 [J]. 现代中西医结合杂志, 2017, 26 (18): 2011-2014.

[72] 李萍, 赵树明. 中医学术流派与《黄帝内经》的渊源 [J]. 长春中医药大学学报, 2012, 28 (1): 7-8.

[73] 王美子, 杨宇峰, 石岩. 中医瘿病的古文献研究 [J]. 江苏中医药, 2018, 50 (12): 74-77.

[74] 程汉桥. 中医辨治自身免疫性甲状腺炎 [J]. 中国中医药信息杂志, 2013, 20 (10): 76.

[75] 王秋虹, 魏军平, 王师菡. 林兰教授中西医结合治疗桥本甲状腺炎经验撷菁 [J]. 环球中医药, 2015, 8 (3): 352-354.

[76] 付露, 崔云竹. 程益春应用药对治疗桥本甲状腺炎经验 [J]. 山东中医药大学学报, 2017, 41 (5): 450-453.

[77] 周良军, 孙丰雷. 程益春治疗桥本甲状腺炎经验 [J]. 山东中医杂志, 2011, 30 (7): 510-511.

[78] 李梅. 程益春治疗桥本氏甲状腺炎经验摘要 [J]. 山西中医, 2011, 27 (1): 9-10.

[79] 楼映, 黄纲, 刘晓鸫. 唐汉钧治疗桥本甲状腺炎经验 [J]. 中医杂志, 2007 (9): 789.

[80] 王梓仪, 邹晓玲. 当归六黄汤辨证加减治疗对风热痰凝型或气滞痰凝型桥本甲状腺炎患者的疗效及安全性分析 [J]. 中医临床研究, 2020, 12 (10): 8-12.

[81] 姬晓侠, 刘秀侠. 山慈姑扶正方治疗桥本甲状腺炎54例疗效观察 [J]. 河北中医, 2012, 34 (7): 1010-1011.

[82] 高卫卫, 姚昶. 温阳化痰法治疗桥本氏甲状腺炎60例临床观察 [J]. 云南中医中药杂志, 2010, 31 (1): 18-19.

[83] 王梦琪, 张冰. 张冰教授辨治桥本甲状腺炎经验 [J]. 河北中医, 2019, 41 (5): 649-652.

[84] 刘丽香, 范丽珺, 刘守军, 等. 2014年全国碘缺乏病高危地区重点调查结果分析 [J]. 中华地方病学杂志, 2017, 36 (9): 662-666.

[85] 叶苗青, 方邦江. 方邦江教授治疗桥本甲状腺炎经验摘要 [J]. 现代中西医结合杂志, 2018, 27 (33): 3689-3692.

[86] 辛彩虹, 高天舒, 杨文学, 等. 富碘中药海藻对甲状腺细胞凋亡及凋亡调控基因的影响 [J]. 中国组织工程研究与临床康复, 2007, 11 (38): 7613-7616.

[87] 高天舒, 齐腾澈. 碘过量与富碘中药对碘缺乏大鼠甲状腺内氧化应激的比较研究 [J]. 中华内分泌代谢杂志, 2012 (10): 855-858.

[88] 徐佳, 高天舒, 杨潇, 等. 富碘中药复方与碘过量对碘缺乏NOD. H-2$^{h4}$小鼠心、肾2型脱碘酶mRNA表达的影响 [J]. 辽宁中医药大学学报, 2015, 17 (3): 24-27.

[89] 鞠竺洋. 富碘中药复与碘过量对甲状腺肿大鼠TPO表达的影响 [D]. 沈阳: 辽宁中医药大学, 2016.

[90] 高天舒, 齐腾澈. 海藻玉壶汤及其拆方对大鼠碘缺乏致甲状腺肿的干预作用 [J]. 中医杂志, 2012, 53 (19): 1671-1676.

[91] 辛彩虹, 高天舒. 细胞凋亡与甲状腺疾病 [J]. 辽宁中医药大学学报, 2007, 9 (5): 79-81.

[92] 冯涛, 李晶. 海藻玉壶汤对实验性自身免疫甲状腺炎大鼠激素和抗体水平影响 [J]. 辽宁中医药大学学报, 2017, 19 (3): 35-37.

[93] 马治国. 软坚消瘿汤治疗桥本甲状腺炎的疗效观察 [J]. 中医中药, 2015, 5 (20): 310-312.

[94] 中华医学会内分泌学分会《中国甲状腺疾病诊治指南》编写组. 中国甲状腺疾病诊治指南 [J]. 中华内科杂志, 2007, 46 (11): 15.

[95] 张蕊, 张效科. 中药治疗桥本甲状腺炎35例 [J]. 实用中医药杂志, 2016, 32 (8): 778-779.

[96] 陈治龙, 蒲刚, 吕元石, 等. 局部免疫调节治疗桥本甲状腺炎有效性、安全性分析 [J]. 北华大学学报 (自然科学版), 2018, 19 (6): 773-775.

[97] 吴玲. 碘在自身免疫性甲状腺疾病中的作用及其机制探讨 [J]. 现代医药卫生, 2006 (6): 846-847.

[98] 王丹, 赵勇, 左新河. 中医药治疗自身免疫性甲状腺炎的研究进展 [J]. 江西中医药, 2016, 47 (7): 75-77.

[99] 刘雅慧, 张兰. 桥本甲状腺炎中医脏腑辨证治疗研究概况 [J]. 广西中医药, 2019, 42 (1): 62-64.

[100] 肖硕, 丁卓玲. 常用中药在桥本氏甲状腺炎治疗中的应用研究 [J]. 实用药物与临床, 2012, 15 (3): 174-175.

[101] 范建雷. 益气养阴、逐瘀散结法治疗甲状腺良性肿物疗效分析 [J]. 医学综述, 2008, 14 (21): 3360-3361.

# 第十三章　富碘中药治疗甲状腺结节

## 一、概述

甲状腺结节（Thyroid nodule）是指甲状腺细胞在局部异常生长所引起的散在病变[1]，以喉结正中附近出现半球形柔软肿块，能随吞咽而上下移动为主要表现的一类内分泌疾病。甲状腺结节中，良性结节占绝大多数 95%[2]，其中囊性病变占 25%[2]，甲状腺癌的发生率低于 5%。"TIDE 项目"（2014 年 12 月—2017 年 6 月）结果显示[3]：在全民加碘实行后，甲状腺结节的患病率从 11.0%增至 24.4%，直至 2017 年，甲状腺结节患病率达 20.2%。

## 二、西医治疗方法及不足

目前《甲状腺结节和分化型甲状腺癌诊治指南》[4]中指出：临床上治疗甲状腺结节的方法主要有随访观察、甲状腺激素抑制治疗、手术、放射性碘治疗、超声引导下酒精介入治疗、激光凝固治疗以及高频超声消融治疗六类，最常用的方法为应用左旋甲状腺素（L-$T_4$）来抑制结节的生长和外科手术治疗。甲状腺结节的临床评估和处理流程见图 13-1。

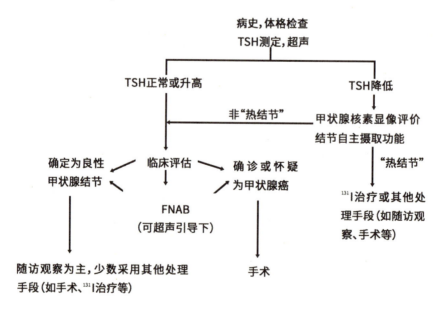

图 13-1　成人甲状腺结节的临床评估和处理流程（来源：中华内分泌代谢杂志[4]）

对于甲状腺结节，西医首先是针对病因治疗，如纠正碘过多或碘缺乏[5]；有甲状腺功能改变（甲亢或甲减）时，多根据病情对症下药。若结节为甲状腺未分化癌，多选用手术、放疗和化疗相结合的综合治疗。虽然西医治疗甲状腺结节有多种方法和选择，但各种措施也有其不足之处。研究表明[6]，甲状腺激素抑制治疗对心血管系统及骨骼均有较多负面影响（如房颤、绝经期妇女骨密度显著下降等）。手术治疗的并发症也有出血、感染、喉返神经损伤、甲状旁腺损伤等[7]。放射性碘治疗甲亢伴甲状腺结节效果好。但是经$^{131}$I治疗后，约10%的患者于5年内发生甲减，随时间延长甲减发生率逐渐增加[8]。

## 三、甲状腺结节的中医病名

甲状腺结节属中医"瘿病"范畴，在古代又被称为"瘿瘤""肉瘤"。据有关学者考证[9]，"瘿瘤"始记于公元前3世纪战国时期的《庄子·德充符》。关于瘿病中"瘿"字的起源，在《说文解字》中有记录"䙝"字，其谓"䙝，颈饰也"，同时也见"瘿"字，曰"颈病也"。由此可见最早的"䙝"，是一种系于颈前的贝壳类装饰物；同时，"䙝"字作动词时，也有缠绕于胸前、颈部之义，颈部的肿块缠绕于颈前，于是演化出"瘿"字，因此，"瘿"字在起源上与"䙝"密切相关，是从后者演化而来的。

在《吕氏春秋·尽数篇》所说的"轻水所，多秃瘿人"里，不仅记载了瘿病的存在，而且还观察到了瘿的发病与地理环境密切相关。在《灵枢·痈疽第八十一》和《灵枢·经脉第十》篇中也都有："马刀挟瘿"的记载。《三国志·魏书》引《魏略》中有"发愤生瘿"及"十人割瘿九人死"的说法，可见，在当时可能已经认识到了本病的发生与情志有关，并且有手术治疗瘿病的尝试。在隋唐时期，对瘿病的认识大有发展，瘿病的相关论述逐渐增多，巢元方所著的《诸病源候论·卷三十一》之"瘿瘤等病诸候"是第一部记录"瘿瘤"的医学典籍，云："瘿者，由忧恚气结所生，亦曰饮沙水，沙随气入于脉，搏颈下而成之。初作与瘿核相似，而当颈下也，皮宽不急，垂搔搔然是也。恚气结节成瘿者，但垂核搔搔，无脉也；饮沙水成瘿者，有核无根，浮动在皮中。又云有三种瘿：有血瘿，可破之；有肉瘿，可割之；有气瘿，可具针之。"对"瘿"的定义、分类及治法都做出相应的描述。而孙思邈则在《备急千金要方》中根据病因将"瘿"分为五类："石瘿、泥瘿、劳瘿、忧瘿、气瘿是为五瘿。"石与泥则因山水饮食而得之；忧、劳、气则本于七情。《外台秘要》更进一步补充说明本病发病有地区性，指出："长安及襄阳人，其饮沙水喜瘿。"宋金元时期，对"瘿病"的病因与分类有了更为详细的记载，宋代由政府编纂的《圣济总录·瘿瘤门》中指出瘿病以山区发病较多，"山居多瘿颈，处险而瘿也"。陈无择在《三因极一病症方论·瘿瘤证治》根据瘿病局部证候的不同将瘿病进行分类："坚硬不可移者，名曰石瘿；皮色不变，即名肉瘿；筋脉露结者，名筋瘿；赤脉交络者，名血瘿；随忧愁消长者，名气瘿。"并谓"五瘿皆不可妄决破，决破则脓血崩溃，多致夭枉"。此分类法一直沿用至今。

到了明清，各位医家在前人的基础上，对"瘿"的外形进行了描述，如《医学入门》曰："瘿、瘤所以两名者，以瘿形似樱桃，一边纵大亦似之，椎槌而垂，皮宽不急。原因忧恚所生，故又曰瘿气，今之所谓影裹者是也。"同样在沈金鳌所著的《杂病源流犀烛·瘿瘤》中也有提及："何谓瘿？其皮宽，有似樱桃，故名瘿，亦名瘿气，又名影袋。"在元代名家陈无择在"瘿"分类的基础上进一步详细阐述，"筋脉呈露曰筋瘿；赤脉交络曰血瘿；皮色不变曰肉瘿；随忧愁消长曰气瘿；坚硬不可移曰石瘿"。清代医家王维德则在《外科证治全生集》中对"瘿瘤"做出解释："阴毒之证，皆皮色不异。不痛不坚，软而渐大者，瘿瘤也。"

现代医家对甲状腺结节病名的认识也逐渐具体。《中医临床诊疗术语·疾病部分》中将甲状腺结节归属于"肉瘿"范畴，定义其为因情志内伤，痰浊凝结所致。以喉结正中附近出现半球形柔软肿块，能随吞咽而上下移动为主要表现的瘿病类疾病。《中药新药临床研究指导原则》（试行）中将其归属于"瘿瘤"，分为"气瘿""肉瘿""石瘿"三类，其中"肉瘿"是指颈部肿块局限而柔初者，等同于西医的甲状腺结节。现代中医医家对甲状腺结节的命名仍没有统一的规范，将其命名为"瘿病""瘿瘤""瘿囊""瘿肿""痰核"等。陈如泉教授[9]认为甲状腺结节是气滞为先，痰瘀互结所致，当属于"瘿瘤"范畴；劳丹华等[10]认为甲状腺结节是久病由气及血，气滞血瘀痰凝，致气、痰、瘀三者互结而成，与中医的"瘿囊"相似；唐汉钧[11]则认为甲状腺结节是气滞、血瘀、痰浊结于颈前所致，当属"瘿肿"范畴；而朱晓华[12]则认为本病是气滞血瘀，痰湿所致，当归属于"痰核"范畴。大多数医家认为甲状腺结节属于中医"瘿病"范畴，比如康煌冬[13]认为其为瘿病之"气瘿"，也有文献中提及其类似于"肉瘿"[14]。赵进喜在《甲状腺疾病相关中医病名考辨汇》[15]中指出："瘿病"是甲状腺疾病的总称，"瘿瘤"以一侧或双侧颈前肿块，状如核桃，可大可小，可软可硬，甚至有核瘰瘰为特征，其描述相当于现代医学的甲状腺结节。强调情志内伤，气滞血瘀是"瘿瘤"的发病基础，但在有些医学文献中也有称作"肉瘿"。

## 四、甲状腺结节的中医病因病机

### 1. 古代文献记载

（1）情志内伤

《三国志·魏略》记载："争公事，不得理，乃发愤生瘿。"隋代巢元方所著的《诸病源候论·瘿候》中说："瘿者，由忧恚气结所生，气滞痰凝，壅结颈前，则形成瘿病。"宋代严用和的《重订严氏济生方·瘿瘤论治》言："夫瘿瘤者，多由喜怒不节，忧思过度，而成斯疾焉。大抵人之气血，循环一身，常欲无滞留之患，调摄失宜，气凝血滞，为瘿为瘤。"陈言在《二因极一病证方论·瘿瘤证治》中谓之："此乃因喜怒忧思有所郁而成也。"《太平圣惠方》所载："瘿初结者，由人忧恚气逆，蕴蓄所成也。"

忿郁恼怒或忧愁思虑日久，使肝气失于条达，气机郁滞。津液的正常运行需要气机的推动，气机郁滞，则津液不得正常输布，易于凝聚成痰，气滞痰凝，壅结颈前，则形成瘿病。痰气凝结日久，气行则血行，气滞则血瘀，血液的正常运行受到影响，而致血瘀，则可形成瘿肿较硬或而结节。

(2) 饮食及水土不宜

《诸病源候论·瘿候》说："瘿者由忧恚气结所生，亦曰饮沙水，沙随气入脉，搏颈下而成之……"《养生方》言："诸山水黑主中，山泉流者，不可久居，常食令人作瘿病，动气增患。"《诸病源流犀烛·颈项病源流》言："西北方依山聚涧之民，食溪谷之水，受冷毒之气，其间妇女，往往生结囊如瘿。"

饮食失调，或居住在高山地区，水止失宜，主要通过两个方面来影响气血津液的正常运行。一则影响脾胃运化水湿，脾失健运，水湿运化失调，聚而生痰；二则影响气血的正常运行，致气滞、痰凝、血瘀壅结颈前则发为瘿病。

(3) 体质因素

《圣济总录·瘿瘤门》中谓瘿病"妇人多有之，缘忧郁有甚于男子也。"古人还认识到瘿病的发生与母亲患病有关，如《柳州医话》中云："禀乎母气者为多。"女子肝为先天，其经、孕、产、乳等生理特点与肝经气血有密切关系，遇有情志、饮食等致病因素，常引起气郁痰结、气滞血瘀及肝郁化火等病理变化，故女性易患瘿病。另外，素体阴虚之人，痰气郁滞之后易化火，更加伤阴，常使病机复杂，病程缠绵。

综上所述，古代医家对此病的病因病机看法，均言与情志内伤、饮食与水土不宜、体质因素有关，基本病机为气滞、痰凝、血瘀壅结颈前而发为瘿病，初期多为气机郁滞，津凝痰聚，痰气搏结颈前所致，日久引起血脉痰阻，气、痰、瘀三者合而为患。病位主要在肝脾，与心有关。肝郁则气滞，脾伤则气结，气滞则津停，脾虚则酿生痰湿，痰气交阻，血行不畅，则气、血、瘀壅结而成瘿病。瘿病日久，在损伤肝阴的同时，也会伤及心阴。

瘿病的病理性质以实质居多，久病由实致虚，可见气虚、阴虚等虚候或虚实夹杂之候。在本病的病变过程中，常发生病机转化。如痰气郁结日久可化火，形成肝火亢盛证；火热内盛，耗伤津液，导致阴虚火旺之候，其中以心肝阴虚最为常见；气滞或痰气郁结日久，则深入血分，血液运行不畅，形成痰结血瘀之候。

**2. 现代医家认识**

现代医家对瘿瘤的认识基本与古代医家一致，认为瘿瘤的病因与情志内伤、饮食及水土失宜、先天禀赋及体质强弱有着密切的联系。一些医家认为，瘿瘤的发生以痰气交结为主。如赵进喜[15]也赞同本病多与情志有关,由于忧思郁怒,肝郁不达,脾失健运,以致气滞痰凝而成;张洪海在《内消连翘丸治疗结节性甲状腺肿的临床观察》[16]中提出肝郁不舒,脾失健运导致气滞痰凝为其基本病机,亦可为阴虚火旺,灼津为痰,逐渐发展成为血瘀痰凝,结于颈前而发为瘿瘤。也有医家[17]认为本病的病机为气滞、痰凝、血瘀,但气滞为发病的关键,肝属木,木主升发之气,性喜调达恶抑郁。愤郁或思虑日久,致肝气郁结,木郁乘王,脾脏运化失司,津液输布失常,凝聚成疾,气滞痰凝,交阻于颈,则形成瘿病。同时,还强调甲状腺结节早期多以气滞痰凝为主,日久则血脉瘀滞,气、痰、瘀化热伤阴,虽无阴气不足之表现,但正气已有所损伤。

也有一些医家认为瘿病的发生以正虚为根本,其中汪洋[18]认为本病虽以实证居多,但本虚为其根本,其中肝肾阴虚为主要病机,瘿病初期多由情志失调导致肝气郁结,郁久化火伤阴,最终出现气阴两虚,肝肾俱损。高天舒[19]指出正气不足,脾气虚弱是瘿病的始发因素,正气不足,肝脾失调,痰凝、气滞、瘀血交阻,搏结于颈前,病程日久,在颈部聚结成块,触之碍手,甚则视之有形。陈如泉[9]也有相似的看法,认为正气亏虚为发病之本,正气亏虚,气血乏源,可使气机不畅;病程长,缠绵难愈也可耗伤正气。

此外,程益春[20]认为瘿病的病机可归结于"气、瘀、痰、火",其中气为气虚与气滞。忧思恼怒日久,肝失调达,气机郁滞,或素体气虚,不能运化水湿,湿聚成痰,结于颈前;瘀,气郁痰凝日久血行不畅,则可出现血瘀,或火热灼伤脉络,迫血妄行,离经之血便为瘀;痰,饮食水土失宜,影响脾胃功能,脾失健运,运化水湿失职,凝聚成痰;火,包括实火和虚火,气血运行不畅,郁而化火;素体阴虚,火热灼伤阴液,则可导致阴虚火旺。唐汉钧[21]提出气滞、痰凝、血瘀为本病病理基础。随着工作节奏加快,持续的精神压力和工作透支,引起人们内环境紊乱,免疫平衡失调,脾肾不足,脾胃失于健运,肝气不舒,进而气滞、痰凝、血瘀交阻于颈前而形成结节。他还认为瘿病位于颈前喉结两侧,是任脉与肝脉两经所系,病机均与肝郁失养,肾阴不足,气血郁滞,冲任失调,痰浊壅阻有关。

纵观现代各医家的观点,普遍认为本病病位在颈(甲状腺),本病的发生大多与情志不调、饮食失宜、体质因素等相关,情志内伤,气机郁滞,津液停聚,凝结成爽,结于颈前;或水土失宜,脾失健运,聚湿生痰,痰凝气滞,痰气胶着于颈;或先天体质因素,素体阴虚,阴虚火旺,灼津为痰,痰凝血瘀,痰瘀交阻于颈。气滞、血瘀、痰凝为基本病机。与肝、脾、肾联系密切,特别是肝。若情志内伤,肝失疏泄,肝气郁结,气机不畅,则津液运行不畅,聚湿成痰,痰气搏结于颈下而成瘿。痰气互为因果,气为痰滞,痰因气结,如此则瘿瘤渐大。久病入络,痰气与瘀血纠结形成结节。亦有因年老体虚,阳虚、痰凝、血瘀形成结节。

## 五、中医药治疗甲状腺结节的专家观点

近年来，大量报道以中医药治疗甲状腺结节的临床研究，并累积了一定的经验，主要将甲状腺结节病机归为气滞、痰凝及血瘀，治则包括化痰理气、活血化瘀、软坚散结等。所用药物多为海藻、昆布、鳖甲、牡蛎、柴胡、夏枯草、香附、青皮、郁金、乳香、没药、桃仁、红花、玄参、穿山甲等。采用辨证论治、病证结合、成药和用等。

**1. 从痰瘀论治**

陈如泉提出"瘿病多痰瘀"理论，指出甲状腺结节应从痰瘀辨治，治疗应首审痰瘀有无主次，分清二者先后及主次关系[22]。辨其偏瘀血、偏痰结、兼夹虚实、寒热的不同，宜参考病程长短、甲状腺肿大有无结节肿块。同时提出了"痰瘀辨治十法"。疏肝理气消瘿法，常用方剂逍遥散、柴胡疏肝散、四逆散等；活血化瘀消瘿法，常用方剂桃红四物汤、活血散瘿汤、血府逐瘀汤等；理气化痰消瘿法，常用方剂逍遥丸、四海舒郁丸等；清肝化痰消瘿法，常用方剂柴胡清肝饮、龙胆泻肝汤、消瘿汤等加减；益气化痰消瘿法，常用方剂四君子汤、异功散、二陈汤等；养阴化痰消瘿法，常用方剂二至丸、一贯煎、六味地黄丸、左归饮等；温阳化痰消瘿法，常用方剂阳和汤、桂附八味丸等；化痰软坚消瘿法，常用方剂四海舒郁丸、海藻玉壶汤、昆布丸、藻药散、化瘿丹等；清热化痰消瘿法，常用方剂丹栀逍遥丸、龙胆泻肝汤等。

王旭采用化痰清热、破瘀散结、消瘿除瘤为法，自拟消瘿散瘤汤，方中夏枯草、连翘、胆南星、半枝莲清热化痰解毒消瘿；白芥子、浙贝母、海藻化痰软坚，散结通络；赤芍、穿山甲、三棱、莪术、瓦楞子行血破瘀，软坚除瘿[23]。

**2. 从气郁痰结论治**

金国梁[24]认为，可在半夏厚朴汤基础上，酌加化痰散结之浙贝母、猫爪草，软坚消肿之生牡蛎、夏枯草、天葵子，活血化瘀之莪术，拟定为治疗甲状腺结节的基本方。瘀血明显者佐以破血逐瘀之穿山甲、三棱等；结节明显者酌加软坚散结之皂角刺、山慈姑等。

**3. 从肝脾失调论治**

甲状腺结节的发生，肝郁不舒、脾失健运是核心病机，气滞、痰凝、血瘀是基本病理变化，气虚、阴虚是发病之本。治疗以疏肝理气、理脾助运为主，常用治法有清肝化痰法、健脾化痰法，并根据病症的不同，适当配合活血化瘀、滋阴降火等[25]。验方"加味小柴胡汤"由柴胡、黄芩、半夏、夏枯草、猫爪草、蜂房、川芎、醋三棱、醋莪术、党参、黄芪、白术、桔梗、炙甘草等药物组成，是治疗甲状腺结节行之有效的经验良方[26]。邢丽婧等[27]运用扶正疏肝法治疗瘿病，方中黄芪益气扶正，白术助黄芪扶正益气，连翘、夏枯草清热解毒，消肿散

结，香附乃疏肝理气开郁之常用药，结果显示，扶正疏肝法能显著改善甲状腺结节患者的临床症状，减小甲状腺结节的最大径和体积，同时还可降低结节恶变的高危因素评分。孙鑫等[28]因宗《内经》"邪之所凑，其气必虚"，遂从益气健脾之法治疗甲状腺结节，临床效果显著。

**4. 从阴虚论治**

汪渭忠认为，凡临床所见肝气郁结，久必化火，灼伤阴津，以致出现阴虚之证，必用牡丹皮、生地黄、龟甲等滋阴之品[29]。瘿病痰气郁结日久化火，火热耗伤阴精而导致阴虚火旺。其中尤以肝、心两脏阴虚火旺的病变更为突出。古代医家多以玄参、麦门冬、生地黄、酸枣仁等甘寒药物以滋其阴，并主张以清润为原则[30]。肺脾失调导致痰浊内生，交阻于颈，遂成瘿瘤的病因病机，辨证给予养肺阴、健脾气、祛痰散结消瘿中药治疗甲状腺结节效果满意[31]。

**5. 从阳虚论治**

阙华发认为，本病诸症皆因阳气不足所致，故使用温阳益气，活血化瘀之法治疗甲状腺结节[32]。善用《伤寒论》甘草附子汤温阳散寒，配合肉桂、淫羊藿、鹿角片补命门之火，温运周身阳气，使其温煦气化功能恢复，瘀血痰浊在气机的推动下缓消。丁育忠认为，甲状腺疾病中，温阳法是正治之法，旨在振奋人体阳气，以化寒邪从而达到散寒通滞、消除结块的作用。在阳和汤的基础上随症加减，甲状腺肿硬者，加三棱、莪术、穿山甲；甲状腺疼痛较甚者，加白芷、制乳香[33]。

**6. 从健脑宁心论治**

张曾譻[34]认为甲状腺结节的发生与七情内伤有关，病原在脑，并采用"健脑宁心，柔肝滋肾，软坚散结"为甲状腺结节的治疗法则。以"健脑宁心，柔肝滋肾"法则配制的经验方"甲安合剂"，并配合"消癖舒"系列制剂以疏肝理气、活血化瘀、软坚散结治疗甲状腺结节，临床多获良效。中医学称"脑为精明之府"，但历代医药文献在药物归经和治疗法则中却从未提及过脑。张教授在多年临床中，治疗缺血性脑病亦常用茺蔚子与相关药物相配屡获显效。张曾譻自拟以"健脑宁心，柔肝滋肾"为法则配制的经验方"甲安合剂"，并配合"消癖舒"系列制剂以疏肝理气、活血化瘀、软坚散结。甲安合剂组成为茺蔚子、生黄芪、玄参、土贝母、枸杞子、苦参、白芍、生地、生牡蛎、山慈菇、谷精草、桂枝。方中除君药茺蔚子外，玄参、土贝母、生黄芪均起重要作用，并且为张曾譻所推崇的治疗甲状腺疾病的要药。针对甲状腺结节，张曾譻在"健脑宁心"法则基础上，又研制了甲安合剂2号，其组成是在甲安合剂基础上加海藻、昆布，以加强软坚散结之功效，可有效消散郁结。

**7. 从肝郁痰凝论治**

许斌[35]运用自拟消瘤汤1号方治疗肝郁痰凝型甲状腺结节有较好的临床效果，

改善甲状腺结节患者中医证候，患者结节最大直径缩小，颈部肿胀不适感明显减轻，情绪急躁得以控制，抑郁焦虑感明显好转，取得很好的临床疗效。其中自拟消瘤汤1号方中柴胡、白芍为君药，疏肝柔肝、理气解郁；有研究表明，柴胡、白芍对抑郁大鼠有显著治疗效果。陈皮入脾胃肺经，主要功效为理气健脾、燥湿化痰，含有黄酮类、生物碱类等成分，具有抗炎、调节免疫力等作用。枳实主要功效为破气消积、化痰除痞，增强柴胡白芍行气开郁之功，含有挥发油、内酯类、黄酮类等有效成分，具有抗抑郁、抗焦虑、抗炎等作用。以活血燥湿、行气止痛之川芎，引药入肝，同时疏通一身之气。川芎中主要成分为川芎嗪、阿魏酸等，具有增强人体免疫力等功效。香附、郁金善于行气逐瘀，助柴胡白芍通顺肝气；方中夏枯草、牡蛎、半夏，理气化痰、软坚散结。夏枯草中含三萜类、黄酮类等成分，具有很好的抗炎、提高免疫力、抗肿瘤等疗效。半夏中有生物碱、氨基酸、挥发油等成分，具有镇静催眠、抗抑郁、抗炎等作用。牡蛎的主要成分有碳酸钙、微量元素和氨基酸，具有增强免疫、抗病毒、抑菌等作用。本方所选药物以中医理论为基础结合现代药理学研究，治疗肝郁痰凝型甲状腺结节效果好。

**8. 辨证论治**

马国庆[36]认为，根据甲状腺结节的病因病机特点，可以制定其总的治疗原则为"软坚散结、疏肝理气、健脾化痰"。马教授治疗甲状腺结节的验方由陈皮、清半夏、柴胡、白芍、郁金、莪术、浙贝母、连翘、牡蛎、玄参、海藻、昆布、橘核、木香、皂角刺等药物组成，是根据其多年治疗经验总结而成。通过辨证论治在其方基础上进行加减变化，失眠者据其辨证加黄连、肉桂、夜交藤、合欢皮，咽部干痒加木蝴蝶、紫苏梗、牛蒡子，咽部异物感，憋闷加茯苓、厚朴、桔梗，气虚明显者加党参、黄芪。方中陈皮、清半夏、木香，健脾燥湿，兼理气化痰；柴胡、白芍两者合用，既能疏肝理气，调畅一身之气机，又能柔肝益阴以补肝体，兼能调畅一身之气血；莪术、郁金、连翘、浙贝母、玄参、橘核能软坚散结，破血行气，开郁化热，皂角刺引诸药上行于颈，直达病灶；海藻、昆布等作为少量含碘中药，也应用于治疗过程中，除了用于证实缺碘所致的甲状腺结节之外，亦可用于瘿病的软坚散结。马教授多年的临床经验发现，应用含碘中药治疗甲状腺疾病不会造成其安全性问题，相反，少量含碘中药的应用能显著发挥其软坚散结、消痰利湿之功效，其能与他药互为补充，利大于弊。

蒋士卿[37]认为甲状腺结节形成的病机为肝失疏泄，脾失健运，导致气滞、痰凝、血瘀搏结颈前，迁延日久，耗伤正气。故治疗上根据病情发展不同阶段辨证论治，确立理气消痰、化瘀解毒、益气养阴、温肾助阳四大基本治法，并随症加减，并在治疗过程中始终注意顾护正气，攻补兼施，常能取得满意的疗效。

赵国岑[38]认为对瘿瘤应首先辨清气血，如果肿块光滑、质软，则属于气郁痰阻，病在气分；如果肿块质硬，表面高低不平，则属于痰凝血瘀，病在血分。再辨虚实，虚证以心肝阴虚常见。主要分为：①气郁化火证，初期，以属实证，治以理气疏郁，化痰消瘀，予以四海舒郁丸，若有口干、口苦，胁痛明显者，可加柴胡、香附、枳壳等疏肝理气；若咽喉不适者，可加牛蒡子、桔梗、射干利咽消肿。②痰结血瘀证，治以理气活血，化痰消瘿，予以海藻玉壶汤；若胸闷不舒，加香附、郁金、枳壳理气开郁；烦热，加玄参、栀子、夏枯草清热除烦；若纳差，可加茯苓、白术、山药健脾益气；肿块较硬，可加三棱、穿山甲活血化瘀软坚散结。③肝火旺盛证，治以清肝泻火，消瘿散结，予以栀子清肝汤合消瘿丸；若烦躁易怒，可加夏枯草、黄芩等清肝泻火；手指颤动，可加钩藤、石决明、天麻平肝息风；兼见胃热内盛多食易饥者，可加知母、生石膏清泻胃火。④心肝阴虚证，治以滋阴降火，养心柔肝，予以天王补心丹或一贯煎；若手指及机体颤动，可加石决明、钩藤平肝息风；腰酸耳鸣可加牛膝、桑寄生、龟板滋肾养阴。

程益春[39]认为瘿病本虚标实，治本同时兼顾散结消肿，主要将瘿病分为：①痰气交阻，治以行气化痰散结，予以海藻玉壶汤加减，药用：柴胡12g，枳实12g，青皮12g，海藻30g，昆布12g，浙贝母30g，连翘15g。②痰瘀互结，治以活血化痰散结，予以活血散结汤（自拟方），药用：红花12g，川芎9g，山栀子13g，白芥子9g，浙贝母30g，莪术12g。③痰热壅盛，治以化痰解毒散结，方用化痰解毒汤（自拟方），药用：连翘15g，白花蛇舌草9g，猫眼草9g，山栀子9g，夏枯草9g，浙贝母30g，龙胆草9g，玄参9g，海藻30g。④气阴两虚，治以益气养阴散结消肿，方用消瘿汤（自拟方），药用：生黄芪30g，鸡内金12g，牡蛎30g，鳖甲9g，连翘9g，夏枯草9g，山栀子9g，莪术9g，生地9g，延胡索9g。

### 9. 中成药治疗

孙云钢等[40]运用甲肿散联合甲状腺素片治疗良性多发性甲状腺结节。吴贤顺等[41]对41例甲状腺结节患者予以平亢散结方治疗，均疗效显著。研究显示，优甲乐联合小金胶囊治疗结节性甲状腺肿，同时适当减少优甲乐用量，能在一定程度上提高结节性甲状腺肿的治疗效果[42]。消瘿合剂治疗良性甲状腺结节，可明显缩小结节，改善患者临床症状[43]。甲瘤方在改善良性甲状腺结节患者局部和主观情志症状方面具有很大优势，在缩小结节大小方面亦有一定疗效[44]。另外，治疗甲状腺结节常见中成药有平消片、小金丸、西（犀）黄丸、消瘿五海丸、五海瘿瘤丸、夏枯草胶囊、大黄䗪虫丸、内消瘰疬丸等[45]。

## 六、富碘中药治疗甲状腺结节临床研究

目前学术界关于能否使用富碘中药治疗甲状腺疾病则存在争议，但是多数临床研究证实：在治疗上审证求因、精辨病机，仔细辨别邪正阴阳盛衰、气血精液失常，合理适量运用富碘中药可取得一定的疗效。

**1. 富碘中药治疗甲状腺结节**

海藻、昆布等作为富碘中药，应用于治疗甲状腺结节的过程中，除了用于证实缺碘所致的甲状腺结节之外，亦可用于瘿病的软坚散结。全国各地的专家多年的临床经验发现，合理剂量的应用富碘中药治疗甲状腺疾病不会造成其安全性问题，相反，富碘中药的合理应用能显著发挥其软坚散结、消痰利湿之功效，其能与他药互为补充，利大于弊。

周鹏飞[46]的导师吴教授在查阅大量文献并结合自身临床经验的基础上，认为使用含碘中药治疗甲功正常的良性甲状腺结节不仅可以提高临床疗效，而且无不良反应。化痰祛瘀散结方中的药物均含有不同程度的碘，其中海藻、昆布含碘量最多，玄参、贝母、牡蛎等药物次之。由于海藻、昆布等含碘中药的性味大多属咸寒之品，咸可软坚散结，瘿瘤结气之类疾病又多兼热邪，火性炎上，寒可"泄热引水"，火热得以清降，痰饮亦随之下降，故结节易于消散。周鹏飞结合导师经验，进行临床研究使用化痰祛瘀散结方和富碘中药治疗甲状腺功能不高的甲状腺结节取得成效。实验结果表明，治疗前结节体积越小，治疗疗效越好，使用化痰祛瘀散结方治疗甲功正常的良性甲状腺结节安全可靠。因此得到实验结论：气滞、痰阻、血瘀是甲状腺结节发病的基本病机，中药化痰祛瘀散结法对甲状腺结节的临床疗效显著，所用化痰祛瘀散结方能消除或缩小甲状腺结节，无毒副作用，安全有效，值得临床推广。

姚玥含[47]等采用中药化痰祛瘀散结方治疗甲状腺结节，主要成分为昆布、玄参、浙贝母、海藻、生牡蛎、法半夏、陈皮及紫丹参。对于肝气郁滞、胸闷及胁痛患者，加枳壳、香附治疗；对于咽部不适及声音嘶哑患者，加牛蒡子、木蝴蝶治疗；对于血瘀证、结节较硬患者，加用莪术及三棱治疗；对于肝火旺盛、易怒患者，加用黄芩及夏枯草治疗；对于阴虚火旺、烦热多汗患者，加用麦门冬及生地治疗。姚玥含在本次研究中，将100例甲状腺结节患者分为对照组和观察组，分别采用常规西药治疗及中药化痰祛瘀散结方治疗后，观察组患者的治疗总有效率为96.00%，明显高于对照组患者的70.00%（$P<0.05$）。治疗前，观察组与对照组患者结节最大径及结节最大横截面积比较无明显差异（$P>0.05$），但治疗后，观察组患者的结节最大径及结节最大横截面积分别为（8.23±3.24）$mm^2$、（64.24±52.38）$mm^2$，明显优于对照组患者（$P<0.05$）。由此可进一步证实，采用中药化痰祛瘀散结方对治疗甲状腺结节具有显著的临床效果。

卢永洪[48]采用中药消瘿汤治疗结节性甲状腺肿优于口服甲状腺激素治疗，其研究中依据诊断标准诊断为结节性甲状腺肿的66例，随机分为观察组36例，对照组30例。观察组用自拟消瘿汤治疗，对照组口服左旋甲状腺素治疗，疗程3个月。观察组治愈11例，有效15例，无效10例；对照组治愈4例，有效10例，无效16例。两组经统计学处理，痊愈率差别无显著性，但总有效率有显著性差异（$P<$

0.05）。卢永洪认为本病由肝气郁结，肝气横逆于脾，脾失健运，聚湿为痰，气为血帅、血为气母，气滞则血行不畅瘀阻经络。气滞、痰凝、血瘀为其病理基础，故采用理气、化痰、祛瘀，软坚散结的方法。采用自拟中药消瘿汤治疗结节性甲状腺肿 36 例，取得满意疗效。具体方药：海藻 30g，昆布 30g，黄药子 10g，海马 10g，生牡蛎 30g，夏枯草 15g，川芎 10g，莪术 10g，制半夏 12g，制香附 10g，柴胡 12g。

林达秋[49]等对海藻玉壶汤治疗结节性甲状腺肿（痰结血瘀）临床观察疗效显著。其临床研究对 30 例门诊患者使用海藻玉壶汤（连翘 10g，川芎 10g，浙贝母 15g，海藻 15g，莪术 15g，昆布 15g，玄参 15g，青皮 15g，牡蛎 25g，当归 10g，半夏姜 10g，陈皮 5g），前 3 个疗程，水煎 200mL，2 次/d；后 3 个疗程，做成水蜜丸，2 次/d，温水送服。连续治疗 1 个月为 1 疗程。治疗后甲状腺结节直径、甲状腺结节横截面积均低于治疗前（$P<0.01$）。$FT_4$、$FT_3$、TSH 治疗前后无明显变化（$P>0.05$）。结论：海藻玉壶汤治疗结节性甲状腺肿（痰结血瘀）疗效显著，可明显缩小甲状腺结节，无严重不良反应，值得推广。

陈杨荣[50]运用加减海藻玉壶汤治疗甲状腺结节患者 49 例（2008 年 8 月—2010 年 7 月），疗效较好。临床研究结果表明，治疗组大部分病例，结节有不同程度缩小，少数病例结节消失（多为小结节，直径<1cm）。与对照组比较，差异非常显著，且未发现任何不良反应，尤其适合年老体弱或合并心肺疾病患者及绝经后女患者使用。

孙志东[51]等对海藻昆布方加减治疗甲状腺结节进行临床观察，总有效率达到 95%。本组研究 40 例观察对象均选自 2010 年 9 月—2012 年 9 月黑龙江省中医院门诊就诊患者，其中男性 16 例，女性 24 例均表现为颈前肿大，呈圆形，表面光滑，随吞咽上下移动，偶有疼痛，病情较重者伴胸闷，气短等症状。中医辨证属气郁痰凝血瘀型。全部观察对象经颈部彩超检查，提示为结节性甲状腺肿 35 例，甲状腺腺瘤者 5 例；其中囊性者 16 例，囊实性者 23 例，实性者 1 例。$T_3$，$T_4$ 检查结果均正常。治疗 4 个月后评价，治愈 11 例，好转 27 例，无效 2 例，总有效率达 95%。

周绍荣[52]等运用由海藻玉壶汤加减而成的"甲瘤方"治疗气滞痰凝型良性甲状腺结节进行临床观察，综合运用疏肝理气、化痰散结法，不仅可改善临床症状，还可缩小结节大小。临床观察甲瘤方治疗气滞痰凝型甲状腺结节的疗效，将 80 例气滞痰凝型甲状腺结节患者随机分为治疗组和对照组各 40 例。治疗组予甲瘤方煎服，对照组予优甲乐口服，观察两组患者治疗前后的疗效。结果：治疗组和对照组患者的中医临床证候总有效率分别为 90.0% 和 27.5%。治疗组患者治疗前后甲状腺最大结节最大径明显缩小。治疗结果差异均有统计学意义。结论：甲瘤方可明显改善良性甲状腺结节患者临床症状，可缩小甲状腺结节大小，值得在临床进一步推广及研究。

王雷雷[53]等应用中药散结平瘿汤（夏枯草、海藻、昆布、胆南星、制半夏、牡蛎、三棱、莪术、当归）联合小剂量优甲乐片治疗甲状腺结节，不仅可以减少甲状腺多发结节的数目，缩小结节最大径，还能提高整体疗效。研究选取185例甲状腺良性结节患者，按数字表法随机分为2组。对照组90例，采用小剂量甲状腺素治疗；治疗组95例，在对照组治疗的基础上加用中药散结平瘿汤口服。对比观察2组患者治疗后的生化指标和结节程度。结果：治疗3个月后，2组患者甲状腺体积和结节直径无显著性差异；治疗6个月后，治疗组甲状腺体积和结节直径均明显小于对照组。从临床疗效来看，治疗组治疗3~6个月后，总有效率均明显高于对照组。结论：中药散结平瘿汤联合小剂量左甲状腺素钠对甲状腺良性结节有效，能减少结节个数和体积，提高疗效。

**2. 富碘中药治疗甲状腺腺瘤**

甲状腺腺瘤是甲状腺最常见的良性肿瘤，一般早期没有明显症状，主要表现为颈部无痛性肿块。如果甲状腺腺瘤直径增大或者大于4cm，局部有压迫症状可以考虑富碘中药治疗。甲状腺腺瘤可以通过富碘中药治疗，合理的用药有助于缓解甲状腺腺瘤症状，还可能抑制甲状腺细胞的生长，全国各地的专家有相应的临床研究证明了这一点。

马伟琳等[54]对河南省许昌市中医院自1990年以来运用中药海藻玉壶汤加减治疗的可追访的73例的患者进行观察，评价中药治疗甲状腺腺瘤的效果及其复发情况。结果：治愈36例复发7例，复发率为19.2%，有效31例复发14例，最终手术38例。结论：中药治疗总有效率为91.8%，真正治愈病人复发率低，中药治疗后的手术并发症明显降低。

关俭[55]自1992年5月—1998年10月运用自拟消瘿方（生牡蛎30g，猫爪草20g，山慈菇15g，海藻15g等）内服，配合自拟夏蜂散外敷，共治疗甲状腺腺瘤28例，取得了较满意的效果。结果：全组经治疗痊愈11例，肿物完全消失，伴随症状消除，随访1年无复发；显效13例，肿物缩小2/3以上，伴随症状明显减轻，随访1年肿物无增大；有效2例，肿物缩小1/3~2/3，伴随症状减轻；无效2例，肿物无缩小，伴随症状无改善。总有效率93%。其中有8例患者于第2个疗程即获痊愈。全部患者用药期间均未发现毒副作用。

钟志贵等[56]临床观察中药治疗甲状腺腺瘤30例。30例均见颈部明显肿块，有憋气感，吞咽感到不适。并均经B超与同位素$^{131}$I甲状腺扫描检查，及基础代谢率、$T_3$、$T_4$值测定，腺瘤大小以超声波检查测最大直径为准，直径3~5cm者5例，6~8cm者11例，8cm以上者4例。治疗方剂组成：海藻30~60g，皂角刺15~30g，僵蚕12~30g，黄药子6~12g，香附12~30g，夏枯草30~60g，山慈菇6~12g，生牡蛎30~100g等。治疗结果：30例中，治愈8例，触诊甲状腺肿物完全消失，超声波测不出肿物，甲状腺大小形态正常；显效13例，触诊肿物明显缩小，超声波测肿物缩小1/2以上；有效6例，触诊肿物较前缩小，自觉症状减轻或消失，超声波测肿物较前缩小不足 1/2；无效 3 例，治疗 3 个月，触诊及超声波检查肿块无变化或反而增大。总有效率为 90%。

李庆杭等[57]选取山东省济宁市中医研究所的患者，本组 23 例，年龄最小 36 岁，最大 62 岁，病程最短 1 周，最长半年。甲状腺处均触摸到肿块，最大者 3cm×2cm，最小者 1cm×0.5cm，为孤立圆形或不规则形硬结。19 例借助 B 超诊断，4 例做同位素扫描诊断。治疗采取在腺瘤周围围刺，同时中药（海藻 30g，夏枯草 30g，生牡蛎 30g）内服。治疗结果：痊愈 18 例，肿块消散，B 超显示无异常为临床治愈，占 78.3%；5 例肿块明显缩小，好转后中断治疗，占 21.7%，有效率为 100%。

## 七、中药外敷治疗甲状腺结节

中药外敷是中医治疗的一大特色，通过局部皮肤对药物的吸收或通过药物对穴位的刺激起到良好的治疗效果，即"所谓外治之理即内治之理，外治之药亦即内治之药"。在大量现代医家的研究中，中药外敷治疗甲状腺结节临床疗效也十分显著，相对内治也有一定的优势。

郭凤提出"软坚散结、化痰通络"的外治方法治疗甲状腺结节，其应用中药外敷（制马钱子、甘遂、大戟）联合夏枯草颗粒口服治疗单纯性甲状腺结节 30 例，并与单独口服夏枯草颗粒治疗 30 例对照。结果：治疗组总有效率 82.76%，高于对照组的 58.62%（$P<0.05$），表明联合使用中药外敷治疗效果更佳。

肖洋等将 218 例良性甲状腺结节患者随机分为 2 组。对照组 98 例予常规基础治疗；治疗组 120 例在对照组基础上加用中药消瘿贴（主要药物：三棱、浙贝母、夏枯草、昆布、青皮、枳实、红花、川芎）外敷治疗。12 周后，在主症改善、结节变小等方面，治疗组均优于对照组（$P<0.05$），说明消瘿贴治疗良性甲状腺结节有很好的效果。

蒋霞等将 60 例良性甲状腺结节患者随机分为 2 组，对照组 30 例予常规随诊方案；治疗组 30 例在对照组治疗基础上予中药（药物组成：陈皮、川芎、夏枯草、莪术）贴敷双侧甲状腺。2 组均治疗 3 个月。结果：治疗组总有效 73.33%，对照组 10.00%，2 组总有效率比较差异有统计学意义（$P<0.05$）。

赵勇制成理气消瘿膏、金黄消瘿膏、散结消瘿膏及温阳消瘿膏等膏剂内外合治，增强疗效；囊性结节用无水酒精或消痔灵、炎性疼痛性结节用康宁克痛、Graves 病伴结节用地塞米松等局部硬化注射治疗。

孙以民等消瘿膏（海藻 6g，昆布 6g，黄药子 6g，乳香 6g，冰片 3g）治疗甲状腺良性结节 32 例，结果发现治愈 33 例，显效 13 例，无效 2 例。总效率 95.8%。黄文智自制消瘿膏（白芥子、苏子、猫爪草、蜣螂虫、水蛭、香附、冰片等）局部敷贴治疗甲状腺肿 45 例，结果发现痊愈（甲状腺肿完全消失）10 例；显效（甲状腺肿缩小达 1/2 以上者）18 例；有效（甲状腺肿缩小达 1/3）12 例；无效（甲状腺肿缩小不到1/3或完全没有改善者）5例。显效率为40%，总有效率为88.9%。

## 八、富碘中药治疗甲状腺结节实验研究

**1. 富碘中药治疗缺碘致甲状腺肿的研究**

高天舒[58]研究得出海藻玉壶汤可使缺碘致甲状腺肿恢复完全，碘过量治疗后仍存在显著甲状腺肿。本研究得出氧化应激是碘过量造成甲状腺损伤的主要原因之一。海藻玉壶汤可以增强机体及甲状腺内的抗氧化防御能力，使甲状腺滤泡上皮细胞损伤减轻，甲状腺肿恢复完全。碘过量与富碘中药复方治疗缺碘致甲状腺肿而导致甲亢的风险是不可避免的。

现代医家对富碘中药的作用出现了两种截然不同的观点。第一，认为富碘中药中的碘不仅可以抑制甲状腺素的合成，还能抑制甲状腺素的释放，使血中甲状腺素迅速下降，促使症状缓解，临床大量实践表明，富碘中药并不是瘿病的禁忌证。富碘中药有软坚散结、消除肿大之甲状腺的作用。第二，认为碘作为甲状腺合成甲状腺素的原料，补碘会加重甲亢，并且甲状腺摄取大量的碘会增加复发率。明代陈实功《外科正宗》记载了多首治疗瘿病的方剂，尤以海藻玉壶汤最为著名，成为至今临床应用频率最多的瘿病基础方。海藻玉壶汤中的海藻和甘草属中药十八反配伍禁忌范畴，但历代医家的一些名方中常可见二者合用现象，且每显佳效未见不良反应。有研究表明，海藻和甘草配伍应用后，能使升高的甲状腺素降低，从而减轻抗体对甲状腺细胞的破坏，这可能是中医临床上运用二者配伍治疗甲状腺疑难症的物质基础。富碘复方服入人体后未造成明显副作用，可能是富碘中药大多在复方中使用，有其他药物成分佐制所致。中医古籍中，除葛洪的《肘后方》外很少记载使用单味中药如海藻、昆布来治疗瘿病。因此通过中药的合理配伍可以减轻甚至消除碘过量引发的危害。实验研究证明，在同一碘过量水平，富碘复方对碘缺乏致甲状腺肿恢复明显好于单纯碘过量组。当将富碘中药除去后，甲状腺肿就不能完全恢复，甲状腺形态依然表现为碘缺乏性甲状腺肿。定量研究也显示同样的结果，充分说明富碘中药在富碘复方中的重要作用。

经实验证明[58]，相同碘含量的海藻玉壶汤组和碘过量组在相同的治疗时间都出现甲状腺功能亢进症，但海藻玉壶汤组的血清升高和下降的程度均轻于碘过量组，富碘复方组损伤更为轻微而且富碘复方组与碘过量组在实验全程碘摄入是过量的，且碘过量程度相当，但是予富碘复方治疗后，可以使碘缺乏致甲状腺肿恢复正常，而碘过量组甲状腺重量仍明显高于正常组，甲状腺肿未完全恢复。说明在同一碘过量水平，富碘复方对碘缺乏致甲状腺肿恢复明显好于单纯高碘组。应该是富碘中药复方可以使机体的抗氧化应激能力提高，从而氧化应激损伤减低，甲状腺恢复得完全。适量补碘治疗碘缺乏致甲状腺肿是有效而且安全的。实验研究中从氧化应激的各个环节比较了单纯高碘和海藻玉壶汤治疗碘缺乏致甲状腺肿的治疗机制。解释并

验证了海藻玉壶汤能使甲状腺肿恢复得更完全而且没有造成甲状腺的损伤,减少了甲减、甲状腺炎,甚至甲状腺癌的发生率。研究证明,海藻和昆布的化学成分均含有钾、碘等无机盐,对缺碘引起的地方性甲状腺碘等无机盐,对缺碘引起的地方性甲状腺肿大有治疗作用,可改善甲状腺囊肿[59]。

**2. 富碘中药海藻对甲状腺细胞凋亡及凋亡调控基因的影响**

辛彩虹等[60]通过观察富碘中药海藻对碘缺乏机体甲状腺滤泡上皮细胞凋亡,Fas,FasL,Bcl-2蛋白表达的影响,分析富碘中药过量对甲状腺损伤的机制。实验采用脱氧核糖核苷酸末端转移酶介导原位缺口末端标记确定甲状腺滤泡上皮细胞凋亡细胞数。采用免疫组化方法观察甲状腺滤泡上皮细胞Fas,FasL,Bcl-2表达。结果:大鼠150只均进入结果分析。①凋亡细胞数:给药后7日,常规剂量海藻组和3倍剂量海藻组低于模型组,差异有非常显著性意义($P<0.01$)。常规剂量海藻组和3倍剂量海藻组低于单纯高碘组,差异有显著性意义($P<0.05$)。给药后28日,正常对照组甲状腺滤泡上皮细胞凋亡细胞数低于其他4组,差异有显著性或非常显著性意义($P<0.05$或$P<0.01$)。常规剂量海藻组高于单纯高碘组,差异有显著性意义($P<0.05$)。②Fas,FasL,Bcl-2蛋白表达:给药7日后,常规剂量海藻组和3倍剂量海藻组Fas蛋白的表达低于模型组,差异有显著性意义($P<0.05$)。单纯高碘组和3倍剂量海藻组FasL表达低于模型组,差异有显著性意义($P<0.05$)。常规剂量海藻组Bcl-2蛋白表达高于模型组,差异有显著性意义($P<0.05$)。给药28日后,单纯高碘组和3倍剂量海藻组Fas蛋白的表达低于模型组,差异有显著性意义($P<0.05$)。单纯高碘组、常规剂量海藻组和3倍剂量海藻组Bcl-2蛋白表达高于模型组,差异有显著性意义($P<0.05$)。结论:富碘中药海藻给药28日可造成碘缺乏大鼠甲状腺细胞损伤,Fas,FasL,Bcl-2可能参与诱导细胞凋亡。

本动物实验研究表明,细胞凋亡参与了甲状腺肿的形成及恢复[60]。海藻对碘缺乏机体的甲状腺滤泡上皮细胞凋亡数量、Fas、Bcl-2蛋白表达有一定影响;且海藻和昆布可改善血液循环,促进$T_4$脱碘转化为生物活性强的$T_3$,负反馈抑制TSH,使肿大的甲状腺缩小[60]。

**3. 富碘中药复方(瘿宁合剂)治疗结节性甲状腺肿实验研究**

高天舒[61]在实验中首次比较了富碘中药与碘含量在结节性甲状腺肿滤泡上皮细胞的NIS蛋白表达,为明确富碘中药复方(瘿宁合剂)治疗结节性甲状腺肿提供理论依据。与碘过量短期相比,瘿宁合剂能够增加碘缺乏机体甲状腺内碘含量,但却未造成碘甲亢。形态学比较中,瘿宁合剂对甲状腺肿恢复优于碘过量。富碘中药进行碘补充过程中,虽然具有较高的碘含量,但富碘中药碘补充对NIS基因表达的调控点究竟是在转录还是转录后水平上或二者兼两有之,尚有待于进一步研究。

本组前期研究发现在碘缺乏机体中,与单纯碘过量比较,富碘中药能够减轻碘补充过程中的氧化损伤,使甲状腺肿形态恢复完全[61];碘缺乏致甲状腺肿的碘补充过程中,与单纯碘过量相比,富碘中药明显减少细胞凋亡数目[62],在 NOD.H2h4 小鼠体内,富碘中药能够降低甲状腺炎发生率,降低 NOD.H2h4 小鼠体内 L-23、1L-17 的高表达[63];在安全性方面,研究者发现相同碘含量,单纯碘过量则对大鼠造成碘甲亢,而富碘中药则未出现此情况,且两组尿碘中位数比较有明显的不同[64]。

钠碘转运体(Sodium/iodide symporter,NIS)是一种糖化膜蛋白,是甲状腺组织摄取的分子基础,在甲状腺内碘含量具有调控的作用。郑曲在本研究中比较了富碘中药复方及碘在机体内代谢与 NIS 蛋白的表达,同时研究瘿宁合剂(富碘中药复方)治疗结节性甲状腺肿的疗效机制。本实验发现,瘿宁合剂1号组、富碘中药组两组大鼠血清碘水平低于碘过量组,提示在碘的短期吸收水平比较,富碘中药吸收速度较碘过量慢,且与瘿宁合剂1号组比较,富碘中药组血清碘含量较高,推测原因在于富碘中药复方中的某些物质影响了碘离子的吸收,避免了大剂量碘摄入对机体带来的氧化应激损伤,换句话说即为在补碘的过程中,缓慢补碘,提高了补碘的安全性。推测其原因有如下几点:①纤维类结构延缓碘离子的吸收速度。研究表明海藻、海带及昆布类药材富有食物纤维,这些纤维属硫酸多糖或酸性多糖之类的物质,是具有多醣类结构的大分子,是构成海藻细胞壁的主要成分,也多分布在细胞间隙中,大部分是水溶性。纤维的含量及结构因藻类种类不同而有不同[65]。一般海藻的纤维量为干重的 30%~65%,远大于豆类、五谷类、蔬菜类及水果类的平均含量[66]。纤维素在胃肠道中遇水形成致密的网络系统,吸附有机物、无机物、水分,对维持肠道正常的菌群结构起着重要的作用[67];同时肠内容物中的毒素会被纤维系统吸附,肠黏膜与毒素接触的机会减少,吸收入血量减少[68]。②富碘中药中碘种态的特殊性。对于富碘中药中碘的化学种态如何吸收进入机体内,各界专家对此持不同意见。富碘中药中碘化学种态主要为有机碘与无机碘的结合体[69],其中无机碘被胃肠道以 I- 的形式直接吸收入血,而有机碘需要经过胃酸、消化道内菌群以及消化道内酶类的联合作用,将有机碘转换成无机碘,进而进行吸收入血,此转换过程即延缓了碘的吸收速度[70]。另外有学者认为[71],富碘中药内的有机碘不需要转化而直接通过扩散方式进入血液中,免去吸收过程中的氧化还原反应,进而提高了补碘过程中的安全性,降低了机体的氧化应激水平。无论是哪种理论均指出了富碘中药在吸收过程中对机体的保护作用,避免了大剂量无机碘吸收过程中的氧化损伤,提高了补碘的安全性。③中药复方中的其他因素影响碘的吸收速度。胃肠道内的钙、氟、镁会阻碍碘的吸收,在碘缺乏时尤为显著[72]。人体蛋白质与热量不足时,也会妨碍胃肠对碘的吸收。藻类植物富含很多无机元素,海藻的无机元素中以钠、钾、铁、钙含量最多,还含有微量的硒,这些元素均对碘的吸收具有一定的影响[73]。

## 九、典型病案

**高天舒验案摘选：**

李某，女，58岁

初诊：2019年12月3日

主诉：颈前疼痛3日

现病史：患者2个月前无诱因出现每情绪激动时颈部有憋闷感，遂于笔者所在医院门诊就诊，查甲状腺彩超显示：甲状腺稍大，包膜光滑，甲状腺实质回声欠均匀，甲状腺多发性结节（TIRADS：3级），稍大者：左1.8cm×1.0cm，右3.2cm×1.4cm，囊实回声结节。左未见明显血流异常。现症见：颈前疼痛3天，无发热，咽痒，咽部有痰，食少纳呆，睡眠欠佳，大便溏薄，小便正常。

既往史：无高血压、糖尿病、冠心病病史。

月经史：49岁绝经

查体：甲状腺稍大，舌质紫，苔黄腻，关脉滑数。

辅助检查：2019年12月3日。甲功：$FT_3$ 5.14 pmol/L，$FT_4$ 19.86 pmol/L，TSH 1.77μIU/mL，TGAb 12.27IU/mL，TPOAb 12.39IU/mL。肝功：ALT 81U/L，AST：46U/L，GGT 60 U/L。

中医诊断：瘿病（气滞痰凝型）

西医诊断：良性甲状腺结节

处置：

1. 甲状腺穴位贴敷，每日1次。

2. 中药汤剂：白花蛇舌草15 g，夏枯草15 g，黄芩10 g，柴胡10 g，王不留行15 g，玄参15g，浙贝母6g，生牡蛎30 g，当归10g，酒白芍10 g，桃仁15 g，红花15 g，瓜蒌15g，僵蚕10 g，酒大黄15g，桔梗15g，牛膝15g，海藻15g。

服法：14剂，每日1剂，早晚分服，水煎服。

二诊：2019年12月11日。

复诊：患者自述憋闷症状减轻，咽痒缓解，肝功正常。

处置：上方海藻改为30 g，继服14剂水煎服。

三诊：2020年1月3日。

复诊：患者诸症皆有缓解，其余无不适。

处置：上方继服14剂，水煎服，病情变化随诊。

四诊：2020年7月6日。

6个月后复查甲状腺超声显示甲状腺右叶多发性结节，结节均缩小。

按语：患者属老年女性，此阶段女性因情志因素影响，加上女性特有的经、孕、胎、产对气血的影响，为甲状腺结节高发人群。患者自述易怒，情绪变化较大，肝气疏泄失常导致气机不利，肝气郁结，肝郁克脾，脾虚运化功能失常导致便溏，气机不利则血行不畅而生瘀，血不利则为水，水液运行不畅又壅结于颈部，生痰生湿。本病发病主要病理基础是情志内伤，又气滞、痰凝、血瘀结于颈部，因此治以疏肝理气，化痰散结。治疗上给予含富碘中药理气化痰散结方，其中白花蛇舌草、夏枯草散结解毒；柴胡、黄芩清肝泻火；海藻、牡蛎软坚散结；浙贝母、玄参、僵蚕、瓜蒌破血行气、化痰散结、清热解毒；同时桔梗利咽散肿还能引诸药上行，直达病所，当归、酒白芍柔肝缓急，养肝血，防辛味药发散太过损伤正气；桃仁、红花活血行血、祛瘀化痰；王不留行、牛膝、酒大黄活血消肿、逐瘀通经。全方共奏理气活血、化痰散结之功。二诊时咽部憋闷症状即缓解说明本方对甲状腺结节导致的功能问题有明显的改善，症状全部缓解之后，考虑本病病程较久，继服2周以巩固疗程。服药1个月后，患者诸症好转，肝功、甲功正常。6个月后甲状腺超声显示甲状腺右叶多发性结节，结节均缩小。疗效显著说明富碘中药组成的中药方剂对缓解甲状腺功能，缩小甲状腺结节均有作用。

## 十、展望

富碘中药治疗甲状腺结节历史悠久，现阶段无论在临床研究还是基础研究领域，均有循证医学证据证明其疗效性和安全性。如今西医对于甲状腺结节的治疗有很多不足之处，仍需要进一步的研究，因此富碘中药为$LT_4$治疗、$^{131}I$治疗不适用又拒绝手术治疗的患者提供了新的治疗方法。随着中医对甲状腺结节认识的逐渐深入及临床的不断证实，无论中医辨证治疗或是中药外敷治疗，都能明显改善患者的症状和缩小结节大小。中医学有着科学而完备的理论体系，有着极其丰富的经验积累，中药药源广泛、使用安全、副作用少亦是中医的优势所在。充分发挥富碘中医的特色和优势，不摒弃其他治疗手段的优点，是今后中医治疗甲状腺结节的发展方向和必然趋势，具有广阔的前景。

当然，富碘中药的剂量、疗程等仍有待规范和明确，未来仍需要大样本高质量的临床RCT研究和病理学研究以及更加深入的疗效机制探讨。同时甲状腺结节评价标准化问题也是一大重点，针对不同类型的甲状腺结节囊性或者炎性的，富碘中药的剂量、配伍等规范化问题需要进一步的研究验证。富碘中药治疗甲状腺结节优势突出、前景广阔，期待其进一步的研究发展。

**参考文献**

[1] Tunbridge WMG, Evered DC, Hall R, et al. The spectrum of thyroid disease in a community: the Whickham survey [J]. Clin Endocrinol (Oxf), 1977, 7 (6): 481-493.

[2] Burman KD, Wartofsky L. Thyroid nodule [J]. New Engl J Med, 2015, 373: 2347-2356.

[3] Teng W, Shan J, TengX, et al. Effect of iodine intake on thyoid diseases in China [J]. N EnglJ Med, 2006, 354 (26): 2783-2793.

[4] 中华医学会内分泌学分会，中华医学会外科学分会内分泌学组，中国抗癌协会头颈肿瘤专业委员会，等. 甲状腺结节和分化型

甲状腺癌诊治指南［J］. 中华内分泌代谢杂志, 2012, 28（10）: 779-797. 10. 002.

［5］张海军, 孙哲, 朱春萍, 等. 不同碘营养状态下TSH抑制治疗在良性甲状腺结节中的应用研究［J］. 齐齐哈尔医学院学报, 2019, 40（12）: 1458-1460.

［6］Massimo Giusti, Mauro Caputo, Iolanda Calamia, et al. Long-term outcome of low-activity radioiodine administration preceded by adjuvant recombinant human TSH pretreatment in elderly subjects with multinodular goiter［J］. Thyroid Res, 2009, 2（1）: 6.

［7］黄元夕, 高峰, 毛晓光. 结节性甲状腺术后复发的临床分析［J］. 黑龙江医学, 2006, 30（6）: 470-471.

［8］杜赐浩, 王鹏翔, 罗晓斌. 放射性[131]I在甲亢伴甲状腺结节中的应用价值［J］. 广州医药, 2020, 51（1）: 46-49.

［9］赵勇, 徐文华, 陈继东, 等. 陈如泉教授治疗甲状腺结节的用药经验［J］. 世界中西医结合杂志, 2014, 9（1）: 20-22+36.

［10］劳丹华, 康志强. 夏枯草膏治疗结节性甲状腺肿疗效观察［J］. 广西医学杂志, 2005, 27（8）: 1255-1256.

［11］肖秀丽, 唐汉钧. 唐汉钧教授治疗甲状腺结节经验撷菁［J］. 天津中医药, 2009, 26（3）: 180-181.

［12］朱晓华, 于素芳, 苑融融, 等. 30例女性结节性甲状腺肿的中西医结合治疗［J］. 浙江临床医学杂志［J］. 2003, 5（5）: 357.

［13］康煌冬, 吴信受. 中药内外合治结节性甲状腺肿50例分析［J］. 实用中医内科杂志, 2004, 18（3）: 262.

［14］卢永洪. 中药消瘿汤治疗结节性甲状腺肿36例临床分析［J］. 中药材, 2008, 31（8）: 1296-1297.

［15］赵进喜, 邓德强, 王新岐. 甲状腺疾病相关中医病名考辨汇［J］. 陕西中医学院学报, 2005, 26（4）: 1-3.

［16］张洪海, 吕培文, 丁毅. 内消连翘丸治疗结节性甲状腺肿的临床观察［J］. 北京中医, 2006, 8: 453-455.

［17］黄亚丽, 赵一. 赵国岑主任中医师治疗瘿瘤经验［J］. 中医研究, 2014, 27（10）: 42-44.

［18］汪文星. 滋阴补肾兼化痰祛癖法治疗结节性甲状腺肿的临床研究［D］. 武汉: 湖北中医药大学, 2012.

［19］武凤君. 高天舒教授中西医结合治疗甲状腺结节临床经验总结［D］. 沈阳: 辽宁中医药大学, 2011.

［20］马金鹏. 程益春教授治疗甲状腺肿结节肿瘤经验选萃［J］. 中医药学刊, 2004, 22（6）: 988-989.

［21］肖秀丽, 唐汉钧. 唐汉钧教授治疗甲状腺结节经验撷菁［J］. 天津中医药, 2009, 26（3）: 180-181.

［22］陈继东, 向楠. 陈如泉痰瘀辨治甲状腺病十法［J］. 辽宁中医杂志, 2010, 37（7）: 1224-1226.

［23］王怡兵. 王旭治疗甲状腺疾病的经验［J］. 江苏中医药, 2010, 42（11）: 11-12.

［24］郑继生, 金国梁. 金国梁运用半夏厚朴汤加味治疗甲状腺结节的经验［J］. 浙江中医杂志, 2010, 45（4）: 252-253.

［25］支颖川. 从肝脾论治甲状腺结节［J］. 环球中医药, 2015, 8（2）: 184-186.

［26］程波敏, 李增英, 李金花, 等. 李惠林从肝脾论治良性甲状腺结节经验［J］. 江西中医药大学学报, 2015, 27（1）: 29-31.

［27］邢丽婧, 曾洁, 郑敏, 等. 扶正疏肝法治疗甲状腺结节50例临床观察［J］. 中医杂志, 2013, 54（5）: 398-400, 414.

［28］孙鑫, 高天舒. 益气健脾法治疗甲状腺结节［J］. 辽宁中医药大学学报, 2012, 14（4）: 221-222.

［29］董建华. 中国现代名中医医案精粹［M］. 北京: 人民卫生出版社, 2010: 300.

［30］李盈莹. 良性单纯性甲状腺结节中医证候及其体质探讨［D］. 广州: 广州中医药大学, 2012.

［31］魏萱, 王娟, 梁贵廷, 等. 从肺脾论治甲状腺结节探析［J］. 河北中医, 2015, 37（8）: 1226-1228.

［32］何英, 阙华发. 阙华发运用温阳法治疗甲状腺结节经验［J］. 上海中医药杂志, 2011, 45（5）: 5-6.

［33］丁育忠, 许芝银. 运用阳和汤治疗甲状腺疾病经验总结［J］. 黑龙江中医药, 2011, 2（2）: 28-29.

［34］任明, 李树茂. 张曾譻教授治疗甲状腺结节经验［J］. 天津中医药, 2020, 37（2）: 179-181.

［35］于丽娟, 许斌. 许斌教授治疗肝郁痰凝型甲状腺结节临床观察［J］. 实用中医内科杂志, 2020, 34（5）: 45-48.

［36］庄琪, 马国庆. 马国庆治疗甲状腺结节的临床经验［J］. 世界最新医学信息文摘, 2019, 19（86）: 226+229.

［37］宋文佳, 肖兴辉, 朱梦姣, 等. 蒋士卿教授治疗甲状腺结节的经验［J］. 中医临床研究, 2019, 11（25）: 99-100.

［38］黄亚丽, 赵一. 赵国岑主任中医师治疗瘿瘤经验［J］. 中医研究, 2014, 27（10）: 42-44.

［39］马金鹏. 程益春教授治疗甲状腺肿结节肿瘤经验选萃［J］. 中医药学刊, 2004, 22（6）: 988-989.

［40］孙云钢, 蒋宁一, 孙云凤, 等. 甲肿散联合甲状腺素片治疗良性多发性甲状腺结节［J］. 广东医学, 2010, 31（2）: 241-242.

［41］吴贤顺, 吴深涛. 平亢散结方治疗甲状腺结节41例临床观察［J］. 长春中医药大学学报, 2011, 27（2）: 240-241.

［42］蔡军波, 张强, 方芳, 等. 小剂量优甲乐联合小金胶囊治疗结节性甲状腺肿的临床疗效及对甲状腺功能的影响［J］. 实用药物与临床, 2014, 17（6）: 711-714.

［43］周绍荣, 刘晓鸫, 薛慈民, 等. 消瘿合剂治疗良性甲状腺结节临床观察［J］. 上海中医药杂志, 2015, 49（2）: 47-48.

[44] 周绍荣, 薛慈民. 甲瘤方治疗气滞痰凝型良性甲状腺结节临床观察 [J]. 辽宁中医杂志, 2013, 40 (11): 2255-2257.
[45] 赵勇, 徐文华, 陈如泉. 治疗甲状腺结节常见中成药的辨证选用 [J]. 中成药, 2014, 36 (6): 1334-1336
[46] 周鹏飞. 中药化痰祛瘀散结方治疗甲状腺结节的临床疗效观察 [D]. 南京: 南京中医药大学, 2013.
[47] 姚玥含. 中药化痰祛瘀散结方对甲状腺结节的治疗效果研究 [J]. 中国医药指南, 2017, 15 (15): 178-179.
[48] 卢永洪. 中药消瘿汤治疗结节性甲状腺肿36例临床分析 [J]. 中药材, 2008, 31 (8): 1296-1297
[49] 林达秋. 海藻玉壶汤治疗结节性甲状腺肿（痰结血瘀）30例临床观察 [J]. 实用中医内科杂志, 2018, 32 (5): 7-9.
[50] 陈杨荣. 加减海藻玉壶汤治疗结节性甲状腺肿49例 [J]. 浙江中医杂志, 2013, 48 (6): 419.
[51] 孙志东, 段国相, 吴雪. 海藻昆布方加减治疗甲状腺结节临床观察 [C]. 中国中西医结合学会. 5TH全国中西医结合内分泌代谢病学术大会暨糖尿病论坛论文集. 中国中西医结合学会: 中华中医药学会糖尿病分会, 2012: 574-575.
[52] 周绍荣, 薛慈民. 甲瘤方治疗气滞痰凝型良性甲状腺结节临床观察 [J]. 辽宁中医杂志, 2013, 40 (11): 2255-2257.
[53] 王雷雷, 黎明东. 散结平瘿方联合小剂量左甲状腺素治疗甲状腺良性结节95例临床研究 [J]. 江苏中医药, 2014, 46 (8): 24-26.
[54] 马伟琳, 郭长娥. 中药治疗甲状腺腺瘤疗效及复发率的临床观察 [J]. 四川中医, 2002 (7): 43-44.
[55] 关俭. 中药内外合治甲状腺腺瘤28例 [J]. 中国民间疗法, 2000 (3): 22.
[56] 钟志贵, 尤秀珍. 中药治疗甲状腺腺瘤30例 [J]. 江苏中医, 1996 (11): 21.
[57] 李庆杭, 陈泉. 围针加中药治疗甲状腺腺瘤23例 [J]. 中国针灸, 1995 (2): 40.
[58] 高天舒, 崔鹏, 李红梅, 等. 海藻玉壶汤对碘缺乏致甲状腺肿大鼠甲状腺功能和形态的影响 [J]. 中国中医基础医学杂志, 2008, 14 (2): 113-116.
[59] Giordano C, StassiG, DeM aria R, et al. Potential involvem ent of Fas and its ligand in the pathogenesis of ashin oto's thyroiditis [J]. Science, 1997, 275 (530): 960-963.
[60] 辛彩虹, 高天舒, 杨文学. 等. 富碘中药海藻对甲状腺细胞凋亡及凋亡调控基因的影响 [J]. 中国组织工程研究与临床康复, 2007, 11 (38): 7613-7616.
[61] 高天舒, 齐腾澈. 海藻玉壶汤及其拆方对大鼠碘缺乏致甲状腺肿的干预作用 [J]. 中医杂志, 2012, 53 (19): 1671-1676.
[62] 高天舒, 崔鹏, 李红梅, 等. 海藻玉壶汤对碘缺乏致甲状腺肿大鼠甲状腺功能和形态的影响 [J]. 中国中医基础医学杂志, 2008, 14 (2): 113-116.
[63] 杨潇, 高天舒, 周喜玉, 等. 芪蛎消瘿汤对NOD. H-2$^{h4}$小鼠甲状腺$CD_4^+$T细胞亚群影响的实验研究 [J]. 中国实验方剂学杂志, 2014, 20 (6): 149-153.
[64] 齐腾澈, 高天舒. 碘与海藻玉壶汤对碘缺乏致甲状腺肿干预机制的比较研究 [J]. 中华中医药学刊, 2012, 30 (6): 1211-1214.
[65] El Khoury D, Cuda C, Luhovyy BL, et al. Beta Glucan: Health Benefits in Obesity and Metabolic Syndrome [J]. Journal of Nutrition and Metabolism, 2012, 20 (12): 351-362.
[66] Williams AG, Withers S, Sutherland AD. The potential of bacteria isolated from ruminal contents of seaweed-eating North Ronaldsay sheep to hydrolyse seaweed components and produce methane by anaerobic digestion in vitro [J]. Microbial biotechnology, 2013, 6 (1): 45-52.
[67] Liu L, Shang-Guan K, Zhang B, et al. Brittle Culm1, a COBRA-Like Protein, Functions in Cellulose Assembly through Binding Cellulose Microfibrils. Qu L-J, ed [J]. PLoS Genetics, 2013, 9 (8): e1003704.
[68] 聂凌鸿, 宁正祥. 海藻糖的生物保护作用 [J]. 生命的化学, 2001, 21 (3): 206-209.
[69] Amachi S, Kamagata Y, Kanagawa T, et al. Bacteria Mediate Methylation of Iodine in Marine and Terrestrial Environments [J]. Applied and Environmental Microbiology, 2001, 67 (6): 2718-2722.
[70] 赵妍, 蔺新英, 郭冬梅, 等. 不同浓度有机碘对人甲状腺细胞增殖影响 [J]. 中国公共卫生, 2007, 4 (4): 427-428.
[71] 邹晓燕, 蔺新英, 陈兆堂, 等. 有机碘和无机碘对人甲状腺细胞凋亡的影响 [J]. 环境与健康杂志, 2013, 30 (2): 120-123+189.
[72] 吴南屏, 叶广俊, 唐子进. 大鼠肠道碘吸收速率及不同日龄的影响 [J]. 营养学报, 1998, 4 (1): 55-59.
[73] 吴南屏, 叶广俊, 唐子进. 睾酮、雌二醇对去势大鼠肠道碘吸收速率的影响 [J]. 卫生研究, 1998, 6 (5): 38-41.

# 第十四章　富碘中药治疗甲状腺癌

甲状腺癌是内分泌系统最常见的恶性肿瘤，主要包括甲状腺乳头状癌（Papillary thyroid carcinoma，PTC）、甲状腺滤泡状癌（Follicular thyroid carcinoma，FTC）、甲状腺髓样癌（Medullary thyroid carcinoma，MTC）和未分化型甲状腺癌（Anaplastic thyroid carcinoma，ATC）。

## 一、传统治疗方法及局限性

**1. 手术治疗**

目前临床上对于甲状腺癌的治疗还是以手术治疗为主。临床常用的手术方法包括开放甲状腺手术、腔镜甲状腺手术及超声引导下经皮射频消融等。术后最常见的并发症为喉返神经麻痹。

**2. $^{131}$I 治疗**

$^{131}$I 治疗主要用于甲状腺癌远处转移，也可用于术后辅助治疗。推荐术后残余甲状腺恶性组织以及不可切除或不可完全切除者/远处转移/局部淋巴结转移/甲状腺外转移/原发肿瘤>2cm 者进行术后 $^{131}$I 治疗。$^{131}$I 治疗常见的不良反应有涎腺炎、暂时性骨髓抑制、生殖功能抑制、黏液性水肿、非特异性胃肠道症状等，见肺转移者常并发放射性肺炎，少数可并发再生障碍性贫血或白血病。

**3. 甲状腺激素抑制治疗**

甲状腺激素主要是对人体生成的 TSH 进行抑制，由于甲状腺癌细胞生长需要 TSH 的促进，由此，甲状腺激素抑制治疗可以有效破坏甲状腺癌细胞生存环境，抑制其生长，达到治疗的目的。

## 二、新型治疗方法

**1. 靶向药物**

常用的多靶点酪氨酸激酶抑制剂包括索拉非尼、乐伐替尼、舒尼替尼、阿西替尼、帕唑帕尼、莫替沙尼、凡德他尼。常用的选择性 BRAF 抑制剂包括维罗非尼、达拉菲尼。此外，还有哺乳动物雷帕霉素靶蛋白（mTOR）抑制剂依维莫司等。

**2. 免疫疗法**

主要包括 PD-1/PD-L1 免疫检查点阻断剂、嵌合抗原受体 T 细胞疗法（基因修饰 T 细胞疗法、细胞间黏附分子-1）、个性化肿瘤疫苗、自然杀伤细胞疗法、巨噬细胞疗法等。

## 三、中医药治疗甲状腺癌

**1. 中医药治疗 PTC**

中医学把握疾病特点，不只局限于病灶部位，将患者作为一个整体，使局部治疗与整体治疗相结合；治疗时，消除病理产物的同时，纠正机体气血阴阳的失衡，最终达到恢复脏腑功能的目的，因此在 PTC 术后辅助康复治疗，预防转移，预防复发等方面发挥重要优势。乳头状甲状腺癌中医归属于为"石瘿"，其特点为生长在颈前两侧肿大结块、坚硬如石、表面凹凸不平、推之不可移动，甚则压迫颈前，声音嘶哑，呼吸困难。陈如泉认为其发病原因分为外因与内因，外因包括环境因素、邪毒感染等，内因主要为情志因素、饮食及体质因素。主要病机特点为气滞、痰浊、瘀毒瘤结颈前，日久渐积，相互搏结而成，依据不同的临床表现和病因病机特点将临床常见乳头状甲状腺癌术后患者分为四型[1]：①气阴两虚型：这类患者较为多见，癌肿形成过程中的气滞、痰浊、血瘀、癌毒等因素均可入里化热。痰浊之邪可郁于肝，亦可与气互结，肝气、痰气郁而不舒，日久入里化火，火旺灼烁津液，瘀毒日久，耗伤气阴。加之手术消耗气血津液，或于病情较重甚至有远处转移表现，需行 $^{131}I$ 治疗，其性属"热毒"的放射性核素在清除肿瘤组织的同时也会对其他周围组织造成伤害，伤津耗气。手术后长期甲状腺激素抑制治疗，使患者处于亚甲亢状态，损伤阴液，其临床表现可见疲倦乏力、五心烦热、舌质淡红或偏红，苔少或微黄，脉沉弦细。治以益气养阴、清热解毒之法，用药多以黄芪、旱莲草、女贞子、沙参、麦门冬、白花蛇舌草、半枝莲等加减，气虚乏力明显者重用黄芪、太子参，阴虚热甚表现为身体消瘦、怕热、多汗、心悸胸闷、咽干明显者加用知母、黄柏。②肝肾阳虚型：甲状腺全切术后患者通常遗留永久性的甲状腺功能减退症，甲状腺激素分泌严重不足，而出现全身代谢减缓，尤其是手术后时间长、年龄相对较大的患者由于久病失调、损及肾阳。患者易出现畏寒、乏力、腹胀、食欲减退、嗜睡、健忘、四肢倦怠等症状，舌脉一般表现为舌质淡，苔薄白，脉细弱。治疗以温肾健脾利湿为主。常用药物为淫羊藿、菟丝子、茯苓、炒白术，畏寒重、腰膝酸软加制附片、桂枝、怀牛膝、杜仲，大便稀溏者加白扁豆、山药；脾虚湿盛瘀滞严重者可见胫前黏液性水肿，则加用地龙、鸡血藤、独活等活血通络。③肝郁气滞型：情志因素对乳头状甲状腺癌术后患者的影响，肝主谋虑，司疏泄，七情不舒，气失于舒畅与条达，肝气郁结，气机阻滞，故见胸闷胁胀、情绪不稳、情绪抑郁或性格急躁易怒，肝气横逆进而犯脾克胃，影响脾胃之纳运，故见腹胀纳差、呃逆嗳气，部分患者肝病及胆而见口干口苦、失眠多梦。舌脉多表现为舌淡苔薄白，脉弦。治疗以疏肝解郁为主，常以柴胡、黄芩、炒白芍、郁金、香附配以夏枯草、猫爪草、半枝莲等清热解毒之品。气滞较甚者，用枳实、青皮、橘核、荔枝核，失眠则加茯神、酸枣仁、夜交藤、煅龙牡，手术后仍残留良性甲状腺结节者加山慈菇、浙贝母或配以小金胶囊活血散结。④痰血瘀阻型：手术刺激破坏甲状腺周围组织即足厥阴肝经循行所过之部位，一则阻碍肝经气机运行，气机郁滞不通，津液运行受阻，凝聚颈前为痰；二则手术本身致血离经外，形成局部瘀血，术后气血亏虚，气虚无力推动，血虚失于濡养，气机运行受阻，血行愈加不畅，痰瘀互结，形成血瘀痰阻之证。患者多见颈部术后瘢痕硬结，手术切口疼痛不适，颈前有压迫感，部分可伴有眩晕、失眠、健忘、乏力、面色黧黑、手足麻木、肢体困倦等不适。舌质紫暗或有瘀点，苔白腻，脉弦滑或涩。治以化痰健脾，活血散瘀，基本方为：法半夏、茯苓、炒白术、陈皮、丹参、赤芍、当归、益母草、猫爪草。舌质暗，瘀血明显加鬼箭羽、三棱、莪术、石见穿、王不留行，舌苔厚腻，痰湿明显加胆南星、苍术，疼痛明显加延胡索。朱永康认为甲状腺术后疲劳综合征病机有虚有实，虚证以气阴两虚、脾肾阳虚多见，实证由肝郁气滞、痰凝阻络所致，应当分为气阴两虚、肝郁痰凝、脾肾阳虚三个证型分证治之。气阴两虚证治宜益气养阴，方选生脉散加减。肝郁痰凝证治宜疏肝解郁、理气化痰，方选柴胡疏肝散加减。脾肾阳虚证治宜温补脾肾，方选右归丸加减。许芝银教授则认为甲状腺术后疲劳综合征主要分为气阴两虚、肝郁气滞、脾肾阳虚三个证型，其中气阴两虚证是大多数甲状腺术后患者最常见的证型，方选生脉散加减；肝郁气滞证多见于甲状腺术后心理负担过重的患者，方选柴胡疏肝散加减；脾肾阳虚证多见于甲状腺全叶或次全切除、术后甲状腺激素补充不足和年老体弱以及素体阳虚的患者，方选活血消瘿汤加减。

目前临床上单纯应用中药治疗PTC的研究较少，1987年中国医药学报报道了上海中医学院学者报道应用中医药治愈晚期甲状腺乳头状癌1例，患者施行姑息术切除右侧甲状腺及右颈前肌群，扫除颈中淋巴结，术后复发伴淋巴结转移，因放疗无效，与单纯中药治疗以扶正祛邪，升清降浊。服药1周后症状明显改观，2个半月后开始明显好转[2]。但其文献久远，且证据等级较低。

药理学研究表明，中药活性成分有明显抗甲状腺乳头状癌的作用，具有温和持久、副作用小、可长期使用、多靶点、多途径、整体调节的综合作用特点，有着西药不可替代的优势。文献综述报道[3]，中药活性成分可以通过调控通路基因和蛋白的表达，来抑制癌变细胞的增殖、促进癌变细胞的凋亡：用不同浓度白藜芦醇处理人甲状腺乳头状癌IHH4细胞，实验结果提示白藜芦醇阻滞细胞于S期，可能是抑制IHH4细胞增殖、促使其凋亡的原因之一，其作用机制可能与细胞内PI3K/AKT凋亡相关通路有关；姜黄素可通过影响SW579细胞的细胞周期和诱导细胞凋亡来抑制SW579细胞的增殖，是治疗甲状腺乳头状癌的有效活性成分；金莲花总黄酮可呈浓度、时间依赖性抑制K1细胞的生长增殖；淫羊藿苷可以逆转人甲状腺癌SW579细胞系的恶性表型，通过下调Id-1 mRNA水平来激活p21基因的表达，从而使SW579细胞从S期向$G_1/G_0$期逆转，完成诱导凋亡；昆明山海棠总生物碱通过诱导肿瘤细胞凋亡来抑制体内外肿瘤细胞的生长，可能是通过激活caspase-3、聚ADP

核糖多聚酶（PARP）和抑制 Bcl-2、Bcl-xl、X 连锁凋亡抑制蛋白（XIAP）表达等机制来诱导细胞凋亡；人参皂苷对人甲状腺癌 SW579 细胞的增殖抑制作用及 C-myc、Bcl-2 蛋白表达的影响。

临床上对于单纯应用中药治疗 PTC 重视不足，基于上述研究内容，可以考虑在 PTC 患者，尤其是 PTMC 低危患者中，尝试单纯中医药治疗，以改善患者临床症状体征。

**2. 中医药治疗 FTC**

目前尚未见中医药治疗 FTC 的文献报道，但可以参考中医药在 DTC 治疗中的应用进展。DTC 属于中医学"石瘿"的范畴，其发病主要与饮食及情志相关，情志内伤，气机紊乱，影响气血运行、脏腑功能，病理产物堆积，气滞、血瘀、痰凝胶结于颈前，发为石瘿。病机分析上，DTC 术后的证型由术前演化而来，同时受手术、RAI 治疗及 TSH 抑制治疗影响，石瘿病机可概括为"气、瘀、痰、毒"，乃气滞与痰浊、瘀毒病结颈前而成；多属虚实夹杂，DTC 早期癌毒虽盛，正气未损，以实证多见，实证以气郁、血瘀、痰阻、肝火多见，晚期由实至虚，气血津液耗伤，甚则阴阳俱损，病位主要责于肝脾。在辨证分型上，刘宇[4]等整理了近 20 年甲状腺癌中医诊疗文献，总结分析 DTC 癌术后的常见为阴虚、气滞血瘀、肝气郁滞。周玉[5]等总结了 304 例甲状腺癌术后中医证候聚类分析，总结出术后常见证型为肝郁气滞证、瘀热伤阴、气阴两虚、气血两虚及脾肾阳虚证型。现代医家认为甲状腺癌术后病因病机与年龄、性别关系密切，表现为虚实夹杂，甲状腺癌术后早中期以实证居多，晚期以虚证居多；实证主要为：风热犯表、气郁痰阻、气滞血瘀、肝火旺盛及瘀毒阻滞证 5 个证型；虚证主要为：气血两虚、气阴两虚及阴阳两虚证 3 个证型[6]。

现代医学在 FTC 术后康复方面尚缺乏特异有效的药物和方法，中医治疗可缓解临床症状，减轻并发症，提高免疫力，改善生命质量，降低术后复发率，从而助于患者的全面康复以及最后的带瘤正常生存，安全有效且不良反应低。但中医药关于术后的证型尚无统一标准，辨证治疗缺乏循证医学证据，研究规范有效的 FTC 术后中医辨证论治标准意义重大。由于 FTC 的恶性程度高于 PTC，早期可见血行转移及远处转移，因此对于低危患者是否可以单纯应用中药治疗存在争议，需要进一步思考和临床实践验证。

**3. 中医药治疗 MTC**

目前尚未见中医药治疗 MTC 的文献报道，可以参考中医药在 DTC 治疗中的应用进展（见第三节）。

中医药治疗在缓解 MTC 临床症状、术后康复治疗、降低转移率和复发率方面可能存在一定的优势，现阶段尚无循证医学证据支撑，但其可作为临床治疗新思路，未来有待进一步的临床研究验证。由于 MTC 的恶性程度较高，仅次于 ATC，单纯中医药治疗 MTC 有可能会延误病机，临床上应慎重考虑。但对于晚期 MTC，化疗无效或不耐受患者，是否可以应用中药改善患者症状体征，改善患者痛苦，延缓转移等，有待于思考。

### 4. 中医药治疗 ATC

1992 年中西医结合临床杂志报道 1 例甲状腺 ATC 晚期中药好转：患者男，33 岁，诊断为甲状腺 ATC 晚期，建议姑息性放疗，患者未进行治疗，半年后出现气急、吞咽困难、乏力、声音嘶哑症状加重，予中药治疗：水老鼠簕 60g，夏枯草、海藻、昆布、海浮石各 15g 内服，黄独 100g 外敷，治疗 1 个月后颈部肿块变软，并略有缩小，5 年后患者颈深状况良好，气急等临床症状好转，胸部、骨盆 X 线片未见癌肿转移[7]。2003 年现代中西医结合杂志也报道，1 例 ATC 患者手术时发现腺体周围浸润，未做彻底切除，术后予中药扶正培元、养心宁神、补益气血，配合甲状腺素抑制治疗，$^{131}$I 治疗，患者全身症状良好，无不良反应[8]，提示患者因手术治疗、$^{131}$I 放射治疗致元气损伤后，应用中医药扶正固本培元，有利于身体快速恢复，往往收获良效。

现代药理学研究揭示了部分中药活性成分在甲状腺 ATC 中的作用机制：黄连素能够诱导甲状腺癌细胞线粒体凋亡、$G_0/G_1$ 细胞周期阻滞、肿瘤细胞迁移抑制；黄连素能够降低 C643 细胞中 Bax/Bcl-2、cleaved Caspase3、P21、Cyclin E1、CDK2、Vimentin 的表达；进一步揭示机制发现，黄连素能够抑制甲状腺癌细胞中 p-AKT1 的表达，干扰经典的 ERK/MAPK 和 P38/JNK MAPK 通路；姜黄素具有抑制甲状腺 ATCHTh74 细胞和 HTh74Rdox 细胞（阿霉素耐药株）活性，同时相比非耐药 HTh74 细胞，耐药 HTh74Rdox 细胞对姜黄素更为敏感，作用机制与姜黄素抑制 HTh74Rdox 细胞中 p-mTOR、p-S6K、p-Akt 的蛋白表达密切相关；吴茱萸碱对甲状腺 ATC 细胞的生长具有剂量依赖性和时间依赖性的抑制作用，可诱发肿瘤细胞 G2/M 期细胞周期阻滞；吴茱萸碱通过激活内源性、外源性通路和 PARP 切割来诱导凋亡；克隆（集落）形成试验和细胞侵袭实验中发现吴茱萸碱也能抑制甲状腺 ATC 细胞侵袭转移；黄芩苷通过下调凋亡和血管生成蛋白表达，阻断 ERK 和 Akt/mTOR 通路，进而抑制肿瘤细胞；人参皂苷 Rg3 能够下调甲状腺 ATC 细胞中 VEGF-A 和 CD31 的表达，抑制肿瘤血管的生成；莪术油对耐药甲状腺 ATCHTh74Rdox 细胞的增殖具有显著的抑制作用，明显诱导细胞凋亡，其机制涉及抑制 MDR1、ABCG2 的 mRNA 表达，上调 Bax/Bcl-2 比值；威灵仙水提物对甲状腺 ATCHTh74Rdox 细胞的具有抑制增殖和促凋亡的作用，其机制与提高 Bax/Bcl-2、cleaved-Caspase-3/Caspase-3 有关；白头翁提取物增加甲状腺 ATC 细胞中 cleaved PARP 和 caspase-3 的表达来诱导细胞凋亡。

由此可见，中医药在改善 ATC 术后症状、康复期治疗、降低转移率和复发率方面具有广阔的应用前景。值得注意的是，ATC 作为恶性率最高的甲状腺癌，单纯中医药治疗是否合适？此外，中医药治疗在 ATC 术前改善症状、姑息治疗中降低转移风险、癌症晚期辅助治疗、延长患者生存期等方面是否可以发挥优势，有待于进一步研究。

## 四、碘营养状态与甲癌组织类型的关系

近年来，甲状腺癌的发病率急剧升高。甲状腺癌的危险因素中，内因主要有遗传、自身免疫情况，外因包括辐射、环境污染、碘的摄入量等诸多因素，两者相互作用致使癌症发生。本节主要讨论碘营养状态与甲状腺癌之间的关系。

绝大多数的动物实验证实碘缺乏可以引起甲状腺癌。主流观点认为碘缺乏可能与患甲状腺癌风险有一定关系。房维堂等[9]用碘缺乏地区饮食成功构建甲状腺癌模型，结果显示，碘缺乏组甲状腺癌检出率为15.6%，而正常饮食的对照组未发现。对大鼠和仓鼠施以低碘饮食，1个月后发现大鼠体内TSH水平高于正常组别，77%的大鼠发生肿瘤，以FTC为主，而仓鼠则以FTC和PTC发生为主，由此可见碘缺乏与甲状腺癌关系密切。

碘缺乏致甲状腺癌的发病机制尚未明确。Sue[10]认为，碘缺乏会使甲状腺细胞氧化还原反应过度发生，致使细胞内DNA损伤，诱发DNA突变。也有学者认为碘缺乏导致TSH水平增高发生癌变，但是在Davies等的研究显示碘缺乏地区甲状腺癌患者的TSH水平很低。Santos[11]等调查发现，碘缺乏与甲状腺癌发生是否相关，可能存在潜在偏差，他们认为数据不统一，组织学类型差异较大。

未见单纯碘过量引起TC的报告，虽然多国文献报道在施行补碘政策后甲状腺癌的患病率有所增加，但并不能证实TC发病率的升高与碘摄入量增加相关，比较公认的是补碘使得PTC的患病率有所增加，而FTC和ATC的患病率有所下降。多项病例对照研究显示，碘摄入量增加是TC的保护因素，荟萃分析结果也支持这一结论。

甲状腺癌在高碘地区呈现高发状态，碘过量可能作为独立因素诱发甲状腺癌发生。WHO报道称自食用盐加碘以来，全球甲状腺癌每年的发病率增加0.12%。李鸿[12]等分析了广西壮族自治区食盐加碘前后甲状腺疾病谱变迁特点，结果显示，加碘前，加碘后5年和加碘后10年，甲状腺乳头状癌患者所占比例逐步上升，分别为6.47%、8.81%和10.41%，提示碘过量有可能增加甲状腺癌发生的风险。Sohn[13]等研究表明，在瑞典碘过量地区，乳头状癌发病率较高，而对碘缺乏区滤泡癌患者进行补碘后可发现患者乳头状癌发病率呈上升趋势，也提示碘过量会使甲状腺癌发病率增高。

目前国际上普遍认为碘过量通过影响肿瘤发生因子BRAF的突变，致使肿瘤的发生。研究表明，在碘过量地区甲状腺肿瘤出现BRAFVal600Glu突变的概率明显高于碘适宜地区[14]。也有学者认为碘过量可以改变甲状腺癌的类型，对碘适宜和碘过量两个地区（上海和温州）的甲状腺癌发病情况进行调查发现碘过量地区女性发病

率高于男性，分化型甲状腺癌比例也高于碘适宜地区[15]。

**参考文献**

[1] 欧阳文奇，陈继东，向楠，等.陈如泉辨证分型治疗乳头状甲状腺癌术后[J].中医药临床杂志，2020，32（1）：24-26.

[2] 杨军.中医药治愈晚期甲状腺乳头状癌1例[J].中国医药学报，1987（1）：39-40.

[3] 华杰，范源.中药活性成分治疗甲状腺乳头状癌的研究进展[J].云南中医中药杂志，2017，38（9）：79-82.

[4] 刘宇，赵晓珍.甲状腺癌的中医证型和用药规律分析[J].山西中医学院学报，2015，16（5）：8-10.

[5] 周玉，关青青，刘守尧，等.甲状腺癌术后中医证候聚类分析[J].北京中医药大学学报，2017，40（9）：783-789.

[6] 燕树勋，刘元炜，王颖，等.分化型甲状腺癌术后中西医研究进展[J/OL].世界中医药，1-4［2020-06-12］.

[7] 吴锦凤，赵立明.甲状腺癌晚期中药治疗好转1例报告[J].中西医结合临床杂志，1992（3）：36.

[8] 倪森邦.6例甲状腺癌中西医结合治疗体会[J].现代中西医结合杂志，2003（5）：511-512.

[9] 房维堂，乔柏生，王金彪，等.碘缺乏与动物甲状腺癌关系的研究[J].中华肿瘤杂志，1994（5）：341-344.

[10] Sue Mariko, Akama Takeshi, Kawashima Akira, et al. Propylthiouracil increases sodium/iodide symporter gene expression and iodide uptake in rat thyroid cells in the absence of TSH. [J]. Thyroid, 2012, 22 (8): 844-852.

[11] José Eduardo Carvalho Santos, William John Kalk, Miguel Freitas, et al. Iodine deficiency and thyroid nodular pathology - epidemiological and cancer characteristics in different populations: Portugal and South Africa [J]. BMC Research Notes, 2015, Jul 1, 8: 284

[12] 李鸿，张嘉越.碘过量与甲状腺癌相关性的研究进展[J].医学综述，2016，22（6）：1095-1098.

[13] Sohn Seo Young, Choi Joon Young, Jang Hye Won, et al. Association between excessive urinary iodine excretion and failure of radioactive iodine thyroid ablation in patients with papillary thyroid cancer [J]. Thyroid, 2013, 23 (6): 741-747.

[14] Francesca Coperchini, Laura Croce, Marco Denegri, et al. The BRAF-inhibitor PLX4720 inhibits CXCL8 secretion in BRAFV600E mutated and normal thyroid cells: a further anti-cancer effect of BRAF-inhibitors [J]. Scientific Reports (Nature Publisher Group), 2019, 9 (1): 1-9.

[15] 张恩勇，宋博，潘若望，等.碘摄入量与甲状腺癌的相关性研究[J].中国地方病防治杂志，2016，31（6）：615-616.